혈액순환과 관련된
인체 각부의 특징

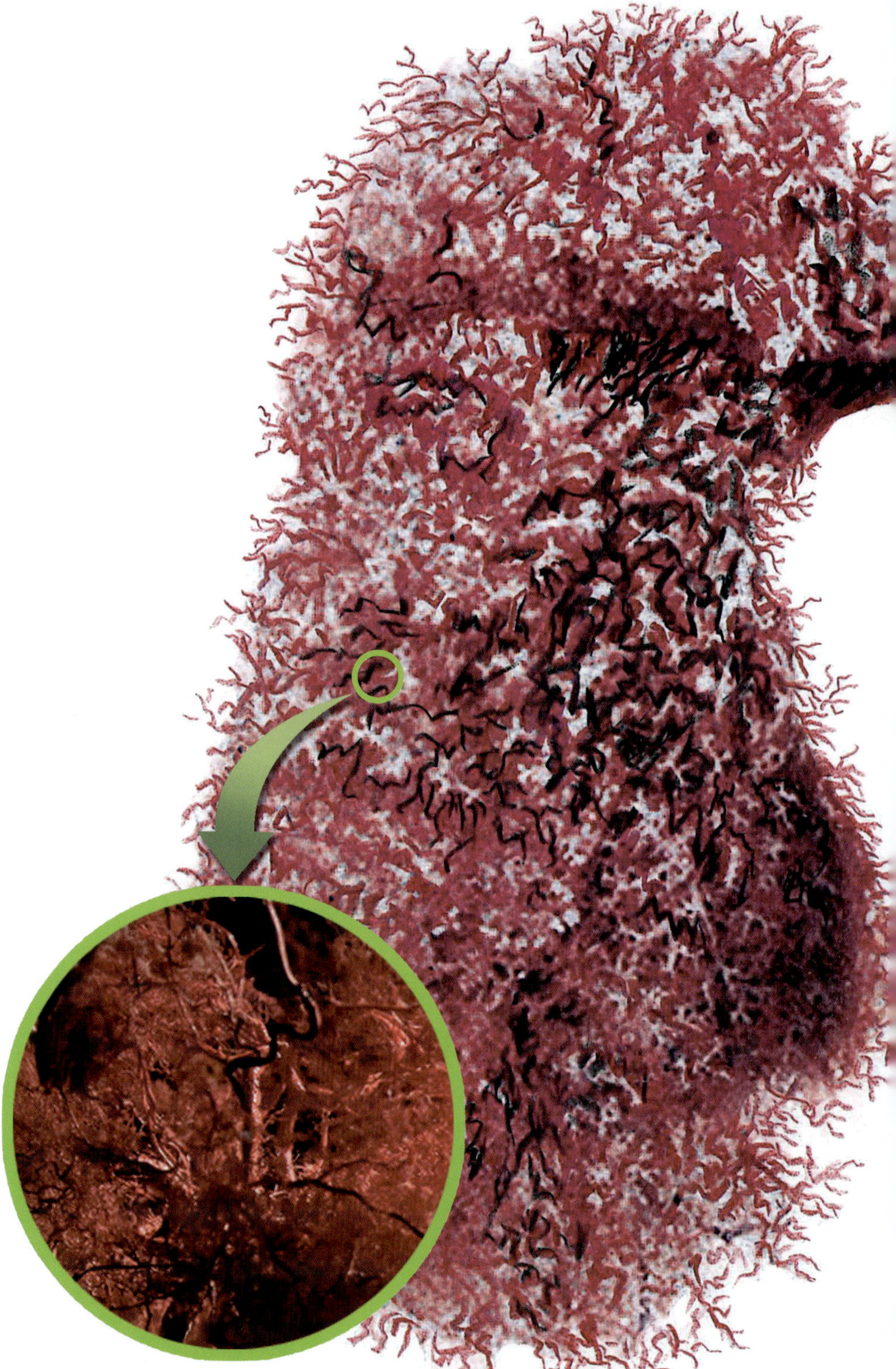

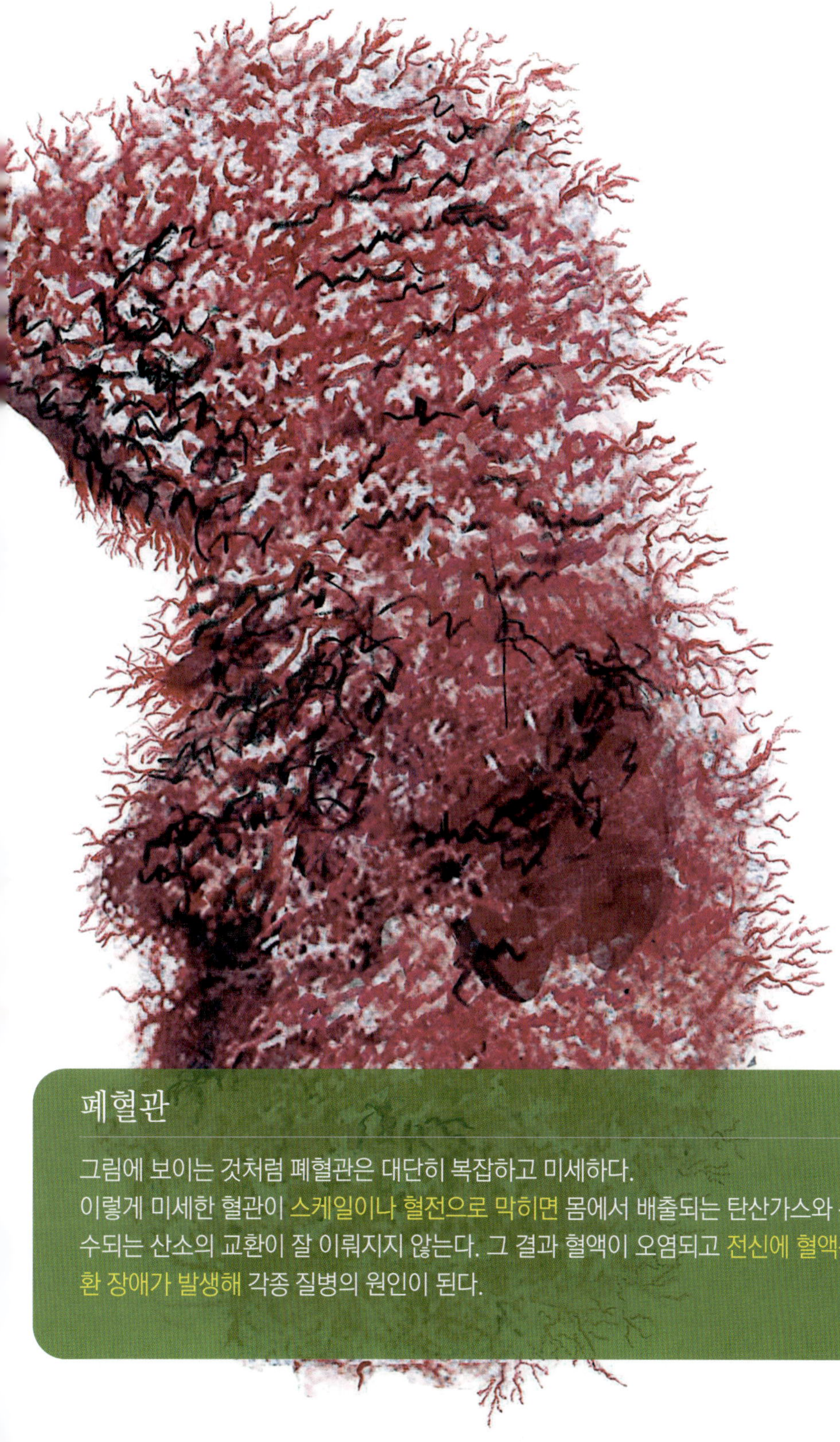

폐혈관

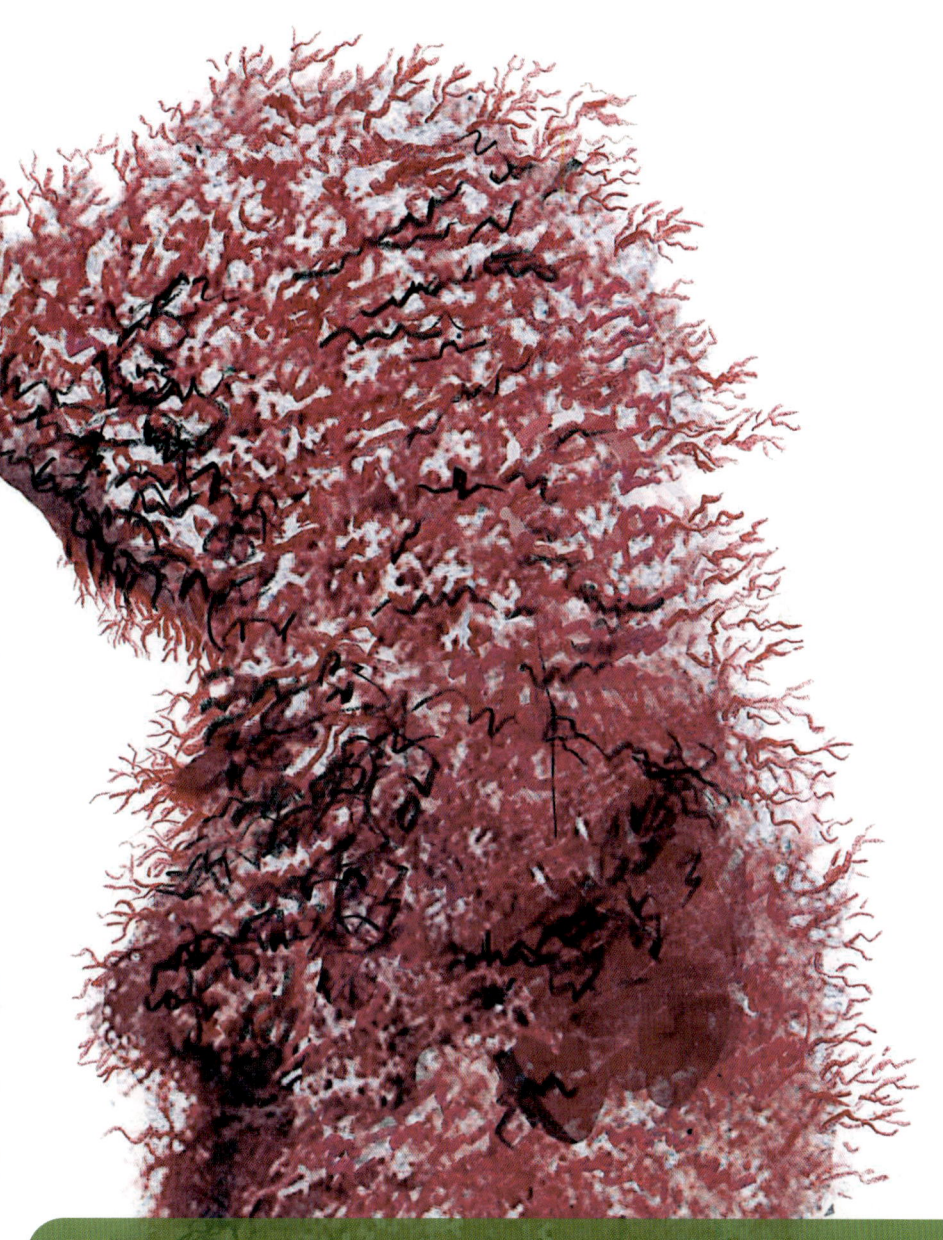

그림에 보이는 것처럼 폐혈관은 대단히 복잡하고 미세하다.
이렇게 미세한 혈관이 스케일이나 혈전으로 막히면 몸에서 배출되는 탄산가스와 흡수되는 산소의 교환이 잘 이뤄지지 않는다. 그 결과 혈액이 오염되고 전신에 혈액순환 장애가 발생해 각종 질병의 원인이 된다.

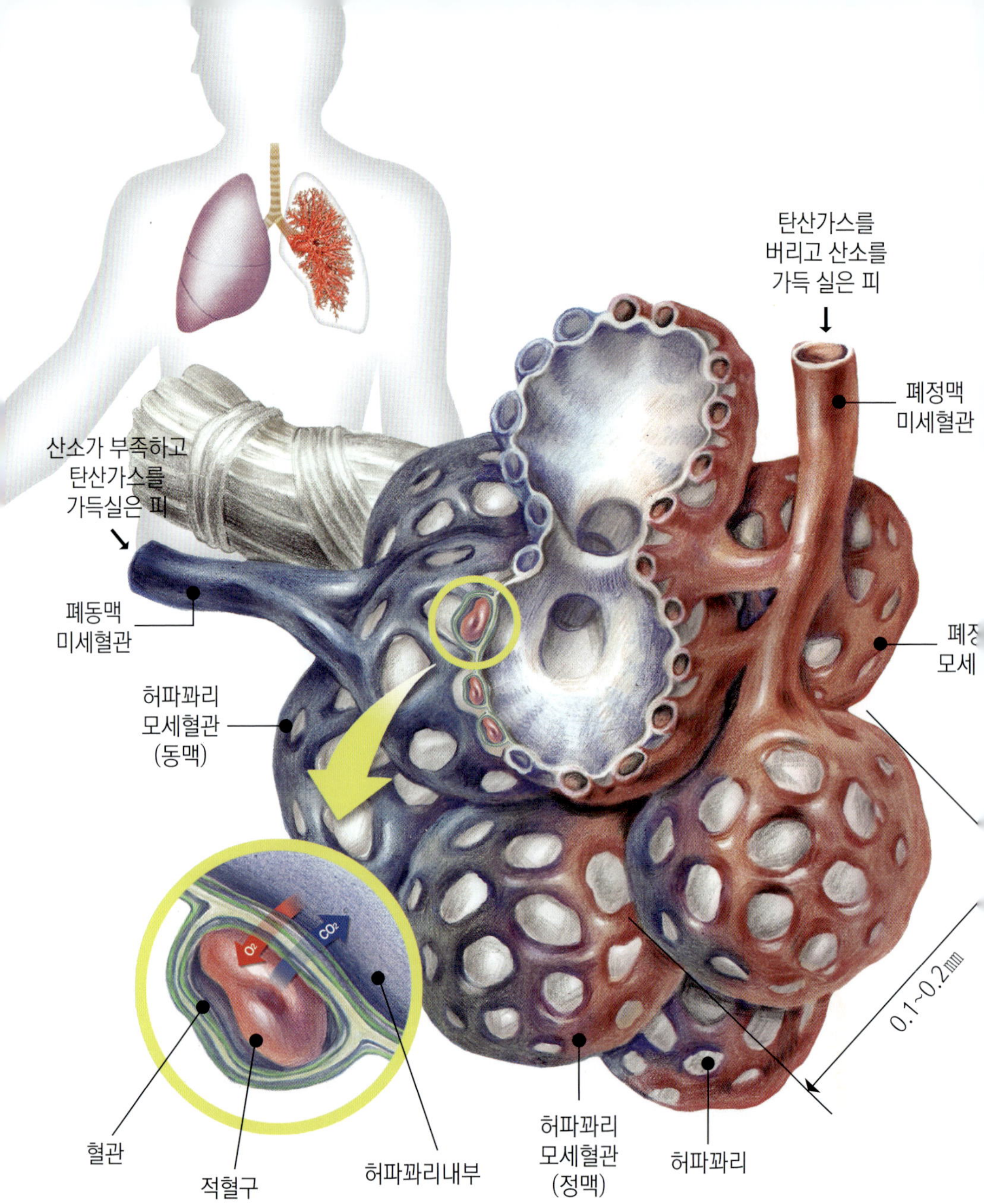

폐와 폐포(허파꽈리)

보통 허파꽈리라고 불리는 폐포는 직경 0.1~0.2㎜의 속이 빈 구체로서 공기 중 산소를 혈관 내로, 혈관 속 탄산가스를 산소로 교환하는 장소다. 폐포 주위에는 0.001~0.005㎜(머리카락 굵기의 1/10~1/20)의 모세혈관이 거미줄처럼 둘러싸고 있는데 이 모세혈관이 깨끗할수록 혈액과 조직 사이의 물질교환이 원활하게 이루어진다. 이런 모세혈관이 막히면 산소와 탄산가스의 교체가 이뤄지지 않는다.

혈관내 혈액의 이동

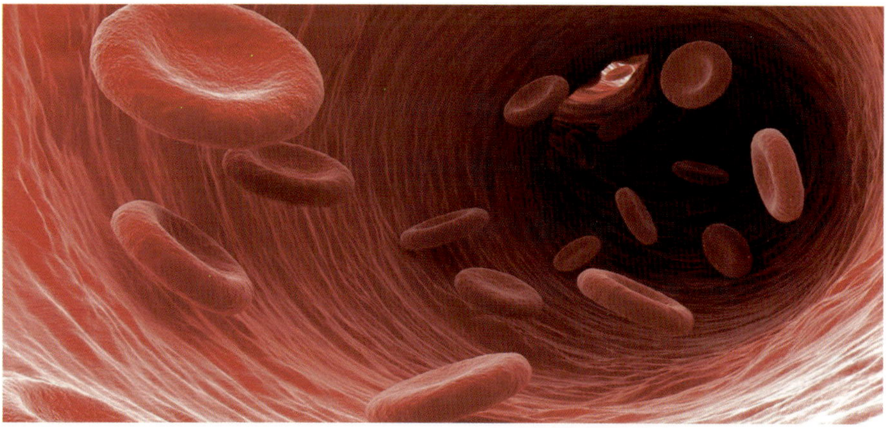

적혈구

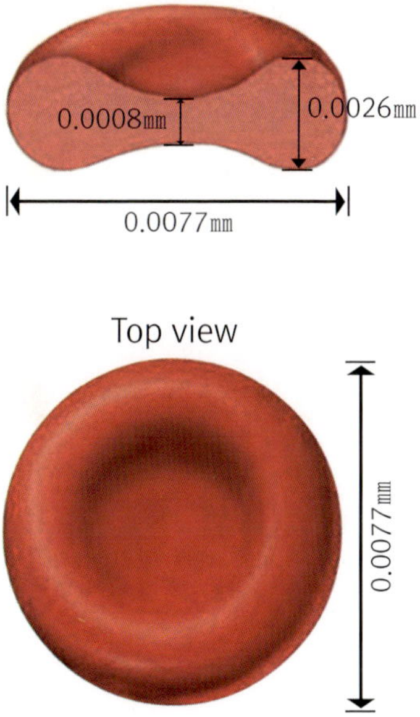

헤모글로빈의 구조

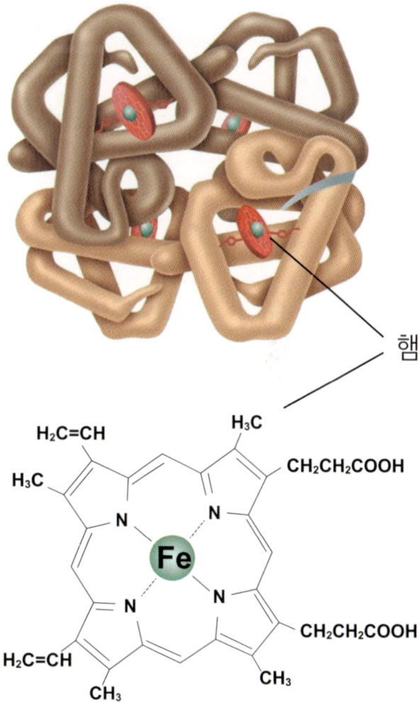

적혈구와 헤모글로빈의 구조와 역할

성인 남성의 혈액 1㎣에는 600만개의 적혈구가 있다. 적혈구는 골수에서 1초에 240만개 정도가 생산된다. 또한 적혈구 1개당 3억 개 정도의 헤모글로빈이 있는데 12억 개의 산소를 운반한다. 적혈구가 건강해야 산소와 영양이 세포에 정상적으로 운반되고 인체의 각종 세포가 생명활동을 유지할 수 있다.

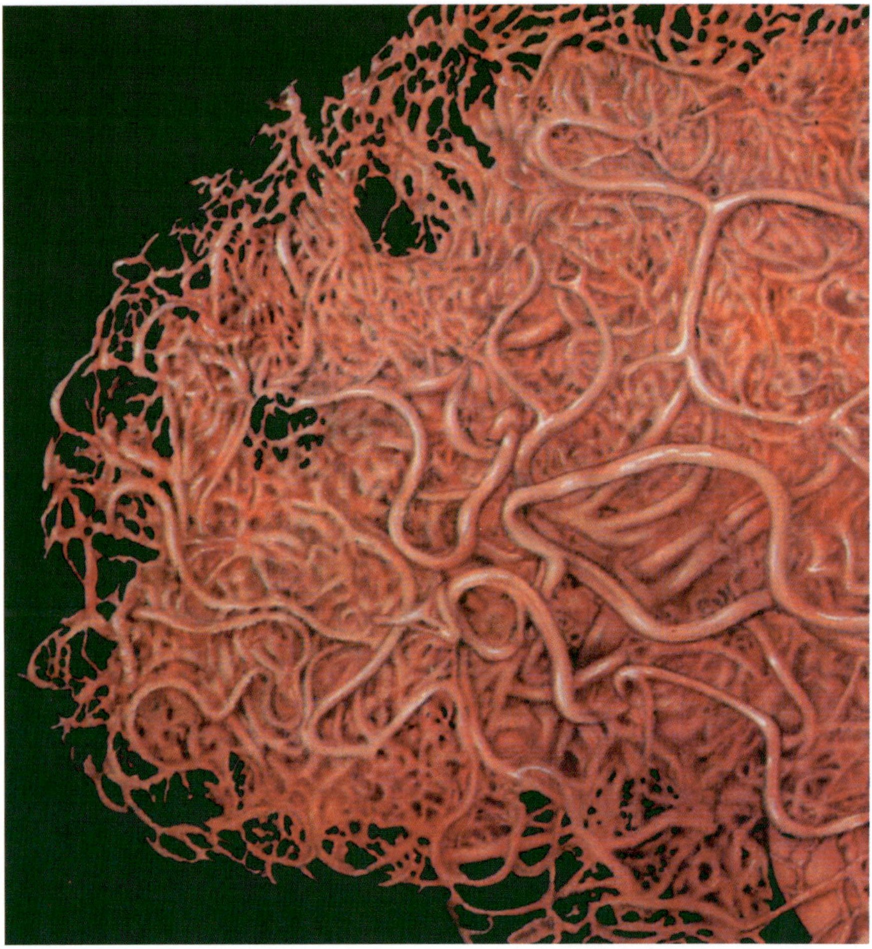

뇌 속의 모세혈관이 막히면 뇌신경이 정상적으로 기능할 수 있을까? 뇌에서 발생하는 질병의 근원이 바로 여기에 있다. 혈관 청소는 뇌에서 일어나는 질환(간질, 파킨슨병, 뇌졸중, 소뇌위축증, 치매 등)을 고치는 근본이다.

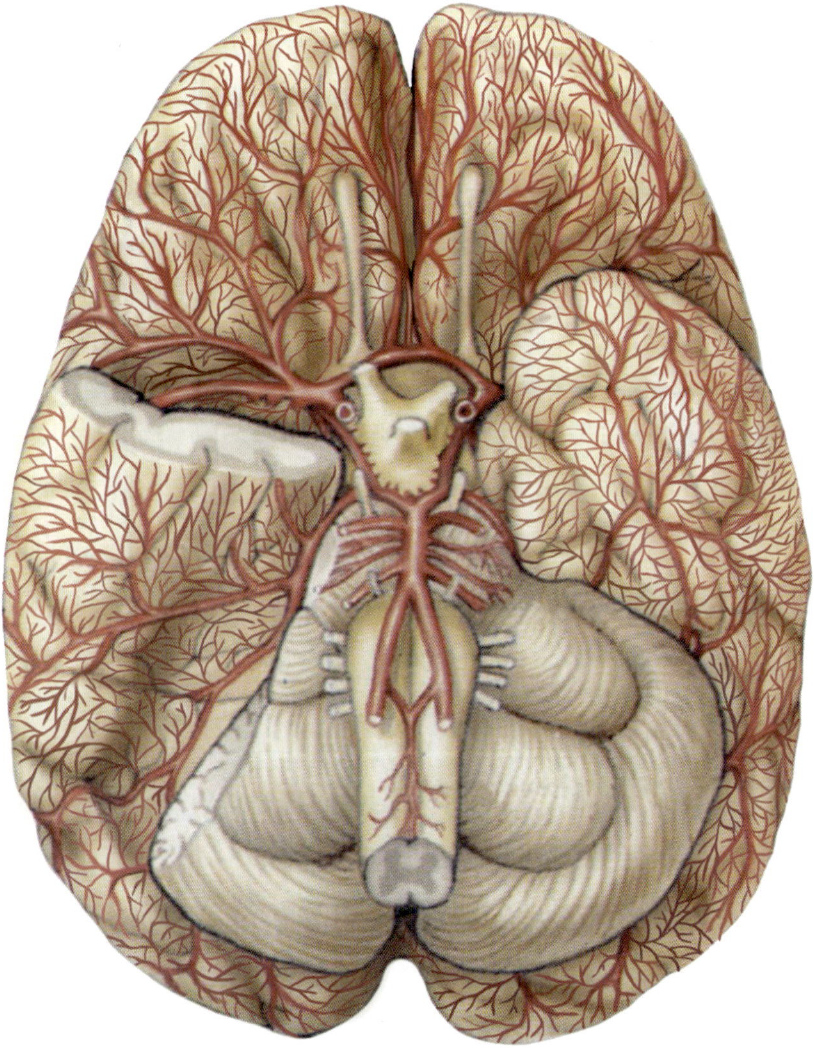

뇌혈관(Cerebrovascular)

이처럼 복잡하고 협소한 혈관이 막히지 않도록 보호하는 일의 중요성은 아무리 강조해도 지나치지 않는다. 뇌신경에서 일어나는 대부분의 질병은 혈관이 막힌 결과이다. 뇌 속의 모든 신경세포들은 혈관으로부터 혈액 공급을 원활하게 받아야 건강을 유지할 수 있다.

혈관이 막혀가는 모습

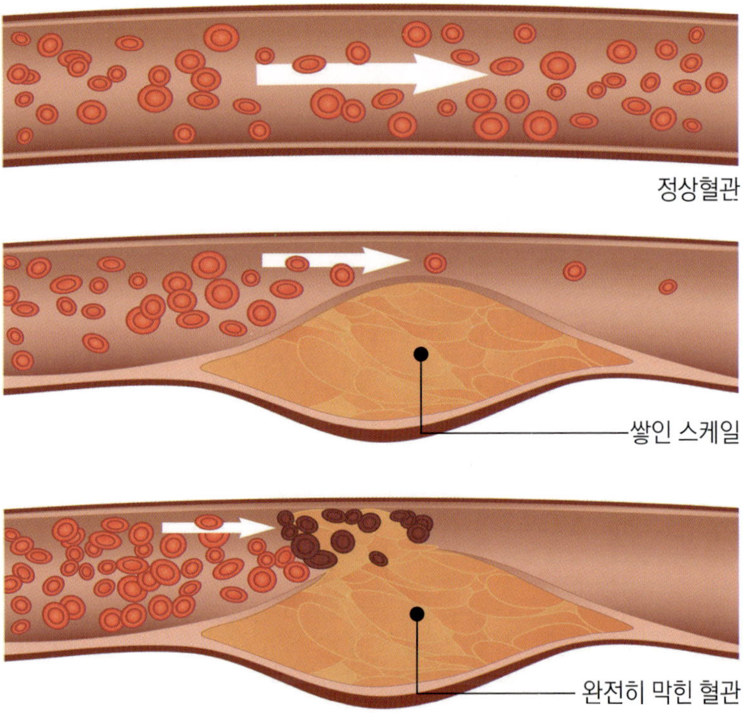

심장혈관 막힘

혈관을 막고 있는 노폐물로 인해
혈관이 좁아진 현상

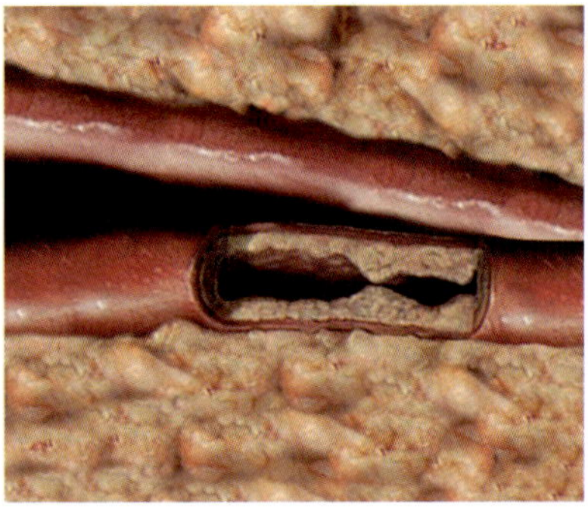

혈관에 쌓인 스케일(석회)

심장관상동맥 속에 쌓인 석회는 가열하여 먹는 식생활에 의해 생긴다. 이것이 콜레스테롤과 결합되면 더욱 빨리 혈관이 막힐 수 있다. 이처럼 혈관을 좁혀서 혈액의 흐름을 방해하는 석회는 녹여서 없애는 것이 최상의 방법이다.

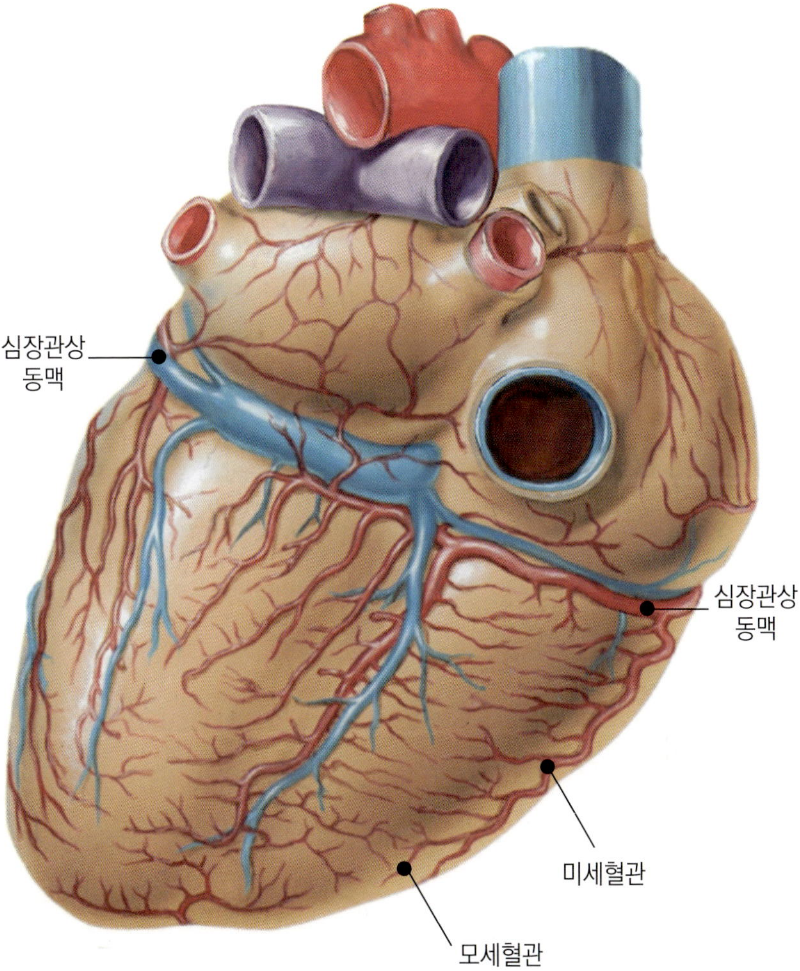

심장혈관(Cardiovascular)

심장근육의 혈관은 관상동맥, 미세혈관, 모세혈관을 통해 심장근육에 혈액을 공급한다. 따라서 관상동맥이 막혔다면 반드시 미세혈관이나 모세혈관도 그것에 비례해 막혔다고 볼 수 있다. 건강한 심장이 되려면 이들 혈관 모두가 깨끗이 청소되어야 한다. 근육으로 이뤄진 심장은 근육세포들에 연결된 모세혈관으로부터 영양을 공급받아 평생을 쉬지 않고 일한다. 그러나 이러한 스케일과 혈전으로 혈관이 막히면 심장근육은 정지될 수밖에 없다. 이것이 바로 심장병들이다.

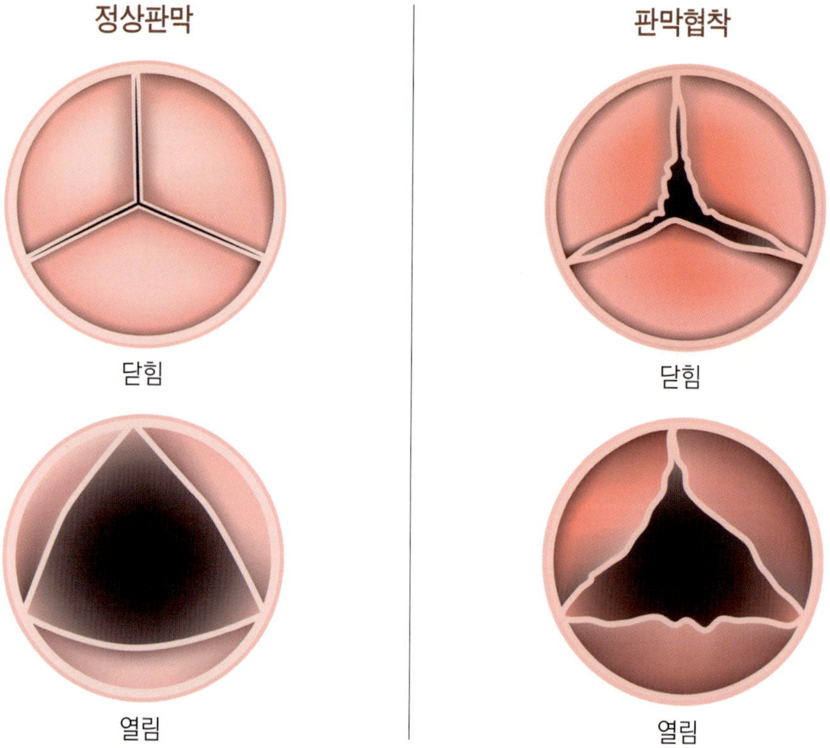

스케일이 쌓인 판막

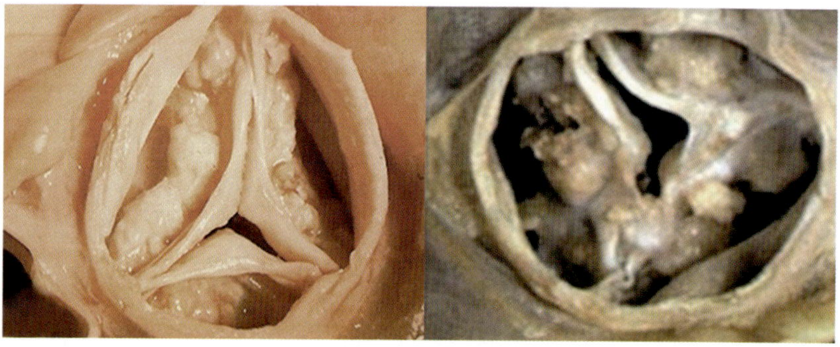

심장판막(Heart valve)

심장판막에 쌓인 스케일은 심장판막증의 가장 큰 원인이 되고, 피가 역류하여 각 기관에 피를 공급하기 어려워진다. 판막 내 혈관이 막히면 판막세포 재생이 잘 이루어지지 않거나 부종이 발생하고 이에 따라 판막이 정상적으로 닫히지 않을 수 있다.

담낭에 있는 여러가지 결석들

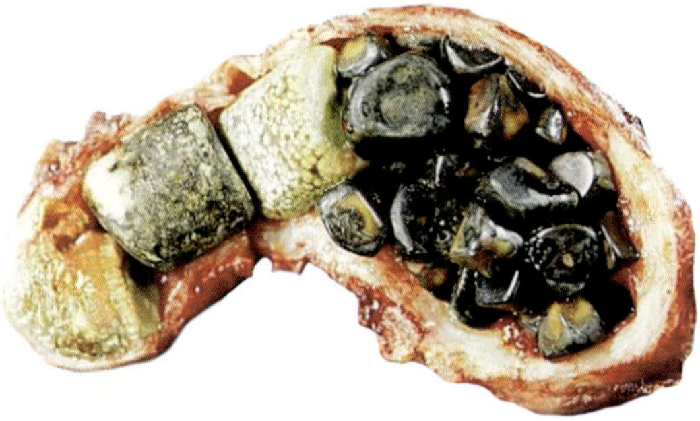

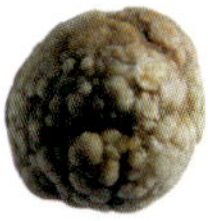

콜레스테롤결석

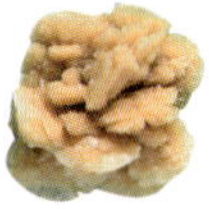

수산칼슘결석

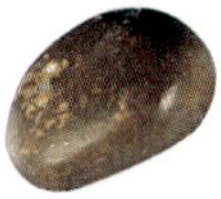

요산결석

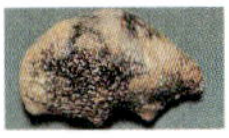

마그네슘결석

담낭결석에 의한 담낭 염증

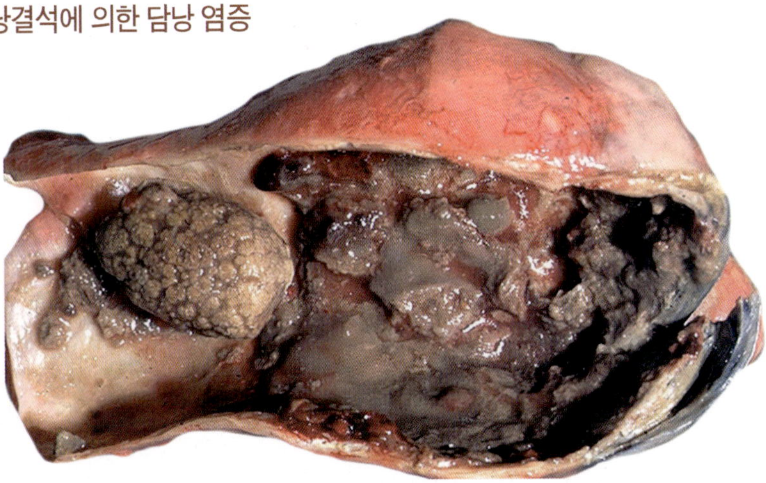

담낭결석(Stone in the gallbladder)

담낭 속의 결석은 온몸의 혈관 내에 스케일이 얼마나 많은지를 단적으로 보여준다. 담낭결석, 간석, 신장결석, 혈관 내 스케일, 유방석회화 등의 원인은 대부분 석회다. 그 외에 간 기능 저하로 인해 혈액의 수명이 짧아지면 빌리루빈의 양이 많아지고 이로 인하여 빌리루빈성 결석이 발생할 수 있다.

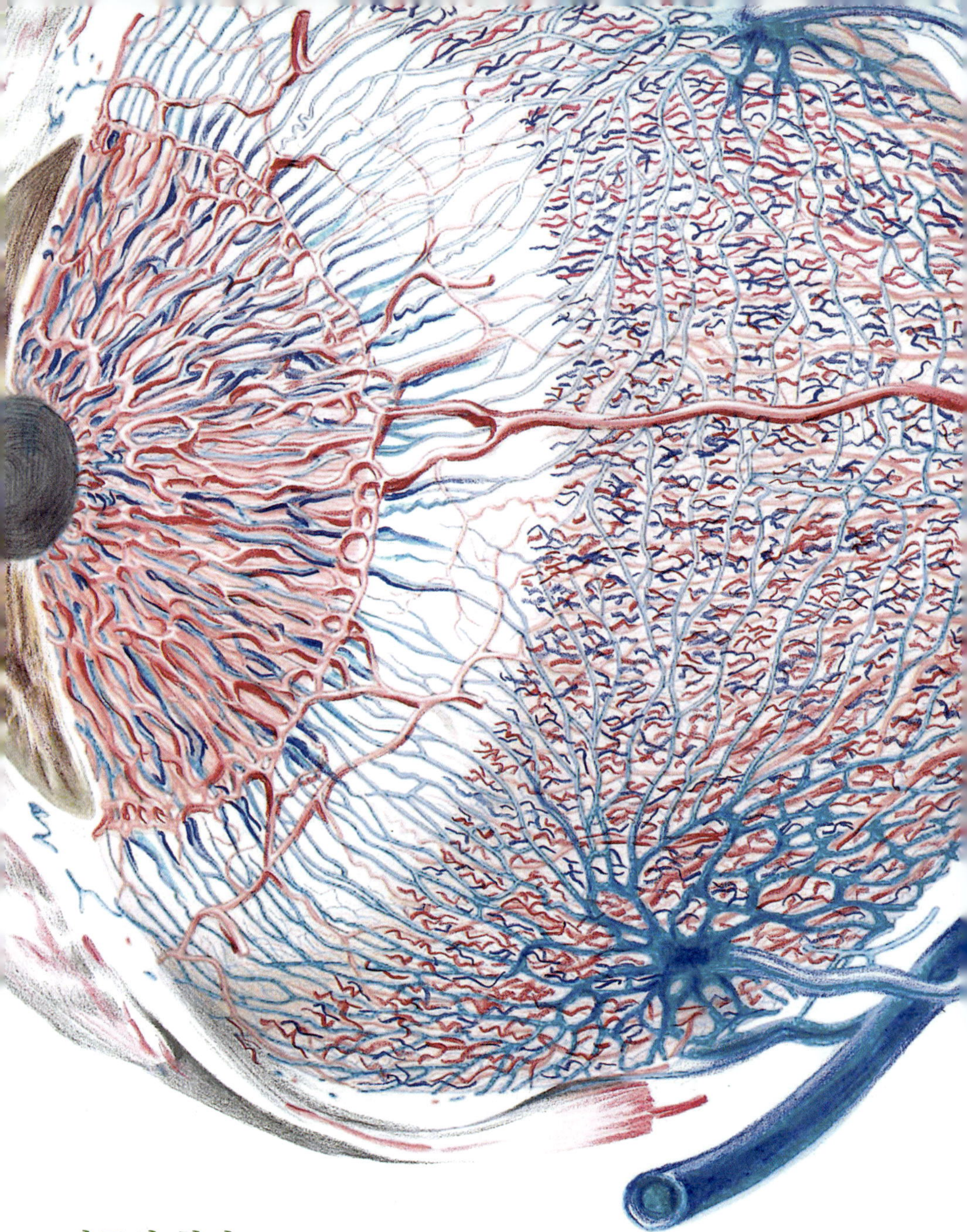

안구와 혈관

눈에는 다른 어떤 기관보다도 미세하고 정밀한 모세혈관이 상상을 초월할 만큼 많이 분포되어 있다. 이러한 혈관이 막히면 각종 눈의 장애, 즉, 원시, 근시, 난시, 녹내장, 각막변성, 황반변성 등 수많은 질병들이 발생할 수 있다. 따라서 이러한 모든 혈관이 깨끗이 청소되면 기적과 같은 회복을 기대할 수 있다.

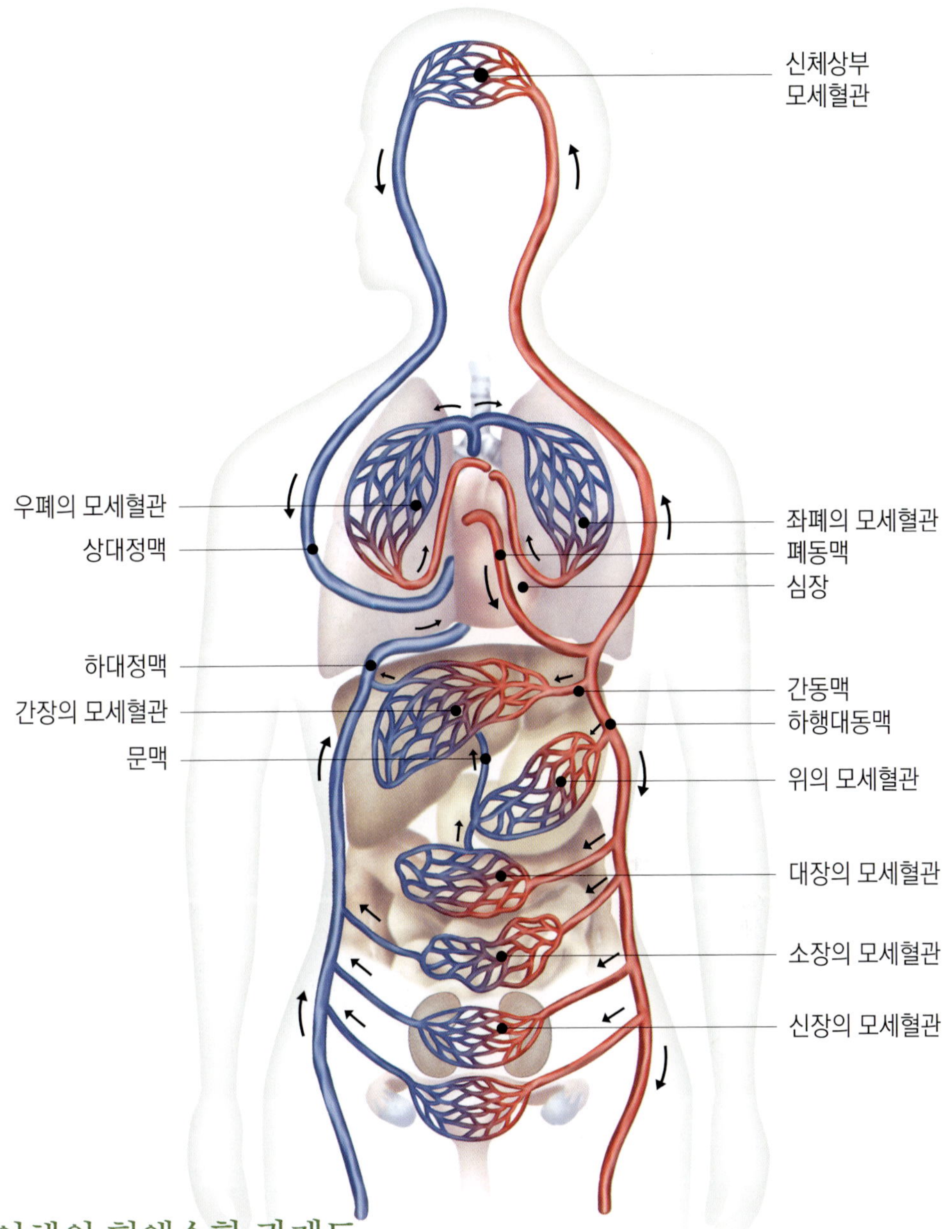

인체의 혈액순환 관계도

'피는 생명'이라는 말이 성경에 있다. 따라서 혈액의 흐름은 생명의 흐름이다. 심장을 출발한 피는 뇌와 피부를 비롯한 각종 장기에 산소와 영양, 호르몬 등을 공급하고 다시 심장으로 돌아온다. 이때 각 조직에서 혈액에 흡수된 노폐물은 신장에서 걸러지고 탄산가스는 폐동맥을 통해 폐에서 산소와 치환된다. 산소를 가득 포함한 혈액은 붉은 색을 띠고 심장으로 다시 돌아가 체순환을 시작한다.

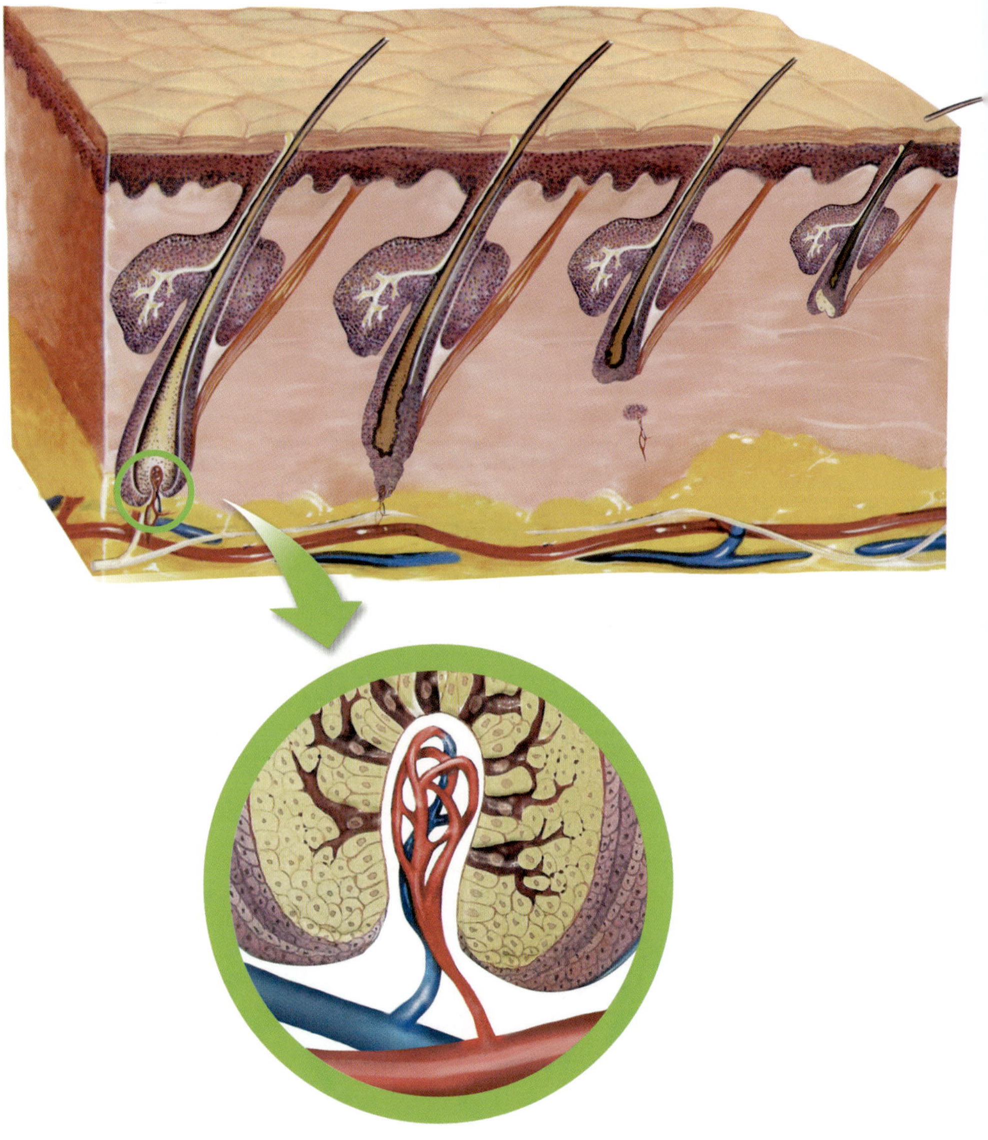

모근(Hair root)과 모세혈관

머리카락 굵기의 1/10 ~ 1/20에 불과한 모근의 모세혈관이 스케일, 콜레스테롤, 혈전 등으로 막히면 모근에 영양이 부족해지고 세포재생 또한 충분히 일어나지 않기 때문에 머리카락이 가늘어지고 더 심해지면 탈모가 진행된다. 그렇다면 이렇게 막힌 모세혈관이 깨끗이 청소되면 모근은 다시 활성을 찾고 발모가 시작되는 기적 같은 일이 일어나는 것은 당연한 일이 아닐까?

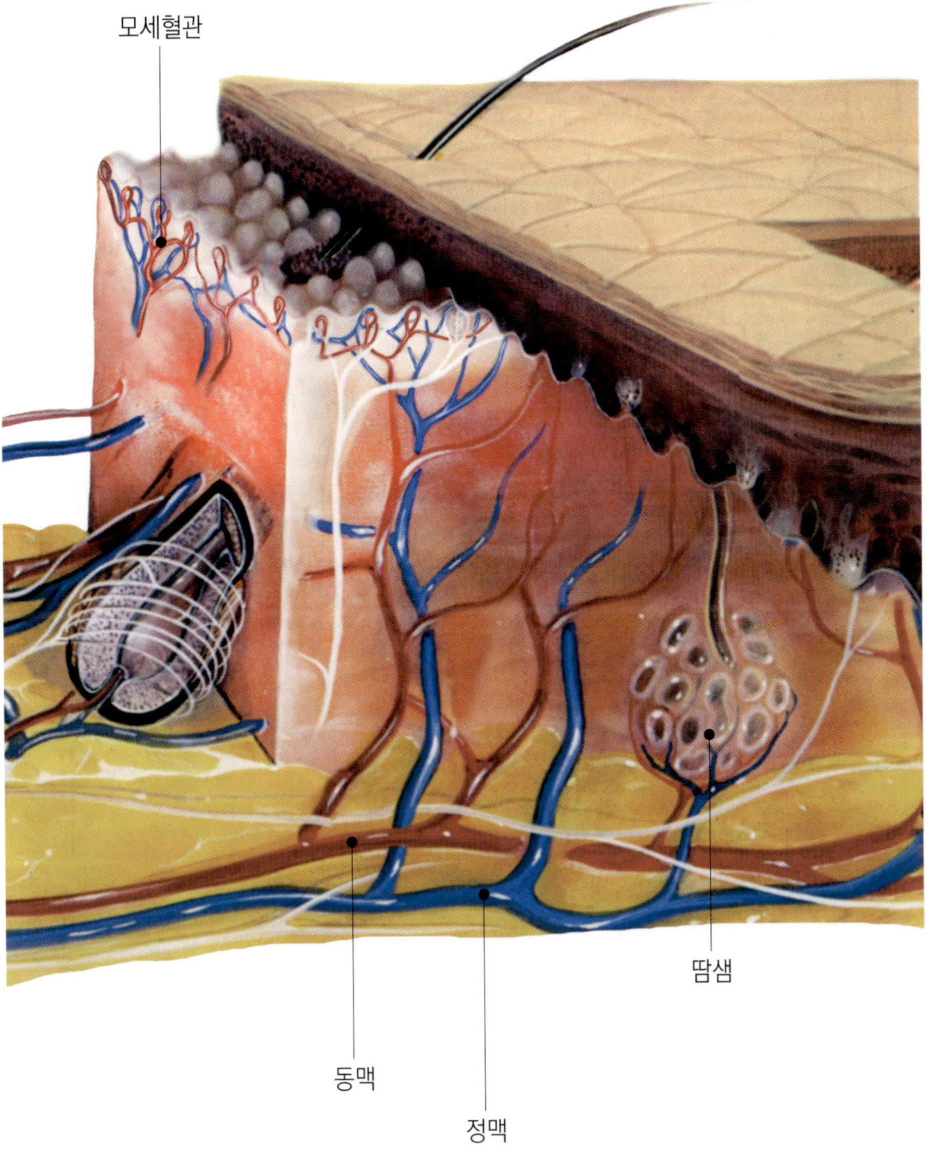

피부(Skin)

피부세포는 모세혈관으로부터 혈액을 공급받아 살아간다. 이때 혈관이 스케일(석회), 혈전, 콜레스테롤 등으로 막히면 혈액공급이 어려워지고 세포대사가 어려워지고 세포는 사멸하게 되며 피부에 노화, 주름 등 여러 가지 문제가 발생한다.

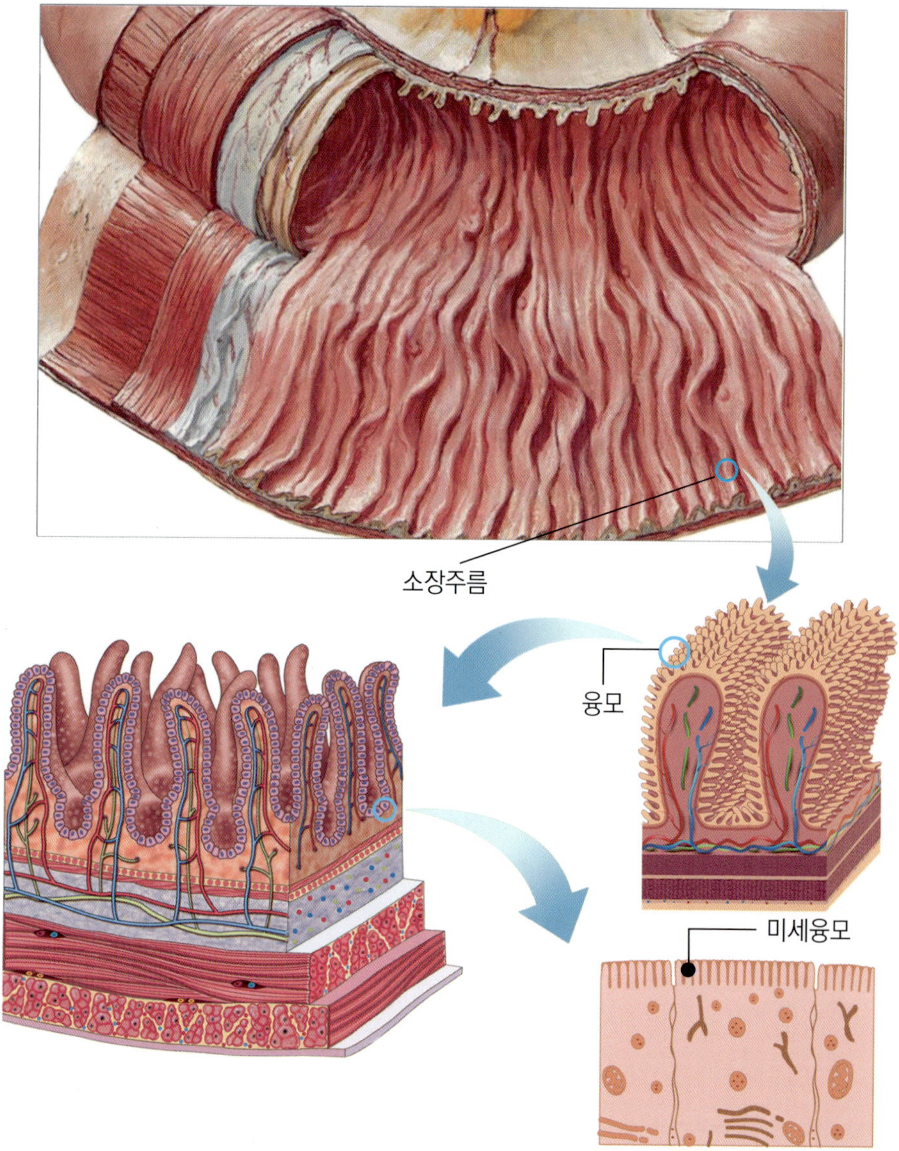

장 점막에 돌출되어 있는 융모

소장 속의 주름을 확대하면 그림과 같은 융모가 나타나는데 이곳에 숙변이 쌓인다. 소화되지 못한 음식물, 가열된 섬유질 등이 융모 사이에 끼이면 세균에 의해 썩기 시작하는데, 수년을 썩으면 숙변이 되고 그 속에는 부패균이 많이 포함되어 있다. 이러한 부패균에 의해 가스가 발생되고 그와 함께 염기성 독이 만들어져 간으로 들어가고, 간세포, 혈액세포 등이 파괴되며 간 기능이 떨어지고 혈액은 부족해진다. 간 기능이 저하되면 피 속에 독이 많이 쌓이고 혈전이 발생해 심각한 증세들이 속출하게 된다.

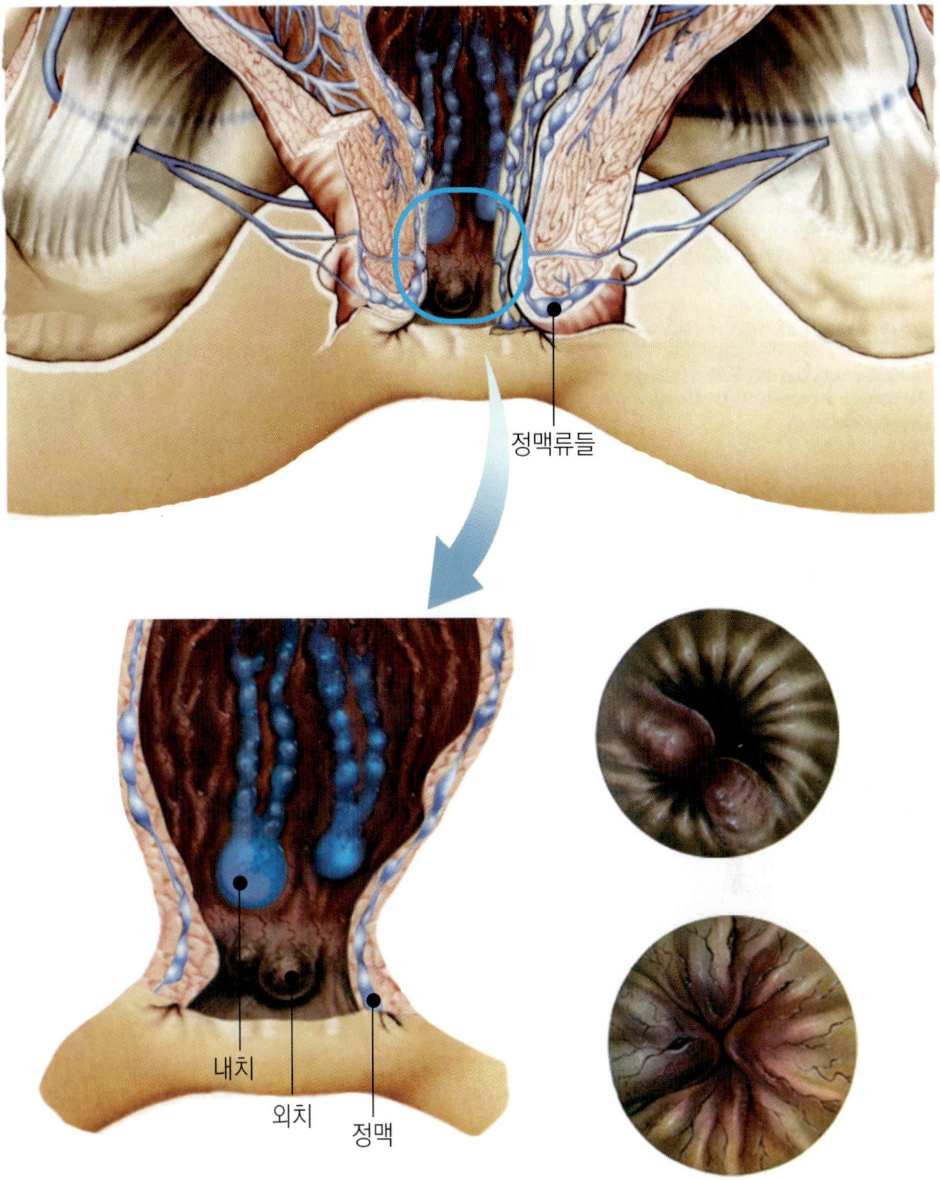

항문정맥류와 치질

치질의 대부분은 항문 정맥류가 원인인데 정맥류는 스케일과 혈전에 의해 정맥이 막히는 현상이다. 따라서 혈관 청소를 통해 정맥류를 정상으로 회복하면 치질을 예방하거나 완치할 수 있다.

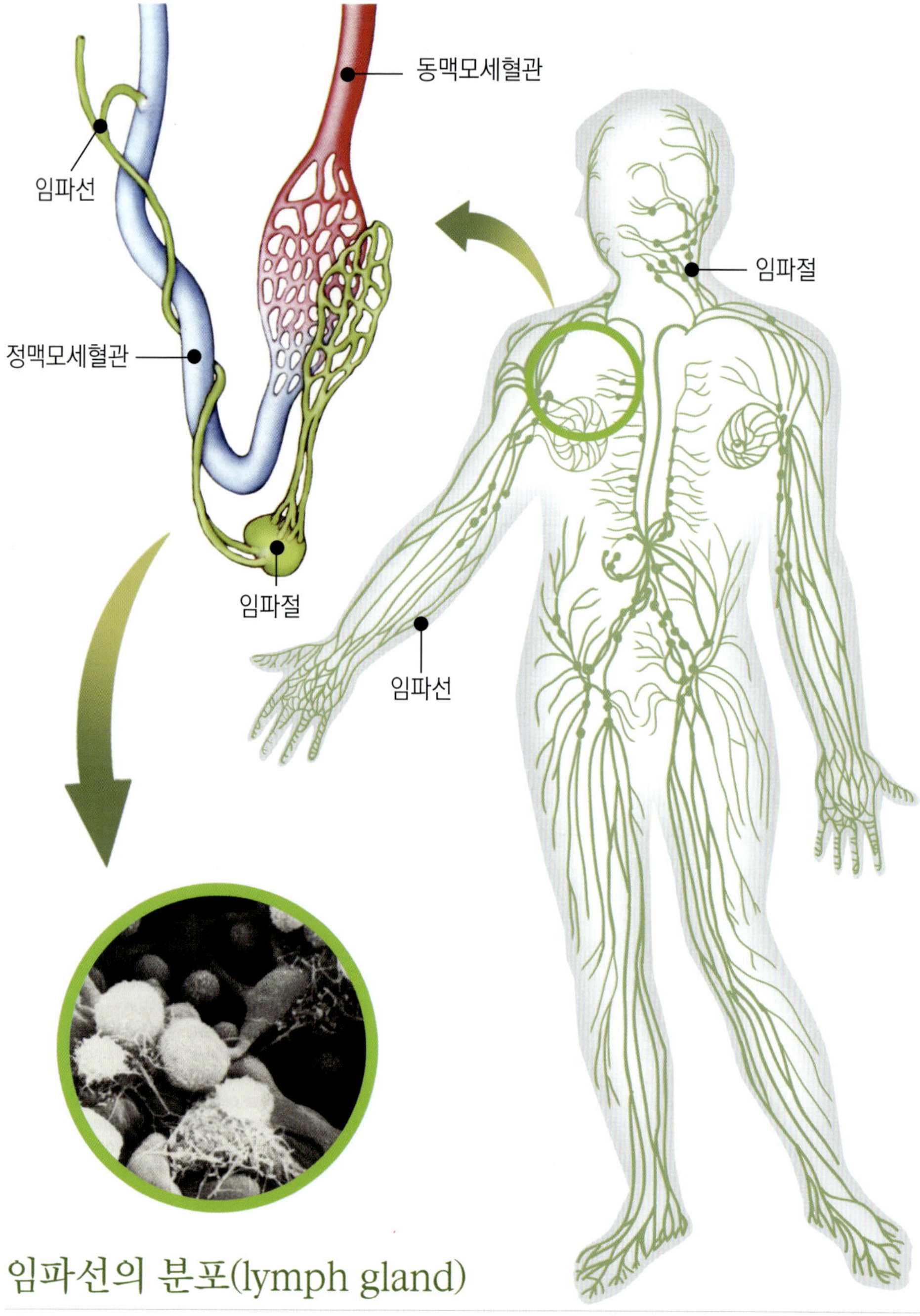

임파선의 분포(lymph gland)

임파선은 전신에 500개 이상 분포된 면역기관이며 혈액순환을 돕는 중요한 기관이다. 따라서 임파관이나 임파절을 깨끗하게 청소하는 것은 혈관성 질병으로부터 자유로워지는 지름길이다. 임파선 내에 석회나 점액질이 쌓이면 저항력과 혈액 순환에 큰 문제가 발생할 수 있다.

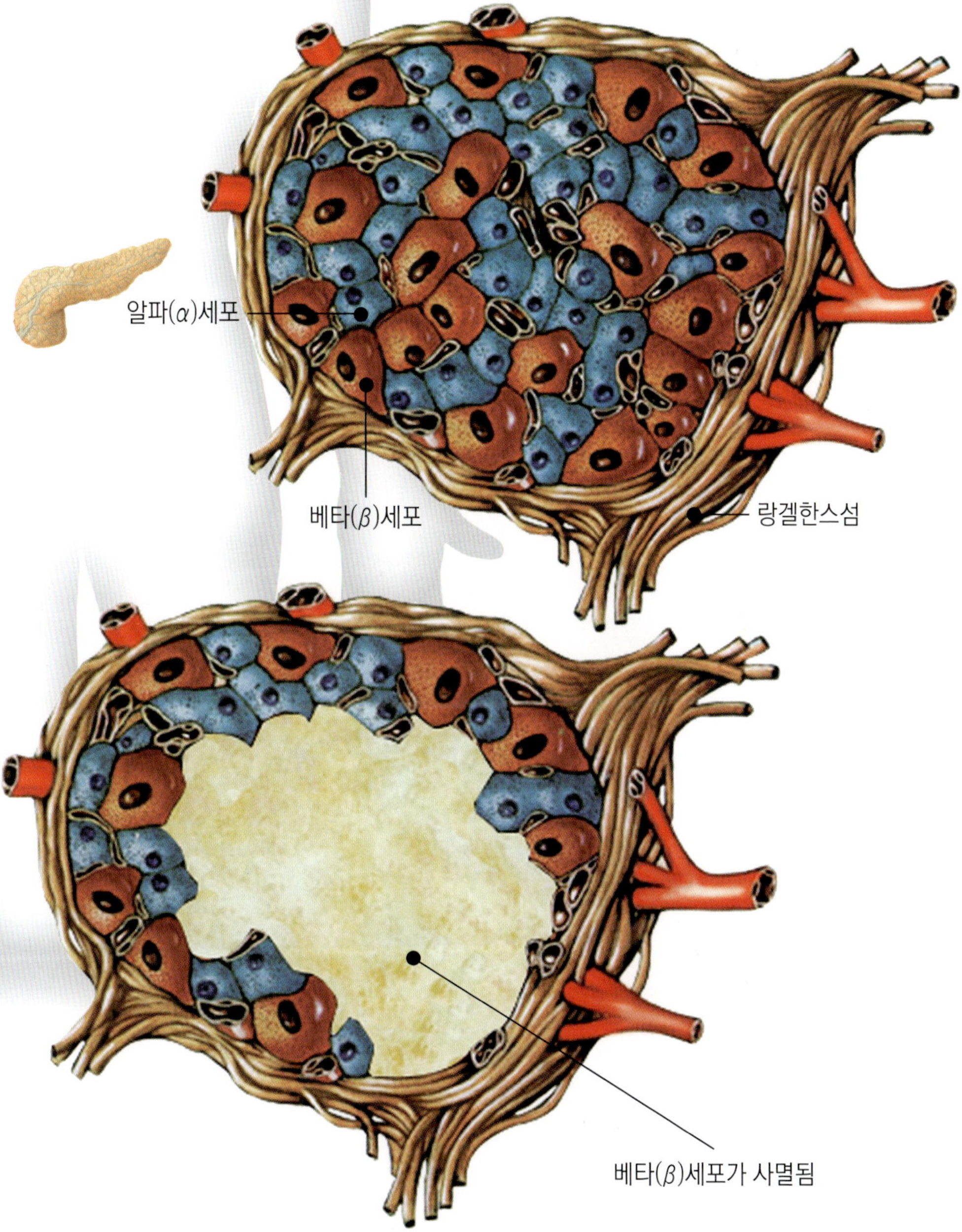

췌장의 랑게르한스섬과 알파 베타 세포들

위의 뒤쪽, 십이지장에 붙어있는 췌장은 인슐린과 소화효소를 생산하는 중요한 장기이다. 췌장의 혈관이 막히면 랑게르한스섬 내의 베타세포가 파괴되어 인슐린 생산이 줄어들고 혈당이 올라간다. 따라서 당뇨병을 완치하려면 당을 조절하려고 하는 대신 혈관을 청소하고 췌장의 베타 세포가 완전히 재생되도록 해야 한다.

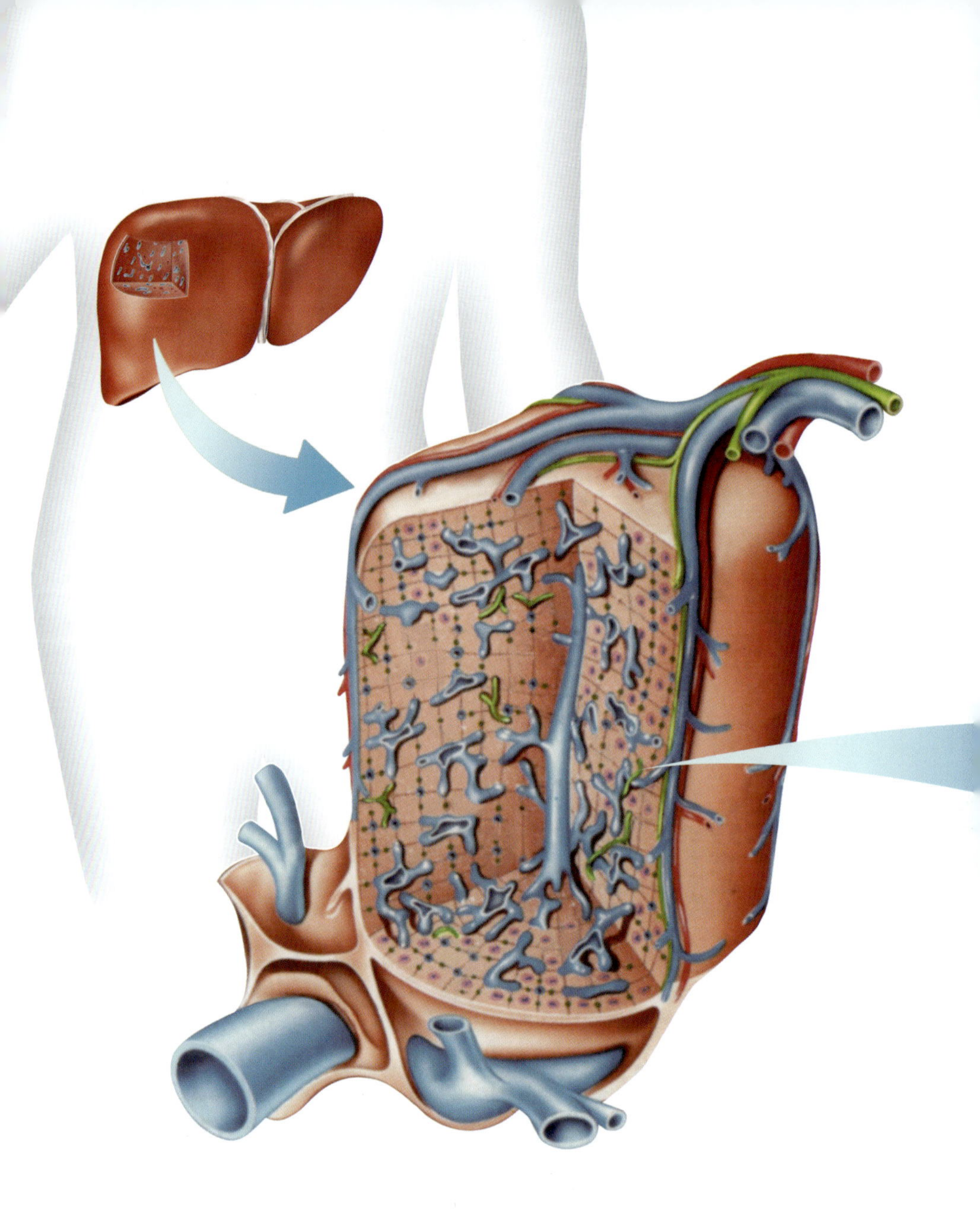

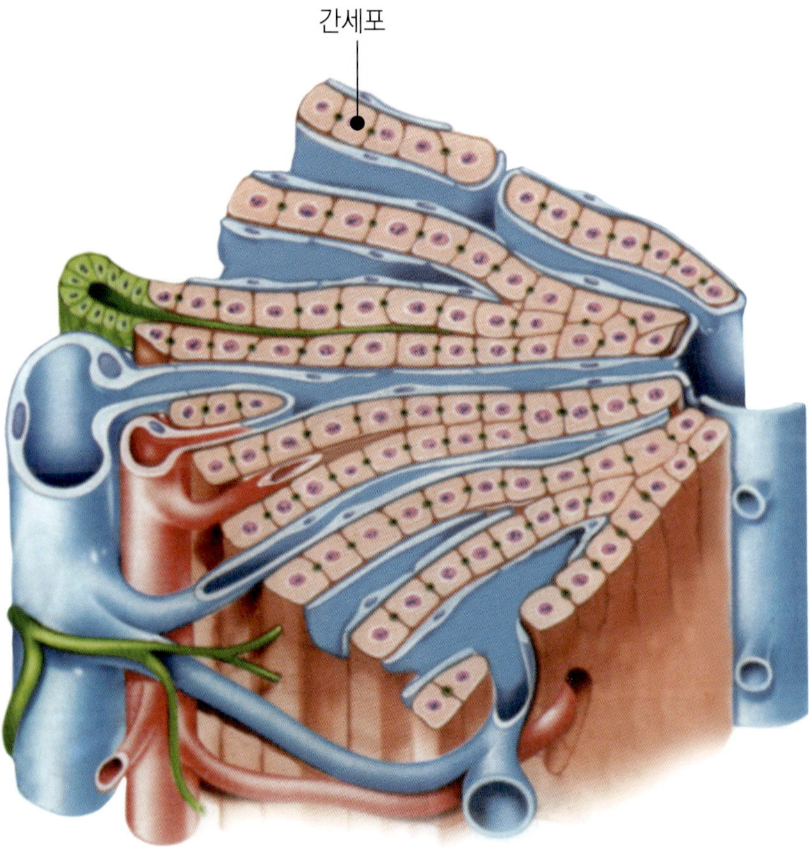

소화기계의 핵심, 간(Liver) 속의 혈관과 세포들

간은 다른 장기에 비해 통증에 둔감하고 스스로 회복하는 능력이 뛰어나서 웬만큼 병증이 진행되지 않고서는 겉으로 증상이 나타나지 않기에 '침묵의 장기'라고 불린다. 간은 우리 몸의 각종 대사 작용과 해독작용 등 여러 중요한 기능들을 담당하므로 간을 보호하는 것은 생명을 보호하는 것과 같다. 소화기계의 장기들로부터 모인 혈관들은 모두 간장으로 집중된다.

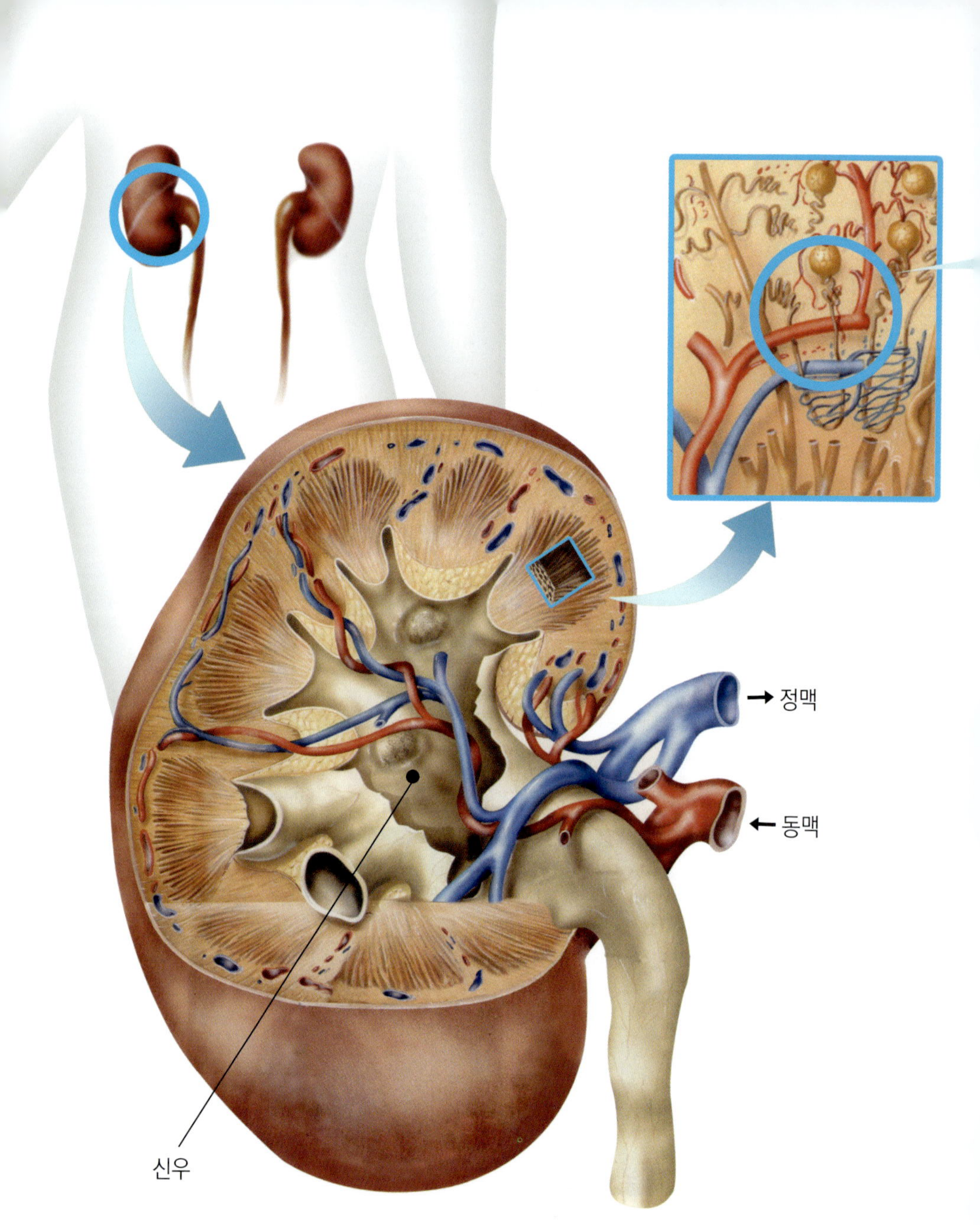

사구체와 네프론(Glomerulus & Nephron)

신장의 길이는 10㎝ 정도이며 횡격막 아래, 복막 뒤에 있다. 신장 한 개에 들어 있는 네프론의 수는 100~125만 개이며, 45분마다 4.7ℓ 가 배설되고 나머지는 네프론에 의해 재흡수된다. 손상된 신장에서는 레닌이라는 효소가 분비되는데 이 효소는 혈관이 수축되도록 자극한다. 손상의 최초 원인이 고혈압인 경우는 혈관의 수축으로 인해 혈압이 더욱 높아지므로 신장이 더욱 손상된다.

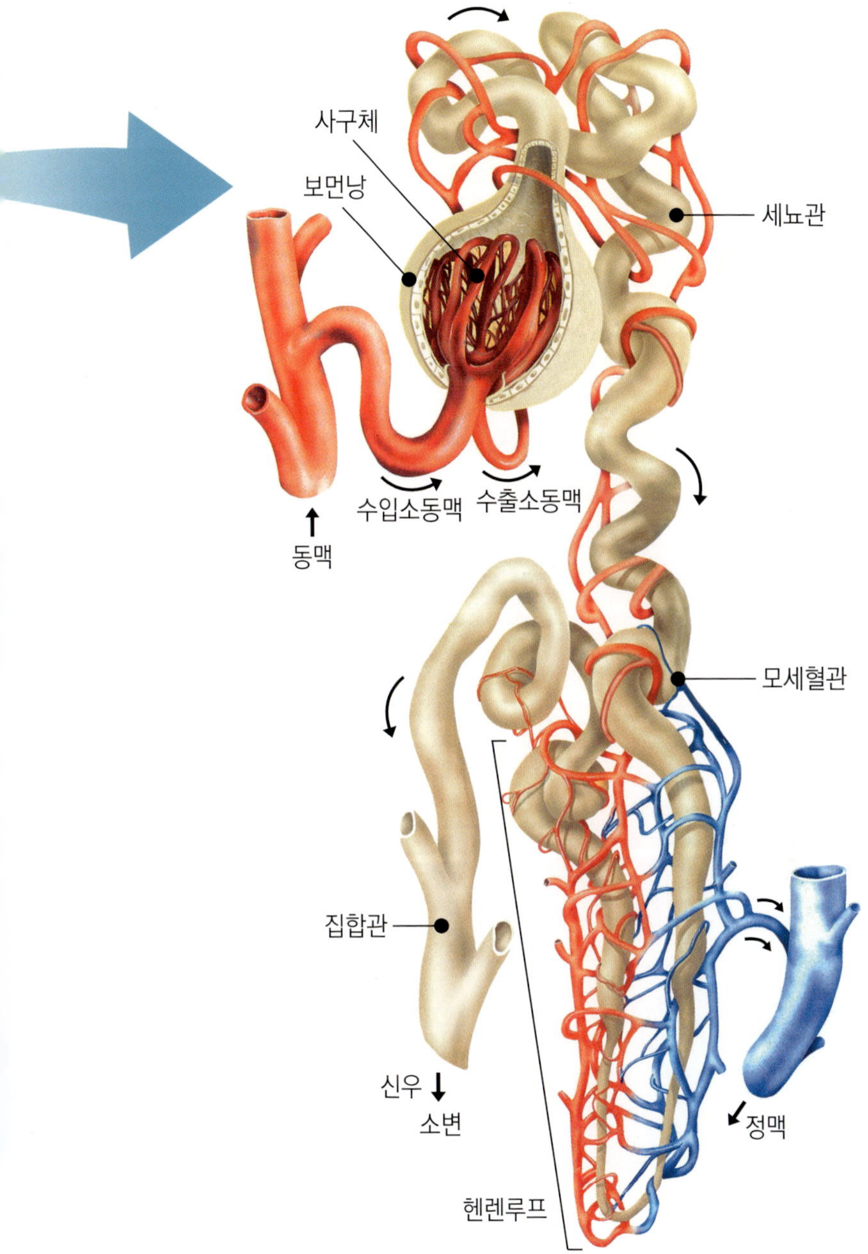

신장 한 개에는 상상을 초월할 만큼의 미세한 혈관들이 이어져 있다. 사구체는 혈액 속에 있는 체내 필요물질과 불필요한 물질을 거르는 여과 작용을 한다. 이곳의 혈관이 막히면 노폐물이 걸러지지 않아 혈액이 모두 오염되어 몸이 퉁퉁 부어오르고, 그 상태가 지속되면 혈액이 극도로 오염되어 심장이 멎을 수도 있다.

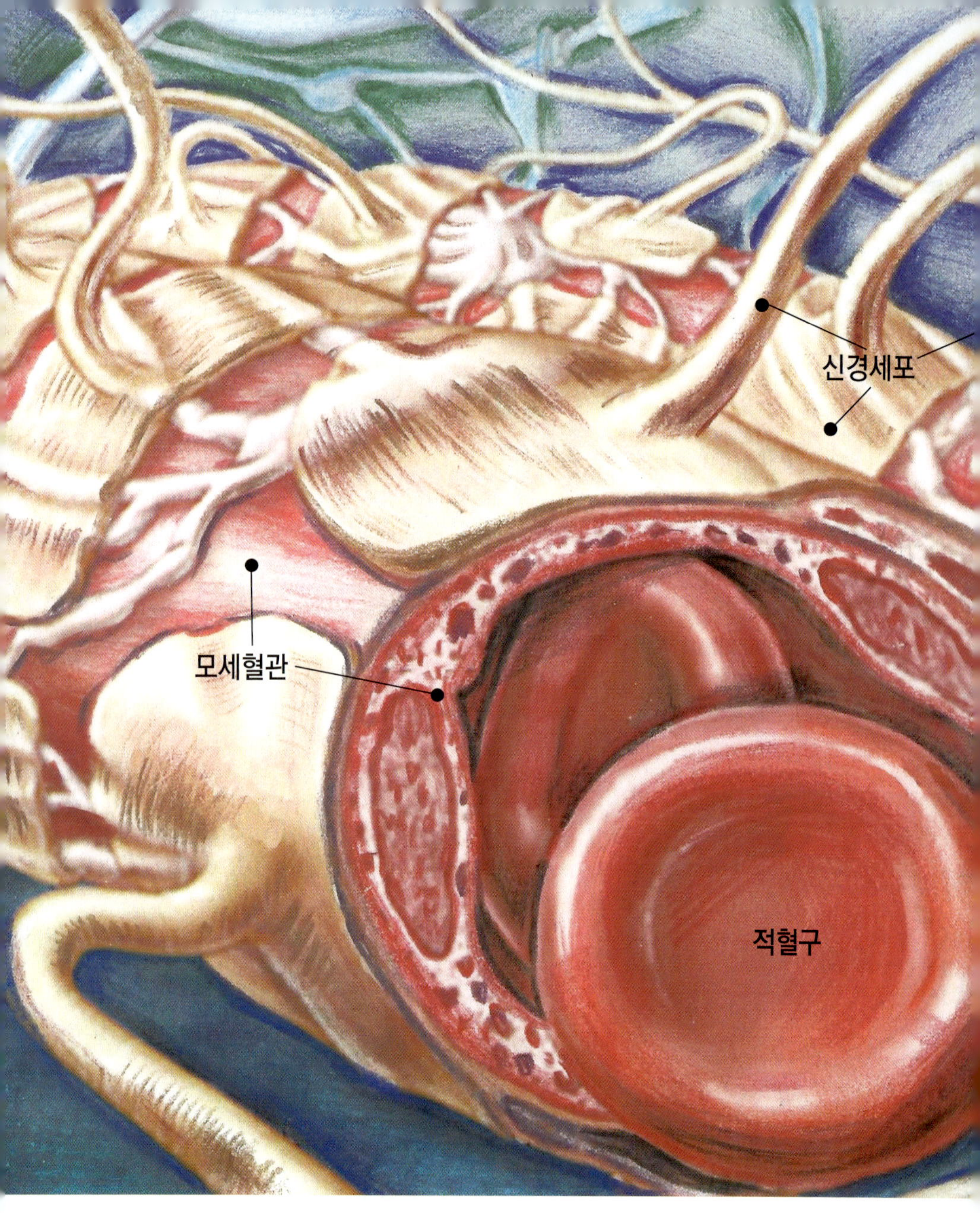

뇌신경세포

사람들은 뇌신경의 문제로 많은 손해와 고통을 겪고 살아간다. 즉, 기억력 저하, 이해력 부족, 신경과민, 우울증, 정신분열, 간질, 불면증, 두통, 정신산만, 치매, 파킨슨병 등 수많은 질병들이 있다. 이러한 대부분의 질병들이 뇌신경에서 발생한다. 그래서 신경과적인 치료를 하게

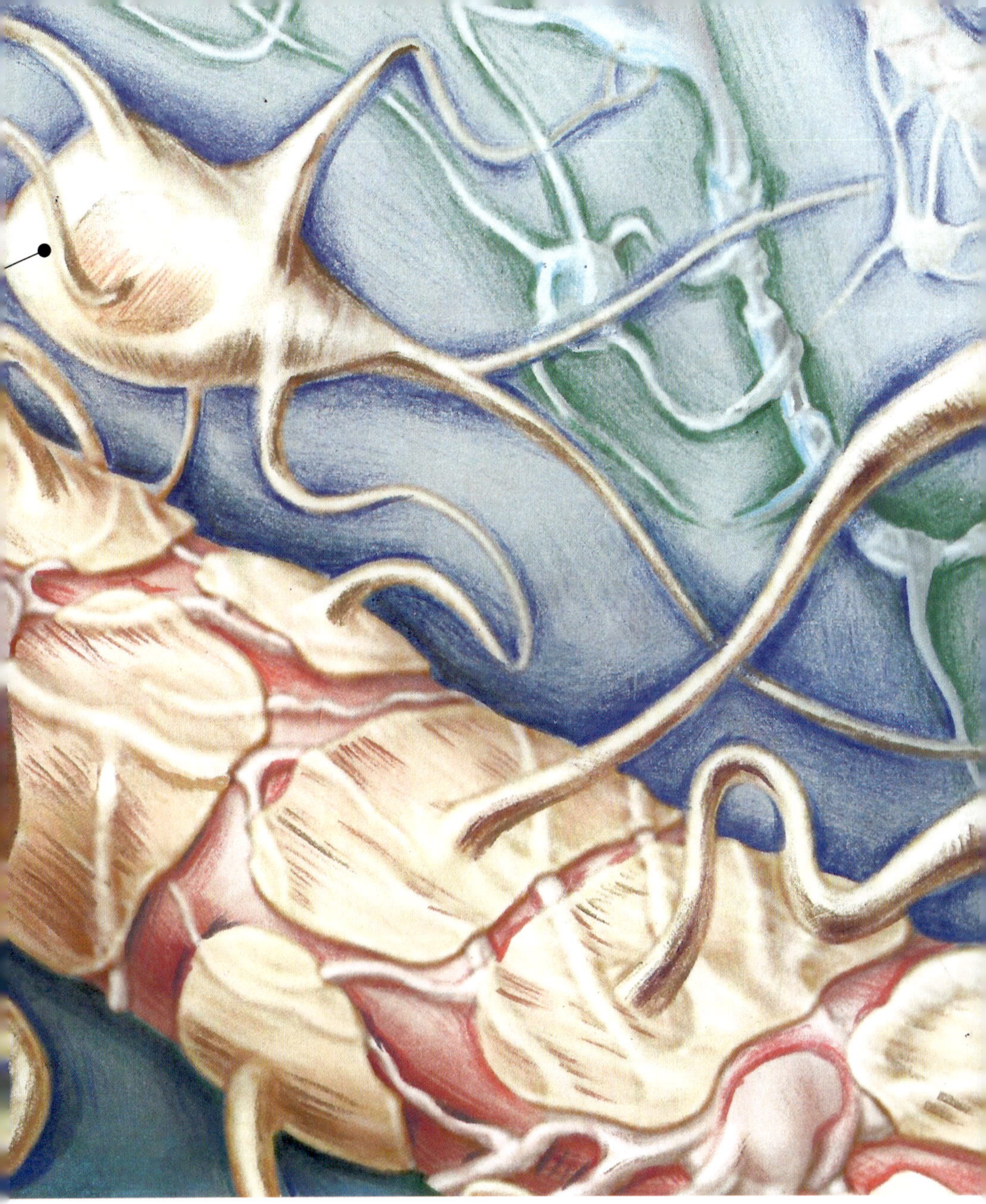

된다. 그러나 위 그림에서 보듯이 모든 신경세포들은 모세혈관으로부터 영양을 공급받고 살아간다. 이때 혈관이 막히면 모든 문제가 발생하므로 문제 해결의 관건은 혈관청소에 달렸다는 것을 알 수 있다.

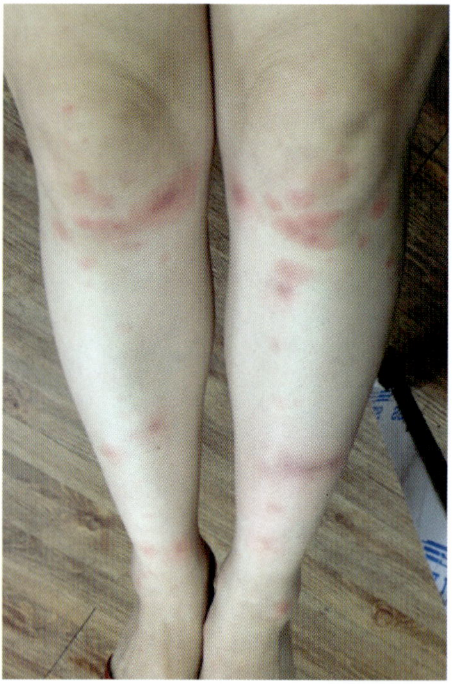

❶ 치료 전

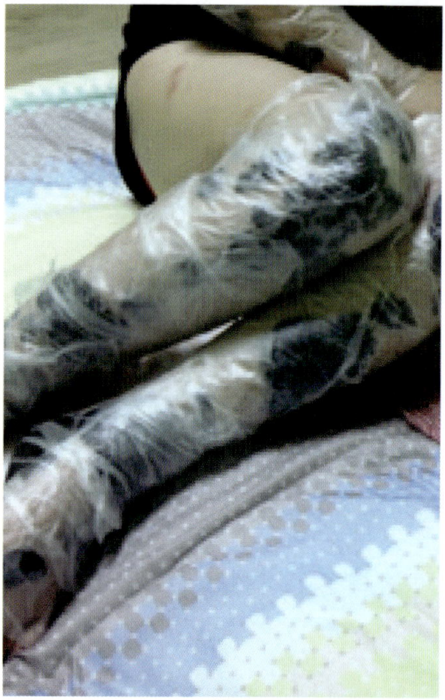

❷ 숯팩 치료

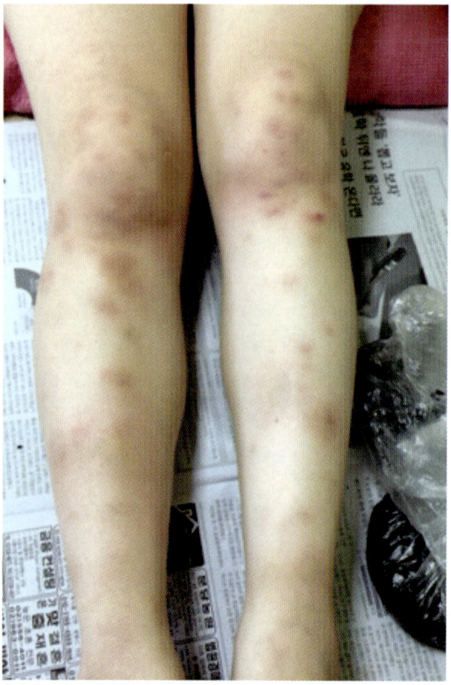

❸ 치료 10일차

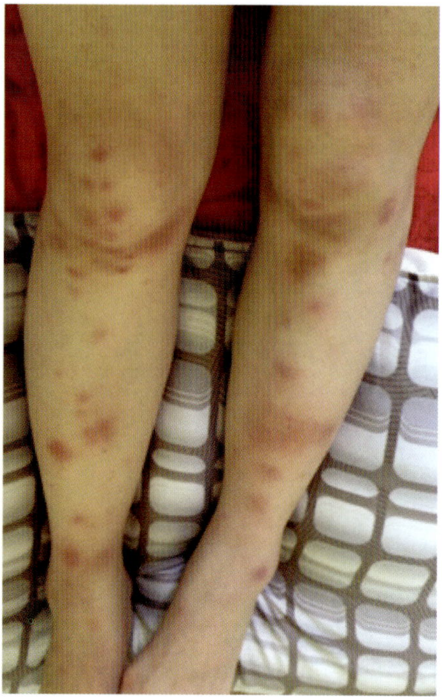

❹ 치료 13일차

치료 후

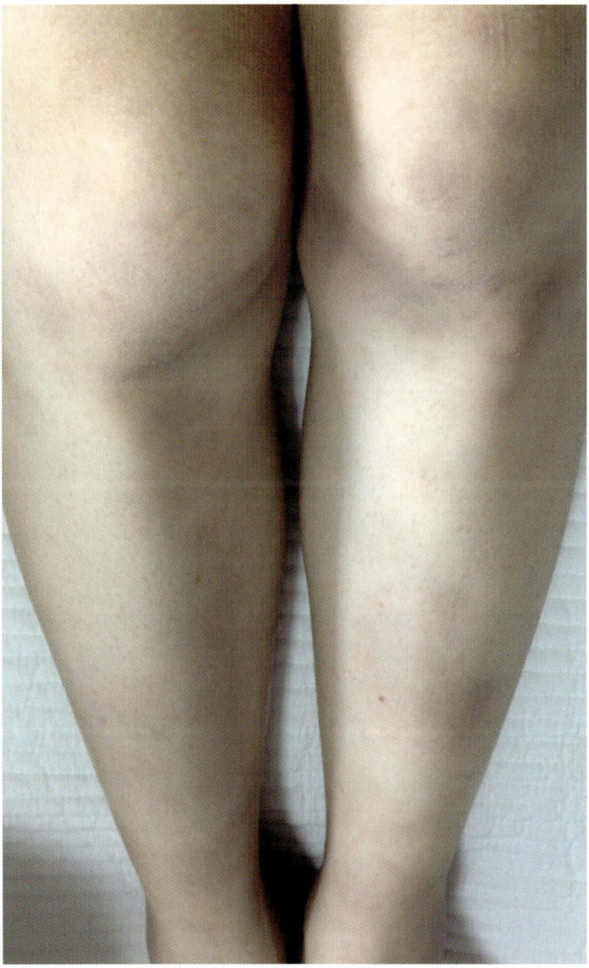

루푸스(전신정 홍반성 낭창) 치료사례

루푸스는 현대 의학에서 정확한 원인과 치료법이 밝혀지지 않은 질병으로 위 사진은 실제 루프스를 앓다가 천연치료 12일 만에 회복된 환자의 모습이다. 처음 이 환자는 피부만 붉게 변한 것이 아니라 관절 통증으로 걸음도 걷지 못하는 상태였다. 그러나 천연치료를 시작한지 열흘 만에 통증이 가라앉고 붉었던 피부색도 정상으로 돌아왔다.

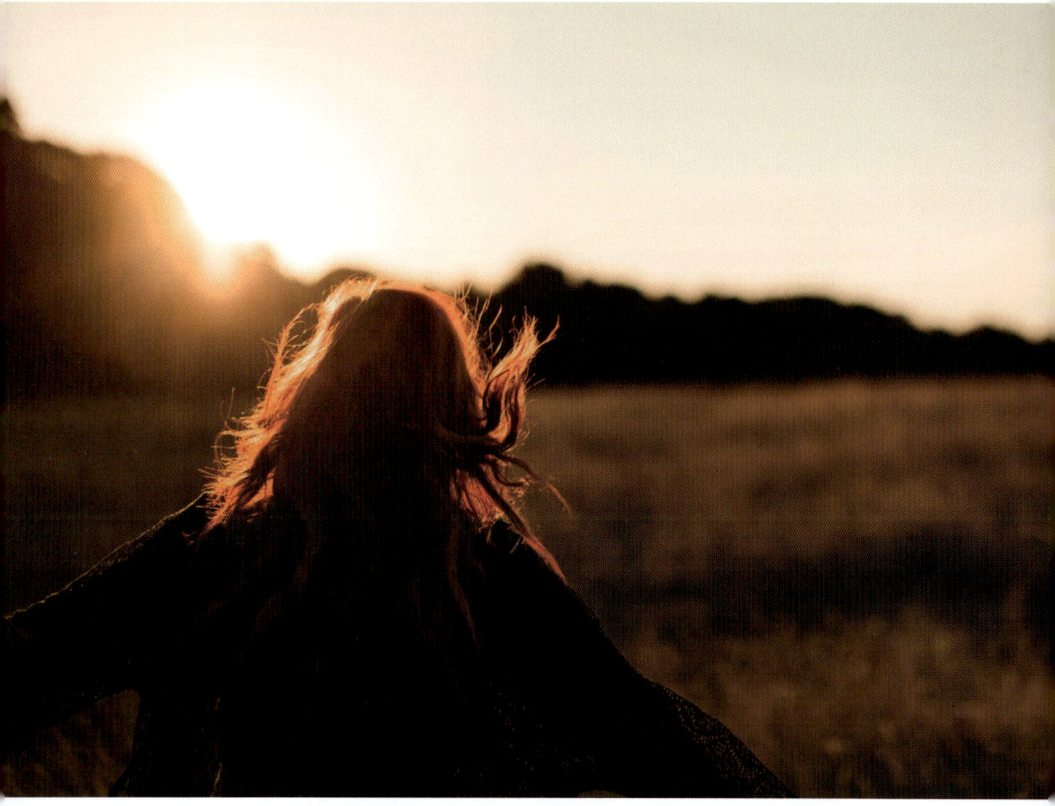

건강한 삶을 되찾으시길
간절히 바라는 마음으로

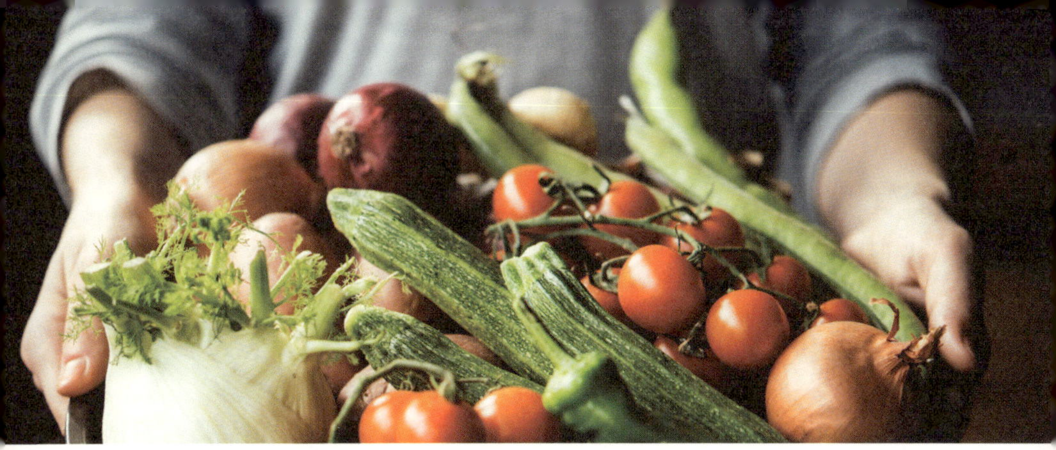

성인병과 난치병의 혁명적 치유

[난치병 혁명]

"음식으로 고치지 못하는 병은
약으로도 못 고친다."

— 의성 히포크라테스 —

이문현 지음

청림뜰

프롤로그

나는 왜 이 책을 펴내게 되었는가

무엇이 진실인가

어느 인터넷 포털사이트의 건강 상담 코너에 한 아이의 엄마가 쓴 간절한 사연이 올라와 있었다.

"저희 아이는 하루에 12번씩 발작을 일으킵니다. 그래서 병원에서 처방 받은 신경안정제를 매일 먹고 있습니다. 나이는 다섯 살이지만 정신연령은 5개월에서 멈춘 상태입니다. 배밀이도 안하고, 먹는 것 외에는 말도 할 줄 모르며 엄마인 저와도 눈을 맞추질 못합니다. 찾아가는 병원마다 간질이라고 하는데 치료할 방법은 없다고 합니다. 어떻게 하면 좋을지 아시는 분이 계시면 제발 좀 가르쳐 주십시오."

현대 의학에서 말하는 간질은 전해질의 불균형, 산과 염기의 이상 등의 이유로 아무런 신체적인 이상이 없음에도 불구하고 만성적으로 발작을 일으키는 병이다. 과연 이 아이에게 나타난 발작이 간질의 증상일까?

내가 이와 같은 의문이 담긴 댓글을 올렸더니 부산 반여동에 사는 아이의 엄마로부터 전화가 왔다. 한참 통화를 하다 보니 짐작대로 간질이 아닌 것 같다는 판단이 들었고, 다른 관점으로 이 문제를 해결해야 할 것 같으니 만나서 내 설명을 들어보는 것이 좋겠다고 권했다.

아이의 엄마는 그 후로 6개월이 지나서야 나를 찾아왔다. 그동안 전국의 병원을 쫓아다니며 치료했지만 도무지 방법이 없었고 결국 지푸라기라도 잡는 심정으로 나를 찾아왔다고 했다. 상담을 하며 아이의 상태를 살펴보니 내가 생각했던 것에서 크게 벗어나지 않아 보였다.

"아이의 가장 큰 문제는 간질보다 빈혈과 독소로 인한 뇌의 혈액순환 장애입니다."

"혈액순환 장애요?"

혈액순환 장애로 인해서 이런 심각한 증상들이 나타났을 거라고는 생각지도 못했고, 그 어느 병원에서도 발작의 원인이 혈액순환 장애라는 말을 들어보지 못했기 때문이었는지 아이의 엄마는 매우 놀라는 눈치였다. 다섯 살짜리 아이가 생후 5~6개월에서 성장이 멈추고, 하루에도 12번씩 발작을 일으켰던 원인이 단순한 혈액순환 장애 때문이었다고 한다면 누구나 선뜻 믿기가 어려울 것이다.

"우리 아이가 왜 혈액순환 장애인가요?"

아이 엄마가 못 믿겠다는 얼굴로 물었다.

"아이가 혈액순환 장애인 것은 어머니와 관련이 있습니다."

"저하고요?"

나는 그 이유를 설명해 주었다. 아이를 임신하면 엄마의 몸은 칼슘이 많이 부족한 상태가 된다. 피도 산성이 되고 저항력이 몹시 떨어져서 체내에 독이 쌓인다. 엄마의 몸이 이렇게 되면 아기는 몸속에 상당한 양의 독을 지닌 채 태어나게 된다. 이것을 일반적으로 우리가 '태열胎熱'이라고 부른다. 태열은 그 증상이 심한 아기와 약한 아기가 있는데, 여기에 칼슘까지 부족하면 신경이 극도로 예민해지고 혈액도 산성화 되어서 혈액을 생산하는 데 큰 지장이 생긴다. 게다가 소화력도 약해져서 몸은 더욱 독으로 중독되고, 피는 극도로 오염되어서 뇌에 혈액 순환 장애가 발생하기 때문에 간질과 비슷한 발작 현상을 일으키는 것이다.

혈액순환 장애를 간질로 진단한 현대 의학

이러한 상태로 태어난 아기는 간이 정상적으로 성장하지 못해서 간 기능이 현저하게 떨어진다. 이처럼 칼슘이 부족한데다가 간 기능까지 떨어지면 골수가 약해지고, 혈액을 제대로 생산하지 못해서 피가 모자라게 되면 순환 장애를 일으키며, 영양분과 산소를 운반하는 능력도 떨어진다. 이런 증세가 계속되면 뇌는 영양분과 산소 공급의 결핍으로 간질과 비슷한 증상을 나타낸다. 이 때문에 아이가 자주 경련을 일으키고 발육 상태 또한 다른 아이들보다 매우 늦어지게 된 것이다.

검사 결과 아이의 증상을 간질로 판단한 의사는 당연히 신경안정제를 처방할 수밖에 없었고 생후 5개월부터 5년간 신경안정제를 복용한 상태였다. 그렇지 않아도 신경이 둔해서 발달 상태가 느린 아이에게 처방받은 신경안정제를 치료약인 양 오랜 기간 동안 먹였으니 아이의 정신 발달은 아예 정지돼 버렸을 게 뻔하다.

게다가 아이는 날마다 죽을 먹고 있었는데, 죽을 먹다가도 자주 기절을 했다고 한다. 혼수상태가 아니라 순간적으로 깊은 수면에 빠지는 기면상태嗜眠狀態에서 2분 쯤 후에 깨어나 다시 죽을 먹는다는 것이다.

나는 아이의 상태를 더 자세하게 점검하기 위해 혈압을 쟀다. 수축기 혈압이 86mmHg, 확장기 혈압은 52mmHg로 극심한 저혈압을 보였다. 이 저혈압은 극심한 빈혈에서 오는 것으로, 이렇게 저혈압이 심할 경우에는 밥을 먹다가 기절할 수가 있다. 저혈압 환자가 식사를 하면 뇌를 포함하여 몸 전체를 돌던 혈액이 소화를 위해 한꺼번에 위로 몰리는데 이때 뇌에 겨우 공급되고 있던 혈액은 순간적으로 더 부족해지고, 이 혈액의 부족이 산소결핍을 가져오기 때문이다.

다음으로 측정한 맥박에서도 문제가 있었다. 맥박은 보통 분당 75회가 정상인데 이 아이는 109회로, 정상보다 무려 45%나 높았다. 아이의 수축기 혈압은 정상인 110mmHg보다 21.8%가 낮았고 확장기 혈압은 정상인 80mmHg보다 35%가 낮은 데 비해 맥박은 무려 45%나 높았던 것이다.

이 수치들은 무엇을 의미할까? 피의 양이 부족하여 수축기 혈압이 정상보다 낮은 상태가 되면 각 장기, 특히 뇌에 혈액이 부족하여 신진대사에 큰 장애가 발생할 수 있기에 뇌는 이것을 해결하라고 심장박동을 더 빠르게 하라는 명령을 내렸고 그에 따라 맥박이 빨라진 것이다. 따라서 빠른 맥박이 도와주지 않았더라면 이 아이에게는 아마 더 큰 문제가 생겼을지도 모른다. 그러나 계속되는 심장의 빠른 박동은 심장 근육에 큰 부담을 주고 부정맥을 초래해서 자칫하면 심장이 멎을 수 있는 가능성을 항상 내포하고 있기 때문에 위험하다. 빈혈로 인한 혈액의 부족 또한 위장 기능을 떨어뜨리기 때문에 음식물을 먹어도 소화가 힘들고, 장에서는 소화되지 않은 음식물이 유해균에 의해 부패되어서 독소를 만들어낸다. 그래서인지 이 아이는 유난히도 방귀를 많이 뀌었다.

이처럼 인체 각 기관의 메커니즘만 알면 질병의 원인은 쉽게 알 수가 있지만 이런 상호작용을 모르기 때문에 불행이 생긴다.

일주일 만에 멈춘 간질 증상

"이제 이해가 되십니까?"

내 설명을 들은 아이의 엄마는 얼굴이 파랗게 질려 어쩔 줄을 몰라 했다. 아이 때문에 많은 병원을 다니며 의사들을 만났고 또 그동안 보고 들은 의학적 상식이 풍부해서인지 이해도 빨랐다.

"원장님, 그럼 이제 어떻게 해야 할까요?"

"당장 이 아이에게 필요한 것은 몸이 피를 많이 만들 수 있도록 해주는 것과 에너지를 보충하는 일입니다."

그동안 아이가 복용해온 신경안정제가 해독하는 데에 오히려 방해가 되기 때문에 과일즙부터 먹이도록 권해주었다. 녹즙에는 미량의 탄수화물이 들어 있어서 채소 생즙生汁 한 가지만 마셔도 소화·흡수시키는 것이 무리인 현재 상태에서는 과즙부터 시작해야 했다. 과당은 소화가 필요 없이 곧바로 핏속에 흡수되기 때문에 30분에 한 번 소화가 가능한 정도의 양을 먹이고 생즙은 1시간 간격으로 먹이라고 조언했다.

또한 아이에게 먹이는 죽의 양을 절반 이하로 줄이라고 했다. 소화 기능이 크게 떨어져 있는 상태에서 죽을 많이 먹으면 소화되지 못한 죽이 장에서 부패하여 독소를 만들고 혈액을 오염시키기 때문이다. 이렇게 피가 산독화酸毒化되면 혈액 생산에 장애가 되고 혈액의 수명이 짧아져서 빈혈을 더 재촉하게 되며 저혈압이 지속돼 혈액 순환 장애를 유발한다.

아이의 엄마는 내 말대로 꼭 실천하겠다며 집으로 돌아갔다. 그리고 사흘 후, 기쁨에 가득 찬 목소리로 나에게 전화가 왔다.

"원장님, 놀라워요! 아이가 정말 많이 쾌활해졌어요!"

엄마는 아이에게 더 이상 약을 먹이지 않고 내가 말한 그대로 실천했다고 했다. 그로부터 닷새가 지나 또 전화가 왔다.

"원장님, 아이의 방귀가 줄어들고 피부가 좋아지기 시작했어요. 저랑 눈도 맞추고 배밀이도 해요!"

일주일이 지나자 하루에 12번 이상 계속되던 아이의 발작은 멈췄다. 그리고 한 달 뒤, 아이의 기력이 다소 회복된 듯해서 레몬 관장과 숯가루 관장을 하고 손발을 뜨겁게 하는 수족탕手足湯을 해주라고 했다. 부모는 내 말에 충실히 따랐고, 아이는 언제 그랬냐는 듯 몰라보게 건강을 회복해 가고 있다.

간肝세포와 뇌腦세포도 충분히 재생될 수 있다

십여 년 전까지만 해도 현대 의학에서 간세포는 절대로 회복되지 않는다고 했지만 나는 이미 그에 대한 치료 경험을 갖고 있었다.

대구에 사는 30대 초반의 한 여성은 대학병원에서 간 문제로 수술을 하기 위해 배를 절개했는데 간의 염증으로 고름이 생기는 간농양肝膿瘍이 있었다고 한다. 그녀의 간은 이미 5분의 4가 썩은 상태여서 회복하는 것 자체가 불가능한 상황이었다. 수술이 무의미하다고 느낀 의사들은 수술을 포기하고 환자를 퇴원시켰는데 한 지인의 소개로 이 분과 상담을 하게 되었다. 나와 상담을 진행한 후, 채소와 과일 생즙을 먹으며 천연치유를 시작한지 1주일 만에 그녀의 몸은 하루가 다르게 건강을 회복했고, 3개월이 지나 수술을 포기한 병원에 다시 찾아가 검사를 받아본 결과, 썩어서 없어졌던 간이 100% 회복되어 있었다. 검사 결과를 본 의사들도 깜짝 놀라며 혹시 쌍둥이가 아니었느냐고 물을 정도였다고 한다.

한 번 파괴된 뇌세포에 관해서도 현대 의학에서는 절대 회복하지 못한다고 주장하지만 나는 뇌세포도 얼마든지 회복될 수 있다고 본다.

전남 담양에 사는 44세의 전직 경찰관은 2005년 서울대병원에서 '척수소뇌증'이라는 판정을 받았다. 소뇌의 운동 중추가 줄어들어서 걸음도 제대로 못 걷고, 앉았다 일어서는 것조차 매우 힘들어 했다. 게다가 말도 둔해지고 눈은 사시斜視가 되어 갔다.

이 분도 채소와 과일 생즙을 먹으며 천연치유를 하자마자 걷기가 부드러워졌고 앉았다 일어서는 것이 편해졌으며 혈압도 좋아졌다. 현재도 소뇌가 점점 회복되어 가고 있다.

암을 알려면 현미경을 거꾸로 보라

한국인의 평균 수명인 81세까지 살아가는 동안 셋 중의 한 명은 암에 걸릴 만큼 암 환자의 수가 급증하고 있다. 이대로라면 2020년에는 한국인 모두가 암 환자가 될지도 모른다는 보고도 잇따르고 있다. 암은 현미경에서 보이는 그대로의 현대 의학적 대처 방식으로는 해결할 수 없다. 현미경을 거꾸로 뒤집어서 보고 그 원인부터 제대로 찾아야 한다. 《난치병 혁명, 생즙》 이 책은 바로 이런 얘기를 담았다.

집안에 난치병이나 불치병을 앓는 사람이 있다면, 환자 본인보다 보호자가 환자를 어떻게 돌봐야 하는지 더 열심히 공부해야 한다. 그래야 환자가 올바르게 치료될 수 있도록 치료 방법을 권유할 수 있기 때문이다. 그래서 보호자의 책무와 역할은 아무리 강조해도 부족함이 없다. 보호자가 어떤 방법으로 환자를 치료할지 선택하고 어떻게 간병看病하느냐에 따라 환자가 살기도 하고 죽기도 한다. 현대 의학의 한계를 실감하면서도 어쩔 수 없다는 생각에 무조건 의존하기보다는, 무엇이 참이고 거짓인지를 잘 판단하여 결과에서 원인을 찾는 방법으로 치료해야 한다. 이것이 내가 현미경을 거꾸로 보라고 강조하는 이유다.

나도 젊은 시절에 뜻하지 않은 중병으로 사경을 헤매다가 녹즙과 현미식으로 건강을 되찾았고, 그 후 녹즙기 개발에 평생을 바쳤다. 거기다 경쟁 업체의 모함으로 어려움을 겪고 원치 않았던 불행한 일로 미국에 건너갔지만, 그곳에서 몇 년 동안 수많은 난치병 환자들을 돌보면서 그들이 천연치유 프로그램을 통해 치유되는 과정을 지켜보며 확신을 얻게 되었다. 그리고 내가 해야 할 일은 천연치유 프로그램을 널리 알려서 수많은 환자들이 건강을 회복할 수 있도록 돕는 것과 질 좋은 녹즙기의 개발·보급밖에 없다는 것을 깨달았다.

아무쪼록 이 책이 난치병과 불치병으로 고통 받고 있는 많은 분들과 이미 성인병을 얻어 몸과 마음에 상처를 안고 있는 많은 분들에게 조금이나마 도움이 될 수 있기를 간절히 기도하는 마음이다.

2014년 10월

천연치유연구원장 이 문 현

저자 이문현의 인체와 질병에 대한 이해도는 누구보다 뛰어나다

그가 40년 전부터 연구를 통해 주장해 왔던 정신질환과 뇌신경 세포 신진대사의 관계, 질병과 세포 신진대사의 밀접한 관계, 그리고 노화와 신진대사의 연관성은 이제서야 하버드 의대와 콜럼비아 의대의 교수들에 의해 밝혀지고 있다.

특히, 세포 신진대사를 결정짓는 핵심 요소가 혈액과 혈관이라는 점을 강조하는 그의 연구는 건강 회복의 열쇠를 제시한다. 기존의 의학 교육에서도 인체를 세포 단위로 접근하는 방식은 있었지만, 질병을 세포 신진대사를 책임지는 혈액순환의 문제로 보고 근본적인 해결책을 제시한 점에서 저자 이문현의 연구는 획기적이라 할 수 있다.

그의 저서 난치병 혁명은 흔한 만성질환부터 해결되지 못한 난치병까지 씨름하고 있는 수많은 사람들에게 새로운 희망이 될 것이다. 의과대학에서 배우고 하버드에서 내과를 전공한 내가 보기에, 그의 설명은 기존 의학보다도 쉽고 정확하다.

질병을 극복하는 데 있어 혈액과 혈관의 건강이 곧 세포 신진대사의 활성화로 이어진다는 그의 주장은 건강을 되찾기 위한 핵심 원리를 담고 있다. 그가 제시하는 건강 원리는 단순한 대증치료를 넘어, 인체가 스스로 건강을 회복할 수 있도록 돕는 새로운 패러다임을 제시한다.

저자 이문현의 연구와 저서는 단순한 의학 서적을 넘어, 인류 건강의 새로운 가능성을 여는 혁신적인 지침이 될 것이다.

김 병 재 의학박사 천연건강교육원 센터장

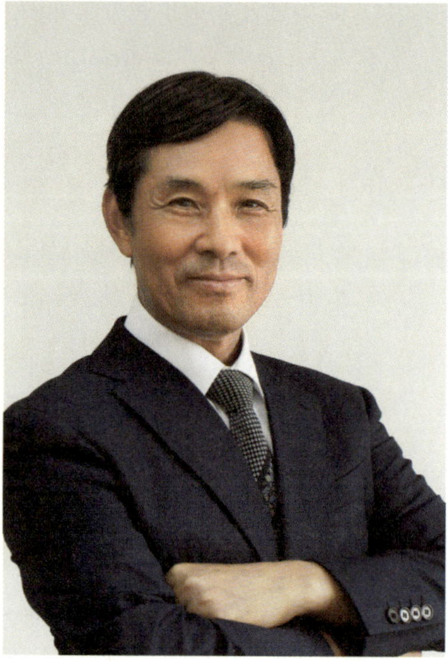

천연건강교육원 설립자
이 문 현 회장

유전자 지도가 읽혀진 후 생명과학은 또 하나의 담을 넘어 새로운 광장에 들어서게 되었다. 숙명이라 여겨진 난치성 질병들도 치료될 수 있다는 희망의 메시지가 담겨있는 새 장이 열린 것이다. 후생유전학(epigenetics)은 비가역적 유전적 고착이 아니라 언제든지 정상으로 회복 가능한 기전을 집중적으로 연구하는 학문이다. 수없이 많은 요소들이 끊임없이 유전자에 영향을 미치고 있다. 유전자를 둘러싼 환경이란 우리가 먹고 마시고 활동하고 움직이며 느끼고 생각하는 모든 것들이다.

가공되지 않은 과일과 채소는 인간 유전자에 결정적인 유익을 주는 거의 완전한 식품이다. 충분한 양의 채소와 과일을 생으로 먹는 게 가장 바람직하다. 런던대 연구에서는 하루에 800g 이상의 생야채를 먹도록 권장했다. 그러나 충분한 양을 섭취는 것이 현실적으로 불가능하고 씹는 과정 역시 불완전하다. 반면에 그것들을 생즙을 내어 마시면 하루에 그 이상의 양을 충분히 섭취할 수 있다. 영양과 생기가 완전히 살아있는 생즙은 우리 유전자 환경에 직접 영향을 주어 놀라운 변화를 가져온다. 채소, 과일, 그리고 씨앗이 완전히 착즙된 상태의 영양소는 순간적으로 혈액을 정화시키고 모세혈관을 생성시켜 정상적으로 기능하지 않던 조직을 기능하게 한다. '난치병의 혁명'이 바로 이 원리에 의해 완성된다.

이문현 회장은 평생의 노력을 통해 완전에 가깝게 착즙되는 기계를 발명해 보급해왔다. 그로 인해 수없이 많은 난치병들이 치유된 증거들이 수집되어 이 한권의 책을 통해 그 혁명의 생생한 과정을 우리들에게 전해주고 있다.

천 성 수

삼육대학교 대학원장/보건학박사

국제중독기관협의회 이사/세계알코올정책연맹 이사

우리나라가 생즙과 녹즙기의 불모지나 다름없었던 시절, 이문현 원장은 여기에 지대한 관심을 갖고 남보다 앞서 30여 년간 녹즙기 연구·개발에 심혈을 기울여왔다. 특히 채소와 과일의 생리영양 활성물질을 분리해 내어 우리 몸이 가장 이상적으로 소화·흡수할 수 있는 가공 기술인 쌍기어 방식의 착즙 기술을 개발하여 녹즙의 신비스러운 효능을 입증했으며 수출로도 국가에 크게 기여하였음은 물론이고 천연치유의 원리를 깨달아 난치성 질환 및 노인성 질환으로 고통 받는 많은 환자들에게 희망의 빛을 안겨다 준 점은 가히 그 업적이 대단하다고 할 수 있다.

그 과정에서 물론 시련도 적지 않았겠지만 굳건한 신앙의 힘으로 이를 이겨냈으며, 막다른 골목에서 갈 길을 잃은 난치병 환자들에게 천연치유 건강법을 통해 새 삶의 기쁨을 전하고 있다. 이 책에서 소개하는 많은 사례들이 질병으로 고통 받는 분들에게 많은 위로가 되고 도움의 손길이 되기를 간절히 바란다.

윤 진 한

전 동아대학교 의과대학장/병원장/부총장
현 한국전립선재단 이사장/한국인재뱅크 이사장

엔젤녹즙기 이문현 회장은 젊은 시절에 난치병을 만나 스스로 자연식을 터득했다. 초목의 씨앗이 햇빛을 보기 전까지는 그대로이지만 물과 태양열을 만나 발아된 후에는 황색으로 변하고 그것이 점차 청색으로 진해진다는 것을 알았다. 녹색소는 태양광이 물질화한 것으로 녹색의 농도가 짙을수록 영양이 풍부하여 건강에 매우 유익하다는 것을 깨달았다. 엽록소는 생즙으로 먹을 때 혈액, 호흡기 등의 점액질을 분해시켜 배출하므로 이것이 난치병 치료의 길임을 찾아낸 것이다.

육식은 몸속에 많은 요산을 발생시키고 잘 배설되지도 않아서 인체의 각 기관에 부담을 준다. 이때 채소즙과 과일즙은 요산을 분해시키고 몸을 정화하는 데 중요한 역할을 한다. 우리 몸의 각 세포와 조직은 살아 있는 유기성 물질을 영양소로 섭취하지 않으면 안 된다. 그래서 불로 가열한 식품이나 가공한 식품은 중요한 원소가 파괴된 것이므로 피하는 것이 좋고, 야채·과일즙 등을 먹을 때는 흰쌀밥, 흰밀가루, 진한 전분, 설탕 등을 금해야 한다.

채소나 과일즙은 음식물 가운데 가장 영양이 뛰어나서 매일 섭취할 수 있다면 가장 좋다. 미국의 노먼 워커 박사는 영양소가 파괴되지 않는 압착식 녹즙기를 1930년에 직접 개발하여 1984년 109세의 나이로 세상을 떠날 때까지 영양분이 풍부한 생즙으로 건강을 유지했다. 이는 압착식 녹즙기가 건강의 유지와 증진에 크게 기여함을 입증하는 증거이다. 따라서 이문현 회장의 체험과 실험을 통한 저술 《난치병 혁명, 생즙》의 일독을 권하는 바이다. 또한 이 책을 읽는 분들이 '건강이 있으면 모든 것이 있고 건강이 없으면 아무것도 없다'는 신념으로, 늘 생각하고 사는 삶이 건강한 삶이며 건강은 정신, 영혼, 운동, 영양이 조화롭게 어우러져야 가질 수 있음을 기억하시고 꼭 실천해보시기를 바란다.

정 삼 현

한양대학교 이학박사/민족전통인술 부총재/미발연스포츠과학 팀장
동아대학교 명예교수/산업대학원대체의학과정 지도교수

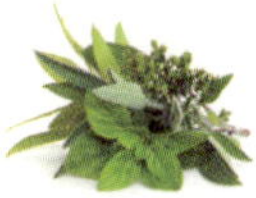

목차

건강을 되찾은 사람들

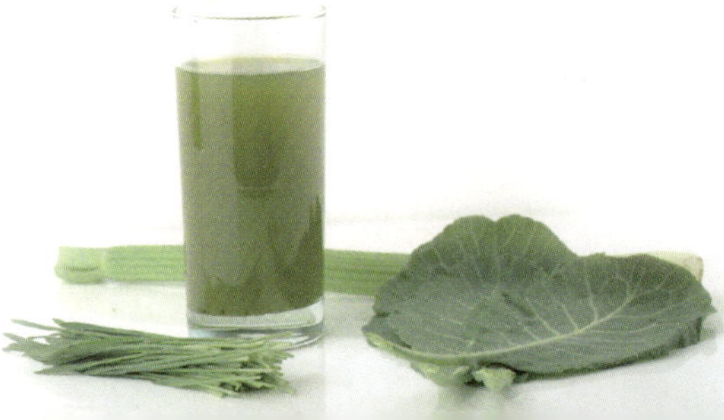

part 3

현대 의학이 무시한 암의 원인

건강을 되찾은 사람들

part 4
녹즙과의 운명적인 만남

건강을 되찾은 사람들

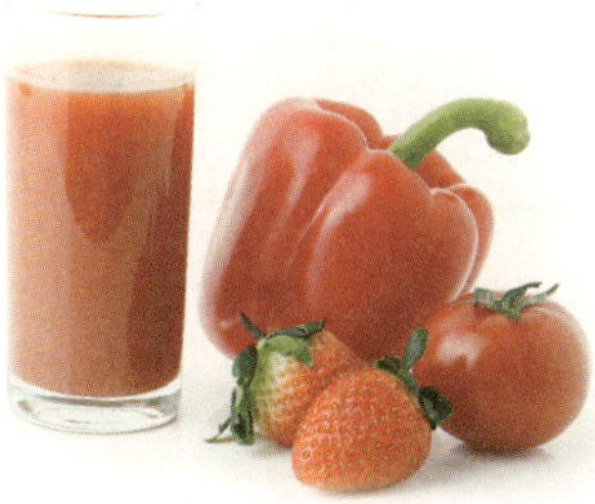

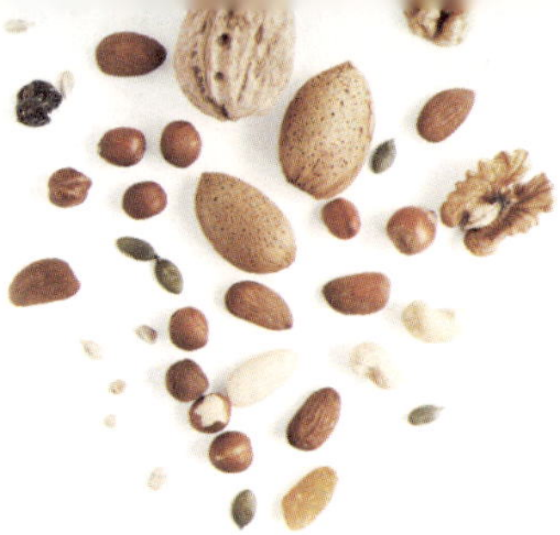

part 5
시련과 영광

part 6

엔젤의 부활

건강을 되찾은 사람들

part 7
씨앗의 놀라운 생명력

part 8
기적의 채소 과일 생즙

건강을 되찾은 사람들

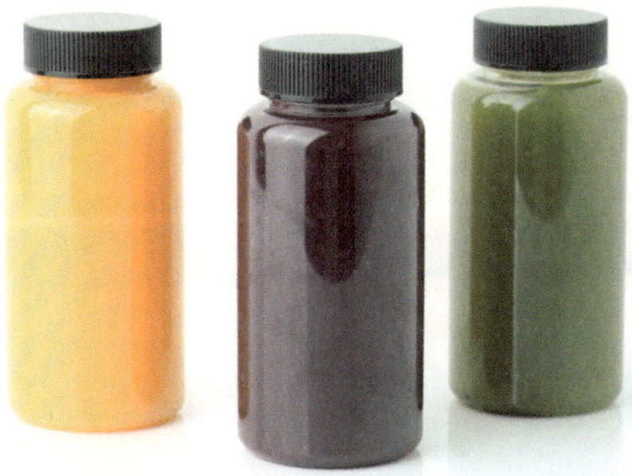

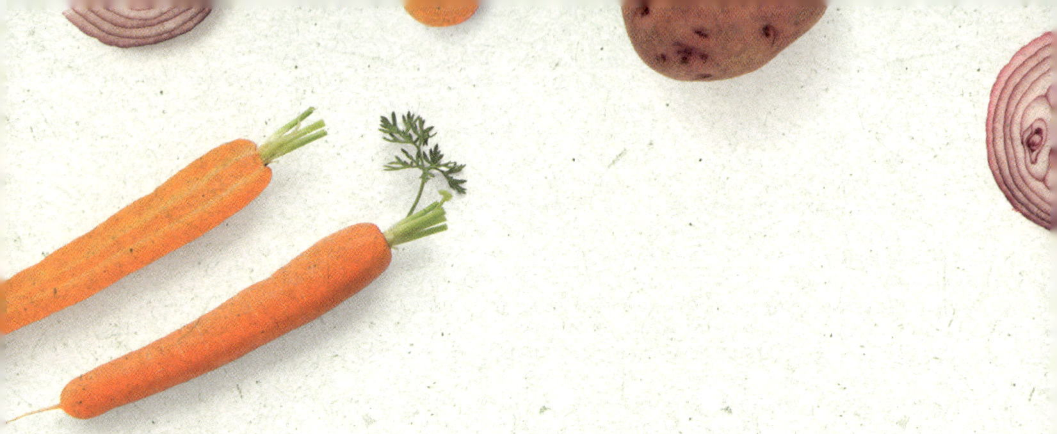

Flow of blood is the flow of life.
Blood vessel is the vessel of the flow of life.

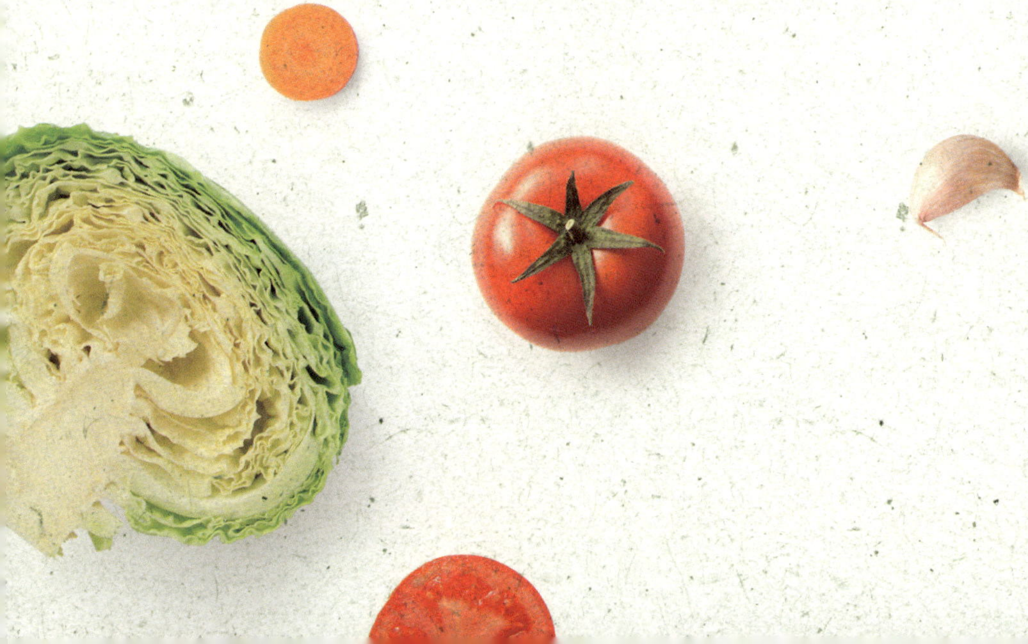

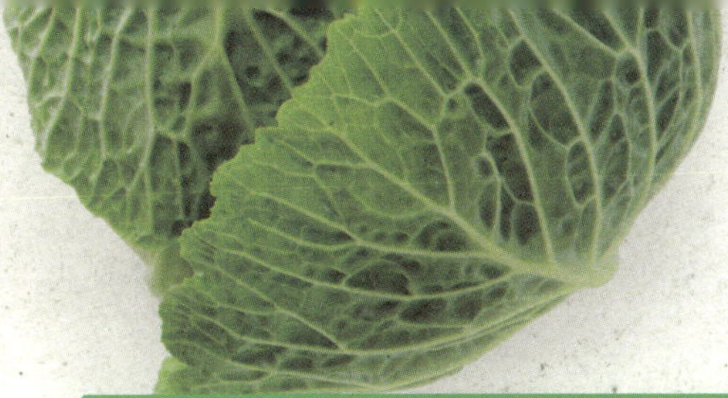
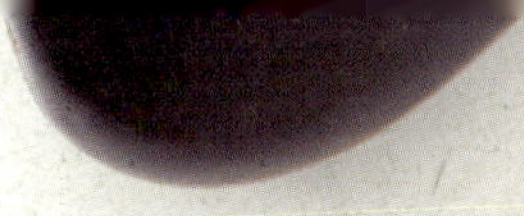

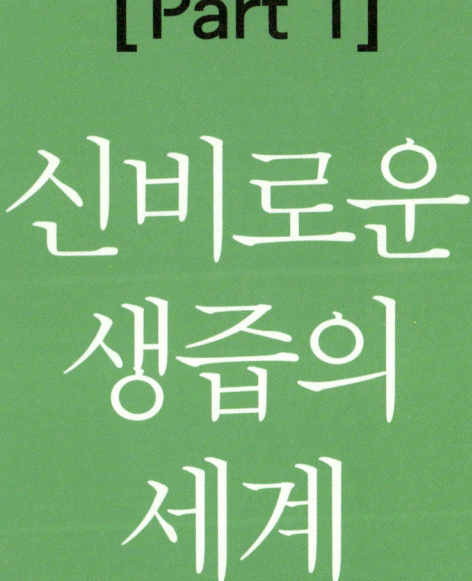

[Part 1]

신비로운 생즙의 세계

"Thou shalt eat the herb of the field."

(Gen. 3:18)

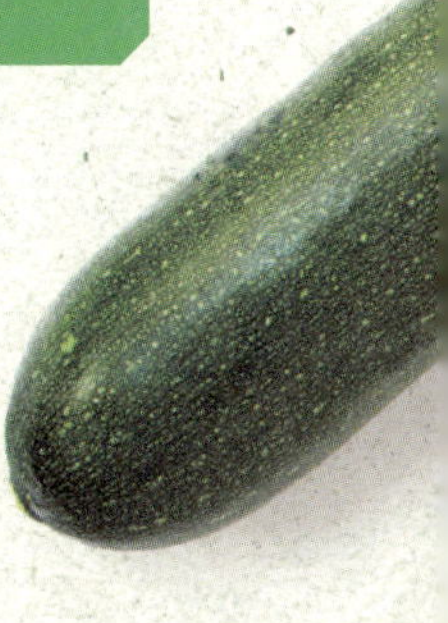
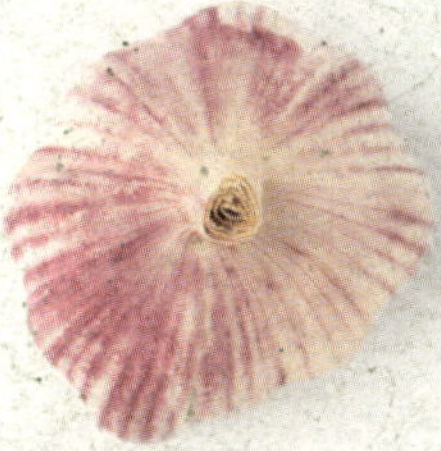
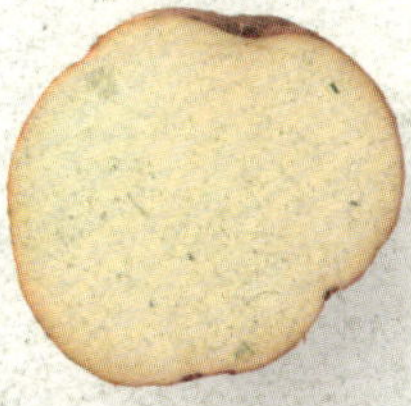

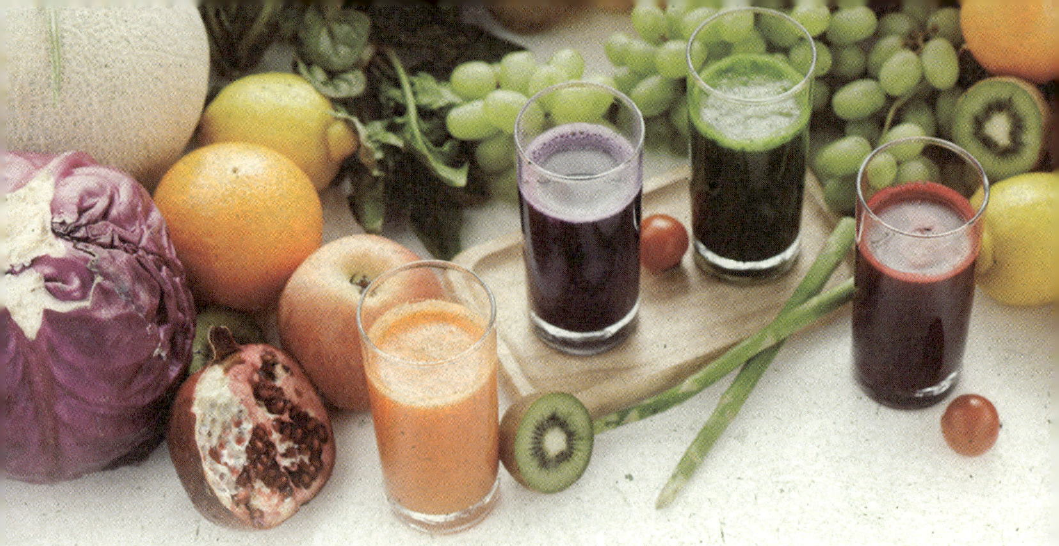

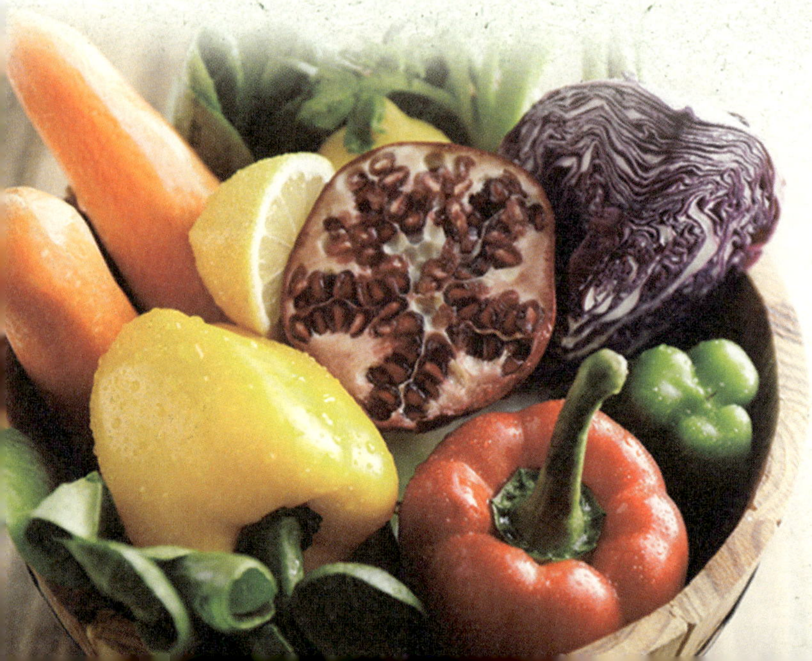

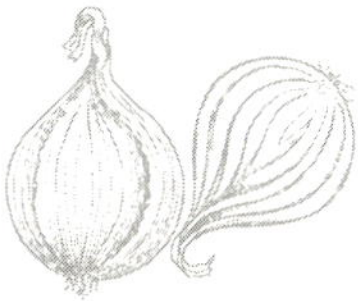

근본으로 돌아가자

예나 지금이나 많은 사람들이 건강에 대한 고민을 안고 산다. 더구나 요즘 같은 때는 자신의 몸과 가족의 건강 때문에 누구 하나 고민을 안 할 수가 없는 세상이다.

사람은 원래 건강하게 태어나 건강하게 살아가도록 창조되었다. 하지만 태어나서 죽을 때까지 건강하게 살아가려면 무엇보다도 건강함을 유지하는 길에서 벗어나지 않아야 한다. 천연의 법칙에서 벗어나는 것이 건강을 잃는 길이다. 성경은 이 법칙을 다음과 같이 말한다.

"하나님이 가라사대, 내가 온 지면의 씨 맺는 모든 채소와 씨 가진 열매 맺는 모든 나무를 너희에게 주노니 너희 식물食物이 되리라."

이것이 바로 천연의 법칙이며 인체의 가장 기초적인 사용설명서다. 이 두 가지를 정상적(생)으로 먹고 살아가면 우리 인체는 절대 질병에 걸리지 않도록 창조되었다. 그러나 여기서 점점 벗어난 식생활을 하게 된 것이 오늘날 수많은 질병을 만들게 된 원인이다. 시대가 변하여 문화가 발달할수록 질병의 수는 더욱 늘어나고 병의 성질 또한 더욱 복잡해지고 있다. 그 결과, 우리 주위에서는 완벽히 건강한 사람을 찾아보기가 어렵게 되었다.

이제 우리가 선택할 수 있는 가장 안전한 길은 다시 근본으로 돌아가는 것이다. '씨 맺는 채소와 씨 가진 열매 맺는 모든 나무'에서 그 답을 찾아보는 것이다. 그러나 인류 모두가 지금 당장 산속으로 들어가 과일나무를 심고 채소를 재배하며 그것만 먹고 살기는 어렵기 때문에 현실적으로는 그 길로 돌아가기가 힘들다. 그렇다면 현실 생활에서 실천할 수 있는 가장 합리적인 방법을 찾아야 할 것이다.

그 해답은 바로 생채소와 생과일을 충분히 효율적으로 먹는 것인데, 사실 이 방법은 쉬우면서도 어렵다.

❖ 대량으로 먹을 수 있는 방법

요즘 채소와 과일은 재배 과정에서부터 문제가 많다. 산성비로 인한 땅의 황폐화, 화학비료, 살충제 등 우리가 사 먹는 과일과 채소들이 과연 어디서 어떻게 재배되고 있는지 알 수가 없기 때문이다. 물론 채소와 과일을 재배하는 농부들도 고생을 많이 하지만, 솔직히 이윤추구보다 소비자의 건강을 생각하는 농부들이 몇이나 되겠는가?

채소와 과일을 대량으로 재배해야 많은 수확을 얻을 수 있고, 열매가 크고 탐스러워야 비싼 값을 받을 수 있기 때문에 좋은 상품을 얻기 위해서 각종 방법을 동원할 수밖에 없다. 그러다 보니 열매의 영양이 부실해지고 특히 우리 인체에 필요한 미네랄과 비타민 등의 미량 영양소도 크게 부족해졌다. 그러나 온 국민이 직접 채소와 과일을 재배할 수 없는 현실에서는 이런 사실을 알면서도 어쩔 수 없이 사 먹을 수밖에 없다.

이러한 영양 부실 사태를 어느 정도 채워줄 수 있는 방법은 가능한 한 과일과 채소를 생즙으로 많이 만들어서 꾸준히 마시는 것이고, 이 방법만

이 현대인에게 부여된 먹을거리 원칙에 가장 근접한 핵심이며 건강한 삶으로 가는 가장 가까운 길이라고 믿는다. 그래서 나는 지난 30여 년 동안 생즙을 어떻게 만들어 먹어야 가장 효율적이고 우리 인체에 가장 효과적으로 작용하는지에 대한 방법들을 연구해 왔다.

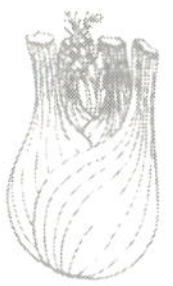

생즙이란 무엇인가

어떤 사람들은 "채소와 과일을 씹어서 먹으면 되지, 왜 꼭 즙으로 짜서 마셔야 하느냐"고 묻는다. 생즙은 많은 양의 채소와 과일을 한꺼번에 효율적으로 먹을 수 있는 방법 중의 하나다. 채소와 과일 속에 든 영양소는 사람이 일일이 씹어서 빼내기는 힘들지만 즙으로 짜내면 쉽게 섭취할 수 있는 것이 생즙의 가장 큰 장점이다. 또한 채소와 과일을 착즙할 때 채소 속의 섬유질을 미세하게 비벼 짜내면 그 속에 들어있던 비타민과 미네랄, 효소 등의 영양소가 최대로 빠져나오기 때문에 그냥 씹어서 먹을 때보다 더 많은 영양소를 섭취할 수가 있다. 게다가 소화·흡수율도 그냥 먹을 때보다 훨씬 더 높다.

세계암연구재단(WCRF)에서는 암을 예방하기 위해서 하루 400g 이상의 과일과 채소를 섭취하도록 권장한다. 미국 국립암연구소(NCI)는 성인 기준으로 하루 1,750g의 과일과 채소를 먹으라고 권한다. 아무리 암을 예방하는 데 좋다지만 하루에 오이 4개, 당근 3개, 양배추 3분의 2개, 피망 4개, 무 1개, 상추 15잎에 달하는 많은 양의 채소를 다 챙겨 먹을 수 있는 사람이 몇 명이나 될까? 더구나 영양이 충분치 않은 채소라면 이보다 훨씬 더 많은 양을 먹어야 하고, 이미 병이 깊은 환자나 회복을 원하는 사람이라면 일반인이 먹는 양의 5~6배를 먹어야 한다.

생채소와 과일을 그냥 씹어서 먹으면 16% 정도의 흡수율을 보이지만 생즙으로 짜서 먹으면 흡수율이 67% 정도로, 씹어서 먹을 때보다 무려 4배나 높아진다. 또한 아무리 많은 양의 야채와 과일이라도 생즙으로 갈면 쉽게 섭취할 수 있고 영양공급 면에서도 매우 효율적이다. 하루 2컵의 생즙만 먹어도 하루 권장량의 6배에 달하는 채소와 과일을 섭취할 수 있다. 따라서 4배의 흡수율과 6배의 섭취량으로 실제 섭취율은 24배가 된다. 이러한 이유로 암을 비롯한 중증 환자가 급증하는 요즘 같은 때에, 많은 양의 과일과 채소를 즙으로 짜서 손쉽게 먹는 생즙이 더욱 필요한 것이다.

평소에 육류나 패스트푸드 등의 가공식품 대신 채소나 과일을 충분히 먹으면 우리의 건강은 절대로 나빠지지 않는다. 그러나 왜곡된 식생활과 서구 문화의 식습관이 자리를 잡으면서 우리의 몸은 질병에 걸릴 수밖에 없는 조건으로 변했다.

식생활뿐만 아니라 긴장과 스트레스, 도시공해 등 현대인들의 생활환경과 여건도 건강하지 못한 상태가 되었다. 그렇다고 해서 도시를 떠나 천연 속으로 들어가 살 수는 없으므로 정크푸드를 멀리하고 더욱 많은 채소와 과일을 먹는 것이 도시인들로서는 건강을 지키는 최선의 방법이다.

우리가 질병의 공포로부터 벗어나기 위해서는 원래의 위치로 돌아가야 한다.

생즙을 먹는다는 것은 채소와 과일 속에 들어 있는 영양소, 즉 인체 활동에 가장 중요한 비타민, 미네랄, 효소를 먹는 것을 의미한다. 물론 섬유질도 풍부하지만 생즙에는 인체에 필요한 비타민과 미네랄, 효소가 가장 많이 포함되어 있다. 그러나 현재 여러 가지 공해 속에서 재배되고 있는 채소와 과일은 충분한 자양분을 섭취하면서 자란 것이 아니기 때문에 예전에 자연 속에서 재배되었던 것에 비하면 거의 영양실조에 가깝다.

특히 유기농법으로 농사를 지었다고 하더라도 이미 땅, 햇빛, 공기, 물 등 모든 부분이 오염되어 있기 때문에 채소와 과일들도 질적으로 영양분이 부족할 수밖에 없는 실정이다. 그렇더라도 우리는 이것을 꼭 먹어야 하고 영양분이 부족하기 때문에 훨씬 더 많은 양을 먹어야 한다. 하루 권장량에 해당하는 채소와 과일을 우리가 턱이 아플 정도로 하루 종일 씹어 먹은들 소화도 잘 안 될 뿐 아니라 시간도 모자란다. 따라서 이것을 효과적으로 보충하기 위해서는 가장 쉽고, 가장 소화가 잘되도록 생즙으로 먹을 필요가 있다.

❖ 무엇이든지 적당하게 먹어야 좋다는데?

'적당하게'라는 말은 '중용의 미덕'과 같이 좋은 말임에 틀림이 없다. 그러나 한편으로는 이 말보다 더 무책임한 말도 없다. 누군가가 "물을 적당하게 마시면 매우 좋습니다."라고 이야기한다면, 과연 여기서 얘기하는 '적당하게'에 해당되는 양이 얼마큼인지 의문이 생기기 마련이다. 보통은 하루에 8컵 정도의 물을 마시면 좋다고 이야기하지만, 체중이 30kg인 사람과 100kg인 사람이 마시는 물의 양은 분명히 달라야 한다. 이것은 개개인의 상태를 알 수 없는 절대다수에게 '적당하게'라는 말로 에둘러 표현한 것뿐이다.

녹즙에서는 '적당하게'라는 말은 거의 쓸모가 없다. 마셔야 하는 양은 체중에 따라서 다르고, 소화 능력에 따라서 다르고, 형편에 따라서 다르기 때문이다. 그러나 나의 임상 결과, 치료에 가장 효과적이기 위해서는 소화가 가능한 한도 내에서 한 번에 마시는 양과 횟수를 많이 하면 할수록 좋다.

질문과 답변

Q

저는 소음체질입니다. 보통 소음인은 푸른 잎채소나 찬 채소가 맞지 않다고 하는데 녹즙을 마셔도 괜찮은가요?

A

소음체질의 사람들은 대부분 간 기능이 좋지 않다. 이러한 사람들은 간 기능 저하로 인하여 소화 기능이 약한 데다가 잎채소나 당분이 적은 채소들은 소화하기가 더욱 힘들다. 이것은 체질이라기보다는 현재의 소화 상태를 말 할 뿐이므로 주의가 필요하며 너무 많이 먹어서(강한 섬유질과 함께) 소화불량을 만들지 않는 것이 더 중요하다.

또한 이렇게 간 기능이 떨어지는 사람들은 소화가 잘되는 효과적인 방법을 통해서 푸른 잎채소를 많이 섭취해야만 간 기능이 정상적으로 회복되어 소음체질에서 완전히 벗어날 수가 있다. 당근, 비트, 오이, 미나리를 골수녹즙이 나오도록 좋은 비율로 착즙하여 마시면 소화 기능이 회복되어 손, 발, 배가 따뜻해지고 확실한 효과를 얻을 수 있다. 물론 여기에 개인의 몸 상태에 따라 기타 다른 대책도 함께할 필요가 있다.

대책 : 즙양은 1컵의 60%로 하되 미지근하게 데워서(30°C) 배를 따뜻하게 한 후 마시면 흡수 효율이 좋아진다.

살아 있는 영양소와 죽어 있는 영양소

무엇보다 우리 몸에 필요한 비타민, 미네랄, 효소를 살아(활성영양소) 있는 그대로 잘 공급해 주는 것이 가장 중요하다. 그러나 안타깝게도 현대 영양학적으로는 살아 있는 영양소와 죽어 있는 영양소를 제대로 구분하지 못한다. 이를테면 채소나 과일에 칼슘이 몇 %가 함유되어 있는지는 분석할 수 있지만 그중에 살아 있는 칼슘이 몇 %이고 죽어 있는 칼슘이 몇 %인지는 분석해 내지 못한다. 그래서 현대 영양학은 채소나 과일로 부족한 비타민과 미네랄, 효소 등의 영양소를 정제된 영양소로 대신 섭취하도록 권하는데, 이것이 곧 건강기능식품이나 약이다. 우리 인체 내에 들어가도 활성화되지 못하는 이러한 죽어 있는 영양소는 오히려 우리 몸속에 들어가서 여러 가지 문제를 일으킨다. 따라서 영양제는 질병 회복에 도움을 주지 못한다.

우리 인체는 다양하고 엄청난 양의 미네랄이 필요하다. 과학자들은 과거에는 16가지가 필요하다고 하더니, 얼마 후에는 18가지, 현재는 24가지나 필요하다고 얘기한다. 아마도 시간이 지날수록 더 많은 종류의 미네랄이 필요하다는 보고가 나올 것이 뻔하다.

우리가 많이 섭취하는 미역이나 다시마 등의 해초만해도 56가지의 미네랄이 들어있다. 해초에 미네랄이 이렇게 많다는 것은 이 해초를 먹는 동물들에게 그 모든 것이 꼭 필요하다는 얘기일 수 있다. 이것이 천연의 근본섭리이며 천연의 법칙이다. 이 미네랄 중에서 어느 한 가지만 부족해도 인체는 이 부족한 미네랄로 인한 문제점이 반드시 나타난다고《비타민 바이블》의 저자 얼 민델(Earl Mindell) 박사는 말하고 있다. 앞으로 연구가 계속

되면 현재의 24가지가 아닌 56가지 이상의 미네랄이 필요하다는 주장이 나오지 말라는 법이 없다. 또한 우리가 24가지 혹은 56가지의 미네랄만 보충하면 되는 것이냐 하면 그것도 아니다. 이것이 지금까지 알려진 현대 영양학의 한계다.

영양분이 가득찬 식물을 그대로 먹어서 거기에 든 모든 미네랄을 다 섭취해야 제대로 건강할 수 있는데 건강기능식품이나 약, 삶은 채소 등에 죽어 있는 불활성 미네랄들은 몸속에서 영양소로 작용하는 것이 아니라 혈관 속에 불필요한 스케일을 만든다는 것이 문제다.

스케일이란 치아에 생기는 치석, 신장결석이나 담낭결석, 변기에 누렇게 낀 버캐와 같은 것이다. 혈관 속의 스케일과 치석, 변기의 스케일(버캐)은 모두 색깔과 성분이 같다. 음식물 속의 죽은 미네랄(불활성)이 축적된 것이기 때문이다.

다시 말해서 식물 속의 영양소인 미네랄이 산화되면 혈관 속에 축적되어 동맥경화 등 혈관을 막는 재료로 사용될 뿐이다. 아래 도표를 비교해 보라.

시멘트 제조방법

석회석 $CaCO_3$ (탄산칼슘) —가열(1200℃)→ 생석회 CO_2 (이산화탄소) + CaO (산화칼슘) + H_2O (물) = 콘크리트 (건축물)

시금치 가열시

시금치 Ca (칼슘) —가열(100℃)→ + O_2 = 생석회 CaO (산화칼슘) + H_2O (혈액 속 수분) = 콘크리트 (혈관 내 스케일)

★위의 화학식은 칼슘을 중심으로만 설명한 것임.

혈관 막힘에 따라 만들어진 병명

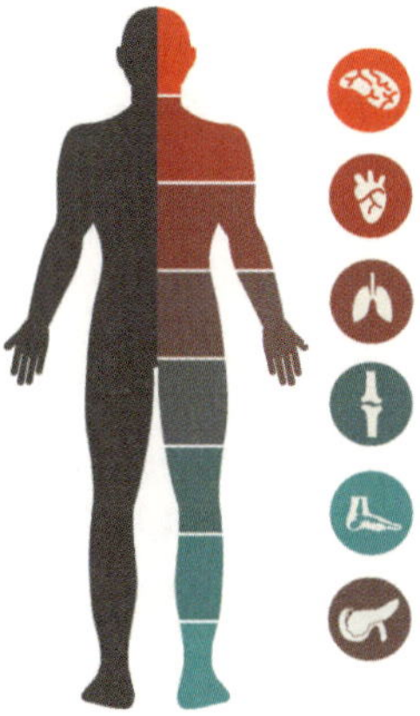

뇌혈관 막힘: 기억력 저하, 뇌졸중, 뇌경색

심장혈관 막힘: 심근경색, 관상동맥경화, 협심증

모세혈관 막힘: 고혈압, 당뇨, 신부전, 전립선

관절혈관 막힘: 퇴행성 관절염

근육혈관 막힘: 근육 쇠약, 쥐남, 장 기능 약화

췌장혈관 막힘: 당뇨

우리 실생활에서 흔히 볼 수 있는 구체적인 예를 들어보자.

포도를 삶아서 즙으로 만들어서 냉장고에 보관해 두고 즐겨 먹는 사람들이 있다. 포도를 삶아서 오래 두면 칼슘과 산화물과 결정화된 수산이 침전되면서 돌이 생긴다. 이것은 미네랄이 무기無機화된(흙) 것과 유기산이 결정화된 것으로, 혈관 벽에 붙어서 혈관을 막고 혈관의 신축성을 떨어지게 만들어서 동맥경화증을 유발한다. 또 이것이 모세혈관을 막으면 고혈압이 될 환경이 마련되고, 뇌의 모세혈관을 막으면 기억력이 감소되며 심하면 치매가 되고, 췌장에 있는 혈관을 막으면 베타세포가 활성화되지 못해서 인슐린을 제대로 생산하지 못하기 때문에 당뇨의 원인이 된다.

칼슘의 중요성을 알고 이것을 섭취하기 위해서 멸치, 우유, 곰국, 생선, 칼슘 정제 등을 지속적으로 오랜 기간 섭취하면 그중의 일부는 몸에 도움이 되지 않겠느냐고 반문할지 모른다. 그러나 그것은 영양분으로 우리 몸에 흡수되는 것이 아니라 뼈의 관절 속에 들어가서 석회화를 유발하고 혈관 속에서 스케일로 남는다. 그리고 나머지는 이미 신장을 통해서 바깥으로 내보내졌을 것이다. 오히려 이러한 식품은 몸에 흡수가 잘 될수록 손해다. 지속적으로 서서히 혈관을 막아서 결국에는 체내에 온갖 질병들을 유발하기 때문이다.

스케일에 의한 혈관 막힘

내분비선

시상하부	혈관 막힘
뇌하수체	혈관 막힘
갑상선	혈관 막힘
흉선	혈관 막힘
부신	혈관 막힘
췌장선	혈관 막힘
성선	혈관 막힘

→ 혈관 막힘에 의한 기능 저하로 수많은 문제점 발생 (진찰로도 나타나지 않음)

장 문정맥 막힘 – 영양의 흡수 장애
장 근육 혈관 막힘 – 장 운동력 저하
폐 혈관 막힘 – 산소결핍증, 산독증
간 혈관 막힘 – 간 내 대사 이상으로 신체 전체의 수많은 문제점 (진찰로 나타나지 않음)

근육 혈관 막힘 – 근육통, 근육경련, 근육량 감소
눈 혈관 막힘 – 망막변성, 노안, 근시, 난시
귀 기관 혈관 막힘 – 평형감각 실조, 이명 등
치아 혈관 막힘 – 치아의 성장 장애, 잇몸 약화
모근 혈관 막힘 – 탈모 및 백발
피부 혈관 막힘 – 피부노화, 건선, 루푸스, 백반증

↓

혈액이 필요한 모든 부분에 혈액 순환 장애로 인한 기능 저하 또는 질병이 생길 수 있다. 여기에 독에 의한 혈전이나 육류 섭취로 인한 중성지방은 간 기능을 약화시켜 혈관 막힘을 가속화하고 예고 없는 사고를 발생시킬 수 있다.

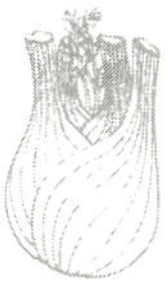

건강을 회복하는 길

내가 운영하는 천연치유연구원 인터넷 카페(http://cafe.naver.com/angel juicer)에는 매일 수많은 환자들의 상담이 올라온다. 하루는 한 환자가 "어릴 때부터 설사를 자주 했는데 갑자기 방귀를 뀌는 횟수가 늘어서 병원에 가서 검사해보니 담낭에 혹이 7개나 생겼다. 병원에서는 이 혹들을 절제(이때는 혹만 절제하는 것이 아니라 담낭 전체를 떼어내는 경우가 많다)하자고 하는데 과연 절제해야 하는지 말아야 하는지 고민이 되고, 만약 절제를 안 한다면 어떤 진찰을 더 받아보고 어떻게 치료해야 건강해질 수 있는지 궁금하다"는 내용의 글을 올렸다.

담낭이라는 기관은 우리 인체에서 매우 중요한 기관이다. 음식물을 소화하는 과정에서 담낭이 맡고 있는 역할은 대단히 크다. 담낭은 간에서 만든 효소를 모아서 저장했다가 십이지장으로 보내고 단백질과 지방을 소화하는 역할을 한다. 당장에 담낭을 떼어내면 간에서 생산되는 효소를 저장할 곳이 없어지기 때문에 간에서 생산된 효소는 즉시 십이지장으로 이동할 수밖에 없다. 다시 말해서 십이지장에 음식물이 전혀 없는 데도 단백질과 지방을 소화시키기 위한 효소가 나오고, 음식물이 십이지장에서 소화되기 위해서 정작 충분한 효소를 필요로 할 때에는 담낭에 모아둔 것이 없으니 소화불량이 발생할 수 있다. 결국 소화불량과 더불어 십이지장 염증의 원인이 되기도 한다. 이러한 문제가 발생함에도 불구하고 현실적으로는 담낭 전체를 떼어내는 길밖에 없지만, 나는 답을 이렇게 적어서 보냈다.

"이 문제는 폴립 7개가 있고 없고가 중요한 게 아닙니다. 물론 폴립은 점점 자라서 담낭을 채울 수도 있고 또 악성종양으로 바뀔 수도 있는 등 여러 가지 문제를 발생시킬 수 있습니다. 그러나 담낭 전체를 제거하는 것은 나중에 더 심각한 문제를 초래할 것입니다. 우리 인체의 천연치유력은 우리 몸에 생기는 각종 문제를 스스로 완벽하게 처리할 능력을 가지고 있습니다. 중요한 것은 이 천연치유력을 회복시킬 수 있도록 몸의 주인인 우리가 잘만 지원해주면 얼마든지 회복이 가능하다는 것입니다. 또한 회복된 천연치유력은 비정상적으로 만들어진 폴립을 정상으로 되돌릴 수 있는 능력도 가지고 있습니다. 이 천연치유력을 회복하는 방법 역시 엄청난 기술이 필요한 것도 아니고, 많은 비용이 들어가는 것도 아니며 몇 가지 간단한 방법만 알면 누구나 실천할 수 있는 손쉬운 방법입니다."

물론 내가 이렇게 답을 달았지만 이 문제를 해결할 수 있는 것은 환자가 가진 믿음과 실천력이다. 문제는 대부분의 사람들이 현대 의학을 무조건적으로 믿고 따르는 반면에 대체의학에 대한 신뢰는 그다지 높지 않다는 데 있다. 그래서 환자들이 현대 의학으로 해결할 수 없는 어떤 한계에 직면하면 자신이 어떤 길을 선택해야 할지 몰라 당황하고 헤매게 된다.

이 환자도 이미 90% 이상 현대 의학이 제시한 방법에 마음이 기울어진 상태에서 질문을 하고 있었다. 대부분의 사람들이 이처럼 기울어진 잣대로 자신이 가진 질병을 판단하고, 현대 의학이 건강을 회복하는 유일한 길이라고 믿는다. 이러한 편향된 사고는 더 좋은 판단을 가려서 병세를 더욱 악화시키는 원인이 되기도 한다. 당장 채소와 과일의 생즙을 마시면 효과가 나타날 것이라고 설명해도 병원에서 그것이 몸에 해롭다고 하면 더 이상 들어보지도 않고 기피한다. 정말 안타까운 현실임과 동시에 이런 사람들에게 내가 어떤 깨우침을 주어서 건강을 회복할 수 있는 길로 인도할 수 있을지 고민이 되기도 한다.

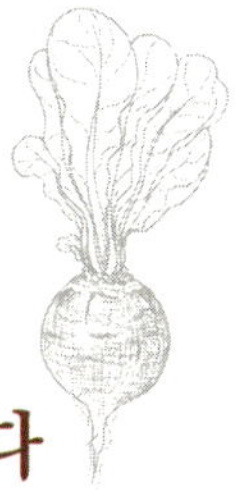

죽은 미네랄(산화된 미네랄)이 몸속에 돌을 만든다

한 번은 천연치유원 인터넷 카페에 누군가 이런 글을 올렸다.

"삶아서 팩에 넣어 보관한 포도즙을 먹다 보면 안에 돌 같은 것이 있는데 어떤 사람들은 그것이 영양분이기 때문에 씹어 먹으면 좋다고 말합니다. 진짜 그렇습니까?"

그래서 나는 이렇게 답을 썼다.

"그것이 우리 몸속에 들어가면 혈관을 막는 스케일이 되기 때문에 안 먹는 게 좋습니다."

그랬더니 어떤 사람이 "모르는 소리 하지 마라. 그게 모두 영양분이기 때문에 씹어 먹어야 좋다!"고 댓글을 달았다. 그 밑에는 또 다른 사람이 "그러면 그건 먹지 말아야 되겠네요. 그 말이 맞네요!"라는 글이 달렸다. 문의 하나에 찬반 댓글이 무려 30여 개가 달리는 바람에 그야말로 홍역을 치른 적이 있다.

시중의 건강원에서는 포도를 삶아서 즙으로 만들어서 팩에 넣어 팔고 있다. 이것은 열을 가해서 멸균했기 때문에 상온에서 1년 정도 보관해도 상하지 않는다. 비타민은 파괴되고 효소와 유해균은 섭씨 50도 이상에서 사멸하기 때문에 상하지도 않고 발효되지도 않는다. 이 포도즙 팩을 잘라 먹다 보면 밑에 치석 같은 죽은 칼슘이 돌처럼 뭉쳐져 있는 것을 볼 수 있다. 반면에 생

포도즙을 만들어서 팩에 넣거나 음료수병에 넣어 냉동시킨 후 1년 뒤에 물에 녹여서 마셔 보면 돌처럼 굳어진 칼슘은 찾을 수 없을 것이다.

간혹 계절이 바뀔 때마다 몸보신을 위해 곰국을 끓여 먹는 집이 있다. 소의 뼈와 국거리를 넣어 푹 삶으면서 기름기가 뜨면 다 걷어내고 하얗게 끓이는 것이 곰국인데 바로 이 하얀 국물의 흰색이 죽은 칼슘 즉, 무기칼슘(석회)이다. 이 곰국을 자주 먹는 집은 대부분 고혈압과 당뇨, 관절염, 골다공증, 동맥경화, 심장병 등 혈관성 질병들을 몇 가지씩은 가지고 있는 것을 볼 수 있다.

곰국을 즐겨 먹는 우리나라 사람들이 쇠고기를 많이 먹는 미국인들보다 골다공증을 많이 가지고 있는 이유는 무엇일까? 곰국이 골다공증을 해결하지 못하는 이유야말로 과학적으로 연구·증명할 가치가 있다. 끓여 먹는 우유나 삶아 먹는 멸치도 마찬가지다.

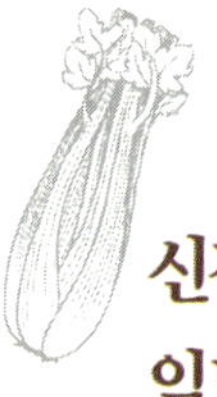

신장결석을 만드는 익힌 산나물과 시금치

웰빙과 힐링의 바람을 타고 산나물을 찾는 사람들이 더욱 많아지고 있다. 몸에 좋다는 이유로 비싼 돈을 내고라도 산나물을 사 먹는 사람이 많다. 밭에서 자라는 채소보다 산나물이 더 좋은 이유는 미네랄이 풍부하기 때문이다. 이렇게 좋은 산나물도 삶거나 데치면 비타민과 효소가 모두 파괴되고 미네랄은 불활성(돌)으로 변하여 우리 몸의 혈관 속에 스케일만 가

중시켜서 담낭결석, 신장결석 등을 만든다.

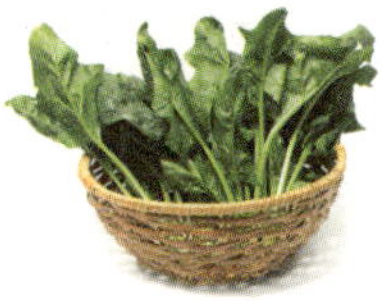

익힌 산나물이나 시금치가 신장결석을 만드는 것을 증명하는 방법은 아주 간단하다. 병원 진찰 결과 신장결석이나 담낭결석이 없는 사람에게 매끼 열을 가한 산나물을 한 그릇씩 또는 삶은 시금치를 한 그릇씩 일주일만 먹여보라. 반드시 신장결석이 생길 것이다.

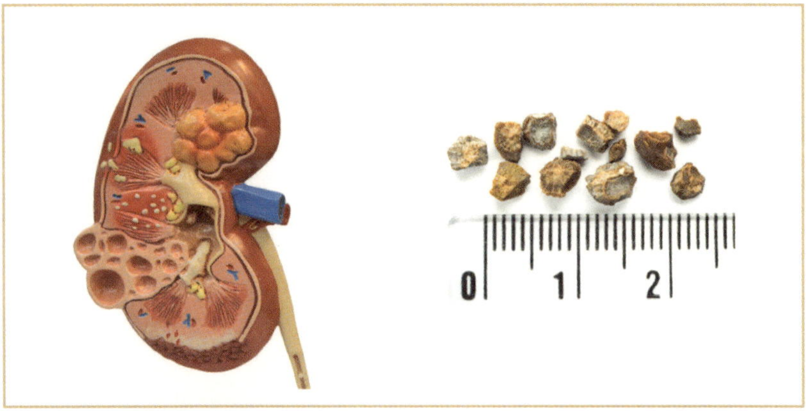

신장결석, 담낭결석

예부터 '시금치를 많이 먹으면 몸속에 돌이 생긴다'는 말이 있는데 틀린 말이 아니다. 그러나 생시금치는 1년을 먹어도 절대로 돌이 만들어지지 않는다. 익히지 않아서 살아 있는 활성칼슘과 효소는 몸속에서 돌을 만들지 않을 뿐더러 뼈와 관절에 모두 흡수되기 때문에 골다공증이나 칼슘 결핍증이 쉽게 해결되고 뼈와 관절은 건강해진다. 이것은 누구나 실천해 보면 쉽게 경험으로 증명할 수 있는 사실이다.

효소란 무엇인가

채소와 과일 생즙에는 비타민을 비롯해 미네랄, 아미노산, 섬유질 등이 많이 들어 있지만 무엇보다 가장 풍부하게 들어 있는 영양소는 바로 효소酵素다.

효소는 살아 있는 모든 생명체의 생명활동을 촉매하는 생리활성물질이다. 만일 우리 몸속에 효소가 없거나 한 순간이라도 그 작용을 멈춘다면 그 즉시 생명활동도 멈출 것이다. 효소야말로 우리 인간의 육체적 건강과 활동, 노화, 수명을 좌우하는 가장 중요한 영양소이다.

효소는 우리 몸속의 조직과 기관에서 먹고, 마시고, 소화하고, 흡수하고, 에너지를 만들고, 영양소를 다른 성분으로 전환하고, 새로운 세포와 피와 근육, 뼈를 만드는 등 모든 대사 과정의 촉매로 작용한다. 명령은 물론 유전자, 핵산이 내리지만 소화·흡수 작용과 신진대사를 수행하는 효소가 없다면 아무런 활동이 이뤄지지 않는다.

우리가 3대 영양소인 탄수화물, 지방, 단백질 식품을 아무리 많이 섭취해도 입 속에서부터 위, 장을 거치는 동안 각각의 기관마다 필요한 효소가 없으면 무의미하다.

살아 있는 생물들이 다 그런 것처럼 우리 인간들 역시도 간장에서 자체적으로 효소가 만들어지고, 싱싱한 음식물을 섭취함으로써 외부로부터도 효소를 끊임없이 제공받는다. 그런데 급증하는 성인병과 난치병이 이 효소의 부족과 밀접한 관련이 있다는 사실이 밝혀지면서 새롭게 주목을 받고 있다.

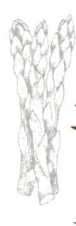

효소는 크게 우리 몸에서 스스로 만들어내는 체내효소와 음식물을 통

해서 들어오는 체외효소로 나눌 수 있다. 체내효소는 간이 비타민과 미네랄을 합성해서 만든다. 그렇기 때문에 비타민과 미네랄이 부족하면 효소를 만들지 못한다. 우리의 간은 생명을 유지하고 발전시키는 일종의 화학 공장인데 여기서 만들어지는 것이 바로 25,000여 종의 효소다. 효소를 잘 만들어내지 못하면 각종 대사성 질병들과 이름도 알 수 없는 수많은 질병에 걸리게 될 확률이 높아진다. 그래서 '사람이 천 냥이면 간이 구백 냥'이라는 말이 있는 것이다.

간에서 효소가 잘 만들어지려면 첫째, 간 기능이 좋아야 하고, 둘째는 효소의 원료가 되는 살아 있는 비타민과 미네랄이 필요하다.

안타깝게도 많은 사람들이 태어날 때부터 허약한 간 기능을 가지고 태어난다. 그 이유는 부모 중에서 특히, 식생활이 좋지 않은 어머니의 간을 물려받았기 때문이다. 또한 자라면서 어머니와 같은 식생활을 갖게 되고 서구화된 음식문화에 익숙해지면 간 기능이 떨어진다. 이러한 상태에서는 간 기능이 회복될 방법이 없고, 재료가 충분해도 효소를 만들 간 기능은 부족하다. 여기에 살아 있는 비타민과 미네랄이 많은 채소를 삶거나 데쳐서 모든 영양을 파괴하고 무기화해서 먹기 때문에 인체 내부로는 효소의 재료인 비타민과 미네랄이 들어가지 않게 된다.

수천 명의 난치병 환자들을 치료한 노먼 워커 박사도 그의 저서에서 채소나 씨앗을 가열하면 그 속에 들어 있는 탄수화물 이외의 영양분은 거의 파괴되어서 쓸모없어진다고 밝힌 바 있다. 뿐만 아니라 죽은 불활성 미네랄은 돌이 되어 우리 몸속에 혈관을 막는 원인이 된다.

질병이 없었던 사람들도 나이가 들면 간 기능이 떨어지고 더불어 효소를 생산하는 능력도 저하되어서 소화하는 데에 문제가 생기고(소화가 잘 안

되는 분은 위염인지 확인해볼 필요가 있다) 자주 피곤해지며 에너지가 예전만 못함을 느끼게 된다.

우리 몸속의 효소는 소화기관에서 일하는 소화효소와 각종 신진대사 과정을 주도하는 대사효소로 나누어진다. 현대 의학이나 현대 영양학, 현대 생물학에서는 우리 몸에서 이 소화효소와 대사효소를 필요한 양만큼 잘 만들어낸다고 주장하지만, '효소의 아버지'라고 불리는 미국의 에드워드 하웰(Edword Howell) 박사는 과거에 비해 현대인들에게 이 효소가 많이 부족하다며 효소의 중요성을 다시금 강조하고 있다.

그의 주장에 따르면, 인간은 나이가 들수록 몸속의 효소가 크게 감소한다. 80대의 노인은 20대의 젊은이에 비해 전분을 분해하는 소화효소인 아밀라아제가 적게는 2배, 많게는 30배까지 부족하다고 한다. 최소 3.3%, 아무리 많아도 50% 밖에 되지 않는다고 한다. 또 일본 의사들의 논문에서도 노년기에 있는 사람들은 소화효소뿐만 아니라 신진대사에 쓰이는 대사효소가 젊은이들에 비해 3.3% 밖에 되지 않는다고 밝혔다. 즉, 나이가 들고 건강이 좋지 않으면 우리 몸에서 효소를 만드는 능력이 저하되고 그로 인해 효소가 부족하게 되므로 우리가 먹은 음식물을 소화하는 데 어려움이 생기며 신진대사도 크게 떨어진다는 결론을 얻을 수 있다.

채식과 녹즙이 필요한 이유

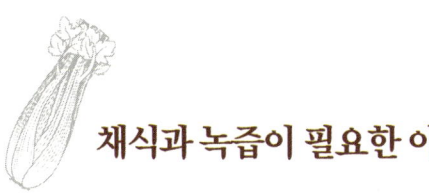

실제로 과거에 비해 현대인들에게 효소가 크게 부족해진 데에는 그 이유가 있다. 오늘날 현대인들의 식생활은 90% 이상이 익혀서 먹는 화식火食으로, 이 화식이 우리 몸속에서 효소의 부족 현상을 이끌어 내는 주범이다. 그렇다면 왜 화식이 효소의 부족을 가져오는 것일까?

단백질로 이뤄져 있는 생리활성물질인 효소는 온도가 섭씨 50도 이상 올라가면 영양분이 파괴되어서 그 활성을 잃는다. 그러므로 재료를 익혀서 먹을 때 체외효소(채소, 곡식)는 영양분이 100% 파괴되어서 음식물 자체에 들어 있던 효소는 우리 몸에 들어가도 아무런 도움을 주지 못한다. 그렇다면 음식물을 소화하고 대사시키기 위해 필요한 효소들은 전적으로 우리 몸 안에서 다 만들어져야 하는데, 현대인들은 약한 간 기능과 익힌 음식으로 인하여 활성비타민과 미네랄이 절대적으로 부족한 상태이다.

사람의 췌장 크기는 풀만 먹는 초식동물의 췌장보다 2~3배나 크다는 연구결과가 있는데 이는 화식과 잡식을 즐기는 인간이 초식동물에 비해 소화효소의 수요가 그만큼 크다는 것을 말한다. 이것은 우리가 식생활을 채식 위주로 바꾸고 녹즙을 많이 마셔야 하는 이유다.

살아 있는 모든 생명체에는 효소가 존재한다. 우리가 채소, 과일, 씨앗 등을 날것으로 먹으면 그 속에 들어 있는 효소와 우리 몸속에서 만들어지는 소화효소가 합작해서 음식물을 분해·소화시키고 그것을 영양분으로 만들어 몸에 저장한다.

그러나 효소가 살아 있는 날것이 아니라 불에 익힌 화식이 들어오면 우리 몸속에서 만들어진 효소만으로는 소화하기가 힘들다. 거기다 시도 때도 없이 수시로 음식물을 섭취하고, 대량의 효소를 필요로 하는 정크식품을 많이 섭취하면 그나마 적은 효소로 소화하는 것도 더욱 힘들어진다. 음식물이 들어온 이상 우리 몸은 어떻게든 소화를 시켜야 한다. 만약 소화를 시키지 않으면 소화되지 못한 음식물이 장으로 내려가서 유해균의 먹이가 되고, 이로 인해 생긴 가스와 독이 각종 질병을 일으키는 원인이 되기 때문이다. 음식물을 소화하기 위해서 다급해진 우리 몸은 어쩔 수 없이 신진대사에 써야 할 대사효소를 끌어다가 음식물을 소화하는 데 쓰게 된다. 부족한 소화효소 대신에 이처럼 대사효소를 끌어다 쓰면 어떻게 될까? 당연히 신진대사가 원활하지 못하고 장애가 생기며 각 장기와 조직, 세포 등이 퇴행하게 된다. 현대 의학은 이러한 사실을 간과한 채 아직도 현대인의 몸속에 효소가 부족하다는 사실과 이러한 효소의 부족이 각종 만성질병의 발생에 깊은 관련이 있다는 주장을 쉽게 받아들이지 못하고 있다. 그러나 과거에 생식만을 고집했던 많은 사람들이 질병에 쉽게 걸리지 않았다는 점과 있던 질병도 깨끗하게 사라진 사례들은 찾아보면 얼마든지 있다. 이것은 살아 있는 비타민과 미네랄, 효소를 섭취하는 것이 얼마나 중요한지를 증명하는 것이며, 퇴행성 질환이 현대인들에게 기하급수적으로 증가하고 있는 이유를 보여주는 것이다.

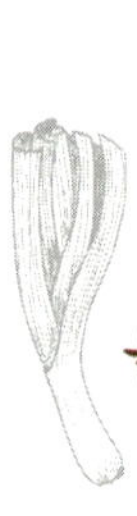

음식물을 에너지로 만드는 효소

실제로 급성질환을 앓는 사람은 질병을 극복하기 위해서 혈중이나 소변으로 배출되는 효소의 양이 증가하지만 만성병을 앓는 사람의 경우는 효소가 정상인에 비해서 현저하게 감소된다는 연구결과가 있다. 즉, 더 이상 몸에서 생산하는 효소가 질병을 극복할 만큼의 양이 생산되지 못할 경우에는 만성병으로 더욱 악화될 가능성이 크다는 얘기다. 굳이 하웰 박사의 지적을 예로 들지 않더라도 나이가 듦에 따라 우리 몸속의 효소가 감소한다는 것은 의학 교과서에서도 언급된 사실이다. 뒤집어서 효소의 부족은 몸의 신진대사율을 떨어뜨리고 이는 노화에도 상당한 영향을 줄 수밖에 없는 것을 의미한다. 노화는 간 기능도 퇴화시켜 소화효소를 충분히 만들어내지 못하기 때문이다. 그러므로 휴대전화의 배터리를 충전하는 것처럼 우리 몸도 쉬지 않고 체외효소를 계속 충전해줘야 한다.

나는 오래전 심장병에서 완치된 이후 국내외에 출간된 수많은 건강 관련 책들을 읽고 또 녹즙기를 개발하기 시작하면서 효소의 중요성을 절감했다. 내가 관심을 가질 당시에는 효소에 대해 아는 사람이 없었지만 다행히 요즘 들어 효소에 대한 대중의 관심이 높아지고 있어서 얼마나 기쁜지 모른다.

우리 몸속에는 25,000여 가지의 효소가 있다. 대표적인 효소의 종류로는 전분을 분해하는 아밀라아제(Amylase)와 지방을 분해하는 리파아제(Lipase)그리고 단백질을 분해하는 프로테아제(Protease), 섬유질을 분해하는 셀룰라아제(Cellulase)가 있다.

우리가 먹은 음식물은 입, 위장, 소장을 거치는 동안 이 4가지의 효소 외에도 프티알린(Ptyalin), 펩신(Pepsin), 트립신(Trypsin), 에렙신(Erepsin) 등의 효소가 음식물을 분자 단위로 분해해서 그 안에 든 영양소를 우리 몸이 흡수하기 쉬운 상태로 만들어 혈액을 통해서 온몸으로 보낸다. 효소는 몸속으로 들어온 영양소를 이용해서 새로운 피와 세포, 뼈와 살, 손톱, 발톱, 머리카락 등 인체의 신진대사를 촉매하는 역할을 한다.

우리의 인체는 60~100조 개의 세포로 구성되어 있는데 이 중에서 하루 2%(1,200억~2,000억 개) 정도가 새로운 세포로 바뀐다. 이 과정을 신진대사라고 하는데, 음식물로 섭취한 탄수화물과 지방은 우리 몸의 에너지를 만드는 원료가 되고 단백질은 새로운 세포를 만드는 원료가 된다. 신진대사가 잘되면 자연히 몸은 건강해지고 면역력은 강해진다. 탄수화물, 지방, 단백질을 에너지와 세포로 변환하는 일을 하는 것이 엔자임(Enzyme) 즉, 효소이며 이 효소를 도와서 함께 일을 하는 것이 보효소인 코엔자임(Coenzyme) 즉, 비타민과 미네랄이다. 이러한 우리 몸의 대사와 효소를 만드는 일에 관여하는 기관이 바로 간이다. 그러므로 간을 건강하게 회복하는 일은 이렇듯 중요하며 간을 회복하기 위해서는 신선한 생채소, 생과일, 곡류로부터 얻을 수 있는 비타민과 미네랄, 효소를 집중적으로 공급할 필요가 있다.

효소의 놀라운 기능

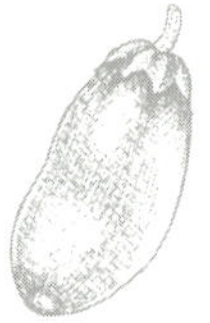

효소는 음식물을 소화시키는 작용에서부터 영양분의 흡수, 노폐물의 분해·배출, 혈액과 내분비계의 조직 형성, 독소의 해독과 항산화 작용, 염증 치료를 돕는 항염 작용 등 우리 몸속에서 많은 일들을 담당하고 있다.

이렇듯 효소는 우리가 생명과 건강을 유지하는 데에 없어서는 안 될 중요한 영양소이지만 앞서 언급한 바와 같이 현대인의 식생활은 90% 이상이 화식인데다 효소를 불필요하게 소모시키는 음식을 너무 많이 먹기 때문에 우리 몸 안에는 효소가 항상 부족한 실정이다. 따라서 살아 있는 싱싱한 채소와 과일 등으로 채식을 생활화하고 생즙을 많이 마셔서 효소를 충분히 채워주면 몸속의 모든 기능과 생리작용이 활발해진다. 또한 몸속에 쌓여 있는 독소의 해독과 노폐물의 분해·배출에도 많은 도움이 된다.

실제로 원인을 알 수 없는 난치병과 불치병을 앓는 환자들이 생즙을 많이 마시면 대량으로 공급된 효소와 비타민, 미네랄 때문에 독소가 해독되고 신진대사가 원활해져서 단기간에 병을 훌훌 털고 일어나는 경우가 많다. 30여 년간 천연치유를 연구하면서 이처럼 기적 같은 일들을 경험할 때마다 알면 알수록 놀라운 효소의 세계에 감탄을 금할 길이 없다.

우리가 숨을 쉬면서 마시는 공기는 대체로 20%의 산소와 80%의 질소로 구성되어 있고, 폐에서 나가는 공기는 주로 일산화탄소와 이산화탄소다. 그렇다면 질소는 어떻게 될까? 여기에 또한 효소가 작용한다.

우리의 폐에는 옥시다아제(Oxydase)와 나이트라아제(Nitrase)라는 두 종류의 효소가 있다. 우리가 들이마신 공기가 폐의 작은 포도송이 같은 폐포로 들어오면 옥시다아제는 공기로부터 산소를 분리하고 나이트라아제는 질소를 분리시킨다. 옥시다아제에 의해 분리된 산소는 또 다른 효소의 작용으로 핏속에 들어가서 우리의 몸속을 순환하고, 질소 역시 효소에 의해서 몸속으로 옮겨져 단백질의 형성을 돕는다.

다시 한 번 강조하지만 신선한 생채소와 과일을 짠 생즙만이 우리의 몸속에 효소를 가장 많이 신속하게 공급해줄 수 있으며 인체의 각 기관과 세포의 신진대사를 원활하게 하고 그 영양소가 우리의 몸에 가장 잘 동화된다는 사실을 깨달을 필요가 있다.

불로 조리한 음식은 단순히 생명을 지속시키는 에너지가 될 수는 있어도 우리 몸에 생명력을 주는 원자를 재생시키지는 못한다. 우리가 불과 열로 조리한 음식물만 계속 섭취한다면 우리 몸의 세포와 조직은 점차 그 재생력을 잃고 결국에는 고통스러운 질병을 부를 수밖에 없다.

생명의 신비와 천연치유력

천연치유를 통해 수천 명의 난치병 환자를 치유하는 데 성공한 미국의 노먼 워커(Norman. W. Walker) 박사는 그의 저서《기적의 자연식—야채과일즙》에서 "효소는 생명의 본질로서 만져지지 않는 우주에너지"라고 표현했다. 즉, 효소는 어떤 형태의 생명에서든 모든 원자原子들의 활동력 속에 들어 있는 물질이라는 의미다.

인간을 비롯하여 동식물이나 나무 열매, 씨앗 등은 모두 산 것이 아니면 죽은 것으로 구분된다. 모든 생명체가 삶과 죽음을 동시에 가질 수는 없기 때문이다. 생명이 있는 곳에는 반드시 효소가 있기 마련이다. 씨앗 속에 들어 있는 효소도 마치 잠을 자고 있는 것과 같은 상태이지 죽은 것이 아니다. 실제로 시베리아나 빙하지대의 얼음 속에 묻혀 냉각된 동물들의 사체 속에는 효소가 그대로 남아 있으며, 이 사체를 평소 체온 정도의 온도에서 녹여주면 효소가 다시 활성화되는 것을 발견할 수 있다. 따라서 효소는 우리가 원하는 수준의 낮은 온도에서 보관하면 전혀 문제가 없으며 이는 생즙도 마찬가지다.

사람의 몸은 효소를 포함한 필수 영양분의 균형이 매우 중요하다. 우리의 몸은 일정한 원소들로 구성되어 있는데 혈액이나 장기, 선線, 세포 등의 모든 기관에서 필요한 원소들을 적절한 비율로 포함하고 있지 않거나 어느 한 가지가 부족하면 균형이 깨어지고 급기야는 원인조차 알 수 없는 다양한 질병을 유발하게 된다. 우리의 몸이 영양분의 균형을 유지하기 위해서는 생채소와 과일, 나무의 열매, 씨앗과 같은 유기적인 원소를 포함하는 음식물을 많이 섭취해야 한다.

우리가 먹는 염류鹽類나 광물질(미네랄)鑛物質도 인체에서 세포와 조직의 재건·재생에 쓰이기 위해서는 반드시 유기체로 되어 있어야 한다. 식물체를 구성하는 모든 무기 원소들은 태양광선에서 나오는 수많은 에너지 원자에 의해 살아 있는 원소로 변환되어 우리들의 음식물이 되고 있다. 그러나 질병은 인체에 반드시 필요한 효소나 살아 있는 비타민, 미네랄이 결핍되거나 혈액이 점차 오염되어 간에 이상이 생기고 신진대사가 원활하지 못할 때 걸린다. 이러한 결핍, 이상, 장애 등의 문제가 오랜 시간 누적되면 갖가지 증세를 통해서 몸이 병에 걸렸음을 스스로에게 알린다. 이때 우리 인체의 내분비와 외분비, 간, 신장, 폐, 백혈구, 혈액, 신경 등은 서로 힘을 합쳐 수리와 재생을 시작하는데 이것이 바로 우리가 태어날 때부터 지니고 있는 천연치유력이다.

원래 우리의 인체는 해로운 세균이나 음식물 등이 어느 정도 들어와서 괴롭혀도 견뎌낼 수 있도록 만들어졌다. 그러나 몸에 해로운 음식을 지나치게 많이 먹는다든지 영양가가 없고 불균형한 섭식을 계속하면 질병에 걸리기 마련이다. 그럼에도 우리의 몸은 외부의 독성에 견딜 수 있는 능력(천연치유력)이 어느 정도 있기 때문에 배탈과 설사처럼 즉시 나타나는 증상을 제외하고는 오랜 시간이 지난 후에야 그 증상을 나타내기도 한다. 따라서 평소에 유기 원소가 가득한 채소와 과일 등을 많이 섭취하고 되도록 생즙을 통해서 효소를 비롯하여 풍부한 영양소를 몸속에 지속적으로 공급해주면 천연치유력이 더욱 강화되는 것은 물론 온갖 질병으로부터도 자유로워질 수가 있다.

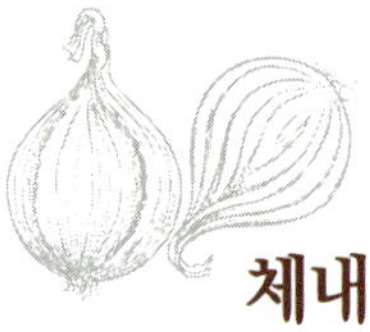

체내 흡수율이 뛰어난 생즙

❖ 왜 생채소나 생과일을 씹어 먹지 않고 즙으로 마셔 야 하는가

노먼 워커 박사는 그의 책 《기적의 야채과일즙》에서 '인체의 세포와 기관, 선腺 등의 조직에 가장 빨리 영양을 전달할 수 있는 방법은 분자와 원자 형태의 영양소이며 효소'라고 설명한다. 따라서 채소와 과일을 우리 몸이 빠르게 흡수할 수 있는 분자와 원자 형태로 만들어주는 것이 중요하다.

인체의 기능을 비정상에서 정상으로 회복시키기 위해서는 비타민, 미네랄, 효소라는 살아 있는 영양소들을 대량으로 섭취해야 한다. 그러나 현재 인간이 가진 턱의 구조로는 대량의 채소를 하나하나 씹고 있을 힘도, 시간도 없기 때문에 미세하게 분쇄할 수 있는 구조와 힘 그리고 섬유질 사이사이의 영양소를 빼낼 수 있는 강력한 압착력을 가진 기계의 힘을 빌리는 수밖에 없다.

같은 양의 채소를 씹어서 먹을 경우, 우리 몸에 실제로 흡수되는 비율은 16%이지만 좋은 기계로 잘 짜낸 즙을 마실 경우에는 67%의 흡수율을 보임으로써 4배 이상 더 효율적으로 채소와 과일을 섭취할 수 있다. 또한 생채소, 생과일즙은 공복에 마셔야 가장 효과적으로 흡수된다. 공복은 식사 후 2시간 30분~3시간 이후부터 다음 식사시간 20~30분 전까지를 말하는데, 만약 식후 2시간 30분~3시간 이내에 즙을 마시게 되면 아직 위에서 음식물의 소화가 진행되고 있기 때문에 즙이 위산을 희석해 소화불량이 생길 수 있다.

채소나 과일을 갈아서 짜지 않고 섬유질과 함께 먹으면 위는 이 섬유질을 소화하기 위해서 또 2~3시간 동안 열심히 일을 해야 한다. 이것을 '간식'이라 하는데 간식은 위염의 원인이 되고 간은 피로해지며 다음 식사시간에 소화 장애를 일으키기 때문에 엘렌 화잇(Ellen G. White)은 그의 저서에서 "간식으로는 사과 한 쪽도 해롭다"고 기록하고 있다. 간식을 하는 대부분의 사람들이 위염을 갖고 있는 경우가 많은 것도 이러한 이유에서다. 일본의 니시 건강법에서는 채소를 갈아서 짜지 않고 숟가락으로 떠먹으라고 가르치는데 이것은 간식이라는 중대한 사실을 이해하지 못했거나 간과한 것이다.

특이한 맛의 채소나 약초도 즙을 내면 쉽게 먹을 수가 있다. 맛이 쓰거나 시거나 비린 채소나 약초들 중에는 질병을 회복하는 데 효과적인 것들이 많다. 그냥 섭취하기 힘든 이러한 채소나 약초는 당근과 함께 즙을 내서 마시면 씹어 먹는 것보다 훨씬 쉽고 맛있게 먹을 수 있다.

질문과 답변

Q

생채소나 과일을 그냥 씹어서 먹는 것과 생즙을 짜서 먹는 것은 어떤 차이가 있습니까?

A

많은 사람들이 생채소나 과일을 짜서 섬유질을 버리지 않고 그대로 먹는 것이 더 좋지 않느냐고 묻는다. 이는 일본의 니시 건강법에서 다루는 이야기로, 전혀 일리가 없는 말은 아니다.

실제로 '섬유소'라는 것은 아무런 영양 가치는 없지만 6대 영양소 중의 하나로 불릴 만큼 중요한 물질이다. 생섬유소는 소화된 음식물의 노폐물이 장을 원활하게 통과할 수 있도록 해주고 장을 깨끗하게 만드는 청소부의 역할을 하기 때문이다. 따라서 생섬유질도 충분한 양을 섭취해주는 것이 좋다. 단지 섬유질은 식사시간에만 먹어야 한다. 만약 공복에 먹으면 적은 양도 간신이 되어 위와 간에 부담을 주고 위염과 위산 과다의 원인이 된다. 따라서 공복에는 반드시 섬유질이 없는 생즙으로 마셔야 위장을 가동시키지 않고 영양을 공급할 수 있다. 생채소와 과일을 씹어서 먹지 않고 생즙으로 짜서 마셔야 하는 이유는 하루 권장량에 해당하는 많은 양의 과일과 채소를 그대로 씹어서 먹기에 매우 힘들다는 점 이외에도, 생즙은 씹어서 먹을 때에 비하여 월등한 흡수율을 보이기 때문이다. 질명의 회복을 위해서는 대량의 채소(비타민, 미네랄)를 섭취해야 하고 소화시간도 짧아야 한다. 즉, 섬유소를 제거해서 녹즙으로 만들어 먹으면 한꺼번에 많은 양의 채소와 과일을 섭취할 수 있을뿐더러 섬유소의 틈 사이에 분자나 원자 형태로 존재하는 필수 영양소들이 금방 우리 몸에 소화·흡수되어서 세포와 조직에 필요한 영양분으로 즉각 작용하는 이점이 있다.

또한 이렇게 즙으로 마시면 소화·흡수가 빠르다. 야채나 과일을 그대로 먹으면 섬유질 때문에 2시간 이상의 소화·흡수 시간이 필요하고 간식이 된다. 그러나 과즙, 녹즙의 형태로 만들어서 마시면 소화 과정 없이 바로 소장으로 내려가서 10분 정도면 흡수가 끝난다(소화 기능이 많이 떨어지는 사람은 흡수 시간이 더 필요할 수 있다).

인체에 필수적이면서도 가장 섭취하기가 어려운 칼슘이나 미네랄은 채소나 과일의 섬유질 속에 깊숙이 감추어져 있다. 아무리 건강한 사람의 턱 근육과 치아라도 섬유질 속의 골수 영양분까지 빼내지는 못한다. 이처럼 채소나 과일의 섬유질 속에 들어 있는 골수 영양분까지 빠짐없이 섭취하기 위해서는 강력한 힘과 정밀한 분쇄력, 특수한 압착력을 가진 스테인리스 착즙기가 필요하다. 특수한 구조와 강력한 힘을 갖춘 기계의 힘을 이용해서 채소의 섬유질 속에 들어 있는 미세한 골수 영양분까지 추출하여 마심으로써 채소와 과일을 대량으로 섭취할 수 있게 되고, 영양 면에서도 매우 효율적으로 인체(특히 간)에 흡수되면 정상적인 신진대사 활동이 이루어져서 몸 전체에 산재해 있는 모든 비정상적인 부분(질병)이 회복될 수 있는 것이다. 되새김질하는 동물의 되새김질은 식물 섬유질의 깊은 틈속에 박힌 영양 즉, 골수영양을 빼먹기 위함이다.

❖ 가열된 채소의 섬유질은 숙변의 또 다른 원인이 된다

생채소와 과일에 들어 있는 섬유질은 그 자체로 가치가 매우 높기 때문에 식사시간에 충분히 섭취하는 것이 중요하다. 그러나 먹는 방법이 잘못되면 아무리 많은 양을 먹어도 건강에 도움이 되기는커녕 오히려 해가 된다. 채소와 과일은 날로 먹어야지 삶거나 데쳐 먹으면 좋지 않다. 과채류에 들어 있는 섬유소도 삶거나 데치면 그 즉시 생명력을 잃는다. 높은 열을 가한 섬유질은 곧 끈적끈적한 콜로이드(Colloid) 상태로 변해서 장 속의 융모 사이에 끼게 되고 오랜 시간 동안 방치되어 숙변을 만든다.

이러한 섬유질은 소장 벽의 융모 사이에 끼면서 진득진득한 물질로 덮이는데 시간이 지날수록 많은 물질이 쌓이면서 유해균의 먹이와 서식처가 되고, 발효하면서 염기성 독을 발생시키고 중독을 일으키며 혈액을 오염시키거나 숙변을 만들어서 장의 운동을 느리게 하여 변비와 대장염 등을 일으킨다.

❖ 인체의 독, 숙변

이렇게 잘못된 식습관으로 인해서 24시간 공급되는 독은 인체를 빠르게 파괴하여 각종 질병을 만든다. 다른 동물과 달리 오직 사람만이 불을 사용한다. 그래서 사람에게만 유독 질병이 성행한다. 어떤 학자들은 인간이 잡식동물이기 때문에 그렇다고 말하지만 근거가 희박한 이야기다.

어떻든 불과 열로 익혀진 음식물이 인체 내에서 다양한 질병을 만들어 내는 것은 사실이다. 곡식과 채소를 익히면 중요한 영양소인 비타민, 미네랄, 효소는 거의 파괴되거나 산화되어서 쓸모가 없어질 뿐만 아니라 미네랄은 오히려 각종 혈관성 질환을 일으키는 독이 된다. 무엇보다 익힌 곡식은 그 속의 섬유질과 탄수화물이 끈적끈적해지고, 잘못된 저작(씹는 것)습관과 음식물의 합식, 간 기능의 저하 등으로 인해서 소화불량을 일으키고, 위를 통과하여 내려가다가 소장 점막의 융모 사이에 끼면서 썩기 시작하며 오랜 시간 동안 방치되어 독을 발생시킨다. 썩은 음식물들이 점점 장의 주름 깊숙이까지 쌓이면 더 강력한 염기성 독(양잿물 같은)을 내뿜고 이는 간으로 흡수되어서 활성산소를 생산한다. 활성산소는 세포를 파괴하여 재생불량성 빈혈, 장염, 간염, 정맥류, 혈관염, 중성지방, 안염, 갑상선염 및 저하증, 저항력 저하, 신부전 등의 질병을 양산한다.

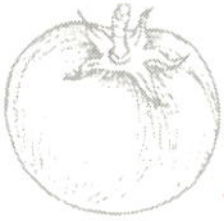

생즙에 대한 속설과 진실

간혹 채소와 과일을 짜서 즙으로 마시면 맛이 너무 진하다거나 오히려 간에 무리를 주어서 좋지 않다고 말하는 사람들이 있다. 즙이 과일과 채소를 그냥 먹는 것보다 영양가가 떨어진다거나 간에 나쁘다는 속설 때문에 마시기를 꺼리는 것인데 이는 생즙의 진실을 잘 모르고 하는 말이다. 그렇다면 생즙은 누구에게나 다 좋은 것일까?

❖ 즙은 빠른 속도로 흡수된다

생즙은 우리 몸의 조직과 세포가 필요로 하고 곧바로 흡수할 수 있는 원자, 분자 형태의 영양소와 생리활성물질인 효소를 가장 효과적으로 공급해줄 수 있는 유일한 방법이다.

예를 들어서, 셀러리는 나트륨을 많이 포함하고 있기 때문에 더운 여름철이나 열대지방에서 먹으면 더위를 이기는 데 매우 도움이 되는 식물이다. 그러나 이 셀러리를 날것 그대로 먹으면 먹기도 힘들뿐더러 우리의 몸이 소화하고 흡수하기까지 많은 시간이 걸리지만 생즙으로 짜서 마시면 빠른 시간 내에 소화·흡수된다.

질문과 답변

Q

생즙을 파는 사람들은 무조건 생즙이 몸에 좋다고 하고, 의사들 가운데서는 오히려 생즙을 먹으면 안 된다고 하는데 어느쪽의 말이 맞습니까?

A

실제로 환자들 중에는 의사의 말을 전적으로 신뢰하여 생즙을 먹지 않는 사람도 있다. 사실 어떤 측면에서는 의사가 환자에게 생즙을 함부로 먹으면 안 된다는 말을 해주는게 맞기도 하다. 생즙을 마시는 사람의 몸 상태와 만드는 방법, 마시는 방법 등이 사람마다 차이가 있기 때문에 생즙을 잘 못 먹어서 병을 키우는 사람이 있고 생즙을 먹지 않아서 병을 키우는 사람도 있기 때문이다.

생즙을 먹기로 결정했다면 현재 자신의 장 상태가 어느 정도인지 한 번쯤 점검해봐야 한다. 간이 건강하지 못한 사람은 반드시 장 속에 많은 숙변과 세균, 염증이 있다고 볼 수 있는데, 장이 건강한 사람은 생즙을 마셔도 소화가 잘 되어서 영양분을 고스란히 몸이 흡수할 수 있는 반면 장 속에 숙변과 유해균이 가득한 사람은 생즙이 오히려 부패균들의 먹이가 되고 이것이 몸에 독소로 작용하기 때문에 역효과를 불러올 수도 있다. 또한 간질환을 심하게 앓고 있는 사람은 장 속에 유해균과 부패균이 더욱 많기 때문에 이런 사람이 영양소가 풍부한 생즙을 마시면 유해균에 의해 금방 썩어서 피를 오염시키고 독소를 만들어서 간의 기능을 더 악화시킬 수 있다. 그래서 단식과 관장으로 장을 청소하고 유해균을 모두 제거한 후에 생즙을 마셔야 우리 몸에 소화·흡수가 잘 된다. 물론 예전에 간질환을 앓았던 경험이 있는 사람도 조금씩 자주 마시면 소화도 잘 되고 점점 몸이 좋아지는 것을 느낄 수 있을 것이다.

장 속에 유해균이 많은 사람은 당연히 간의 기능이 떨어져 있다. 자신의 장 상태를 모르고 갑자기 생즙을 먹기 때문에 증상이 더 나빠졌다든가, 생즙이 간에 안 좋다는 등의 얘기가 나오는 것이며 의사들도 이런 측면에서 함부로 먹지 말라고 충고하는 것이다. 따라서 채소와 과일의 생즙을 먹기 위해서는 먼저 자신의 장과 간의 상태가 어떤지를 알아야 하며 상태가 나쁘다면 장이 영양분을 정상적으로 받아들일 수 있는 조건으로 만들어주는 것이 먼저다. 그 다음부터는 녹즙을 가능한 한 더 많이 마셔서 하루 빨리 간 기능을 향상시켜야 한다. 정작 생즙을 먹어야 할 사람은 간이 건강하지 않은 사람들이다. 심한 간질환을 앓는 사람이 생즙을 시작할 때는 적은 양을 한 모금씩 씹어서 먹도록 하고 점차 농도를 짙게 만들어서 마시면 된다.

이것은 매우 중요한 질문과 답변이다. 대부분의 사람들이 이러한 사실을 잘 모르고 생즙을 마시기 때문에 여러가지 오해가 생기게 된 것이다.

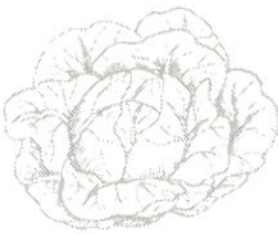

활성산소를 없애는 채소 과일 생즙

인간이 생명을 유지해 나가는 데에 있어서 가장 중요한 요소는 바로 음식이다. 그러나 너무 오랜 동안 변질되어온 음식문화는 잘못된 식생활을 당연하게 받아들이도록 만들고 말았다. 결국 이것이 현대의 성인병을 낳고, 어릴 때부터 부모의 식생활을 따르다 보니 성인병이 발병하는 연령도 점점 낮아지고 있다. 날이 갈수록 의학은 발전하지만 환자는 기하급수적으로 늘어만 가는 현실이 안타깝기만 하다.

❖ 세포를 파괴하여 질병을 만드는 활성산소

이러한 문제를 일으키는 주범이 바로 활성산소(유리기)다. 각종 튀김류, 프라이팬을 이용해 가열한 음식, 볶아 짠 기름, 높은 온도로 구운 육류, 어류 등은 당장 입에는 고소하고 맛있지만 인체 내에서는 대량의 활성산소를 생산한다. 또한 이렇게 가열한 음식물과 소화불량으로 만들어지는 숙변은 24시간 독(활성산소)을 만들어낸다.

활성산소는 음식물과 함께 입에서 위, 장으로 이동하면서 닥치는 대로 체세포를 산화시키고 파괴하여 위염, 십이지장염, 장염 등을 일으키고 간으로 흡수되어 간세포를 파괴하며 혈액세포, 혈관세포를 산화·파괴한다.

❖ 활성산소란 무엇인가?

- 활성산소의 다른 이름은 유리기(Free Radical)이다.
- 활성산소는 체세포(혈액, 혈관, 신경, 뼈, 각종 장기, 피부 등)를 가장 효율적으로 파괴하여 질병화하는 물질이다.

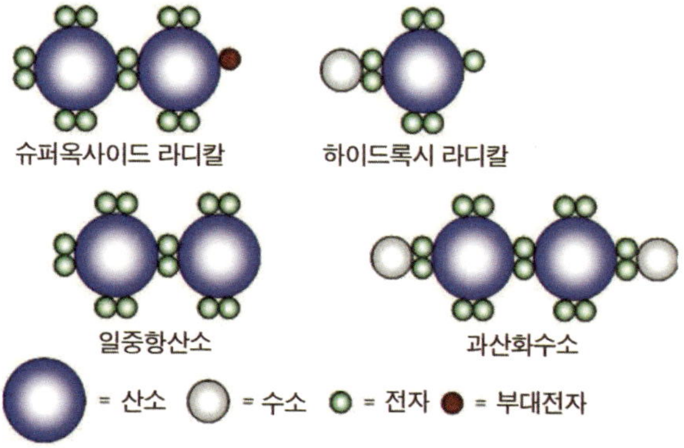

체내에서 발생하는 활성산소 4종류

- 활성산소는 지구상에 존재하는 모든 생명체를 죽일 수 있는 능력이 있다.
- 활성산소는 맹독성 독으로 강력한 발암인자다.
- 활성산소는 현대의 성인병과 노화의 주원인이다.
- 활성산소는 연쇄적으로 세포를 파괴한다.
- 활성산소의 종류

❶ 과산화수소(H2O2) : 슈퍼옥사이드 라디칼(Superoxide Radical)이 분해되는 과정에서 발생

❷ 슈퍼옥사이드(O2-) : 에너지 대사 과정

❸ 하이드록시라디칼(Hydroxy Radical)(OH) : 강력한 발암 물질

❹ 일중항산소(1O2) : 자외선, 피부암의 원인

❺ 유기히드로퍼옥시드(ROOH), 알콕시라디칼(RO), 퍼옥시라디칼(ROO), 오존(O3), 이산화질소(NO2) : 반응성이 높은 산소화합물

활성산소가 세포를 파괴하는 방법은 연쇄적 반응이기 때문에 실로 그 파괴력이 대단하다. 이러한 활성산소의 활동을 저지하는 물질인 항산화 효소는 간에서 생산되는데 간이 건강한 사람과 건강하지 못한 사람이 만들어내는 항산화 효소의 양과 질은 그 차이가 어마어마하다. 사실 이것 때문에 몸에서 일어나는 질병의 진행정도를 예측하기가 어렵다.

활성산소의 세포 파괴 연관도

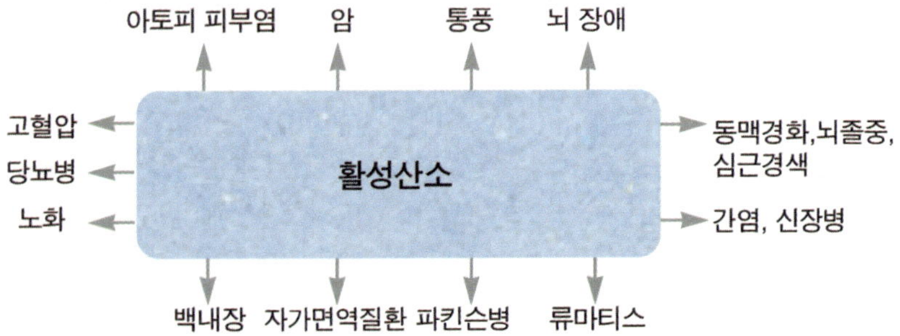

활성산소 한 분자가 하나의 세포를 공격하여 파괴하면 여러 개의 활성산소가 만들어지고 새로 만들어진 활성산소들은 다시 제2의 세포들을 공격하여 파괴하고 여기서 각각 또 여러 개의 활성산소가 만들어지고 더 많은 세포들을 공격하게 된다. 이대로라면 삽시간에 인체가 물로 변할 만큼의 독성이 우리의 몸을 뒤덮는다. 그렇기 때문에 활성산소가 발생되는 어떠한 음식도 인체에는 강력한 독이 되며, 활성산소가 발생되는 어떠한 생활습관도 우리에게 독이 된다는 사실을 알아야 한다.

❖ 항산화제는 항염제며 강장제다

이처럼 강력한 생체파괴물질인 활성산소를 가장 효과적으로 제거하여 몸 안의 세포들을 안전하게 보호하는 것이 바로 항산화 효소다.

폴리페놀(Polyphenol) 화합물

비타민 C, 비타민 A, 비타민 E, 몰식자산沒食子酸

항산화 효소—SOD(Superoxide dismutase), 간에서 생성되는 카탈라아제(Catalase), 글루타티온 페록시다아제(Glutathione peroxidase), 플라보노이드(Flavonoid), 코엔자임(Coenzyme), 카로티노이드(Carotenoid)(알파카로틴, 베타카로틴, 크립토크산틴, 라이코펜, 안토시아닌, 루테인, 제아크산틴 등 지금까지 알려진 카로티노이드는 600여 종이며 이 중에서 50여 종이 먹을 수 있는 과일과 채소에 들어 있다.) 플라보노이드(Flavonoid)(플라본, 이소플라본, 플라보졸, 플라바논, 플라바놀, 카테킨, 오론, 안토시아닌, 칼콘, 디하이드록시칼콘) 항바이러스 작용, 항세균 작용

❖ 항산화 물질

식물 속에 들어 있는 항산화 성분인 피토케미컬(Phytochemicals)은 자외선, 해충, 활성산소, 박테리아, 바이러스, 곰팡이 등의 유해한 물질들로부터 자신을 보호하는 역할을 한다. 이것은 인체 내에서도 동일하게 작용하는데 우리 몸 안에 활성산소나 발암물질을 파괴하고, 면역세포의 기능을 강화해주며 항암작용에도 효과가 있음이 알려져 있다.

안토시아닌(Anthocyanin)—보라색, 검정색(가지, 포도)

안토크산틴(Anthoxanthine)—흰색(무, 양파)

카르틴(Cartine)—항산화, 해독, VA 전구체, 당근 및 모든 채소

라이코펜(Lycopen)—붉은색(토마토, 수박, 사과 껍질 등)

루테인(Lutein) & 인돌(Indole)—녹색, 신장, 간, 유방암

리그닌(Lignins)—참깨 등 씨앗들

알리신(Allicin)—마늘, 혈관 확장, 콜레스테롤 감소

셀포라핀(Sulforaphane)—브로콜리, 기도 보호(오염된 공기로부터 호흡기 보호)

비타민 C, 비타민 E, 셀레늄(Se), 게르마늄(Ge)

씨앗에는 강력한 항산화제인 비타민 E, 셀레늄(Se:비타민C의 1750배), 게르마늄(Ge), 비타민 B군이 들어 있으며 많은 양의 생체활성물질을 품고 있다. 창조주께서는 생채소와 생과일, 생씨앗에 이러한 물질들이 대량으로 함유되도록 만들어 놓으셨다. 천연의 법칙을 지키지 않아서 고통스러운 질병으로 죽을 수밖에 없는 이때에도 얼마든지 쉽게 해독하여 살아날 수 있도록 해 놓으셨으니, 이처럼 감사한 일이 또 어디에 있겠는가? 우리는 단지 이것을 가열하여 파괴하지 않고 효율적으로 섭취하기만 하면 건강하게 살아갈 수가 있는 것이다.

습관적으로 편식을 하거나 몸에 해로운 정크식품을 많이 섭취하는 사람일수록 생즙은 꼭 필요하다. 생즙이야말로 살아 있는 풍부한 비타민과 광물성 미네랄, 아미노산, 효소가 가득 들어 있기 때문에 보충 영양제로서의 가치가 크다. 또한 화식으로 인해서 산성화된 우리의 몸을 건강하게 만들어 줄 수 있는 매우 강력한 항산화제가 포함되어 있기 때문에 가능한 한 충

분한 양을 섭취하는 것이 좋다. 채소와 과일의 생즙은 조리한 음식에서는 찾을 수 없는 살아 있는 영양 원소를 공급해주며 몸의 해독작용, 혈관 및 조직의 청소, 장 청소 등 우리 몸에 이로운 작용들을 수행하기 때문이다.

❖ 생즙은 짜는 즉시 마셔야 한다

생즙은 짜는 즉시 곧바로 먹어야 살아 있는 활성영양소를 더 많이 효과적으로 섭취할 수 있다. 부득이한 경우에는 즉시 냉동실에 보관했다가 마실 때에는 상온과 같은 온도에서 섭취하는 것이 좋다. 왜냐하면 생즙은 섬유소로부터 거의 완벽하게 추출해낸 원소이지만 식물의 섬유질 세포가 파괴된 불안정한 상태이므로 금방 산화되기 때문이다.

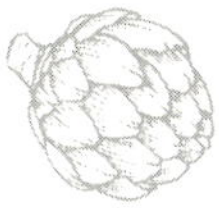

생즙은 농약으로부터 안전한가?

혹시나 채소나 과일에 남아 있는 농약 성분이 생즙에 그대로 녹아 나오지 않을까 걱정하는 사람들이 있는데 이 부분은 다행히도 전혀 걱정할 필요가 없다.

《기적의 자연식—야채과일즙》의 저자 노먼 워커 박사는 자신이 직접 채소와 과일을 재배하는 실험을 통해서 농약은 섬유소에만 남아 있고, 섬유소가 없는 순수한 생즙에는 농약이 하나도 검출되지 않는 것을 발견했다. 즉, 생채소나 과일을 그냥 씹어서 먹을 때는 확실히 농약이 큰 해害가 되지만, 농약을 흡수한 섬유소 속에 들어 있는 원자나 분자는 그 독성과 섞이지 않기 때문에 생즙에서는 농약이 전혀 검출되지 않은 것이다.

실제로 맹독성 살충제는 해충뿐만 아니라 식물에게도 해를 끼친다. 그러나 살충제를 뿌리면 해충은 즉시 죽지만 식물은 멀쩡하게 잘 성장해 간다. 왜 이런 일이 발생할까? 그 답은 간단하다.

식물에 농약을 뿌리면 잎이나 줄기, 뿌리 등으로 스며들지만 식물의 섬유소가 곧 농약을 흡수해 버리기 때문에 식물체의 원자와 분자, 효소는 아무런 지장 없이 자기 본능을 발휘하며 계속 성장하는 것이다. 마찬가지로 채소나 과일을 녹즙기에 넣고 갈면 섬유소의 세포가 깨지면서 농약은 그대로 펄프 형태의 고운 섬유소 속에 남고 영양소는 유리遊離되어 나온다. 이 원소들은 농약의 독성과 섞이지 않는데 이것은 마치 물과 기름이 섞이지 않는 이치와 같다.

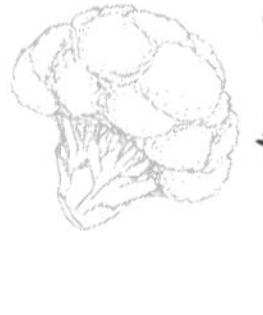

영양소의 차이를 만드는 좋은 착즙기 구별법

믹서나 액화기 등은 생즙을 얻는 데 적합하지가 않다. 그것은 단지 생채소와 과일을 아주 잘게 잘라줄 뿐 살아 있는 활성원소를 추출하기가 힘들고, 이렇게 만든 즙 속에는 농약이 들어 있는 섬유소의 펄프가 그대로 존재한다. 또한 12,000rpm의 빠른 회전력을 가진 주서는 녹즙을 갈 때 전기를 발생시켜서 영양소를 파괴한다.

비교적 간편하게 출시된 믹서로 채소와 과일을 갈아 먹는 것과, 섬유소의 세포를 완전히 갈고 짜내어 그 속의 영양을 빼낼 수 있는 기능을 가진 녹즙기에서 얻는 생즙을 먹는 것 사이에는 매우 큰 차이가 있다.

채소와 과일의 섬유질을 마치 소가 되새김질하듯이 비벼서 갈고, 강력한 압착력으로 짜낸 생즙에는 생채소와 과일 속에 든 영양소의 원자와 분자가 고스란히 담겨 있다. 녹즙기가 생채소와 과일 속에 들어 있는 섬유소의 세포를 완전히 파괴해 그 속의 원자와 분자를 모두 빼냈기 때문이다. 좋은 녹즙기를 사용하여 생즙을 짜면 즙이 모두 빠진 섬유소는 펄프처럼 변한다.

우리 몸에 가장 좋은 형태의 녹즙을 만드는 기계는 반드시 골수녹즙을 짜낼 수 있는 구조와 재료로 만들어져야 한다. 그리고 짜낸 즙에는 섬유질이 거의 포함되지 않아야 한다. 만약 섬유질(찌꺼기)이 즙 속에 포함되면 간식의 효과를 가져 오기 때문에 위염을 만들고 소화능력을 떨어뜨리며 간을 과로케 한다.

노먼 워커 박사는 좋은 녹즙기를 사용하면 영양소의 원자와 분자, 효소 등이 들어 있는 생즙을 독이 차 있는 섬유소로부터 쉽게 분리해 내고 소화·흡수도 빨라 가장 효과적이라고 밝혔다. 물론 녹즙기가 믹서에 비해 가격이 상당히 높은 편이지만 노먼 워커 박사는 비용을 따지기 전에 자신의 건강을 먼저 생각하라고 강조한다.

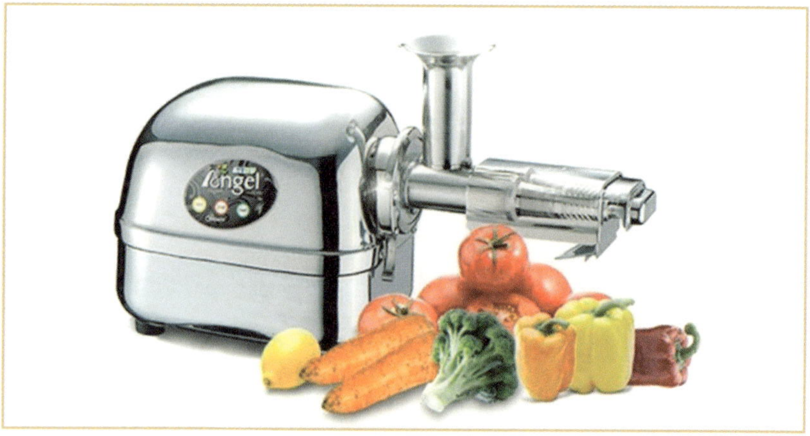

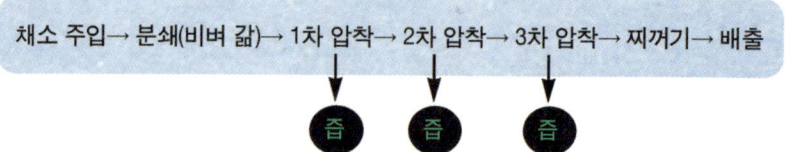

엔젤녹즙기

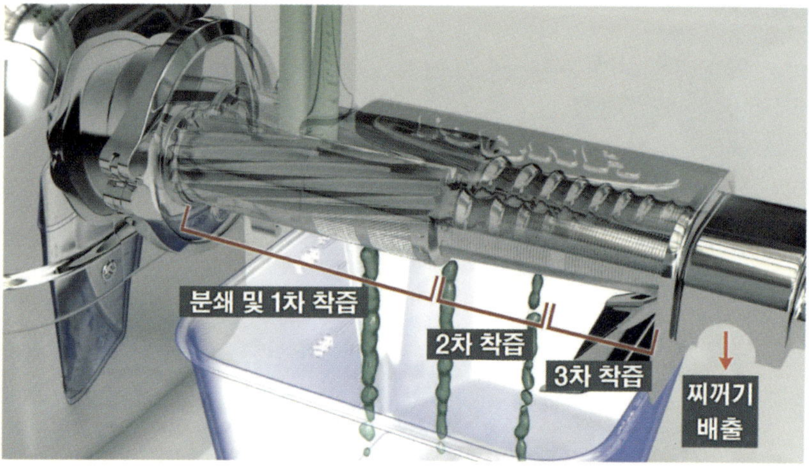

착즙기어 원리

채소 주입→ 분쇄(비벼 갊)→ 1차 압착→ 2차 압착→ 3차 압착→ 찌꺼기→ 배출

(1차 압착 ↓ 즙, 2차 압착 ↓ 즙, 3차 압착 ↓ 즙)

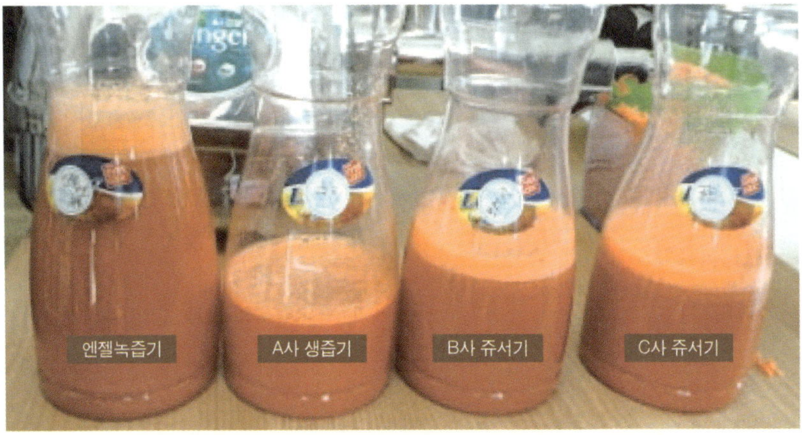

즙 비교

1. 착즙기는 반드시 스테인리스로 만들어져야 한다.
2. 분쇄는 반드시 비벼 가는 방식으로 섬유질을 곱게 갈아내야 한다.
3. 착즙은 섬유질 깊숙이 박힌 영양을 모두 빼내어 골수녹즙이 되도록 해야 한다.
4. 저속 회전이라야 한다.(그림 엔젤녹즙기 착즙기어 원리 참조)
5. 씨앗(딱딱한)까지도 갈아낼 수 있어야 한다.

살아 있는 유기적 물의 원천, 생즙

또 생즙의 좋은 점은 생채소나 과일을 통해서 살아 있는 유기적인 물을 마실 수 있다는 것이다. 우리가 보통 마시는 물은 생수나 수돗물이며 이

외에 우물물, 빗물, 강물 등이 있다. 우리는 효소와 비타민, 미네랄과 마찬가지로 물 역시 항상 가까이 두고 마시면서도 유기적인 물인가, 무기적인 물인가를 따지는 사람은 많지 않다.

자연은 비나 냇물 등의 무기적인 물을 식물을 통해서 생명의 원자를 가진 유기적인 물로 바꿔서 인간에게 공급한다. 수돗물은 살아 있는 원소가 전혀 없는 광물성 원소로 구성되었기 때문에 완전히 무기적인 물이다. 이것이 체내에 흡수되면 혈관과 신장, 담낭, 간 등에서 결석을 유발하는 원인이 된다. 더구나 수돗물은 염소라는 화학물질에 오염되어 있기 때문에 사람은 물론 동물들에게도 썩 좋지 않다.

요즘 가정마다 많이 마시고 있는 생수도 부패하지 않도록 소독을 하기 때문에 수돗물과 마찬가지이며 빗물이나 냇물도 모두 무기적인 물에 해당한다. 따라서 살아 있는 유기적인 물을 얻을 수 있는 원천은 오로지 식물밖에 없으며 봄철에 고로쇠나무로부터 얻는 물 역시 유기적인 물이지만 우리가 평소에 손쉽게 얻을 수 있는 유기적인 물은 채소나 과일로부터 얻는 생즙뿐이다. 생즙은 일단 가열하거나 가공하거나 통조림으로 만들기 위해 살균하면 그 속에 든 효소가 모두 소멸되어 모든 원자는 무기적인 것으로 변하고 만다. 이것은 생즙을 구성하는 광물질류나 화학적 원자뿐만 아니라 물에 대해서도 똑같이 말할 수 있다.

채소와 과일 등의 식물은 무기적인 빗물을 받아들여 자신의 몸속에서 생명이 살아 있는 유기적인 물로 만들기 때문에 매일처럼 채소와 과일의 생즙을 마신다는 것은 날마다 살아 있는 물을 마신다는 의미이다.

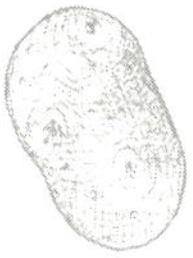

모든 인간에게 가장 잘 맞는 천연 그대로의 식품, 생즙

잘 모르는 사람들은 생즙을 채소나 과일의 농축액쯤으로 생각하기도 한다. 게다가 이러한 농축액을 마시면 소화불량을 일으킨다는 잘못된 오해도 있다. 그러나 실제로 생즙은 채소와 과일의 농축액이 아니며 다른 식품에 비해 농도가 진하지 않은 자연 그대로의 것으로서 우리 인체에 가장 잘 맞는 식품이다.

대두콩과 콩가루로 만든 식품은 당근즙에 비해서 농도가 8.7배나 높고 셀러리즙에 비해서는 9.4배 정도 진하다. 또 옥수수를 튀긴 팝콘은 당근즙보다 21배, 셀러리즙보다 23배나 농도가 높으며, 흰 설탕은 당근즙보다 42배, 셀러리즙보다 46배나 더 진하다. 이런 식품들이 생즙에 비해서 얼마나 더 짙은 농도를 보이고 있는가는 섭취 후 몸속에 생기는 체액의 산성도를 비교해 보면 금방 알 수 있다.

생즙은 체액의 높은 산성도를 알칼리로 바꿔서 pH를 조절해 주는 놀라운 능력을 지니고 있다. 예를 들어 당근즙과 신선한 우유를 비교해 보면, 이 두 가지 식품 속에 들어 있는 수분의 함량은 원래의 화학조성에서는 거의 같은 것으로 나타난다. 원래의 함수량을 비교하는 것은 제품의 농도를 결정하는 기초가 되는데, 물론 당근즙과 우유의 농도로 비교하는 것이 다소 모순일 수 있지만 여기에는 아주 중요한 사실이 내포되어 있다.

우유는 우리의 몸속에 들어가면 가장 많은 점액粘液을 만드는 식품이다. 우유 속에 들어 있는 카제인(Casein)이라는 단백질의 함량은 모유에 비해 3배 이상 높다. 이 카제인이라는 물질은 접착력이 매우 강해서 아교와 같은 접착제의 원료로 사용되기도 한다. 우유를 많이 먹고 자란 아이나 우유를 자주 먹는 성인들 특히, 저항력이 약한 노인들은 혈관이나 임파선이 점액질로 가득차고 이것이 콧물감기, 편도선염, 기관지 장애, 알레르기 등에 걸리는 원인이 된다. 이 중에서 알레르기는 아토피를 비롯한 대부분의 피부병과 혈관염, 장염의 원인이 되기도 한다. 이러한 몸속의 점액질을 없애주는 가장 좋은 방법은 바로 당근즙을 마시는 것이다.

요즘 들어, 가축사료만 먹고 대량으로 사육되는 젖소로부터 얻어지는 우유의 폐해를 지적하는 목소리가 높다. 성인이 되어서도 젖을 먹는 동물은 우리 인간밖에 없다지만 그래도 꼭 동물의 젖을 먹어야 한다면 점액질 형성이 비교적 낮은 염소젖이 가장 이상적이다. 단, 염소젖도 섭씨 84도 이상 가열하거나 살균하면 안 된다.

거듭 강조하지만 생즙은 채소나 과일의 농축액이 아니며 소화불량을 일으키기는커녕 오히려 우리 몸속의 해로운 점액을 없애주고 산성화된 체액을 알칼리로 바꿔주는 최고의 식품이다. 생즙은 우리가 먹는 식품 가운데에서 가장 천연 그대로의 식품이며 우리 인체의 세포와 조직 등 모든 기관의 기능을 살려주는 최적의 식품이다.

❖ 과일, 채소의 생즙은 생명수다

생채소에 포함된 비타민, 미네랄, 효소, 탄수화물 그리고 순수한 물과 살아 있는(탄력 있는) 섬유질은 우리의 생명활동에 필수 불가결한 물질이며 이 중에서 어느 것 하나라도 부족하면 사람의 활동에 영향을 미칠 수밖에 없고, 부족상태가 장기간 이어지면 인체의 기능(대사 기능 등 천연치유력)이 떨어지고 곧이어 질병으로 연결된다는 사실을 누구나 이해했을 것이다. 천연의 법칙대로 창조된 인류는 천연의 법칙대로 살면 건강해지고 벗어나면 질병을 얻는다. 천연의 법칙은 천연의 순리를 말하는 것이며 그 순리란, 인간은 살아 있는 과일과 채소를 그대로 먹어야 한다는 것을 의미한다.

아무리 영양가가 풍부한 채소라 할지라도 끓이거나 삶으면 비타민과 효소가 모두 죽어서 우리 몸 안에 들어가도 별반 도움이 되지 않는다. 또한 채소 속에 들어 있던 미네랄도 모두 산화되어 영양이 되기는커녕 혈관을 막는 일에 쓰여서 고혈압, 당뇨, 신부전, 심장병, 전립선, 뇌졸중, 기억력 저하, 탈모, 신장결석, 담낭결석을 일으킨다.

앞서 밝힌 바와 같이 생채소에는 각종 비타민, 미네랄, 효소 및 알칼로이드가 가득하다. 생과일에는 다 말할 수도 없을 만큼의 영양분이 들어있다. 여기에다 아직도 밝혀지지 않은 효소의 종류와 역할까지 하면 그 가치는 실로 엄청날 것이다. 게다가 생씨앗이 갖고 있는 영양분과 생체활성화물질(비타민, 미네랄), 특히, 비타민 B군(B, B_1~B_3, B_5~B_{17})과 비타민 E, 셀레늄(Se, 비타민 C의 1750배), 아연(Zn) 등의 강력한 항산화 물질과 생체활성화물질을 적절하게 충분히 섭취할 수 있다면 질병이 없는 자유로운 삶이 가능해진다.

이처럼 생채소와 과일, 생씨앗은 우리 몸속의 세포를 파괴하는 활성산소를 제거하고 활성산소로 인한 독을 해독해주며 인체의 방어체계에 가장 근본이 되는 간을 회복시켜줌으로써 생명을 유지하는 데 가장 중요한 25,000여 종의 효소를 생산한다.

❖ 과외보다 더 효율적인 공부, 아이들의 참된 건강 회복시키기

공부, 공부, 공부…… 공부에 시달리는 요즘 아이들을 보면 불쌍하다는 생각이 많이 든다. 아이들에게 무조건 공부를 하라고 다그치기보다는 아이들의 두뇌회전을 활발하게 해주는 것이 훨씬 효율적이지 않을까 생각한다. 사실 정상적인 두뇌를 가진 일반 사람들은 공부를 그렇게 많이 할 필요가 없다. 본래 인류의 두뇌는 놀랍도록 영특하게 창조되었기 때문에 정상대로라면 수학이나 물리학, 어학처럼 우리가 일반적으로 배우기 어렵다고 느끼는 학문들도 저절로 쉽게 깨달아야 한다. 그러한 학문을 어렵게 느끼게 된 이유는 조상 대대로 우리의 두뇌를 열심히 틀어막았기 때문이다.

'뇌를 입으로 막는다'고 감히 말할 수 있는 것은 일상적으로 우리가 섭취하는 대부분의 음식물이 뇌혈관을 막고 있기 때문이며 서구식 음식문화가 가장 빠르게 뇌혈관을 막는 일에 동조하고 있기 때문이다. 뇌혈관이 막히면 뇌신경 세포가 굶어죽거나 세포 재생이 불가능하여 뇌가 활성화되기 어렵다.

이쯤에서 자녀를 둔 부모들은 가슴에 손을 얹고 생각해 보자. 뇌혈관을 막는 식생활을 유지하면서 아이들에게 억지로 고통스럽게 공부를 시킬 것인지, 천연치유를 통해서 자라나는 아이들의 피를 깨끗하게 하고 혈관을 청소하여 뇌신경 세포를 활성화시키고 뇌를 열어줌으로써 저절로 공부가 되도록 해줄 것인지를 말이다.

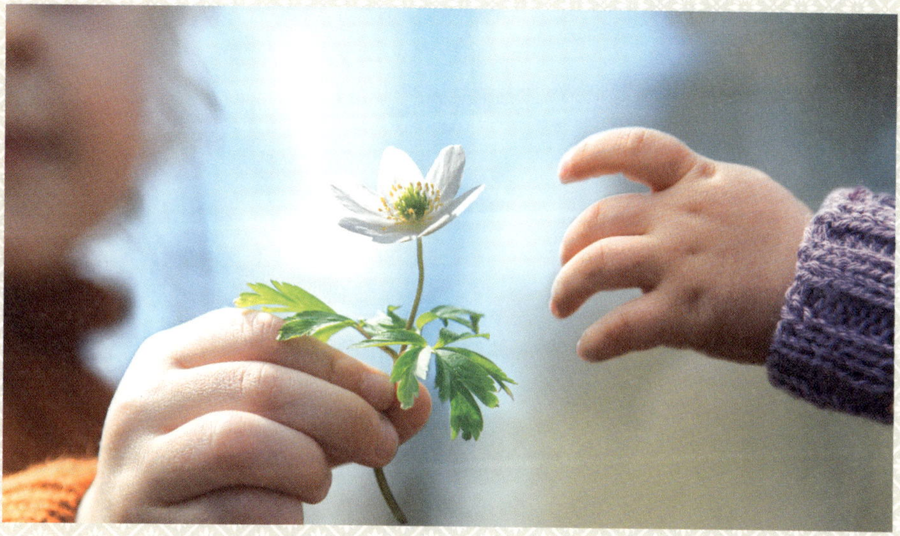

수기1

건강을 되찾은 사람들

내 손으로 나를 치료하는 유일한 방법, 천연 디톡스 / **허리, 목 디스크 치료 후기**

박경자

20대에 결혼을 하고 진도에서 배 두 척으로 남편과 함께 김 양식업을 하고 있을 때였습니다. 매일 파도와 싸우며 고된 일을 하고 나면 저나 남편이나 항상 녹초가 되곤 했습니다. 그러던 어느 날, 일을 하다가 허리를 삐끗했는데 크게 다친 게 아니어서 대수롭지 않게 '이러다 말겠지'라는 생각으로 두세 달을 넘겼습니다. 그러나 누워있어도 통증이 심하고, 앉아있어도 통증이 가라앉지 않아서 동생이 있는 인천의 큰 병원으로 진료를 받으러 갔습니다.

5살 큰아이와 100일을 갓 넘긴 작은아이를 남편에게 맡기고 인천에 있는 동생과 함께 병원에 가서 검사를 받으니 디스크 시초라며 수술을 할 단계는 아니라고 약만 몇 달치 지어주었습니다. 약을 한 번 먹었더니 허리가 아픈 것보다 가슴을 깎아내리는 듯한 통증이 더 심해서 그 이후로는 전혀 약을 복용하지 못했습니다. 그렇게 약도 먹지 못하고 동생네 집에서 보름 정도를 고생하다가 이만 집으로 가야겠다고 했더니 동생이 주변에 쑥뜸을 잘하는 사람이 있다고 소개해주기에 찾아갔습니다. 염분이 섞인 약쑥으로 허리에 있는 혈자리에 뜸을 놓는데 다행히 통증이 잡혀서, 그림으로 배워와 고통이 심할 때마다 집에서 쑥뜸을 놓기도 했습니다.

그러나 완전히 치료가 되는 것이 아니었기에 무리를 하면 또 통증이 재발했습니다. 진통제와 같은 약을 먹질 못하니 많이 아플 때는 그나마 쑥뜸으로 진정을 시키곤 했습니다.

그러다가 운전을 하는 일을 시작해 장시간 앉아서 운전을 하니 허리에 무리가 많이 가게 되어 또다시 극심한 허리 통증이 시작됐습니다. 쑥뜸으로도 쉽게 진정이 되지 않아서 부항도 뜨러 다니고, 교정도 받으면서 통증을 이겨냈습니다. 다행인지 불행인지는 몰라도 약을 먹지 못하는 위를 가지고 있던 터라 아프면 부항을 뜨고, 또 아프면 교정하고, 다시 아프면 쑥뜸을 놓으면서 54세가 될 때까지 이 지긋지긋한 질병과 싸워야만 했습니다. 수술하지 않을 바에는 병원에 가는 것도 의미가 없었기 때문에 그동안 병원에는 가지 않았고, 약을 먹지 않는 다른 방법들을 통해서 통증을 이겨낼 수밖에 없었습니다.

결국은 나이가 들어가니 뜸이나 부항 같은 방법도 소용이 없어지고 오히려 통증은 더 심해져서 돌아왔습니다. 나중에는 호미로 어깨를 파내는 것과 같은 심한 고통이 찾아왔고, 등 전체가 아파서 숨을 쉴 수도 없었습니다. 게다가 목 디스크까지 심해져서 당장 일어설 수도 없고, 앉을 수도 없어서 대소변을 받아내야 할 정도가 돼서야 할 수 없이 병원에 갔습니다. 병원에 가서 검사를 받으니 추간판탈출증에 목 디스크가 심해져 목부터 수술을 해야 할 것 같다는 진단을 받았습니다. 어릴 때부터 허리 디스크를 앓아온데다 혹여나 수술이 잘못되기라도 하면 마비까지 올 수 있다는 말에 너무나 무서웠습니다. 그러나 이제는 도저히 견딜 수가 없었고 수술을 받아야만 했습니다. 수술을 받고 나서도 치료가 되기는커녕 다리까지 마비가 되면서 더 악화되어 골수를 채취해서 집어넣어도 보고 병원에서 할 수 있는 여러 시술은 다 했습니다.

27세에 허리를 다친 후부터 50대가 넘어서까지 한 순간도 몸과 마음이 편한 때가 없었고, 통증이 너무나 심해서 말할 수 없는 스트레스를 받았습니다. 고통 때문에 밤을 지새우기 일쑤였고 혼자서 끙끙 앓느라 고생을 많이 했습니다. 가족들 또한 매일 아픈 저를 보면서 치를 떨 정도였습니다. 상황이 이러니 몸과 마음은 지칠 대로 지쳐갔고, 삶에 대한 의욕 또한 잃어갔습니다.

작년 5월에 이제는 쉴 요량으로 직장을 그만두고 병원에 정밀 검사를 받으러 가려던 때에 교회에서 이문현 회장님이 진행하시는 디톡스 강좌가 열린다는 안내문을 받게 되었습니다. 전에도 디톡스에 대한 이야기를 주변 사람들로부터 들어서 알고 있었지만, 일정한 기간 동안 다른 사람들과 숙식하면서 프로그램에 참여해야 하고 비용도 만만치가 않았습니다. 그리고 프로그램이 끝나고 나서 비싼 제품들을 구매해야 했기 때문에 내 여건과는 맞지 않는다는 생각이 들어 엄두를 내지 못했었습니다. 당시에 디톡스는 등록비가 10만 원이었고, 그 정도는 부담이 되지 않아 지인들과 함께 등록하여 이문현 회장님을 처음 뵈었습니다.

저는 디톡스 강좌를 들으면서 이문현 회장님이 성경에 있는 방법대로 사람들을 치료하시는 분이라는 점에서 너무나 감동했고 기뻤습니다. 회장님께서 말씀하시는 방법이 성경에서 말하는 하나님의 방법과 일치하는 치료법인데다 굶어야 하는 것도 아니고, 아픈 것도 아니어서 전혀 받아들이기가 어렵지 않았습니다. 과일과 야채즙을 배부르게 먹고 관장을 하고 나서는 몸이 날아갈 듯이 매우 가벼웠습니다. 그리고 프로그램대로 따라한지 3일 만에 지긋지긋했던 통증이 싹 사라졌습니다. 한 순간도 편치 않았던 삶이었는데 3일 만에 통증이 사라지는 것을 경험하고 깜짝 놀랐습니다. 그러나 한편으로는 '이 프로그램이 끝나고 다시 집으로 돌아가면 100% 통증이 재발할 것'이라는 생각이 들기도 했습니다. 그러나 일상으로 돌아와서도 통증은 다시 찾아오지 않았습니다. 오히려 4일째가 되니 더욱 몸이 좋아지는 것을 느꼈습니다. 약을 먹은 것도 아니고 늘 먹어왔던 야채와 과일을 먹은 것뿐인데 이렇게 좋아질 수 있다는 사실에 놀라움을 금치 못했고, 그 이후로 생즙과 천연치유에 깊은 관심을 가지게 되었습니다.

저와 딸과 손녀는 처음 디톡스 강좌를 들은 이후로 가까운 곳에서 열리는 디톡스 강좌에 매번 참여하고 있습니다. 이문현 회장님의 강의를 녹음해 와서 매일 같이 복습하고, 건강에 관련된 책도 꾸준히 읽으면서 올바른 식습관과 건강을 유지하기 위해 공부하는 것이 너무나 즐거웠습니다.

매일 아침 저는 냉수를 한 잔 마시고 새벽기도회에 갑니다. 집으로 돌아오는 길에 텃밭에 들러 싱싱한 채소를 따서 집으로 돌아와 가족들에게 줄 녹즙과 씨앗즙을 준비합니다. 출근하는 식구들에게는 커피 대신에 마실 수 있는 과즙을 싸주고, 집에 돌아오면 자기 전까지 먹일 녹즙과 과즙들을 준비합니다. 다른 사람들은 이런 저에게 그렇게 챙겨 먹으려면 번거롭지 않느냐고 묻는데 오히려 저는 너무나 행복함을 느낍니다.

이렇게 1년 동안 꾸준히 생즙을 마셨더니 온몸에서 느껴지던 통증이 거짓말처럼 모두 사라지고 안구건조증, 비염, 축농증 등 소소하게 앓고 있던 잔병들이 치료되었습니다. 그리고 사계절 팔다리에 일어나던 각질도 없어지면서 피부가 매끈해졌습니다. 게다가 매일 최상의 컨디션으로 좋아하는 일을 하며 주어진 하루를 열심히 살게 되었습니다. 크게 살을 빼려고 노력하지 않았는데도 평소 56kg이었던 몸무게는 자연스럽게 보기 좋을 정도로 빠졌고, 몸도 가벼우며 허리도 잘록해져서 10년 전에나 입었던 예쁜 원피스들을 입을 수 있게 되었습니다.

제 딸은 얼굴에 모공이 꽤 넓은 편이어서 스트레스를 굉장히 많이 받았었는데 생즙을 마시고 나서 모공이 좁아지고 잡티가 없어지면서 아기 피부가 되었습니다. 남편 또한 피부 발진으로 스테로이드 약을 3~4년째 먹고 있었는데 생즙을 마시고 나서는 노랗던 혈색이 밝고 맑게 돌아왔고 피부약을 먹지 않아도 견딜만하다고 합니다.

처음에 저의 경험을 주변의 많은 사람들에게 이야기했을 때는 믿는 사람이 그리 많지 않았습니다. 그리고 "사람마다 다 자기 형편에 맞는 것들을 하면서 건강해지면 돼. 그게 어쩌다 너한테 잘 맞았을 뿐이지"라고 비아냥거리던 사람도 있었습니다. 그러나 1년의 시간이 지나는 동안 저는 매우 건강해졌고, 그 사람들은 병을 얻었습니다. 제 존재 자체가 진실을 보여주었고 제게 핍박을 하던 사람들이 조금씩 변화되기 시작했습니다.

하나님은 병자를 치료하실 때, 가난한 사람이라서 치료가 더뎌지거나 오랫동안 병을 앓던 사람이라서 치료가 좀 더 늦어지거나 유전적인 병이라서 치료가 어렵거나 하질 않았습니다. 누구에게나 한 순간에 다 같은 효과를 볼 수 있도록 치료해주셨습니다. 이문현 회장님의 디톡스는 바로 하나님의 이러한 방법과 매우 닮아있다는 것을 알았고 깜짝 놀랐습니다. 아무리 병이 유전에 의한 것인지라도 내가 스스로 내 몸을 청소하고 제대로 된 영양을 집어넣으면 당장 회복이 됨은 물론, 아무리 오래된 병이라 할지라도 기간의 차이만 있을 뿐 회복이 이루어진다는 사실과 몸이 많이 상하지 않은 상태의 사람에게는 더욱 회복이 빠르게 진행된다는 사실을 알게 되었고, 이 세 부류의 사람들이 모두 똑같은 효과를 볼 수 있다는 것이 매우 감동이었습니다.

시중에 많이 나와 있는 각종 건강식품들은 어느 누가 어떤 재료로 어떤 공정을 거쳐 만드는지도 모르고 값도 만만치가 않습니다. 그러나 천연치유는 내가 늘 먹던 것을 먹어 내 몸을 치료하는 것이므로 누구나 한 번쯤 해볼 만한 것이 아닌가 생각합니다. 내 손으로 고른 재료를 적절하게 먹으면 몸이 청소되고 어떠한 부작용도 없기 때문입니다. 우리가 늘 먹던 것들을 제대로 알고 먹으면 그동안 모르고 있던 새로운 세상이 펼쳐집니다. 망설이지 마시고 꼭 실천해보셔서 저와 같은 기쁘고 행복한 삶을 되찾으시길 바랍니다.

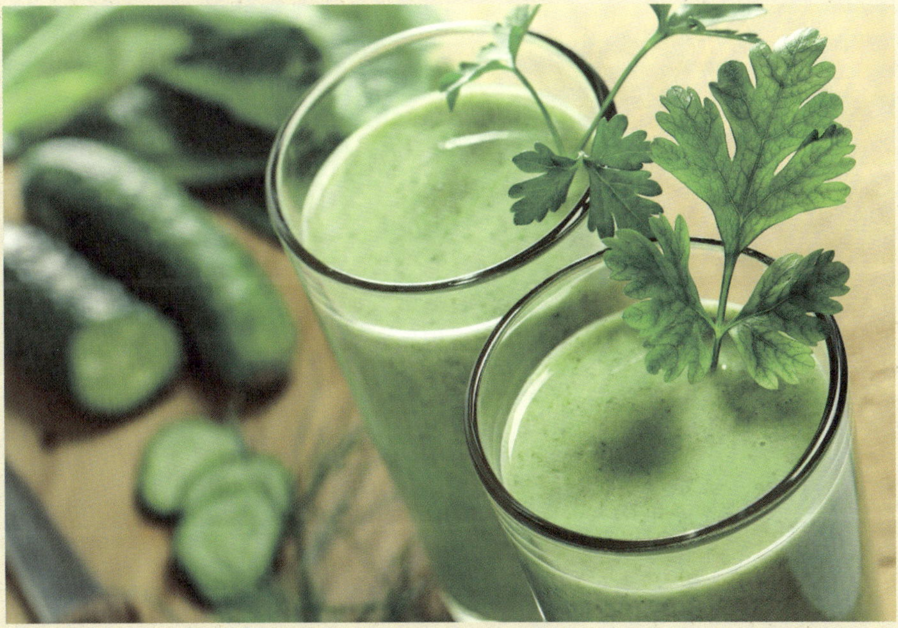

수기2

건강은 물론 가족의 사랑도 되찾았어요 / **고혈압 치료 후기**

김영희

저는 매우 건강한 사람이었습니다. 식사도 잘하고, 나를 환자라고 여길 사람은 아무도 없었습니다. 그러던 어느 날, 병원건강진단에서 '고혈압'이라는 병명이 주어지면서 그날부터 투병생활이 시작되었습니다. 혈압은 200mmHg까지 올라가고 네 가지나 되는 약을 지겹도록 먹었는데도 오히려 시간이 흐를수록 혈압은 더욱 올라갔고 약의 단위도 점점 높아졌습니다. 게다가 한 가지 약이 듣지 않으니 또 다른 종류의 약을 먹게 되고, 그리고 나니 콜레스테롤은 한없이 올라가 이것을 다스리기 위해 또 두 가지 약을 첨가하게 되고, 설상가상으로 자궁에 물혹까지 생겨 3년 동안을 홀로 치료를 할 수밖에 없었으며 이런 일련의 과정들로 인해 몸무게가 갑자기 늘기 시작해서 사람이 아니라 호박덩이가 굴러다니는 것과 다를 바가 없는 비참한 사람이 되고 말았습니다. 진작 이렇게 될 줄 알았더라면 저는 결코 이러한 치료를 받지 않았을 것입니다. 그러나 몇 개월 전 어느 날 걸려온 전화 한 통이 저와 제 가족의 운명을 놀랍게 바꾸었습니다.

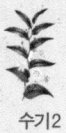

가든 그로브에 있는 어느 교회에서 '건강사랑방'이라는 세미나가 있는데 참 좋다며 참석해보라는 전화였습니다. 그리하여 어느 금요일 저녁, 일부러 시간을 내어 참석했더니 천연치료연구원 원장님께서 성인병의 원인과 회복에 대해 강의를 하고 계셨습니다. 너무도 쉽고 자세하게 설명을 하셔서 어느새 녹즙에 대하여 깊은 관심을 갖게 되었습니다. 그리고 마침 그때 그분들이 운영하시는 단체수련회가 있다는 얘기를 듣고 이것은 하나님께서 허락하신 일임을 확신하게 되었습니다. 기다리던 그날, 몇 가지 소도구를 챙기고 혈압약과 비타민까지 무려 열두 가지나 되는 약과 혈압 측정기를 가지고 함께 출발 대열에 올랐습니다. 그러나 마음한 구석엔 '과연 10년이나 나를 괴롭힌 고질병이 나아질 수 있을까? 현대 의학이 못 고친다는 병인데 과연 가능할까?' 믿어야 할지 말아야 할지 도저히 감이 잡히지 않았지만 '내친걸음이니 한번 해보자'며 용기를 내었습니다.

도착하자마자 이문현 원장님께 혈압약에 대해 말씀드렸더니 혈압약은 이제 필요 없을 거라고 말씀하셔서 그날부터 약은 끊고 과일즙과 야채즙을 마시기 시작했습니다. 그러나 또 한편 걱정이 컸습니다. '이렇게 갑자기 약을 끊고 있다가 쓰러지기라도 하면……, 반신불수가 되면 어떻게 하나' 하는 공포가 산처럼 밀려올 때마다 열심히 혈압을 확인했습니다.

첫 번째 들어온 배즙을 마시자 배가 부글부글 끓기 시작하더니 배에서 시냇물 흐르는 소리가 들리고 설사가 시작되기를 삼 일, 도저히 견딜 수가 없어서 포기하고 돌아갈 생각으로 일을 돌보는 봉사요원에게 얘기했더니 오히려 그것은 장이 청소되고 있는 과정이라면서 잘되어 가고 있는 것이라고 격려하기에 다시 마음을 돌려서 계속 해보기로 결심했습니다.

그렇게 일주일이 지난 후, 아침에 일어나니 몸이 상당히 가벼워진 것을 느끼고 들끓던 배도 멈추면서 몸무게가 6파운드 정도 빠진 것을 발견했습니다. 나를 더욱 놀라게 한 것은 혈압이 정상범위로 뚝 떨어진 것이었습니다. 내 낯빛엔 핑크색이 감돌고 있음을 기쁨에 찬 주위 사람들이 얘기해 주었습니다. 언제나 거울에 비친 내 얼굴은 살과 피부가 서로 떨어져서 허옇게 뜬 삶은 햇감자 같았는데 이것이 말끔히 사라지고 건강미 넘치는 피부로 변하다니, 정말 믿을 수 없는 일이었습니다. 이 뿐만 아니라 왼팔을 들지 못해서 앞치마를 입지도 못해 1년 이상 고통을 느꼈었는데 겨드랑이에 꼭 붙어있던 내 팔이 떨어져서 마음대로 움직일 수 있게 되었습니다.

게다가 지루한 투병생활로 말 못할 정신병까지 얻었고, 남편이 그렇게 밉고 싫어져서 식사도, 말도 함께하지 않게 되고 가정은 언제나 엄동설한의 냉방처럼 차가웠습니다. 그런데 수련회가 끝나는 날, 남편이 나를 데리러 왔다가 이 원장님의 강의를 2시간가량 듣고 감동하여 집으로 돌아가는 길에 종전의 잘못되었던 식생활 습관과 10일 동안의 경험담을 나누는 과정에서 옛날과는 전혀 다른 화목한 분위기를 느낄 수가 있었습니다. 지난 10일 동안의 프로그램을 통해서 내 자신의 잘못된 가치관과 고집으로 문제를 더 키워왔다는 사실을 깨달았고 더불어 남편에 대한 미안함과 후회가 밀려왔습니다. 그 순간 남편에 대한 새로운 애정이 싹트게 되었습니다.

체중 감량으로 가지고 있던 옷을 모두 고쳐 입으려면 경제적인 부담은 되겠지만 내 인생에 있어서 일생일대의 전환점을 마련해 주신 하나님과 수고해주신 이문현 회장님, 자원봉사자 여러분께 진심으로 감사를 드리며 아울러 천연치료연구원이 더욱 발전하여 질병으로 고생하시는 많은 사람을 위해 더 많이 수고해 주실 것을 부탁드립니다.

천연치유연구원 이문현 원장의 한마디

10년이나 괴롭혀왔던 고혈압을 떨쳐내시고 얼마나 후련하셨을까요? 고혈압이 이렇게 쉽고도 완벽하게 완치될 수 있는데 왜 그렇게 많은 사람들이 마치 무엇에 홀린 사람들처럼 약을 정성스럽게 먹으면서 질병을 고이 간직하고 사는지 알 수가 없는 노릇입니다.

고혈압은 모세혈관이 전체적으로 막힌 것이기 때문에 이것을 확실하게 청소하기 전에는 그 어떤 약을 먹어도 완치는 불가능합니다. 그래서 아직 고혈압을 완치할 수 있는 약은 어디에도 없습니다. 그렇지만 천연의 법칙 속에는 너무나 쉽고 간단하게 누구나 할 수 있는 방법으로 이미 해결방법이 준비되어 있습니다. 이 얼마나 다행스러운 일입니까? 치료법은 누구나 손만 뻗으면 닿을 수 있는 자리에 놓여 있습니다.

김영희 님이 직접 적어주신 체험담을 보면 알 수 있듯이, 고혈압을 완치하고 나니 그날부터 부부 사이가 새로워졌다는 것은 바로 내분비 기관의 혈관도 함께 청소되고, 뇌혈관이 청소되면서 정서적인 부분까지 해결되었다는 증거입니다. 이렇게 되면 이웃 간에도 좋아질 것이며 모든 단체가 새롭게 되고 나라가 건설적으로 평화로워지지 않겠습니까?

수기3

비로소 깨닫게 된 건강의 소중함 / **위염, 간염 치료 후기**

박범순

나는 태어날 때부터 병약해 나이도 한 살 줄여 출생신고를 했고, 고등학교 2학년 때까지 맨 앞자리에만 앉게 되면서 신체적인 왜소함에 콤플렉스를 느꼈으며 사회생활과 병행해야 했던 공부도 체력이 달려 포기했다. 나이가 들어 결혼을 하고, 사회생활이 더욱 힘들어지면서 건강 때문에 아내를 매우 힘들게 했고, 지금도 아내는 내 건강문제에 온 신경을 곤두세우고 있다.

위가 약해서 수시로 위경련과 위염을 앓고, 건강검진에서 B형 간염이 발견되어 퇴사를 했던 일도 있었다. 다시 몸을 추스르고 비활동성 만성간염보균자로 직장생활을 시작하면서부터는 항상 조심스러운 생활을 이어갈 수밖에 없었다.

가게를 열면서 하루 17~18시간의 노동과 매일 마시는 술로 몸이 망가지기 시작했다. 만성피로, 기억력 감퇴, 피부 건조에 가려움까지, 하루를 몽롱한 상태로 지내는 날들이 많아졌다. 이런 와중에도 장사는 잘 되어서 돈이 모였고 가게를 하나둘 늘려나갔다. 그러나 가게를 늘리면서 몸과 마음은 더욱 힘들어졌고 급속도로 몸에 이상이 오기 시작했다.

정기적으로 가는 병원에서는 현재와 같은 생활을 계속하면 간경화가 어떻게 변할지 모른다는 심각한 경고를 했고, 간 수치는 위험 수준까지 높아졌다. 병원에서는 특별한 치료법이 없으니 충분히 쉬고, 운동하고, 잘 관리하라는 이야기뿐이었다.

그렇게 건강에 대한 걱정으로 지내던 차에 잡지에서 천연치유연구원 이문현

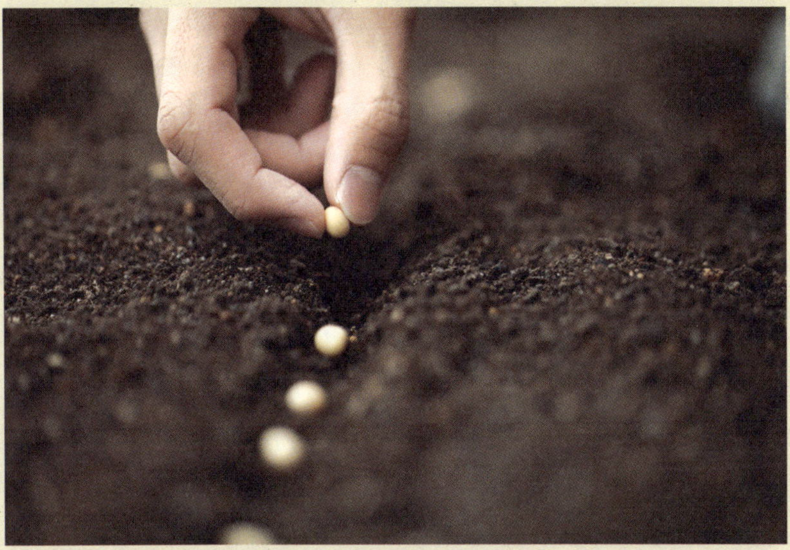

회장님의 기사를 읽게 되었다. 예전에 위염과 위경련을 앓았을 때 양배추와 사과즙을 장복한 후 나았던 기억이 있어 엔젤녹즙기 부산 본사를 찾아가 4시간에 걸쳐 상담을 했다. 바쁜 시간을 할애하여 열성적으로 건강과 녹즙의 관계를 설명하시는 모습과 진정성에 감복하여 어려운 도전을 시작했다.

8일간의 단식, 2개월 생식과 녹즙, 15개월 동안 잡곡밥과 녹즙을 먹었다. 지방에 갈 때는 녹즙기를 차에다 싣고, 야채를 아이스박스에 넣어 가지고 가서 다른 사람들이 식당에서 일반 식사를 할 때 나는 녹즙을 갈아 마셨다. 순간순간 괴로울 때가 많았고 꿈속에서 밥과 고기를 먹다가 놀라서 깨어나기도 했지만 참으로 신비한 체험을 하게 되었다.

우선 머리가 맑아졌다. 세상이 깨끗해 보였다. 그리고 기억력이 좋아졌다. 전에는 책을 읽다가 앞 장의 내용을 기억하지 못해 다시 읽거나, 이미 읽었던 책을 다시 사오는 경우가 종종 있었는데 이제는 그런 일이 없다. 또한 전체적으로 몸의 상태가 좋아졌다. 동상을 입어 두 엄지발가락 끝이 감각 없는 굳은살이었는데 혈액 순환이 되며 되살아났다. 간 수치는 정상으로 돌아오고, 간경화는 더 이상 진행되지 않았다.

이처럼 내가 건강을 되찾은 과정 속에는 언제든 전화하면 친절히 응해주시는 이문현 회장님의 정성과 길을 가다가도 씀바귀만 보이면 채취하며 기뻐하고, 하루에 15~16번씩 녹즙을 갈아주며 고생한 아내의 헌신이 있었다. 그래서 항상 감사한 마음이다.

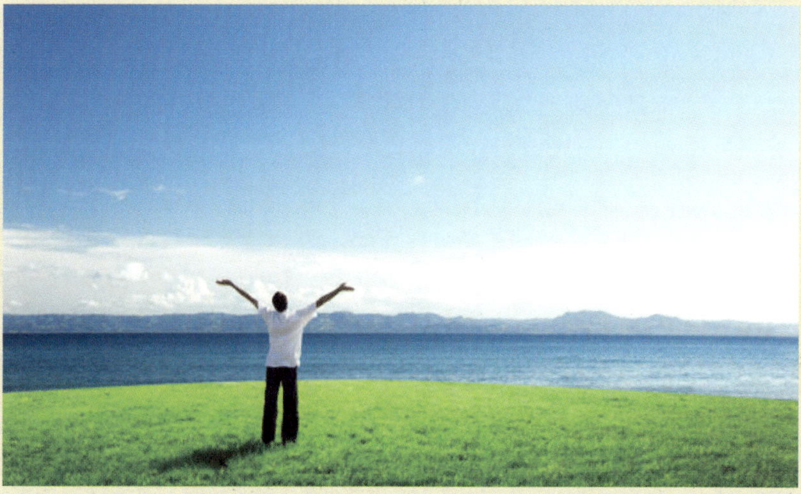

천연치유연구원 이문현 원장의 한마디

건강을 되찾고 행복해하시는 박범순 님을 뵈면 오히려 제가 더 감사한 마음이 듭니다. '하늘은 스스로 돕는 자를 돕는다'는 말이 있듯이 부부가 그토록 열성적으로 시도했기 때문에 하늘이 도와서 기적 같은 일이 만들어진 것이라고 생각합니다.

간경화 초기인 따님과 간경화 말기에 복수와 황달로 고생하셨던 어머님도 3개월 만에 완치되었으니 이보다 더한 기적이 또 있을까요?

현명한 판단과 집중적인 노력은 결코 아무나 할 수 있는 것이 아닙니다. 그러나 절체절명의 위기에 처해 있음을 자각하는 모든 사람들은 해낼 수 있는 일이라고도 생각합니다. 박범순 님도 지금부터 더욱 열성적으로 노력하셔서 남은 생을 더욱 건강하고 보람 있게 사시게 되실 것을 기대하고 응원합니다.

수기4

주저하지 않는다면 기적 같은 일들이 일어납니다 /

갑상선 기능 저하증, 당뇨 치료 후기

서정숙

저는 갑상선 기능 저하증과 당뇨병으로 2년째 치료 중인 환자입니다. 갑상선 기능 저하증이 있으면 소화기능이 약해지고 늘 피곤하여 눕고만 싶어집니다. 계단을 오를 때는 더욱 힘이 들고, 여행도 자유롭게 다니질 못합니다. 아파보지 않은 사람은 이해하지 못할 병입니다.

저는 남편의 권유로 천연치유연구원을 방문하여 이문현 회장님을 뵙게 되었고, 간을 회복시키는 일이 가장 중요하며 간이 튼튼해지면 다른 병도 자연스럽게 치유된다는 사실을 깨우쳤습니다. 밑져야 본전 아니겠나 싶어 엔젤녹즙기를 구입하고 생즙 단식과 레몬 관장을 해보기로 마음먹었습니다.

시작은 당도가 높은 과일즙을 매일 2000cc씩 마시는 것이었습니다. 당뇨 환자로서는 상상도 못할 일이었습니다. 처음엔 겁도 났지만 녹즙을 마시면 당은 정상으로 돌아온다며 걱정 말고 계속 마시라는 이문현 회장님의 말씀을 믿고 꾸준히 과일즙을 마셨습니다. 그런데 정말 놀라운 일이 벌어졌습니다. 생즙 디톡스와 레몬 관장 16일을 마치고 회복식 5일째인 현재까지 21일간 호르몬제를 일체 복용하지 않았는데도 피곤함이나 소화장애가 전혀 나타나질 않습니다. 그리고 당 수치는 과즙을 마실 때만 잠시 오를 뿐, 다음날 아침이면 거짓말처럼 정상 수치인 80 mg/dℓ이내로 회복되곤 합니다.

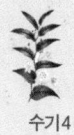

그뿐만 아니라, 20일 째였던 어제는 시체 썩은 냄새를 동반한 변을 한 주먹 가까이 쏟아냈습니다. 놀란 마음에 연구원으로 전화를 드렸더니 간과 핏속에 있던 독성들이 드디어 빠져 나오고 있는 증거라고 이문현 회장님께서 말씀해 주셨습니다. 간이 회복되어 가니 덤으로 갑상선 기능까지 자연스럽게 회복되고 있습니다.

단식 관장을 하면서 고생을 정말 많이 했습니다. 몸살감기와 고열로 3일간 앓아눕기도 하고 속이 울렁거려서 더 이상 못 참을 만큼 힘들었던 일도 있었습니다. 그만큼 제 건강이 악화되어 있는 증거였지요. 남편은 이문현 회장님과 아침 일찍부터 전화 상담을 했고 회장님의 말씀에 따라 지독할 만큼 철저하게 시간표를 짜서 녹즙을 공급해주었습니다. 살기 위해서는 이 녹즙을 반드시 마셔야 한다는 남편 앞에서 저는 두 손을 들 수밖에 없었습니다. 그 결과 이렇게 기적 같은 놀라운 일들이 제 몸속에서 일어나고 있는 것입니다.

이 글을 읽고 계신 여러분! 저와 여러분은 꼭 나을 수 있습니다. 제가 바로 산 증인입니다. 저의 연락처가 필요하시다면 천연치유연구원에 전화하여 알려달라고 말씀하세요. 그리고 주저하지 마시고 녹즙을 마셔보세요. 그러나 무턱대고 녹즙만 마시는 것은 치료에 별로 큰 도움이 되지 않습니다. 치료를 시작하시기 전에 꼭 천연치유연구원의 이문현 회장님을 만나 보십시오. 전화로 하지 마시고 꼭 만나셔서 자세히 상담을 받는 것이 가장 정확한 답을 찾는 길이라 저는 확신합니다.

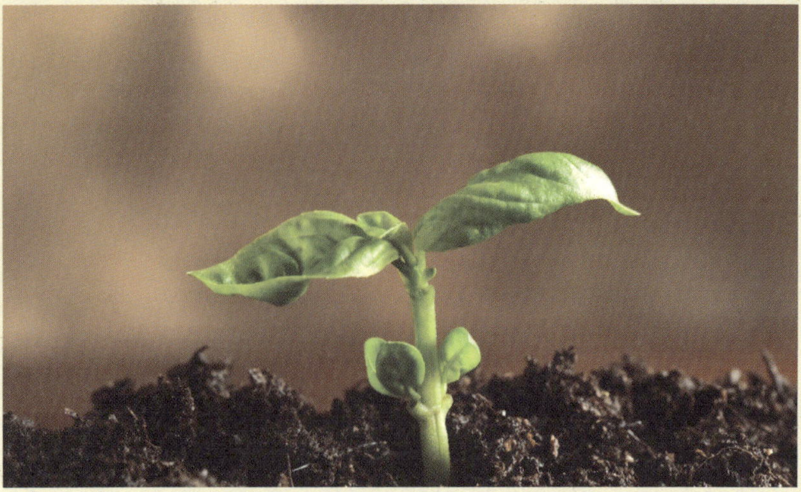

천연치유연구원 이문현 원장의 한마디

갑상선 기능 저하증을 앓는 대부분의 사람들은 수년간 약을 복용하며 치료하다가 결국은 완치하지 못하고 부작용을 얻게 되거나 암으로까지 진행되는 경우가 많은데, 여기에 당뇨병과 비만, 관절염까지 겹치면서 현실적으로 대단히 극복하기 어려운 상황임에도 본인의 확실한 이해와 남편의 극진하고도 치밀한 도움으로 녹즙을 이용한 천연 치료를 꾸준히 실천하여 기적 같은 회복을 만들어 낸 분입니다.

사실 서정숙 님이 건강을 회복해가는 과정 중에는 어려운 순간도 있었습니다. 특히 체중이 감소하고 컨디션이 좋아지면서 당 수치가 정상으로 돌아왔고, 이것을 확인하기 위해 병원에 가서 정확한 검사를 받아보겠다고 하면서 벌어진 일이 지금도 제 기억에 남습니다.

몇 년 전 약을 먹기 시작할 때 80이었던 TSH 호르몬 수치가 검사 결과 200.5로 나타났고, 생즙 디톡스를 열심히 실천했는데 수치상으로는 더욱 건강이 악화되었으니 왜 이런 결과가 나온 것인지 본인도 무척 당황스러우셨을 겁니다. 거기다 내분비계 분야의 권위자였던 의사에게서 "그동안 왜 약을 먹지 않았느냐, 심장이 10분 후에 멈출지, 20분 후에 멈출지 장담할 수 없고 환자가 임의로 의사의 처방을 무시한 것에 대해 자신은 책임을 질 수 없다"는 말까지 들었으니 더욱 놀라고 기절할 만한 일이 아니었을까 싶습니다. 저녁에 집에 돌아온 남편 분이 울음을 그치지 않는 아내를 달래 자초지종을 들으시고는 제게 불평 섞인 목소리로 전화를 하셨지요.

"회장님께서 가르쳐주신 대로 지금까지 잘 했는데 병원에서는 왜 이런 결과가 나온 겁니까?"

"오늘 진찰 전까지 환자의 상태가 최선이라고 들었습니다."

"예, 오늘 아침까지 그랬습니다."

"그렇다면 처음부터 지금까지 병원 진찰 결과를 앞에다 모두 펴보십시오. 처음 진찰에서 매우 낮았던 T4와 T3 호르몬의 수치는 정상이지요?"

"예, 그렇습니다."

"바로 이 호르몬이 갑상선 호르몬인데 이것이 정상으로 돌아왔기 때문에 현재 몸의 컨디션이 최상의 상태인 겁니다. 다시 말해서 갑상선 호르몬이 정상 수준으로 생산되고 있다는 말입니다. 그리고 TSH 호르몬은 갑상선 호르몬이 부족할 때 갑상선 호르몬을 더 많이 생산하라고 독촉하는 자극 호르몬입니다. 전체를 다시 해석하면 몸의 다른 문제로 갑상선 호르몬이 많이 필요하게 되었고, 이 필요에 따라서 더 많은 자극 호르몬을 방출한 것입니다. 이것까지는 극히 정상이나, 문제는 이러한 요구에 갑상선이 따라오지 못해서 이것이 갑상선 기능 저하증으로 나타난 것입니다. 다시 말해서 자극 호르몬 수치가 높은 것만으로 저하증이라고 판단하는 것은 잘못된 것입니다. 제 생각에는 지금 모든 것이 잘 되어가고 있습니다. 이대로 계속 자극 호르몬 수치가 높으면 이제는 갑상선 호르몬 수치가 계속 올라가서 결국 갑상선 항진증으로 돌아가기 전에 자극 호르몬 수치는 떨어질 것입니다. 모든 상태가 저하증 증세도 없이 호전되었다면 걱정할 필요가 없다고 생각합니다."

"알겠습니다. 잘 되어가고 있다고 말씀하시니 하던 대로 계속 해보겠습니다."

이후에 서정숙 님은 심장이 멎기는커녕 오히려 모든 상태가 좋아져서 이렇게 체험담을 보내주셨고, 자신의 이름과 전화번호까지 밝히면서 자신처럼 희망 없이 고생하는 많은 사람들을 돕겠다고 나서주셨음에 감사할 따름입니다. 창조주께서 이 분의 바른 생각과 아름다운 마음을 무척이나 좋아하시리라 믿으며 이 사건으로 도리어 잘 회복되는 계기가 되었을 것이라 생각합니다.

몇 년 후에 서정숙 님을 뵈었을 때는 얼굴을 알아보기 어려울 정도로 날씬해지시고 그야말로 미인이 되어 계셨습니다. 하나님께서 앞으로 이 가족에게 더 큰 복을 안겨주시리라 기대합니다.

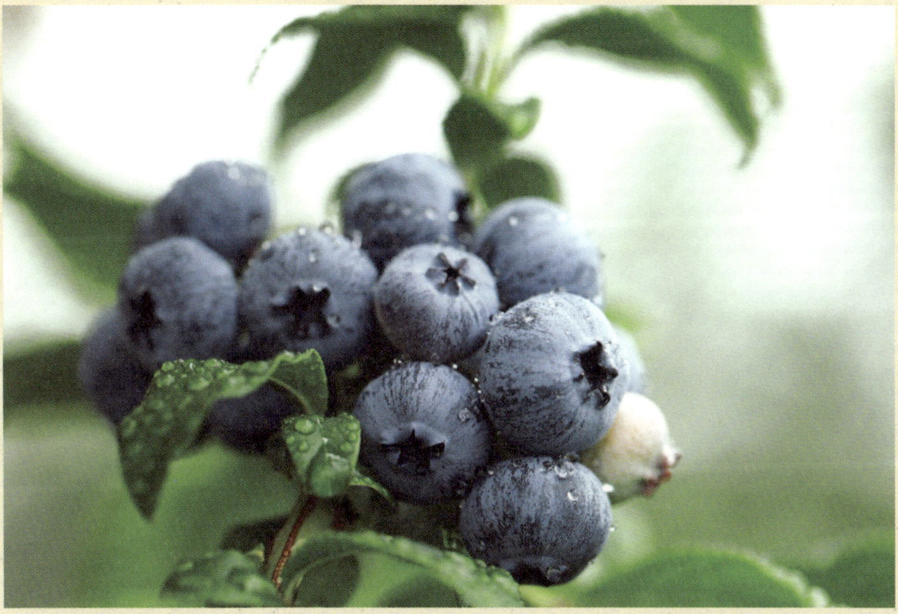

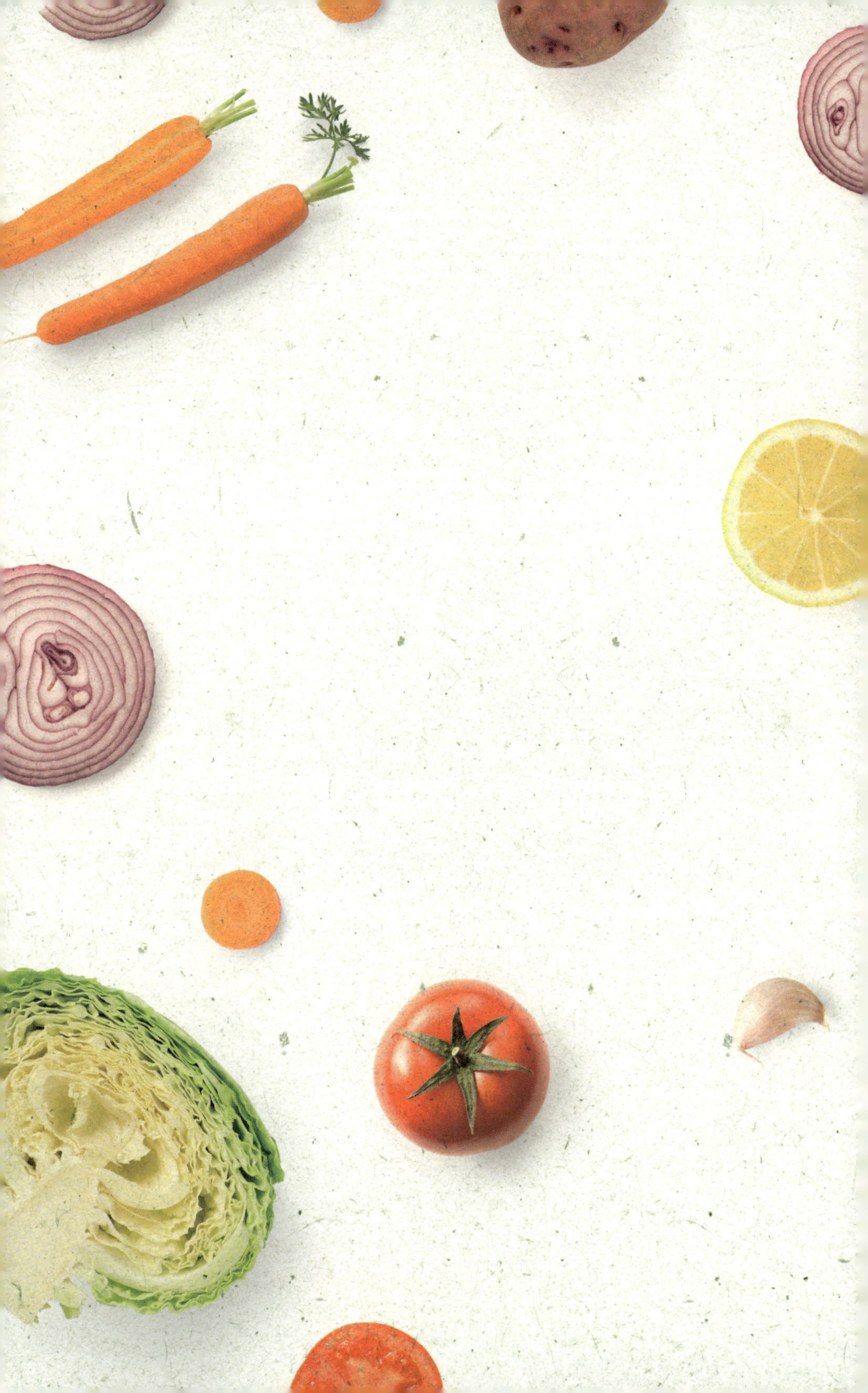

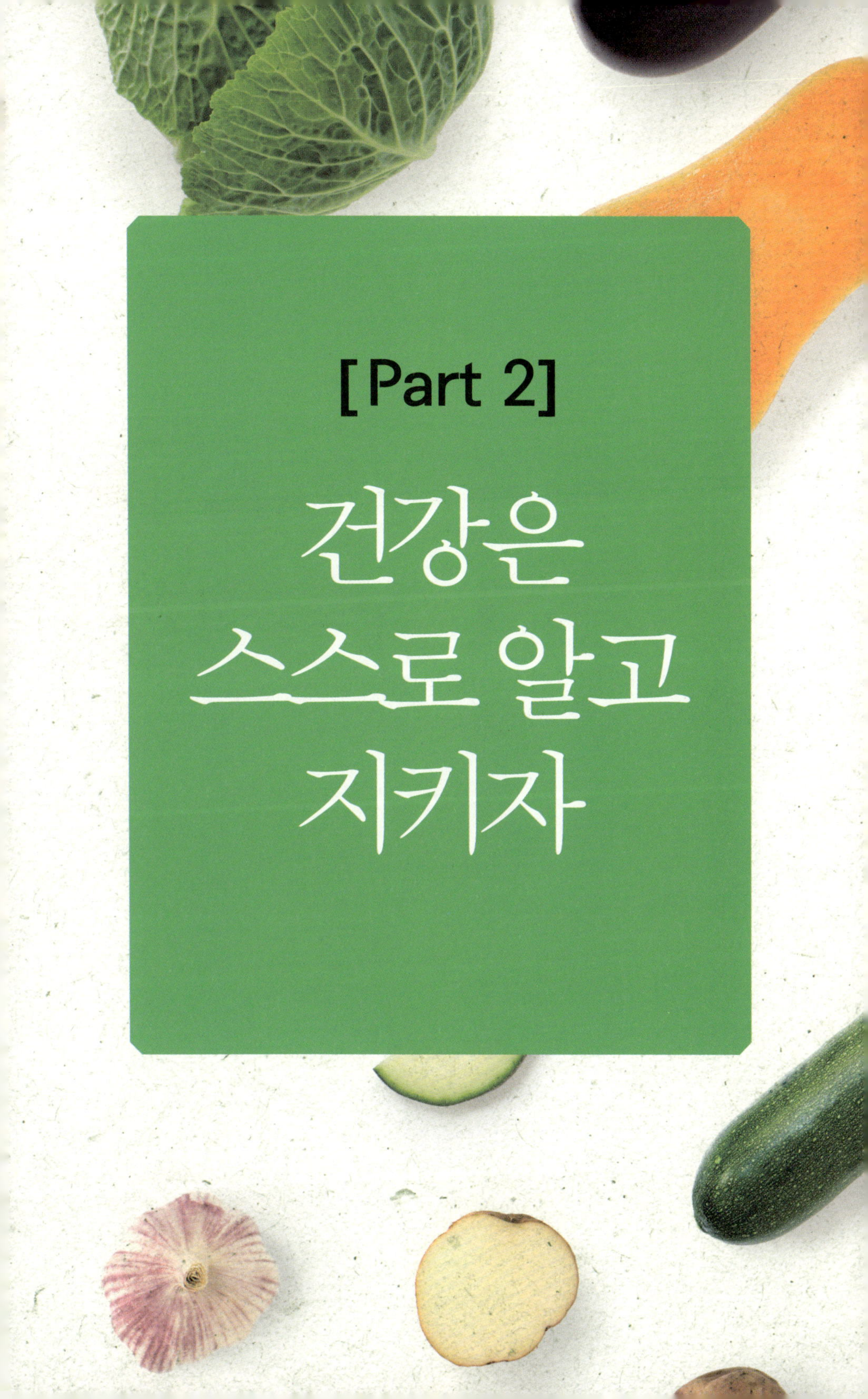

[Part 2]

건강은 스스로 알고 지키자

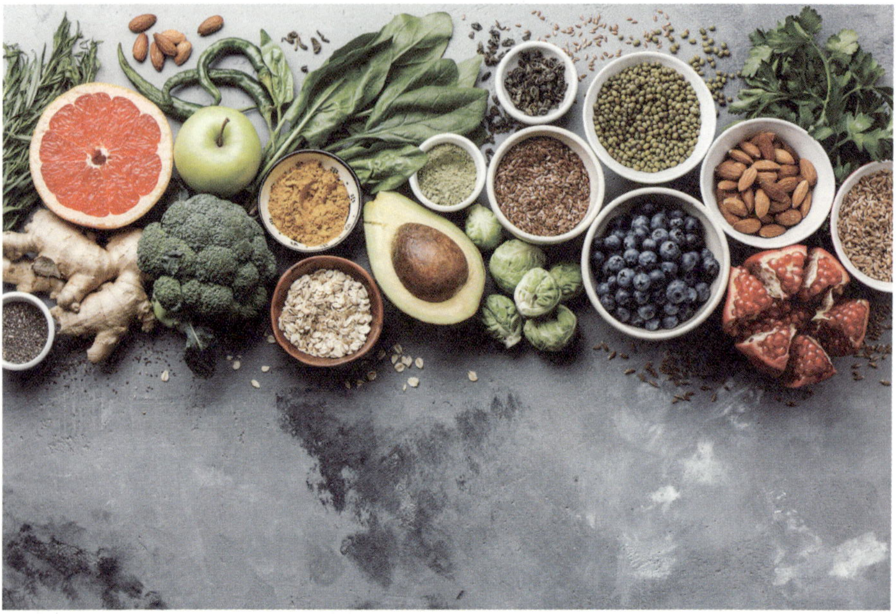

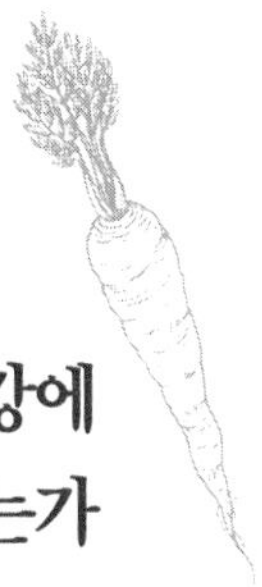

무엇이 우리 건강에 득이 되고 해가 되는가

내 건강은 스스로가 지켜야지 의사도 부모형제도 나의 건강을 대신하거나 나를 대신해서 지켜줄 수 없다. 요즘 사람들은 인터넷과 더불어 다양한 미디어에 노출되어 있기 때문에 거기서 얻는 수많은 정보의 홍수 속에서 살아가고 있다. TV를 켜면 채널마다 온갖 먹을거리를 소개하고 있지만 그것들 가운데 안심하고 먹을 수 있는 것이 거의 없으며 오히려 우리 몸에 독이 되는 음식들인 경우가 더 많다. 나는 특히나 이러한 정보를 제공하고 가공하는 사람들의 의식과 인식에 더 문제가 있다고 본다. 그들은 무엇이 옳고 그른 것인지, 무엇이 우리의 건강에 도움이 되고 해가 되는지를 잘 알지 못하는 것 같다.

하루에도 수만 가지의 정보가 쏟아지는 요즘 같은 세상에서 더구나 환자들은 자신의 몸을 회복하기 위해서라도 더욱 현명해져야 하며 그들의 보호자인 가족들 또한 좋은 정보와 나쁜 정보를 구별할 수 있는 안목을 키워야 할 것이다.

나에게는 지금도 잊히지 않는 50대의 남성이 있다. 전직 경찰인 그는 시골생활에 대한 남다른 꿈을 안고 농토를 사서 시골로 내려갔다. 농한기에는 특별히 할 일이 없었던지라 생계 지원 사업에 나가서 임금 대신 밀가루를 지급받곤 했는데 대부분의 끼니를 이 밀가루로 때우곤 했다. 수입 밀가루가 한국인의 몸에 얼마나 해로운지는 새삼 설명할 필요가 없을 것 같다.

어느 날 그는 무릎에 염증이 생겨서 약을 사다가 먹었는데 낫기는커녕 약을 복용할수록 더 심해져만 갔다. 얼마간을 '괜찮아지겠지' 하며 참고 지내다가 병원을 찾아가서 종합검사를 해보니 염증 부위가 암으로 변했다며 다리를 절단하는 수술을 받아야 한다는 진단을 받았다고 한다. 그는 수술을 한다고 해도 장애인으로 살아야 하고 당장 수술을 할 돈도 없어서 나를 찾아왔다. 하지만 나도 그 당시에는 녹즙기를 생산할 공장이 없어서 녹즙기를 집에서 만들었어야 할 만큼 어려운 때였다.

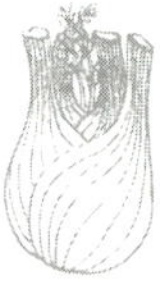

자만심보다 더 큰 적은 없다

나는 대량의 채소와 과일을 즙으로 짜서 마시면 회복이 가능할 것이라고 말했다. 상담을 마치고 나니 그분이 당장 녹즙기를 구입할 돈이 없다기에 건강을 회복하는 게 우선이라는 마음에 외상으로 녹즙기를 줬다. 그분은 내가 일러준 대로 생즙을 열심히 만들어서 먹었고 암도 깨끗하게 사라졌다.

그분은 건강을 되찾은 기쁨에 한껏 고무되어 자신의 경험을 쓴 책까지 만들어 사람들에게 나눠 주었다. 그러나 이제는 다 나았다는 자만심이 큰 문제였다. 암이 사라지고 건강해지자 그동안 마셔왔던 생즙을 끊고 자연식도 멀리한 채 자신의 병을 부른 예전의 식생활로 돌아간 것이다. 몇 년이 지나고 나에게 다시 연락이 왔는데 자신도 모르는 사이에 암이 재발했고, 급속도로 몸에 퍼져서 다리를 이미 절단했다는 소식이었다. 다리를 절단하기 전에 한 번이라도 연락을 주었다면 좋았으련만, 우리 부부는 그 소식에 너무나 안타까웠다. 다리만 잘라낸다고 문제가 해결되는 것이 아니니 병원에서 퇴원하면 한 번 찾아오시라는 말을 남기고 전화를 끊었다. 지금부터가 더 중요하니 천연식이요법을 다시 시작하고 채소와 과일 생즙을 이전보다 더 열심히 먹어야 한다고 신신당부했다. 그분이 살 수 있도록 도와주고 싶었다. 그러나 이후로 한 번도 찾아오는 일이 없었고, 다리를 자른 지 2년이 지난 어느 날 돌아가셨다는 연락만 받았다.

그분은 병이 다 나은 후에 천연건강식을 유지하고 생즙을 만들어 먹는 것이 지겹고 귀찮아지자 다시 예전의 생활습관으로 돌아가서 살다가 자신의 몸에 암이 재발해서 퍼지는지도 몰랐던 모양이다. 결국에는 해결방법을 찾지 못하고 의사가 시키는 대로 다리를 절단한 것이다. 절단 수술로 모든 것이 끝난다고 생각했겠지만 암은 잘라낸 부위에만 있는 것이 아니라 혈액을 따라 온몸을 돌아다니기 때문에 수술 후에 오히려 관리를 더 잘해야 한다.

천연식이요법이 처음에는 힘든 것 같아도 습관이 되면 일반식보다 더 편하고 맛도 좋고 식생활 자체가 간단해진다. 천연식이요법을 실천하는 사람이라면 누구나 하는 말이기도 하다. 천연식이요법을 실천하는 것보다 다리 절단 수술이 더 힘들고 고통스럽지 않겠는가? 게다가 수술만으로 암이 해결되기만 한다면야 얼마나 좋겠는가. 하지만 결국 그는 다시 돌아올 수 없는 길을 떠나고 말았다.

우리가 알아야 할 천연의 법칙

현대 의학은 질병의 증세를 통해 원인을 분석하여 근본을 치료하기보다는 현재 나타나는 증상을 조절하는 데에만 초점이 맞춰져 있다. 그러나 질병의 원인을 분석하여 뿌리부터 해결하는 방법을 선택하지 않으면 질병의 완치가 어려울 뿐만 아니라 어떤 면에서는 오히려 병세를 더 악화시키는 경우가 생기기도 한다.

❖ 정보는 넘치지만 자신을 지키는 지식은 부족한 현실

'아는 게 병'이라는 말도 있듯이 현대인들에게는 너무나 많은 양의 정보가 쏟아져 들어와서 오히려 판단력을 흐리는 경우가 생기기도 한다. 게다가 정작 자신과 가족의 건강을 지키는 데 필요한 지식은 너무나 모자라는 것 같다. 심지어 지식인이라는 박사님들도 자신이 가진 위염(천연치유로는 회복하는 데 일주일도 걸리지 않는) 하나를 해결하지 못해서 갖은 방법을 다 동원하다가 결국은 암으로까지 악화시키는 경우를 많이 봐왔다. 이것은 편협한 연구와 방향성에 그 문제점이 있다. 산속의 사슴은 영양학도 의학도 배우지 않고 병원도 약도 없다. 지식이라고는 동물적 감각 밖에 없는 산속의 사슴은 위염도 암도 고혈압도 당뇨도 없다. 하지만 세상의 온갖 지식을 배우고 가르치며, 최고의 시설을 갖춘 병원과 좋은 약을 가진 인간은 원인을 알 수 없는 질병이 늘어가고, 병을 앓는 환자 수가 매년 증가하고 있다.

❖ 천연의 법칙만이 살길이다

천연의 법칙은 단순하기 때문에 비법이라는 게 없다. 천연치유법도 일리가 있고 효과도 있지만 결코 현대 의학을 무시할 수는 없다는 게 요즘 사람들의 생각이다. 그러나 이런 식의 양다리는 지혜로운 게 아니라 가장 어리석은 것이다. 무엇이든 알려면 확실하게 알아두고 모르려면 확실하게 모르는 편이 낫다. 차라리 모르면 더 오래 산다. 이쪽의 말도 맞는 것 같고, 저쪽의 말도 맞는 것 같다는 어중간한 태도로는 병을 고치기가 어렵다. 사람들은 조기 진단으로 암을 막을 수 있다고 생각하지만, 조기 진단은 이미 암이 생겨서 발견된 후에 그때부터 치료를 시작하는 것이므로 완전히 암을 막을 수 있는 것도 아니다. 내 입장에서 생각해 볼 때는 어처구니없는 오늘날의 현실이다.

암 치료에 사용되는 막대한 예산의 일부분이라도 천연치유법의 보급에 사용한다면 중병을 앓고 있는 많은 사람들의 고통을 덜 수가 있을 것이다. 현대 의학자들이 아무리 밤새도록 암의 원인을 밝혀내고, 획기적인 수술법을 개발한다고 해도 국민 전체의 식생활을 바꾸지 못하면 근본적인 해결이 되지 못한다.

자신과 가족의 건강을 지키는 일은 스스로 해야 하고 그 책임도 자신에게 있다. 우리가 반드시 명심해야 할 것은 건강에 대해서 만큼은 무조건 병원에만 의존해서는 안 된다는 점이다. 우리는 천연치유의 원리를 알아야 할 필요가 있다. 천연치유법은 마치 사슴이 자신의 건강을 지키는 법을 아는 것처럼 그 원리가 간단하고 실천하기도 쉽다.

요즘은 노년, 중장년, 청소년 할 것 없이 나이를 불문하고 각종 성인병과 중병에 시달리는 환자들이 많다. 어떻게 하면 질병으로부터 벗어나 건강하고 행복한 삶을 살아갈 수 있을지 또한 암과 같은 큰 질병에 걸렸더라도 어떤 방법으로 치료하는 것이 현명한 선택일지를 환자와 보호자가 더 열심히 공부해야 한다.

알레르기(Allergy)를 바로 알아야 질병을 예방·정복할 수 있다

알레르기는 만병의 근원이라고 할 수 있다. 비염, 축농증, 혈관염, 눈병, 장염, 아토피 등 각종 피부병, 심지어는 각종 암, 그리고 관절염까지도 알레르기를 기초로 하는 경우가 많다. 이들을 완전히 정복하기 위해서는 알레르기부터 해결해야 한다. 그런데 대부분의 사람들이 알레르기를 잘못 알고 있기 때문에 알레르기뿐 아니라 위에 열거한 각종 질병들을 고칠 수 없는 것은 당연하다.

알레르기 반응이 일어나는 상황은 다양하다. 그중 한 예로 꽃가루 알레르기가 있다. 사람들은 꽃가루에 문제가 있다고 보지만, 꽃가루는 지극히 정상이다. 단지 내 몸의 저항력이 떨어져서 꽃가루 속에 있는 작은 독毒을 해결할 능력이 없기 때문에 내 몸에 신호를 보내는 것이 알레르기 반응이다. 그래서 이 사람이 당장에 그 환경을 피했을지라도 모든 문제가 다 해결된 것은 아니다. 몸에 저항력이 회복되기 전까지는 몸 속에서 각종 질병이 시작되고 있다고 볼 수 있다. 그러므로 알레르기 반응이 나타나는 자체는 오히려 인체에 유용한 것이다. 인체에서 알레르기 반응을 일으키는 항체는 IGE 항체인데 이 항체는 백혈구로서 내 몸의 척후병과 같은 역할을 한 다. 그런데 일반적으로 알레르기를 해결하는 약은 IGE 반응 자체를 없애버리는 것이다. 그것은 군대에서 척후병을 없애는 것과 같다. 그렇게 되면 군대는 극히 위험에 처할 것이다.

결국 알레르기는 저항력의 문제이다. 저항력을 회복시키는 것만이 알레르기를 완치하는 길이며 알레르기를 완치해야 위에 열거한 질병들을 해결하는 토대가 마련된다. 모든 질병은 기초부터 치료해 나가야 완치로 나아갈 수 있다.

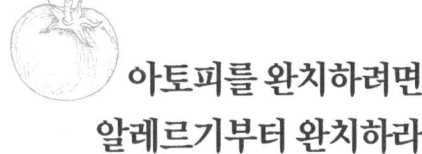

아토피를 완치하려면 알레르기부터 완치하라

아토피가 나타나는 병소는 피부지만 원인은 피부에 있지 않다. 그 원인은 알레르기에 있고 알레르기의 원인은 저항력이 떨어지는 데에 있다. 여기에 스테로이드제나 약을 바른다는 것은 잠시 동안 완화된 듯이 보일 뿐이지 완치와는 거리가 멀다. 얼굴에 심한 아토피가 있었던 29살 여자 환자는 십수 년 동안 아토피로 고생한 환자였다. 그러나 천연치유로 이 사람의 얼굴이 정상으로 회복되는 데는 열흘도 걸리지 않았다. 오랫동안 각종 스

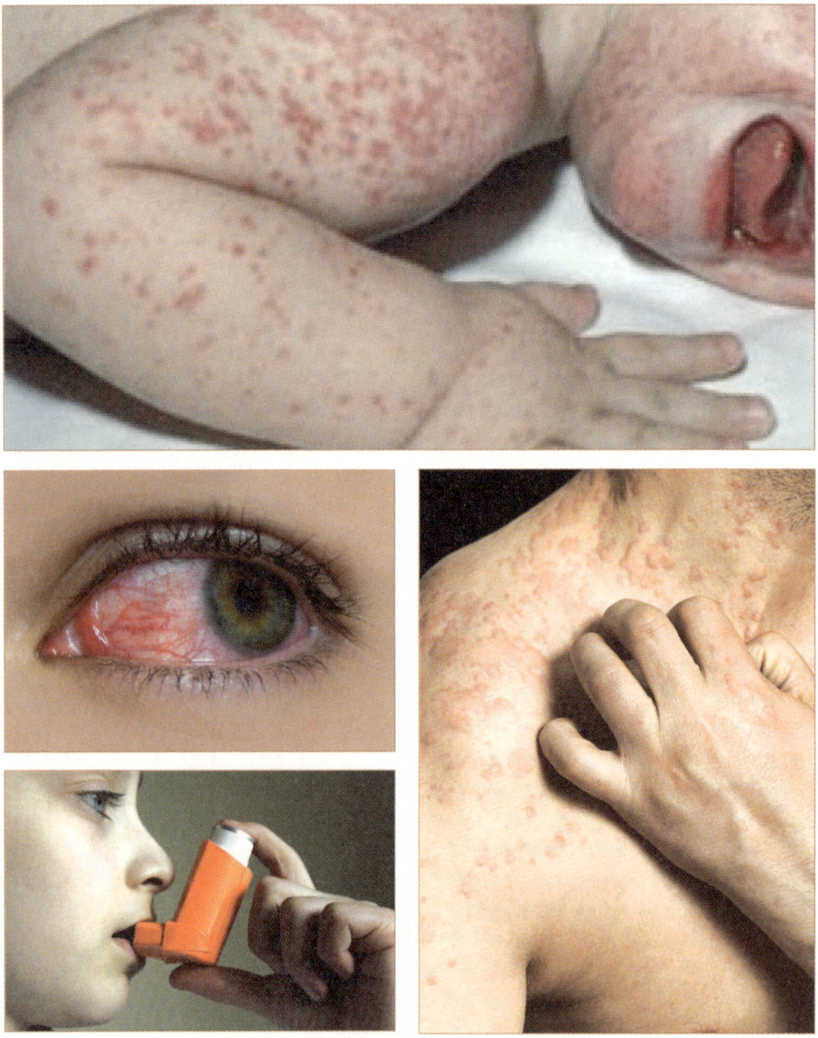

알레르기 사진

테로이드제와 여러 가지 약을 발랐지만 점점 심해지기만 했다고 한다. 그러나 이것이 열흘도 되지 않아 쉽게 완치될 수 있었던 것은 바로 저항력을 회복시키고 알레르기를 회복시켰기 때문이다. 몸속의 모든 독을 해독하여 제거하고 살아있는 활성칼슘을 대량공급하면 저항력은 빠른 속도로 회복되고 따라서 알레르기도 회복되며 그런 상태에서는 아토피도 쉽게 완치될 수밖에 없다.

천연치유적인 측면에서는 어떤 약도 사용하지 않고 오직 과일과 채소만으로 얼마든지 쉽게 회복될 수 있다는 것을 경험해본 사람들은 알고 있다. 이렇듯 어떤 사람도 아토피로 고생할 이유가 없다. 이것이 창조주께서 마련하신 천연의 법칙이다.

가령, 신생아가 태열이 있다면 아토피가 생길 확률이 높다. 이럴 때는 젖을 떼기 전에 어머니를 치료하면 아기는 어머니와 함께 완치가 된다. 왜냐하면 아기의 태열이나 알레르기는 그 원인이 어머니에게 있기 때문이다.

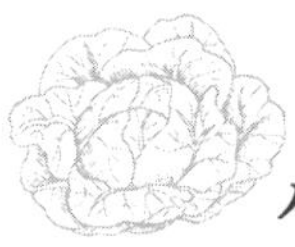

생즙 두 컵으로 알레르기를 극복한 여의사

나는 1990년대에 건강 카운슬러 양성을 위해 중국 하얼빈시에 간 적이 있다. 그곳에서 보름 동안 12명의 중국인 의사들을 교육했는데 막상 중국 안에 들어가서 중국을 바라보니 이것이 하나님께서 나에게 준 기회라는 생각이 들었다.

당시에 서구 민주주의 국가들은 자유경쟁을 통해서 경제는 크게 발달했지만 문화적으로는 상당히 퇴폐해 있었다. 반면 중국은 각종 통제에 묶여 있다 보니 서구 국가들에 비해 그 문화가 오염되지 않고 순수한 편이었다. 그러나 또 한편으로는 중국의 모습이 마치 냉동실에 보관된 고기와 같이 느껴지기도 했다. 냉동실에 들어가 있는 고기는 잘 썩지도 않고 안전하지만 냉동실에서 나오는 순간 부패가 더 빨리 진행된다. 나는 자유경쟁 체제가 자리 잡아서 중국인들의 식생활 문화가 오염되기 전에 하루라도 빨리 천연치유법을 보급하고 싶었다. 내가 중국에 간 까닭은 이런 문제를 안고 있는 중국을 보았기 때문이다.

12명의 중국인 의사들과 보름을 지내는 동안 단식을 하고 생즙만 마시며 관장을 하는 프로그램을 직접 실천했다. 교육 첫날에 오리엔테이션을 마치자 여의사 한 명이 나에게 찾아와서는 자신은 이 프로그램을 그만두고 집으로 돌아가겠다고 했다. 그래서 내가 왜 그러느냐고 물었더니 자신은 어릴 때부터 생것에 대한 알레르기가 있어서 야채나 과일을 못 먹는다는 것이었다.

"저는 생것만 먹으면 눈이 토끼 눈처럼 빨갛게 변하면서 정신을 잃고 쓰러집니다. 그래서 자신이 없습니다."

그녀는 정말 특별한 사람이었다. 그래서 내가 그녀에게 말했다.

"그래요? 그럼 아주 잘됐습니다!"

"네?"

여의사는 눈이 동그래지면서 나를 쳐다보았다. 그만두고 집으로 돌아간다고 하면 내가 붙잡을 줄 알았는데 '잘됐다'는 대답을 어서 돌아가라는 의미로 받아들인 모양이었다. 하지만 내 대답은 그런 의미가 아니었다.

"알레르기는 가장 중요한 인체의 질병 중에 하나이며 질병의 기초입니다. 현대 의학에서는 난치병이지만 천연치유로는 치료하기가 쉽습니다. 그럼 이것부터 해결하면 되겠군요. 가장 기초 질병인 알레르기 하나를 못 고친다면 여러분이 나가서 누구에게 무엇을 고친다고 말할 수 있겠습니까?"

그녀는 반신반의하면서 조심스럽게 말했다.

"그럼 한번 해보겠습니다."

나는 생것 알레르기를 가진 여의사를 비롯하여 프로그램에 참여한 모든 교육생들에게 알레르기에 대한 특별교육을 실시했다. 그리고 배즙을 한 컵씩 마시도록 권했다. 그러자 여의사는 알레르기 증상이 나타날까봐 겁이 나서인지 배즙을 마시지 못하고 우물쭈물했다. 나는 염려하지 말고 마시라고 했다. 설령 무슨 일이 일어나더라도 어떻게 일어날지 알고 있으며 거기에 대한 대책도 마련되어 있으니 걱정할 필요가 없다고 했다. 그러자 그녀는 기분이 언짢았는지 얼굴을 찌푸리며 배즙을 다 마셨다. 그리고 계속 거울 앞을 왔다 갔다 하면서 불안해하는 기색이었다. 나 역시 그녀의 상태가 궁금해서 유심히 살펴봤더니 아니나 다를까 두 눈이 점점 핑크빛으로 변하기 시작했다. 하지만 그 후로 1시간이 지나도 그녀는 쓰러지지 않았다. 1시간이 더 흘러서 나는 또 생즙을 가져오라고 하여 그녀에게 건넸다. 두 번째 즙을 마신 후 30분 정도 지나니 핑크빛이었던 눈이 다시 하얗게 바뀌었다. 두 번째 즙을 마시면 더 빨갛게 변할 줄 알았는데 다시 정상적인 상태로 돌아온 것이다. 나는 의사들을 모아놓고 그녀의 눈이 왜 이렇게 될 수밖에 없는지를 설명했다.

"이 분이 만약 야채를 씹어서 먹었다면 평소처럼 문제가 생겨서 병원에 실려 갔을지도 모릅니다. 하지만 생즙으로 먹었기 때문에 괜찮은 것입니다."

나의 이 같은 발언에 의사들은 놀라며 웅성거렸다.

"그 이유가 무엇입니까?"

"이유는 간단합니다. 이 분은 생것에 대한 알레르기가 있기 때문에 만약 야채를 씹어서 먹었다면 몸에서 소화, 분해, 흡수되는 시간이 길어서 그 사이에 알레르기 반응을 일으켰을 것입니다. 그러나 생즙은 이 과정이 없기 때문에 몸속에 들어가자마자 해독부터 한 것입니다. 즉, 혈액을 해독해서 저항력을 끌어올린 것이지요. 그래서 첫 번째 마셨을 때는 약간의 반응을 일으켰지만 두 번째 마셨을 때는 알레르기 반응을 일으킬 필요가 전혀 없었던 것입니다."

그러고 나서 이틀 뒤에 여의사는 나머지 의사들이 모인 자리에서 오늘로서 자신의 생것 알레르기가 완치되었다고 선언했다. 의사들은 그녀에게 박수를 보내며 축하해주었고, 그 후에 그녀는 다른 의사들과 똑같이 단식과 관장을 하고 매일 18컵의 과일즙과 채소즙을 마셨다. 그 뒤로도 보름 동안 아무리 생즙을 많이 마셔도 그녀의 몸에서는 한 번도 알레르기 반응이 일어나지 않았다. 이 정도면 완치라고 부를 만하지 않은가?

생즙만 마셨을 뿐인데 그녀는 자신이 평생 동안 갖고 있던 생것에 대한 알레르기를 완전히 치료했다. 그러나 이 사례를 놓고 많은 분들이 오해하지 않기를 바란다. 모든 알레르기가 그녀처럼 생즙 두 컵에 치료되는 것은 아니다. 사람에 따라 차이는 있지만 사실 오십보백보의 차이가 있을 뿐이다.

이처럼 내용을 제대로 알고 나면 병은 더 이상 병이 아니다. 알레르기 반응은 내 몸이 적으로부터 자신을 보호해 달라는 신호일 뿐이다. 그러나 이것을 적절한 방법으로 치료하지 않고 방치하면 간 기능이 저하되고 저항력이 떨어진다.

아버지를 살린 딸들의 효심

경남 사천에 사는 70대 초반의 어르신이 딸들과 함께 나를 찾아온 적이 있다. 서울에 살고 있는 딸들은 아버지의 다리가 시커멓게 썩어가고 걸음조차 걷기가 힘들어지자, 서울의 큰 병원에 모시고 가서 검사를 받았는데 거기서 '대동맥 폐쇄증'이라는 진단을 받았다고 한다.

대동맥 폐쇄증이란, 혈관이 막혀 다리에 혈액이 잘 통하지 못하고 산소와 영양분이 공급되지 않기 때문에 조직이 서서히 썩어가는 괴저壞疽 현상을 말한다.

일단 병원에 입원해서 치료를 받았지만 차도는 없었고 발부터 허벅지까지 점점 더 시커멓게 변해서 절단하는 방법밖에는 다른 해결책이 없다는 통보를 받았다. 사실 현대 의학에서 이런 질병은 다리를 절단하는 것 말고는 다른 대책이 없다.

대동맥 폐쇄증은 동맥혈관 속에 스케일이 쌓이고 콜레스테롤과 적혈구가 응혈을 이루면서 동맥과 정맥이 대량으로 막혀 피가 통하지 못하는 증상이다. 당뇨가 심해지면 혈액이 끈적끈적해지고 심장에서 가장 먼 부위인 다리와 발끝까지 혈액이 잘 돌지 못하고 결국은 발가락부터 썩기 시작하여 점점 위로 올라오지 못하게 절단하듯이, 대동맥 폐쇄증도 마찬가지로 절단 외에는 방법이 없는 것이다. 그러나 여기에 대한 해답은 천연치유요법에서 찾을 수 있다.

아버지를 생각하는 효성이 참 인상 깊었던 딸들은 내가 가르쳐준 대로 레몬 관장을 하고 날마다 대량의 생즙을 드시도록 도왔다. 그리고 아버지의 썩어가던 다리가 변화하는 모습, 관장을 할 때 나오는 변 등을 사진으로 찍고 내용도 상세히 써서 내게 메일로 보냈다.

첫 번째 관장을 했을 때는 고추장 알갱이 같은 것들이 엄청나게 나왔고, 두 번째 관장에서도 알갱이들이 많이 보였다. 첫 번째 관장 때는 관장액을 주입한지 몇 시간이나 지나서야 변을 봤는데 두 번째에는 약 1시간 반 정도 후에 일을 보셨다고 했다.(혈압 125/75mmHg, 맥박 76)

한 달 후, 이 분의 증상은 어떻게 변했을까? 서울에 사는 이 분의 딸이 보내온 메일 내용을 그대로 소개한다.

"발가락의 상처는 두 번째 발가락에 시커멓게 보이는 부분만 남아 있고 나머지는 모두 좋아진 상태이며 발가락 끝이 아프던 것도 많이 좋아지셨다고 합니다. 발톱 부분은 아직 통증이 남아 있어서 누르면 아프시다고 합니다. 앉거나 누워 있을 때는 오른쪽과 색깔이 거의 같지만 서 있거나 활동을 할 때는 좀 붉은색으로 차이가 납니다. 예전에 아픈 다리는 붉기보다 시커멓게 색이 죽은 느낌이었어요. 지금까지는 저희 집에서 모시며 마무리를 하고 언니 집으로 옮기셨습니다. 이후의 자료는 언니가 보내드리게 될 것 같습니다."

참 효심이 깊고 현명한 딸들이었다. 만약 나를 찾아오지 않고 병원에서 하라는 대로 다리 절단 수술을 받았다면 지금쯤 어떻게 되었을까? 다리를 절단한다고 해서 해결이 되면 다행이지만 체내 환경이 대동맥 폐쇄증을 불러올 만큼 이미 오염되어 있기 때문에 다리의 문제를 해결하더라도 뇌, 심장, 폐, 신장 등 각종 장기에 같은 증상이 또 나타날 수 있다. 그러나 관장과 생즙, 단식을 통해서 몸속의 독소를 없애고 체내환경을 깨끗하게 만들었기 때문에 이후로 올바른 식습관만 유지한다면 얼마든지 건강하게 사실 수가 있는 것이다. 이 사례를 보면 보호자의 판단과 역할이 이렇게도 중요하다는 것을 새삼 느낄 수가 있다.

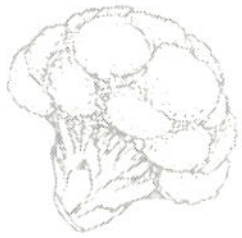

난치의 병, 자반증에서 완치된 30대 여성

어느 날 나에게 전화 한 통이 걸려왔다.

"안녕하세요. 여기는 여순데요, 한 가지 여쭤볼 것이 있어서 전화했습니다."

"예, 말씀하십시오."

"다름이 아니라 몇 년 전이지요. 제 친구 한 사람이 병원에서 다리를 절단해야 한다고 했는데 어느 날 보니까 다리가 멀쩡해져서 게이트볼을 치러 다닙니다. 그런데 내가 그 사람과 똑같은 병이랍니다. 어떻게 해야 합니까?"

"그렇습니까? 그렇다면 좋은 친구 분을 두셨습니다. 그 친구 분께 어떻게 치료했는지 물어보시고 그대로 하십시오. 그러면 어렵지 않게 회복될 수 있을 겁니다."

"아! 예, 감사합니다."

천연치유란 이렇게 쉽고 간단하다. 한 번 경험한 사람은 누구나 가르칠 수 있다. 어렵고, 복잡하고, 이름도 이해할 수 없는 약도 없고 굳이 대단한 실력을 가진 박사가 아니더라도 얼마든지 해결할 수가 있다.

자반증紫斑症에 걸린 30대 한 여성이 있었다. 자반증이란 피내皮內와 피하皮下, 점막粘膜 밑에서 모세혈관이 전신에 다발적으로 터져 출혈이 나타나는 것으로 이 증상이 나타나면 피부에 붉은 점인 홍반과 보라색 점인 자반이 생긴다. 이 자반증은 혈관 밖으로 적혈구가 유출되면서 발생하는 것이기 때문에 홍반이나 자반이 쉽게 사라지지 않고 가려움증과 건선乾癬을 동반한다.

미국에서 공부 중인 그녀는 서양식 식사와 일주일에 3~4일을 밤샘할 정도의 과도한 공부로 인한 육체적, 정신적 스트레스 때문에 온몸에 자반증이 온 것이다. 당연히 온몸이 가려운데다가 피부 껍질까지 벗겨지고 올록볼록한 것들이 계속 튀어나왔다. 이런 질병은 더욱 악화되면 루푸스(홍반성낭창)가 되고, 더욱 심해지면 전신성 홍반성낭창이라고 하는 전신의 모든 세포들이 녹아내리는 무서운 질병으로 변한다.

현대 의학에서는 자반증을 '자가면역질환'이라고 해서 백혈구가 자신의 정상적인 모세혈관을 파괴하여 출혈이 일어나는 질병으로 보고 있다. 그래서 모세혈관의 파괴를 막기 위해 백혈구(저항력)를 약화시키는 약을 처방한다. 저항력이 떨어져 생긴 질병에 백혈구를 약화시키는 약을 주입하면 결과는 뻔하지 않은가? 그래서 난치병이라고 하는 것이다. 하지만 이

문제에 대한 나의 관점은 정반대다.

혈액이 각종 독으로 오염되면 이로 인하여 간 기능이 저하되고, 독으로 인해 발생한 활성산소가 전신을 돌면서 혈액과 혈관 벽 또는 기관의 세포들을 파괴하고, 혈관 벽 세포를 분해하기 때문에 새로운 세포로 대체해야 하는 문제가 발생한다. 그러나 오염된 몸과 저하된 간 기능은 새로운 세포를 만들 수 있는 능력을 잃어버리고, 백혈구에 의해 병든 세포의 분해가 일어날 때 혈액의 누수가 일어날 수밖에 없다. 이것이 혈관염이며 자반증이다.

거꾸로 원인을 파악하면 모든 것이 해결될 것은 너무나 당연하다. 원인은 바로 독에 의한 혈액의 오염과 저항력의 저하다. 나는 그녀에게 담석관장과 항산화제와 해독제가 풍부한 녹즙과 과일즙을 18컵 이상 마시라고 권유했다. 그리고 천연의 법칙에 맞는 식생활을 하도록 조언했다. 결국 2개월이 되기 전에 완치가 되었고 지금은 아주 건강하게 잘 살고 있다. 이 사람에게 다시는 자가면역질환이란 없을 것이다.

창조주께서는 인류가 회복될 수 없는 질병으로 인해 평생을 고생하다가 고통 속에서 죽기를 원치 않으시기에 너무나 간단하고 쉬운 방법으로 회복의 길을 마련해 놓으셨음을 느낄 수 있었다. 아이러니하게도 사람들은 너무나 쉽고 간단한 것은 믿어지지가 않는 모양이다. 그 방법이나 재료가 놀랄 만큼 비싸거나 구하기가 어렵거나 특별히 유명해야 비로소 믿음이 가는 것 같다.

광야에서 이스라엘 백성이 뱀에 물려 죽어갈 때 모세는 놋뱀을 만들어서 많은 사람이 동시에 볼 수 있도록 장대 끝에 매달아 놓도록 지시를 받았다. 고개를 들어서 단지 그 놋뱀을 쳐다보기만 하면 누구나 즉시 살아나도록 허락되었음에도 불구하고 고개를 드는 간단한 수고를 하지 않아서 결국 믿음이 없는 사람들은 다 죽었다는 성경의 내용은 오늘날에도 많은 사람들에게 적용되는 것 같다.

자반증은 단순히 오염된 핏속에 생긴 활성산소가 혈관벽을 파괴해서 생기는 것이며 이것은 피를 맑게 해주어 활성산소를 제거하면 해결된다. 현대인의 질병 중에 약 90%(암, 동맥경화증, 당뇨병, 뇌졸중, 심근경색증, 간염, 신장염, 아토피, 파킨슨병, 자외선과 방사선에 의한 질병)가 이 활성산소와 관련된 것들이다.

유리기(활성산소) 발생과 질병

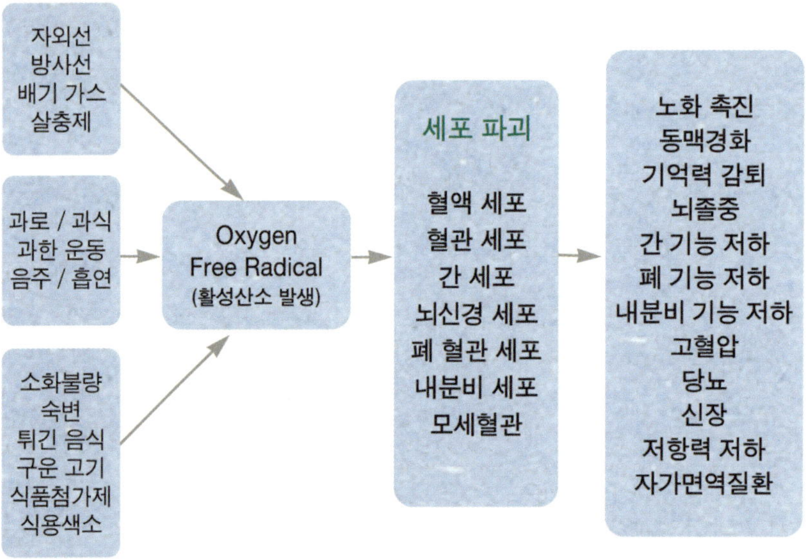

자가면역질환은 없다

현대 의학에서 말하는 자가면역질환이란 '자신의 백혈구가 자신의 정상적인 세포를 공격하여 염증화하거나 파괴하는 것'이다. 그러나 나는 여기에 동의하지 않는다. 옳은 판단이란, 결과로부터 원인을 분석한 것이어야 한다. 결과적으로는 백혈구가 세포를 공격하여 파괴된 상황은 맞지만 파괴할 수밖에 없었던 원인을 살펴보면, 백혈구는 이미 병들어서 제거되어야 될 상황에 놓인 세포를 파괴한 것으로 자신의 의무를 정상적으로 이행한 것뿐이다.

인체 내에서 세포가 수명을 다하지 못하고 일찍 죽을 수밖에 없는 이유는 너무나 많다. 살아 있는 비타민, 미네랄, 효소가 거의 없는 식생활 때문에 몸의 정상적인 대사(특히 간의 작용)가 어렵고, 음식물의 잘못된 섭취 방법에 의해서 24시간 만들어내는 독과 장속의 많은 숙변, 일상생활이 되어버린 도시공해, 환경호르몬, 농약공해, 약물공해, 방사선, 과로, 튀김류의 음식, 탄산수, 식품첨가물, 식용화학색소 등 수많은 독소 요인들 때문에 세포가 쉽게 병들 수밖에 없다. 게다가 여러 가지 악조건들이 겹치면 결국엔 간 기능마저 현저히 떨어지게 되고, 스스로 해독·정화할 능력 또한 저하되어서 인체는 각종 질병을 얻게 되는데 그 질병 중의 하나가 자가면역성질환이다.

따라서 내가 주장하는 것은 세포를 파괴하는 백혈구는 아무런 죄가 없을 뿐 아니라 오히려 자신이 담당한 일을 열심히 잘하고 있다는 것이다. 그래서 백혈구를 약하게 하는 물질을 인체에 투여할 것이 아니라 체내에서 발생되는 독과 잘못된 음식물의 섭취로 인한 체외 독 그리고 가능한 한 조금의 어떤 독도 체내에 들어오지 못하도록 차단하는 것이 올바른 해결책이다. 신선한 채소와 과일, 씨앗으로부터 살아있는 영양분을 대량으로 공급할 때 몸속의 피는 깨끗이 해독되어 정화되고, 저항력이 높아지면서 병든 세포들은 회복되어서 정상으로 살아나고 더 이상의 세포 파괴 활동은 일어나지 않게 된다.

자가면역질환의 종류

류마티스관절염 / 베체트병 / 쇼그렌증후군 / 강직성척추염 / 길리안바레증후군 / 원형탈모증 / 루푸스 / 홍반성 낭창 / 경피증 / 피부근염 / 크론병 / 궤양성 대장염 / 결절성 다발 동맥염 / 재발성 다발 연골염 / 자가면역 혈소판 감소증 / 다발성 경화증 / 아토피 피부염 / 건선 / 혈관염 / 천식 / 만성갑상선염(하시모도씨 갑상선염) / 자가면역성용혈성빈혈 / 백혈병 등 80종 이상

논리적으로 생각해봐도 만약 우리 몸속에 바이러스가 침투하면 정상적인 백혈구는 그것을 죽이기 위해 항체를 만들지 공연히 이상 현상을 일으켜서 자신의 세포를 공격하지는 않을 것이다. 왜냐하면 몸속의 백혈구는 한두 개가 아니기 때문이다. 백혈구는 무릎에만 있는 것도 아니고 혈관에만 있는 것이 아니라 머리끝에서부터 발끝까지 없는 곳이 없다. 이 많은 백혈구가 동시에 신체 내의 세포를 공격한다면 살아 남을 세포가 얼마나 있겠는가? 아마도 얼마 되지 않아서 죽을 수밖에 없을 것이다. 또한 어느 부위의 백혈구만 부분적으로 돌연변이를 일으켜서 자기 세포를 공격한다는 것도 있을 수 없는 일이며 이런 해석 자체도 잘못된 것이다.

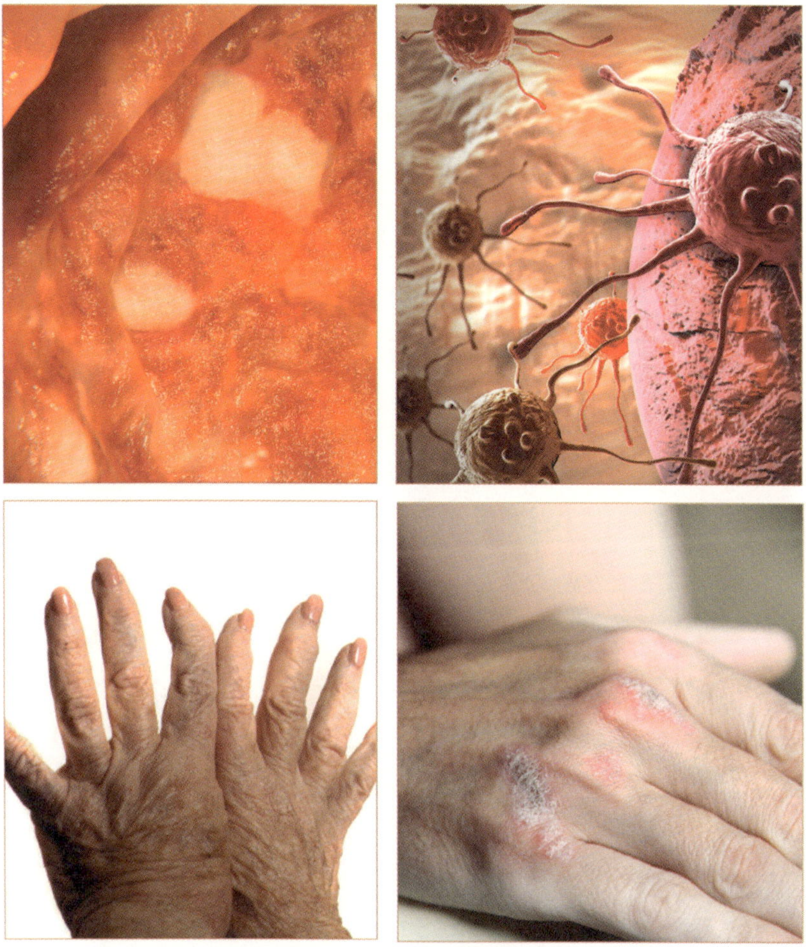

각종 자가면역질환들(대장염,백혈병,루푸스,건선)

우리의 인체는 내 몸속에 들어온 그 어떤 것이라도 내 세포가 아닌 것은 다 파괴해서 제거할 임무를 지니고 있다. 이 일을 하는 백혈구는 자기 임무를 충실히 잘 수행하고 있을 뿐이다. 그렇다면 이것이 내 세포를 공격하는 것처럼 보이는 이유는 무엇일까?

멍이 들거나 뇌출혈이 일어나면 혈액은 혈관 밖으로 나오게 된다. 혈관 밖으로 나온 피를 그대로 두면 서로 엉겨 붙어서 끈끈해지고 나중에는 돌처럼 변한다. 이렇게 되면 우리 인체에는 큰 문제가 생긴다. 만약 피부에서 이런 일이 생기면 피부는 시꺼멓게 변할 것이며 염증으로 변할 수도 있다. 그리고 뇌 속에서 이런 일이 생기면 뇌가 정상적으로 작동하지 못해서 몸 전체에 막대한 영향을 미치게 된다. 따라서 피가 혈관 밖으로 나와서 굳어지면 백혈구는 이 굳어진 혈액 세포를 청소하기 위해서 그 즉시 파괴하여 분해한다. 즉, 백혈구가 혈관 밖으로 유영하여 나와서 굳어진 적혈구들을 분해한다. 백혈구는 이렇게 분해한 혈액 세포를 혈관 속으로 흡수해서 신장을 통해 분해·배출한다. 그래서 피부에 멍이 들어도 며칠이 지나면 풀리는 것이다.

뇌출혈의 경우에도 마찬가지다. 작은 출혈로 인해 팔다리가 말을 안 듣던 사람도 피가 더 이상 나오지 않도록 어느 정도 안정을 시키면 치료를 하지 않아도 서서히 풀려서 팔을 움직일 수 있게 된다. 이것이 바로 자기 몸에 이상이 생겼을 때 스스로를 치료하는 천연치유력이다. 만약에 백혈구가 자신의 임무를 충실히 수행하지 않는다면 혈관 밖으로 나온 피는 그대로 굳어져 있을 수밖에 없고 멍도 역시 그대로 있을 수밖에 없다.

자반증이나 류마티스성 관절염 역시 활성산소나 어떤 독으로 인해 모세혈관벽의 혈관 세포가 파괴되어 오염되었을 수 있고 죽었을 수도 있다. 그러면 백혈구는 오염되거나 죽은 세포를 정상적인 세포로 바꾸기 위해서 일단 파괴된 혈액 세포를 분해하여 밖으로 끄집어낸다. 그래야 그 자리에 새로운 세포를 만들 수가 있기 때문이다.

현대 의학에서는 이 같은 과정을 자기 몸의 백혈구가 자신의 세포를 파괴하는 것으로 보고 있다. 그래서 이걸 자가면역질환이라고 한다. 그러나 그것은 백혈구가 잘못되거나 오판해서 멀쩡한 세포를 파괴하는 것이 아니다. 정상적인 세포를 파괴하는 것이 아니라 그 자리에 있으면 문제가 되는 세포를 파괴하는, 아주 정상적인 임무를 잘 수행할 뿐이다.

원인이 없는 질병은 없다

이는 전혀 다른 이론으로 아직까지 이런 이론을 제시한 사람은 한 사람도 없었다. 우리가 제대로만 이해한다면 정말 아무것도 아닌 지극히 자연스러운 인체의 현상을 괜한 병으로 만들어가고 있는 것은 아닌가 생각한다.

사실 병의 원인으로 본다면 백혈구가 잘못된 게 아니라 백혈구가 세포를 파괴할 수밖에 없는 그 조건이 잘못이다. 그러나 원인은 그대로 두고 정상적인 백혈구를 원망하며 약을 이용해서 죽이려는 게 현대 의학에서의 해결책이 아닌가?

근본적으로 중요한 원인은 독소다. 천연의 법칙을 위반함으로써 독소가 몸에 들어가거나 쌓여서 피는 오염되고 그 독소로 인해서 세포가 병들고 파괴될 수밖에 없는 것이다.

천연치유를 통해서 우리의 몸을 세포가 파괴될 수 없는 조건으로 만들어 주면 피가 터져 나와 굳을 이유가 없고 백혈구 역시 분해 작업을 할 필요와 대상이 없어진다. 또한 자반증이나 류마티스 관절염, 루푸스 병도 몸속에 독소가 가득 차 발생하는 것으로 보기 때문에 무엇보다도 독소를 먼저 제거하여 저항력을 기르면 이 같은 질병들은 빠른 속도로 좋아진다. 독소를 해결하는 가장 중요한 요소는 비타민, 미네랄, 아미노산 등의 미량 영양소들이다.

어찌 보면 이것은 극히 단순한 상식에 불과하다. 모든 야채에 들어 있는 카로틴은 항산화제이지만 강력한 해독제이기도 하다. 그 속에 함유된 상당량의 비타민 A는 간의 기능을 회복시킨다. 그렇다면 이보다 더 좋은 약을 사람이 인공적으로 만들 수가 있을까?

천연치료법은 신이 인간을 창조할 때부터 미리 만들어져 있었다. 신은 오늘날 이 땅에서 일어날 상황을 처음부터 예측하여 미리 만들어 놓은 것이다. 나는 환자들을 돌보며 새삼 이런 사실을 깨달을 때마다 짜릿짜릿한 전율을 느끼곤 한다. 이 한 가지의 단순한 원리로 수많은 자가면역질환 환자들을 만나서 돌보다 보면 정말 병이란 것이 아무것도 아니라는 생각이 들게 된다. 그래서 나는 우리 몸에는 자가면역질환이란 없다고 이야기하고 싶다. 다만 우리가 그 원리를 이해하지 못할 뿐이다. 어느 누구도 이해하려는 사고 없이 본인들의 생각대로 추정한 것들을 늘어놓았을 뿐이다. 바로 이것이 현대 의학이다. 우리 인체에는 절대로 원인이 없는 질병은 없으며 그 원인은 반드시 사람이 깨달을 수밖에 없다.

고양이나 개는 자신에게 질병이 생기면 본능적으로 이를 직감하고 불필요한 음식물을 섭취하지 않는다. 이처럼 질병의 원인은 꽁꽁 숨겨져 있지 않다. 그리고 의학적으로 몇 십 년 동안 깊이 연구해야만 알 수 있는 게 아니라, 가벼운 상식의 수준으로도 깨달을 수 있게 되어 있으며 병에 걸리더라도 회복이 가능하도록 창조되었다. 그러나 이러한 깨달음이 전제되지 않으면 사람들은 절대로 이 사실을 믿으려 하지 않는다. 근본적인 원인에 대하여 이해하기를 무조건 거부하기 때문에 그에 따른 해결책도 방향이 빗나가는 것이다. 내가 현미경을 거꾸로 보라고 거듭 강조하는 이유가 여기에 있다.

앞서 언급한 사례 중에서 자반증에 걸린 여성에 대해 이야기했다. 만약 그녀가 병원의 처방대로 스테로이드제를 계속 복용했다면 과연 어떻게 되었을까? 스테로이드제는 관절에 많은 부작용을 나타내는 무서운 약물이다. 이를 지속적으로 복용했다면 자반증 외에 또 다른 질병이 생겨서 더욱 고통스러워졌을 것이다.

천연치유요법은 스테로이드제를 비롯한 일체의 약을 복용하지 않고 오로지 천연의 방법으로 질병을 치료한다. 또한 올바른 식습관을 갖는 것이 질병을 치료하는 데에 매우 효과적이며 중요하다는 사실을 강조한다.

특히 우리 몸에 가장 나쁘게 작용하는 음식이 기름에 튀긴 종류이다. 프라이팬에 가열한 음식과 탄산음료도 몸에 해롭다. 여기에 술, 담배는 말할 것도 없고 설탕도 피하는 것이 좋다. 특히 흰 쌀과 흰 수입 밀가루, 흰 설탕, 흰 소금, 흰 조미료인 5백식품五白食品은 먹지 않아야 한다. 현재 자신이 병을 앓고 있든 그렇지 않든 현미식을 먹으며 천연식이요법을 실천하고 하늘이 주신 신선한 채소와 과일을 많이 먹는 것이 건강을 지키는 첩경이다.

관장을 해야 하는 이유

장 속에(특히 소장) 숙변이 가득하면 장의 운동이 느려지고 장 융모를 통해서 영양분이 흡수되는 통로를 막기 때문에 영양분이 몸속에 흡수되는 효율이 떨어지게 되며 소화효소가 잘 분비되지 않아서 소화가 어렵게 된다. 또 숙변 속에는 각종 유해세균이 가득하기 때문에 생음식이나 찬 음식을 먹으면 배가 부글거리면서 방귀가 나오고 배탈도 잘 나게 되며 찬 곳에 앉으면 즉시 배가 부글거리며 소음 체질이 된다. 이러면 장의 소화·흡수 효율이 떨어져서 마른 체형이 되기 쉽고 뱃살이 많이 생기며 허리가 굵어진다. 그래서 어떤 질병을 치료하거나 다이어트를 할 때는 필수적으로 관장을 해야 한다. 특히 주스를 활용한 다이어트는 탱탱하고 윤기나는 피부를 덤으로 얻을 수 있으며 요요현상이 없는 확실한 다이어트 방법이다.

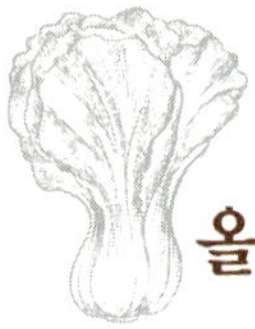

올바른 관장법

장을 청소하는 관장은 피마자유 관장, 그라우바 솔트 관장, 커피 관장, 마그밀 관장, 된장 찜질 관장 등 관장재의 재료에 따라 그 종류도 다양하다. 관장은 관장재가 가진 독을 이용하는 것인데, 이 재료를 마시거나 항문으로 주입하면 인체는 이러한 독소들의 대량 유입을 막기 위해서 장속으로 많은 수분을 모으고 희석하여 변으로 배출하려고 한다. 수분과 함께 숙변을 빼내는 방법이 바로 관장이다. 이들 관장은 관장재가 갖고 있는 독의 일부를 몸이 감수해야 하기 때문에 간 기능이 떨어지는 사람에게는 다소 위험할 수 있다.

❖ 커피 관장

블랙커피를 끓여서 항문에 주입하는 방법으로, 직장에서 커피가 흡수되어 간으로 바로 들어간다. 이때 간에서는 커피의 카페인이라는 독이 대량으로 유입되어 혈류를 통하여 뇌로 들어가서 심각한 부작용(불면증, 신경예민 등 심하면 히스테리)을 유발하기 때문에 이것을 막기 위해서 간으로 많은 물을 모으고 모은 물에 카페인을 희석하여 담낭, 십이지장, 소장, 대장을 거쳐 항문으로 배출한다. 간 속의 노폐물을 배출하는 것이 목적이므로 소장, 대장 청소는 거의 되지 않는다. 그리고 카페인의 부작용도 상당 부분 감수해야 한다. 이런 면에서 볼 때 커피 관장은 좋은 관장법으로 보기가 어렵다고 생각한다.

❖ 레몬 관장

레몬 관장은 껍질을 벗긴 레몬을 1~2개씩 즙을 짜서 물 한 컵에 타든지 자몽+오렌지즙 한 컵에 타서 하루 종일 6~12컵을 마시고, 저녁에는 레몬 2개를 짠 즙을 물과 함께 마신 후 2개의 즙을 물 1,200cc에 타서 관장기에 넣고 항문으로 천천히 주입하는 방법인데 다소 번거롭지만 해보면 할 만해진다. 이러한 레몬 관장의 특징은 전신을 청소한다는 점이다.

레몬 관장은 소장, 대장, 간, 담낭, 신장, 동맥, 정맥, 모세혈관, 임파관 결절, 외분비샘(땀샘, 피지샘, 침샘, 눈물샘 등) 내분비계 등 모든 장기를 다 청소하는 방법으로 특히 중요한 것은 독을 이용하지 않고 레몬의 용해력을 이용한다는 점이다. 그래서 레몬 관장은 전혀 부작용이 없고 용해력을 이용하기 때문에 관장효율이 뛰어나며 인체 전체를 청소하는 유일한 방법이므로 나는 이 방법을 추천한다.

왜 레몬 관장이 좋은가

천연치유 프로그램에서 관장을 할 때 왜 레몬을 사용하는지 궁금하게 생각하시는 분들이 많을 것이다.

존 하비 켈로그(John Harvey Kellogg) 박사는 간이 건강하고 장이 건강하면 절대로 질병은 없다며 장 청소의 필요성을 가장 강력하게 주장한 사람으로 레몬 관장을 적극 권장했다. 레몬은 주석산, 구연산, 레몬산과 같은 산酸이 많이 함유되어 있는데 각각의 산은 우리 인체에서 하는 일이 다를 뿐 아니라 불순물의 용해력溶解力도 뛰어난 물질이다. 특히 세포에 자극을 주지 않으면서 활성화하며 비타민 C가 대량으로 들어 있어서 세포를 보호하고 강력한 항산화 작용을 한다.

산의 용해력은 쇠를 녹이는 염산만큼 매우 강력해서 관장을 할 때 레몬즙을 사용한다. 관장은 재료의 독성을 이용하는 방법인데 다른 관장(커피 관장, 마그밀 관장, 피마자유 관장, 된장 찜질 관장)에 비해서 레몬즙은 많이 먹어도 부작용이 일어날 염려가 없어서 안전하다. 이들 독성 물질이 장 속에 들어가면 장벽의 세포가 치밀하게 결합하여 체내로 흡수되는 것을 막기 때문에 장 속으로 들어온 물을 그대로 배설시키는 역할을 한다. 독성이 강한 관장액의 재료는 피부에 발라도 자극을 주며 입이나 항문을 통해서 몸속에 들어가면 장에 상당한 부담을 줄 수밖에 없다. 그럼에도 독성이 강한 관장액을 사용하는 이유는 장을 청소하는 일이 더 중요하기 때문이다. 그러나 레몬 관장액은 가장 효과적으로 장을 청소할 뿐만 아니라 어떠한 부작용도 나타나지 않기 때문에 가장 완벽한 관장액이라고 할 수 있다. 레몬 관장을 하면 숙변과 함께 점액질이 나오는데 이 점액질은 과연 무엇일까?

점액질은 인체 내부에서 발생하기도 하고 외부에서 들어가기도 하는데 숙변으로부터 나오는 독에 장벽이 헐거나 구멍이 나지 않도록 보호하는 역할을 한다. 이 같은 점액질은 우리가 섭취하는 음식물에 의해서 혈관으로 들어가는데 우유 같은 유제품은 점액질이 많으며 매운 고추, 육류 등 자극성이 강한 음식을 먹으면 점액질이 많이 생성된다. 이것이 혈관 속으로 들어가고 혈관 속에 있던 점액질은 임파선으로 흘러들어 간다. 점액질은 혈관 속에 잠깐 동안만 있어도 적혈구를 엉겨 붙게 해서 모세혈관의 혈액 순환 장애를 초래한다. 마찬가지로 폐의 꽈리에서도 이 같은 과정이 일어난다. 폐의 꽈리 주변에 많은 모세혈관이 분포되어 있는데 이 혈관 속으로 점액질이 들어가면 적혈구가 엉겨 붙고 혈관이 막혀서 산소가 들어가지 못한다. 그러면 혈관이 막혀서 탄산가스와 치환이 되지 않기 때문에 몸은 이 점액질을 폐 꽈리로 밀어낸다. 이렇게 되어 호흡을 할 때 밖으로 나오는 점액질이 바로 콧물과 가래다.

장과 임파선까지 청소하는 레몬 관장

뇌혈관에서도 역시 마찬가지다. 만약 혈관 속에 점액질이 있다면 혈액 순환 장애를 초래하여 기억력이 떨어지거나 사고가 원활히 이루어지지 않는 등의 문제가 발생한다. 근육도 마찬가지여서 점액질이 혈관을 막으면 근육에 경련이 일어난다. 점액질로 인해서 이런 문제들이 발생하면 모세혈관에서는 조치를 취한다.

모세혈관에 들어간 독은 끈적끈적하기 때문에 적혈구에 엉겨 붙어서 혈액 순환을 막는다. 독은 다시 임파선으로 이동하는데 임파선은 기다렸다는 듯이 독을 흡수하고 임파절에서 소독과 해독작용을 거쳐 모세혈관에서의 혈액순환을 원활하게 만든다. 독소로 인한 문제는 굵은 혈관보다 모세혈관에서 자주 발생하기 때문에 이 모세혈관의 기능을 정상적으로 가동시키기 위해 임파선이 분포되어 있다. 그러나 몸속에 점액질이 과도하게 만들어지면 임파선까지 막히면서 독소를 빨아낼 능력을 잃는다. 흡수되지 못한 독은 혈액 순환 장애를 초래하고 그 결과로 혈압이 상승한다. 이런 이유 때문에 고혈압 환자를 치료할 때는 장과 더불어 임파선 청소도 함께해야 한다.

레몬 관장 외에는 임파선 청소가 불가능하다. 레몬은 간을 통해 혈류를 타고 혈관과 임파선까지 들어가서 끈적끈적한 독소와 노폐물을 녹이는데 이렇게 되면 혈액 순환이 개선되고 혈압은 정상으로 돌아온다. 레몬 관장의 핵심은 임파선 청소이며 곧 점액질 청소다. 특히 질병치료에 앞서 임파관 청소는 매우 중요하다.

어떤 사람은 레몬의 산 때문에 많이 사용하면 위염을 일으키지 않을까 염려하는데 이는 전혀 걱정할 필요가 없다. 레몬을 비롯한 신 과일을 먹고 속이 쓰리는 것은 레몬이 위염을 일으키기 때문이 아니라 이미 생긴 상처에 레몬이 닿으면서 자극을 주기 때문이다. 레몬 관장으로 인해서 하루 이틀 약간 쓰린 정도는 그 뒤에 자연적으로 없어지지만 지속적으로 속이 쓰리다면 위염이 심한 경우이므로 우선 위염부터 치료해야 한다.

❖ 위염 치료는 일주일 이내에 끝난다

근본적으로 위염은 간이 건강하지 못해서 생기는데 염증은 간단히 치료가 가능하다. 매일 저녁 숯가루 3티스푼을 물 반 컵에 타서 취침 전에 마신다. 이렇게 이틀에서 일주일 정도만 실천하면 웬만한 위염은 모두 회복된다. 그러나 근본적인 원인은 간 기능의 저하이므로 숯가루를 이용한 천연치유법을 통해 간 기능을 회복하는 것이 좋다.

장에서 독소가 발생하면 혈관을 따라 간으로 들어간다. 혈관은 대장과 소장까지 모두 연결되어 있는데 내시경으로는 안 보이지만 소장 속에는 주름이 난 융모가 있다. 숙변이 쌓이는 곳이 바로 여기다.(그림 참조) 숙변은 우리 몸속에 들어온 음식물 중에서 소화되지 못한 것이 부패하여 생기는데 음식물이 썩으려면 반드시 부패균이 필요하고, 숙변은 이러한 부패균이 가득한 상태에서 썩고 있다. 심지어 30~40년 전에 먹은 것이 썩고 있는 경우도 있다. 실제로 우리가 대변 속에 손을 담그면 일주일이 채 되지 않아서 변 속의 독소 때문에 살이 다 헌다. 이렇듯 숙변의 엄청난 독소가 장

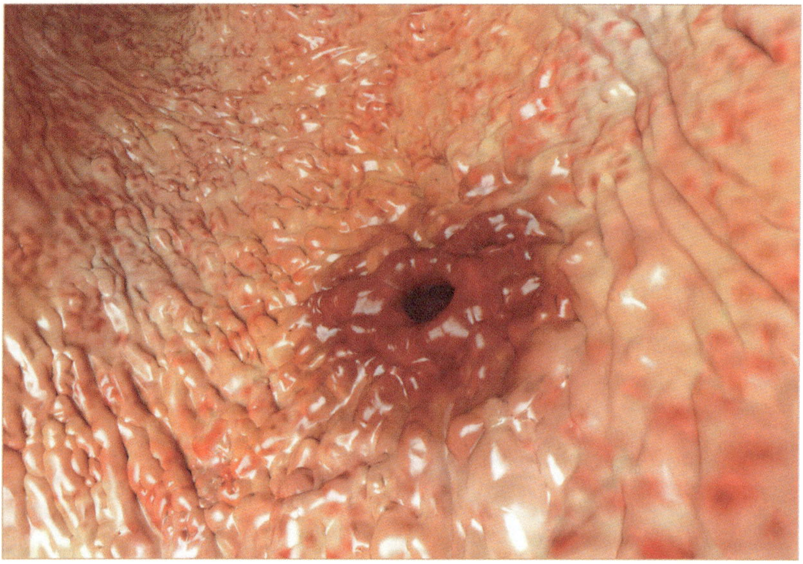

위궤양 사진

벽을 헐거나 구멍 내지 않도록 막기 위해서 장은 점액질을 만들어 장벽에 씌우는 것이다.

우리가 수십 년 동안 음식물을 먹어도 장이 뚫리지 않은 것은 이 때문이다. 그러나 점액질이 장벽을 둘러싸고 있는 동안은 소화효소가 만들어지기 어렵고, 영양분의 흡수도 제대로 이루어지지 않는다. 아무리 많은 영양소를 섭취해도 실제로 몸에 흡수되는 양은 극히 적어진다.

음식물이 위에서부터 항문을 통과하는 과정 중에서 영양분을 소화·흡수하는 가장 중요한 기관인 소장에 숙변이 쌓여 있다면 우리 인체는 쓸모없이 찌꺼기만 만들어내는 기계에 불과하다. 우리가 음식을 먹는 목적이 무엇인가? 음식물을 제대로 소화하고 내 몸에 필요한 영양소를 흡수해서

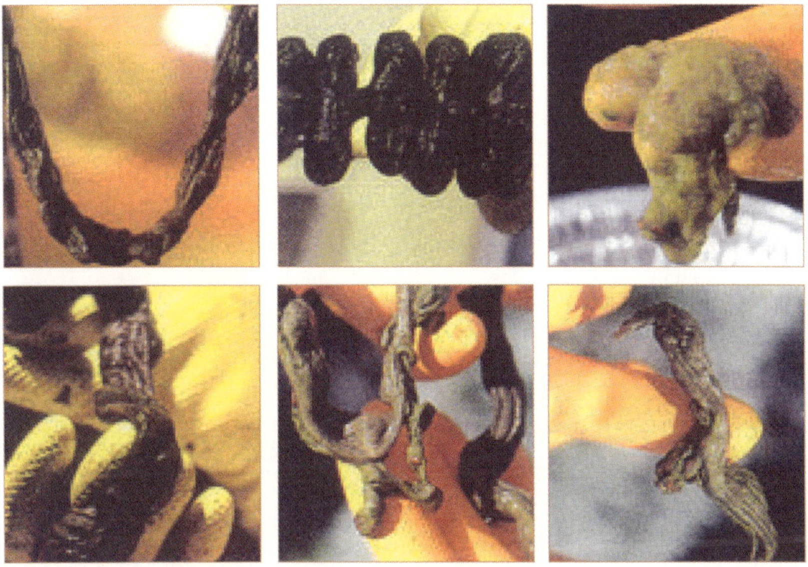

숙변 사진

인체의 왕성한 활동과 생리작용에 필요한 에너지를 만드는 것이다. 그러나 소장에 점액질이 쌓여 있으면 영양소를 제대로 흡수하지 못해서 비효율적이고, 독소로 인해 큰 문제를 야기하기 때문에 숙변을 제거하는 일이 무엇보다 중요하다. 숙변을 제거하면 장속에 점액질도 더 이상 필요가 없으며 레몬 관장을 오래 하다 보면 마지막에 점액질이 배출되는 것을 관찰할 수 있다. 이렇게 점액질이 다 빠져나오고 나면 점액질에 의해 가려져 있던 염증이 나타나는데 여기에 레몬이 다시 들어가면 염증에 자극을 주어 통증을 느끼기도 한다. 따라서 처음 레몬 관장을 하면 통증이 없다가 보통 이틀 후에 배가 아프기 시작한다. 레몬 관장으로 장 청소를 깨끗이 하고 나면 더 이상 장 속에서 독소가 발생할 수 없다. 장에서 독소가 발생하지 않고 입으로 독이 들어가지만 않는다면 내 몸속에 독이 있을 이유가 없다. 이렇듯 레몬은 평상시에도 자주 즐겨 먹는 것이 좋다.

❖ 현대 의학이 모르는 점액질과 방사선 치료의 폐해

점액질을 처리하지 않고서는 그 어떤 질병에 대한 치료 효과도 기대할 수가 없다. 그런데 간혹 점액질을 제거하고 천연치유 프로그램을 해도 병이 잘 낫지 않는 사람이 있다. 내 기억에 남는 50대 남성 한 분은 항암치료를 무려 49차례나 받았는데 온몸을 거의 방사선으로 절여놓았다 해도 과언이 아닐 정도였다. 방사선이 지속적으로 세포를 파괴하고 있어서 내가 장 청소를 돕고 생즙을 먹여서 치료하고 나면 또 방사선 치료를 받아서 세포를 헐어버리고, 또 치료를 해놓으면 다시 방사선이 헐어버리기 때문에 암이 새로 생겼다 나았다를 반복했다. 그래서 방사선 치료를 한 환자는 완치되기가 어렵다. 방사선 치료를 하지 않으면 병하고만 싸우면 되는데 방사선을 쐬면 방사선과도 싸워야하기에 훨씬 더 힘들다.

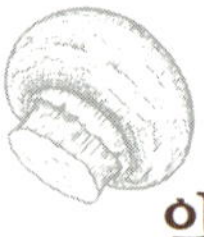

약으로도 해결이 어려운 독이란 무엇인가

넓은 의미에서의 독은 인체 세포를 직접 파괴하거나 변형시키는 모든 물질을 말하며 혈액 생산이나 세포의 재생을 방해하고, 혈관을 막아서 혈액 순환 장애를 일으킴으로써 모든 세포들을 굶주리고 허약하게 만들어 신진대사를 방해하는 모든 물질을 포함한다.

음식물을 가열하거나 말리면 그 속의 칼슘과 마그네슘 등 각종 미네랄이 산화되는데 이것이 몸의 혈관을 막고 혈액 순환 장애를 일으키는 가장 큰 요인이 된다. 지구상에 사는 모든 생물과 미생물이 죽으면 흙으로 돌아간다. 사람도 죽으면 모든 세포는 썩고 산화되어서 반드시 흙으로 돌아간다. 그래서 사람이 죽으면 '돌아가셨다'고 말한다. 생명체가 죽으면 생명체 속에 있던 미네랄은 산화되어 흙이 되는데 이것을 '불활성 미네랄'이라고 한다. 이러한 불활성 미네랄은 식물에 다시 흡수되어 탄소 동화 작용을 통해 활성 미네랄로 바뀌고 동물이나 사람이 그것을 섭취하면 그대로 영양소가 된다. 그러나 흙의 성분 중의 하나인 산화된 미네랄(특히 칼슘 같은)이 몸에 흡수되어서 혈관으로 들어가면 혈관 속에 침전되어 동맥경화 또는 혈액 순환 장애를 유발하며 고혈압, 당뇨, 심장병, 전립선 등 각종 혈관성 질병과 그 외의 수많은 질병을 만들어낸다. 그래서 불을 이용한 음식물 속의 불활성 미네랄은 술, 담배보다 해롭다.

이러한 독은 위험한 질병을 대량으로 양산하는 위험인자이지만 이것을 해결할 수 있는 약이 없다는 게 문제다. 그래서 활성산소 등 맹독성 독도 간 기능이 살아 있으면 어느 정도 해독할 수 있지만, 무기칼슘(불활성 칼슘)등 50여 종 이상 되는 식물에 포함된 미네랄이 가열(데치거나 삶는) 등으로 산화되어 불활성화하면 어떤 약으로도 해독이 불가능하다. 심지어 돼지고기나 술, 담배보다도 더 치명적으로 인체에 독이 된다는 사실을 아는 사람이 거의 없다. 그러나 인체를 창조하신 창조주께서는 이것을 미리 알고 대처를 해 놓으셨으니 이러한 문제로 평생 동안 죽음의 사슬에 메여 고통 속에 있는 분들은 감사하지 않을 수 없는 것이다.

우리가 미국에서 뉴스타트 수련원을 운영할 때 너무나 간단한 이 방법으로 불과 5일 만에 환자들이 정상으로 돌아오는 모습을 많이 보고서 너무나 감사할 뿐 아니라 기적 같은 회복에, 그분의 배려 깊은 사랑에 감격하지 않을 수 없었다. 이러한 일을 하루 빨리 더 많은 분들께 알려서 더 이상 고생하지 않도록 해야겠다는 의무감과 가슴 북받치는 감사함 때문에 앉아있을 수가 없었다. 누구든지 이 방법을 실천해보면 나와 같은 심정이 될 것이다.

레몬 등 신 과일즙, 당근, 비트, 오이, 미나리의 혼합즙을 매일 다량으로 마시면서 단식과 관장 등 몇 가지 방법만 실천하면 되는데 이때 채소 섬유질 속의 필수 영양을 확실하게 빼낼 수 있는 능력 있는 녹즙기를 사용해야 한다는 것도 잊지 말아야 한다.

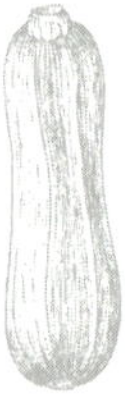

질병을 치료하는 해독(디톡스)

앞서 언급했듯이 인체가 쇠약해지고 질병에 걸리는 것은 핏속의 독과 영양실조가 그 원인이다. 천연의 법칙을 무시한 결과가 바로 '독'이며 그 독은 주로 활성산소를 발생시키는 원인이 된다. 이러한 활성산소는 60~100조 개의 세포로 이루어진 인체 각부를 가장 치명적으로 파괴하고 변형시킬 수 있는 능력을 가진 파괴자다. 그러므로 질병의 치료는 대부분 이러한 독을 얼마나 빨리 효과적으로 몸에서 해독·배출하느냐가 관건이다.

한 마디로 질병 치료는 해독이다. 일단 해독이 되면 인체는 천연치유력을 이용하여 즉시 몸을 회복시킨다. 내부의 독과 외부에서 유입되는 독 그 어떤 것도 인체에 존재하지 않도록 하는 것이 바로 디톡스다.

건강을 되찾은 사람들

수기5

불치의 병에서 20일 만에 벗어나다 / **자가면역질환 치료 후기**

손세원

작년 이맘때쯤이었던 같다. 모기에 물린 것처럼 다리에 붉은 반점이 하나둘 생기기 시작하더니 날이 갈수록 다리 전체로 퍼져 부어올랐다. 처음에는 그냥 '모기에 물린 것이겠거니' 하며 대수롭지 않게 생각했다. 그러나 가려운 증상이 전혀 없었고, 붉은 부분을 누르면 통증이 느껴지기도 했다. 시간이 지날수록 붉은 반점이 더 진하게 눈에 띄었다. 피부에 뭔가 문제가 생겼음을 직감하고 가까운 피부과를 찾아 진료를 받았다. 피부과에서는 혈관성 질환이 의심된다며 복용하는 약과 스테로이드 연고를 처방해주었다. 며칠 더 기다려보면 자연적으로 없어지지 않을까 하는 마음에 병원에서 처방해준 약을 먹지 않고 연고도 바르지 않았다.

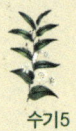

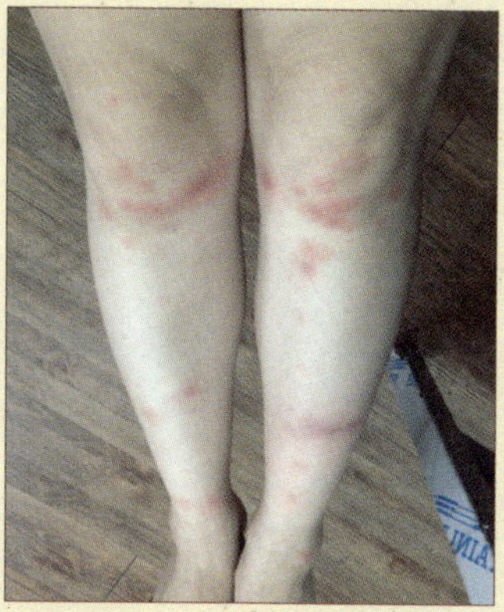

발병 3일째

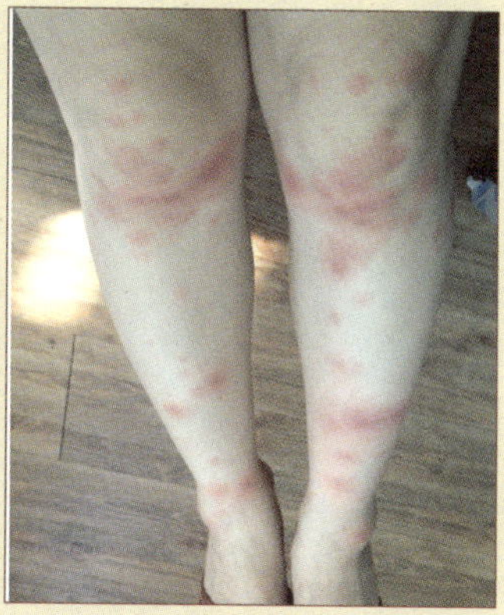

발병 5일째

며칠 후, 반점의 크기와 범위가 점점 확대되더니 발목 관절과 무릎 관절에 심한 통증을 느끼면서 걸을 수조차 없는 지경에 이르게 되었고, 그때서야 사태의 심각성을 깨닫기 시작했다. 살면서 이런 경험이 처음이었기 때문에 도대체 원인이 무엇인지 궁금했고 정확한 진단을 받아보기 위해서 남편과 함께 대학병원을 찾아갔다. 내 다리에 나타난 증상을 본 의사는 정확한 판정을 위해서 이것저것 검사를 많이 해봐야 하지만, 검사 전에 육안으로만 봤을 때는 자가면역질환이 의심된다고 말했다. 만약 이 증상의 결과가 자가면역질환이라면 다른 장기나 다른 부위로 전이될 가능성이 많으므로 꼭 입원하여 경과를 지켜보면서 치료를 받아야 한다고 했다. 그러나 약을 먹고 치료를 한다고 해도 질병 자체가 완벽하게 없어지는 것이 아니라 잠시 사라졌다가 재발할 수도 있고, 호전되었다가도 다른 부위에서 다시 발생할 수도 있는 질병이라고도 했다.

결국은 완치될 수 없다는 의사의 이야기를 듣고 있던 남편은 병원에서 치료할 것이 아니라 이것이야말로 녹즙으로 치료해야 하는 것이라며 이문현 회장님과의 상담을 통해 해결책을 찾아보자고 나를 설득했다.

남편은 평소 녹즙 마시기를 생활화하는 사람으로, 천연치유에도 큰 관심을 갖고 있었던 터라 당연히 이러한 질병은 녹즙만으로 충분히 완치될 수 있다고 믿고 있었다. 그에 반해 나는 결혼 후에 남편을 따라 녹즙을 마시기 시작한 게 전부였고, 그것이 특별히 몸에 좋은 줄을 느끼지 못한 채 일종의 의무감으로 매일 녹즙을 마셔온 상황이었다. 나에게는 남편의 확신보다 의사의 말이 더 신뢰감 있게 다가왔기 때문에 남편의 의견에 거세게 저항했다. 질병에 대해서는 의사들이 전문가인데 병원에서 치료하는 게 당연히 더 빨리 나을 수 있는 길이라고 생각했다. 그러나 남편은 물러서지 않았고 더 적극적으로 천연치유법을 통해 치료해보자고 나를 설득했다. 시간이 지날수록 온몸에 기운이 빠져가고 걸을 수도 없이 통증이 심해지자 나는 밑져야 본전 아니겠나 싶어 남편의 말에 따르기로 하고 병원을 나섰다.

남편은 곧장 이문현 회장님께 전화를 드렸고 이런저런 현재의 상황을 설명했다. 그러고는 그 길로 회장님 댁에 찾아가 증상이 있는 부위를 보여드리고 구체적인 상담을 받았다. 다리에 생긴 반점들을 보신 회장님은 단번에 자가면역질환이라며 병원에서 처방하는 항생제를 복용하면 기본적으로 인체가 가지고 있던 좋은 면역 체계가 무너질 수 있으니 약물로 치료하지 말고 꼭 녹즙으로 치료해야 재발하지 않을 거라고 설명해주셨다.

결혼하기 전에는 전혀 녹즙이라는 것을 모르고 살았는데 결혼 후에 남편을 따라서 규칙적으로 녹즙을 먹기 시작하면서 원래 몸속에 잠재돼 있던 질병이 바깥으로 나타난 것이라고 했다. 만약 녹즙을 마시지 않았더라면 나이가 들어서나 나타나야 할 질병인데 몸에 영양분을 주는 녹즙을 마심으로 해서 일종의 명현반응이 일어난 것이다. 오히려 이렇게라도 일찍 발견하여 치료할 수 있는 것에 감사한 마음이 들었다. 회장님은 단식과 관장이 포함된 생즙 프로그램을 짜주시며 이대로 꼭 실천하면 며칠 내로 괜찮아질 테니 크게 걱정하지 않아도 된다고 다독여주셨다.

집으로 돌아와 다음날부터 오전 6시에 감자즙을 시작으로, 한 시간마다 신과일즙과 녹즙을 번갈아 마셨다. 당시 내 몸 안에 면역력이 많이 떨어져 있었는지 목젖 근처에 심한 염증이 느껴져서 물을 삼키는 것조차 매우 힘들었다. 게다가 발목과 무릎 관절의 통증이 더욱 심해져서 꼼짝없이 누워있을 수밖에 없었다. 아침저녁으로는 레몬 관장을 하고, 샤워할 때를 제외하고는 숯가루로 팩을 만들어서 환부에 계속 붙여두었다. 손과 발을 뜨거운 물에 담가서 혈액순환을 돕는 수족탕도 매일 같이 병행했다.

관절 통증이 심해서 걸을 수가 없으니 과즙과 녹즙 재료를 구입하고 손질하고 즙을 짜는 일은 시어머님이 대신해주셨다. 매일 새벽에 내가 하루 동안 먹을 즙을 몇 시간씩 짜서 5~6병을 가져다주시면 매시간 어떤 즙을 마셔야 하는지 체크해가며 열심히 챙겨 마셨다.

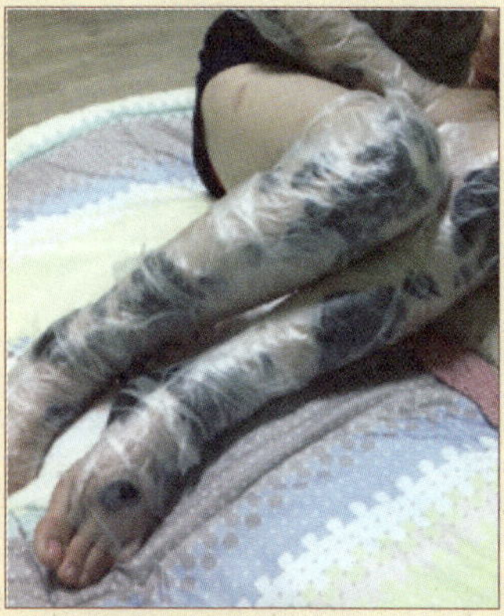
숯 팩 치료

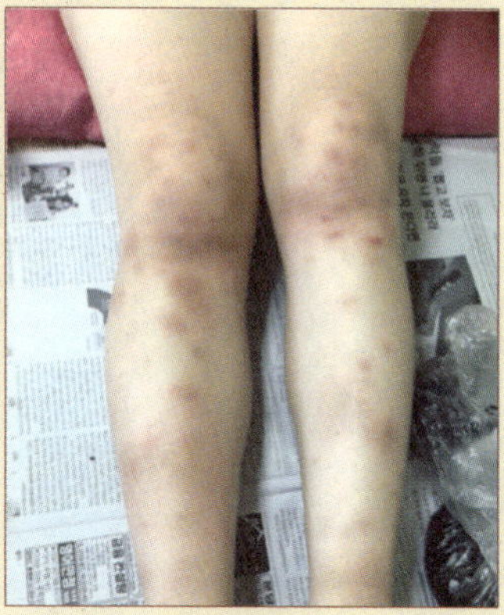
치료 10일 째

그렇게 치료한지 열흘이 지날 때쯤이 되니 염증 때문에 마시기 어려웠던 생즙의 목 넘김이 한결 부드러워졌고, 발목과 무릎 관절의 통증도 많이 줄어서 약간씩 걸을 수도 있게 되었다. 하지만 다리에 붉은 반점들은 쉽게 사그라지지 않았다.

사실 열흘이 되기 전까지만 해도 천연치료에 대한 회의감이 있었다. 번거롭기도 했고, 고생하시는 시어머님께도 너무나 죄송한 마음이 들었다. 육안으로도 좋아지는 것이 보이지 않아서 '이걸 계속 해야 하나, 처음부터 병원에서 치료할 걸……' 하는 생각에 심란했지만 열흘이 지나면서부터는 질병이 호전되는 게 몸으로 느껴지기 시작했다.

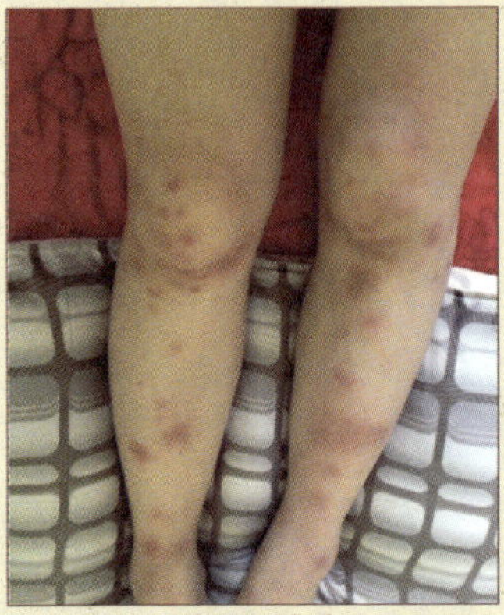
치료 13일 째

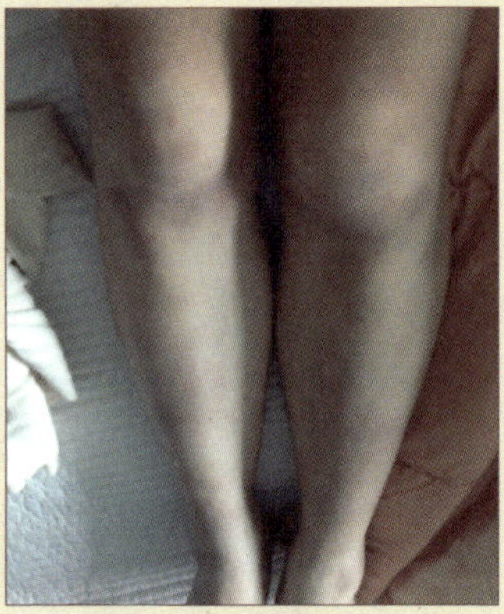
치료 14일 째

치료 기간 동안 붉은 반점이 없었던 부분에 새로운 반점이 나타나기도 하고, 무릎 주변에 물집이 여러 개 생기기도 했지만 시간이 갈수록 다리 전체적으로 붉은 반점의 색이 점점 옅어져 갔다. 힘이 없어서 계속 누워서만 지냈는데 보름 정도 지나고부터는 기운이 생겨서 걷는 데도 무리가 없었다.

천연치유를 실천한지 20일이 채 되기도 전에 붉은 반점이 거의 보이지 않을 정도로 회복되었다. 사실 이렇게 나을 것이라고는 상상도 하지 못했는데 점점 나아지는 것을 체험하고 나니 매우 신기했다. 자가면역질환을 치료한지 1년 정도

시간이 지난 현재도 나는 남편과 함께 녹즙을 꾸준히 마시면서 정상적인 생활을 하고 있다. 그리고 이후에 이런 증상은 다시 나타나지 않았다.

야채와 과일만으로 병을 치료한 후에 식생활의 중요성에 대해 다시금 생각해 보게 되었고, 실제로도 우리 집 식탁의 변화를 불러왔다. 그전에는 고기 위주의 식사였다면 지금은 대부분 야채를 이용한 식단으로 바뀌었고, 웬만하면 가열하지 않고 생으로 먹을 수 있는 조리법을 찾아보게 되었다. 물론 한 번에 식습관이 바뀌지는 않지만 시간이 지나니 조금씩 현미와 생야채 식습관에 적응이 되어 가고 있다.

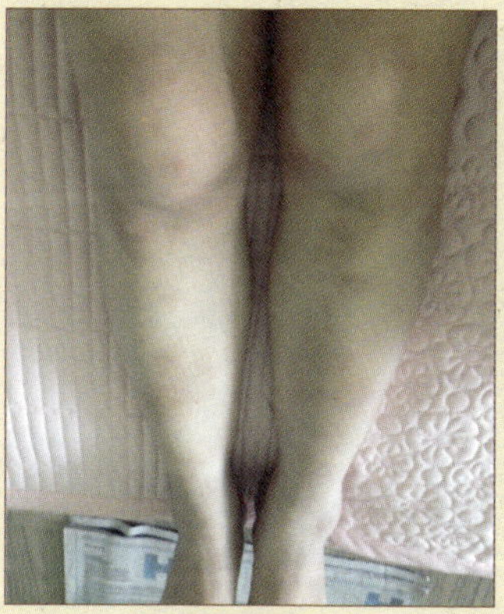

치료 15일 째

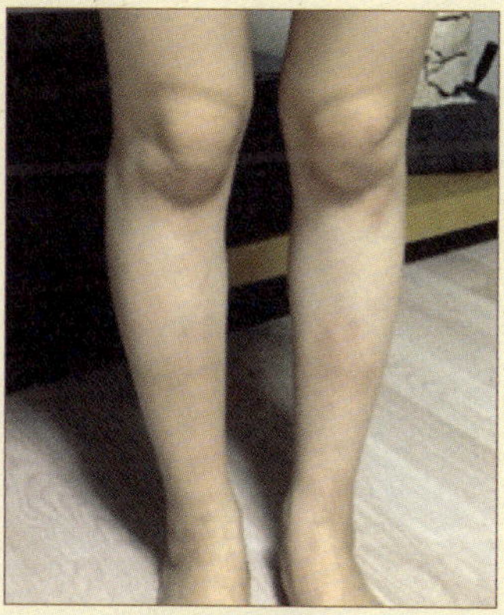

치료 18일 째

남편의 단호한 결정이 아니었다면 나는 이 병을 극복할 수 없었을 것이다. 남편의 판단 덕분에 빠른 시간 안에 회복될 수 있었던 것 같다. 만약 결혼 전에 이런 질병과 맞닥뜨렸다면 치료가 불가능했을지도 모른다. 아픈 몸을 이끌고 녹즙 재료를 준비하고 즙을 짜서 먹는다는 것은 상상할 수도 없는 일이기 때문이다. 남편과 시어머님의 도움과 모든 내 주변 여건이 허락되었기 때문에 완치가 가능했다고 생각한다.

거짓말 같이 찾아온 기적 / **고혈압, 신결석 치료 후기**

김창학

나는 좀처럼 거짓말을 할 줄 모르는 사람이다. 그래서 천연치유원의 치료를 받고 병이 나은 과정을 말하려니 어쩐지 어색하기도 하고 꼭 거짓말을 하는 것 같은 느낌이 들기도 하지만 빼거나 보태는 것 없이 사실 그대로를 말하고자 한다. 60세를 갓 넘긴 나는 20년 전부터 고혈압에 시달려 매년 봄, 가을이면 입원치료를 받았다. 좋다는 약은 이것저것 다 복용해 보았고 병원에 입원하여 링거 치료도 받았지만 약을 먹으면 혈압이 내려가고 약을 먹지 않으면 다시 올라가는 게 계속 반복됐다.

수축기 혈압은 최고 230mmHg, 이완기 혈압은 최고 130mmHg까지 올라갔다. 목이 뻣뻣하고 오른쪽 뒷골에 동통이 오는 증상이 있어 CT 촬영도 했는데 그 결과, 뇌혈관이 협착되고 뇌수축이 왔다는 진단을 받았다. 그것은 80세 이상 고령자들에게서 나타나는 증상이라고 했다. 의사의 말에 따르면 뇌혈관의 협착은 뇌출혈이나 뇌혈전을 야기할 수 있으며, 뇌수축은 치매의 우려가 있다고 했다. 안 그래도 아버지께서 환갑이 되기 전에 고혈압을 앓다가 반신불수로 3년 만에 돌아가셨고, 맏형님도 60세의 나이에 뇌출혈로 세상을 떠났기 때문에 나 역시 그렇게 되지나 않을까 하는 걱정이 엄습했다. 그러던 지난 7월 엔젤녹즙기로 녹즙 치료를 시작했다. 그때 나의 체중은 65kg, 수축기 혈압은 190mmHg, 이완기 혈압은 100mmHg이었다. 나는 사흘 동안 관장을 하고 녹즙 단식에 들어갔다. 당근, 미나리, 비트, 오이를 즙을 내 마시기 시작했으며 술과 담배를 일체 끊고 매일 아침 1시간 동안 운동을 했다.녹즙 치료를 시작한지 9일째 되는 날 아침 7시에 혈압을 측정하니 160/90mmHg로 내려갔다. 다음날 아침 7시에는 150/95mmHg, 오

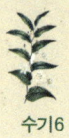

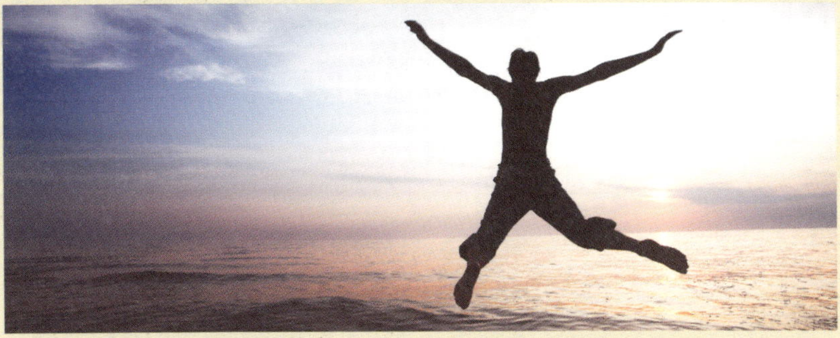

후 5시에는 130/85mmHg로 점차 정상 범위를 찾아갔다. 그 다음날 아침 5시에는 125/85mmHg, 아침 7시에는 혈압이 130/85mmHg였다. 정말 기적 같은 일이었다. 솔직히 녹즙 치료를 시작하기 전만 해도 숱한 약으로도 치료하지 못했던 병을 풀만 먹고 고친다는 사실에 믿음을 갖지 않았다. 그런데 담배, 술, 고기류 등을 끊고 녹즙만 마셨더니 이런 기적 같은 일이 벌어진 것이다. 이때부터 나는 매일 아침 5시에 운동을 하고 들어와서 오전 7시, 10시, 오후 4시에 꼭 혈압을 재보았는데 두 달이 넘도록 140/90mmHg의 상태를 유지했다. 목이 뻣뻣하고 뒷머리가 아프던 증상도 깨끗이 사라졌다.

게다가 나는 거의 5년 동안 신장결석으로 고생을 해왔다. 한 달에 한 번씩 수수알 크기의 결석을 대여섯 개씩 배설했는데, 그때마다 허리가 끊어질 듯 아프고 미열이 나서 참 고통스러웠다. 그런데 녹즙 치료를 시작한지 석 달이 다 되가는 동안 한 번도 재발하지 않았다.

거짓말 같은 이야기지만 이는 내가 몸소 겪은 진실이며 다른 병은 몰라도 녹즙 치료가 고혈압을 치료할 수 있다는 데 대해서(최소한 나 자신의 경우에 빗대어) 자신있게 말할 수 있다. 아무튼 나는 다 늙어서 복을 만난 것 같다. 녹즙 치료를 연구하고 또한 녹즙기를 만들어 주신 분들에게 진심으로 감사를 드리며 나에게 녹즙 치료를 지도해주신 분들에게도 고마움을 전하고 싶다.

천연치유연구원 이문현 원장의 한마디

김창학 님과 같이 위험 지경에서 속수무책으로 수치나 조절하면서 점점 꺼져가는 자신을 지켜보고 있을 수밖에 없는 분들이 이 땅에 얼마나 많을까요? 통계발표에 의하면 세계적으로 고혈압을 앓고 있는 사람은 2억 명이나 되고 고혈압으로 1년에 사망하는 사람의 수는 4백만 명이라는 보고가 있습니다. 이분들이 바로 이러한 사실을 알아야 하지 않을까요?

반신반의하던 김창학 님도 몸소 경험하신 이후에는 확신으로 바뀌었습니다. 그러나 많은 분들은 현대 의학이 아닌 천연치유를 경험해 보지 못했기 때문에 믿지 못하고 시도를 꺼리는 경향이 있는 것이 저로써는 매우 안타까운 마음입니다.

고혈압과 더불어 신장결석이 저절로 해결된 것은 당연한 일입니다. 그 이유는 원인이 같기 때문입니다. 바로 혈관 막힘의 원인인 가열된 음식물 속의 불활성 미네랄이 쌓이는 위치에 따라 병명이 붙게 되는데, 모세혈관이 막히면 고혈압, 췌장에 막히면 당뇨병, 담낭에 쌓이면 담낭결석, 전립선에 쌓이면 전립선염 등의 혈관성 질병이 만들어지는 것입니다. 그래서 이러한 모든 질병들이 천연치유로는 해결 방법이 간단하고, 식생활이 원위치로 되돌아가지만 않는다면 확실한 완치가 가능한 것입니다.

수치로 봐서 아직은 김창학 님이 건강을 완전히 되찾았다고 볼 수는 없지만, 가르쳐드린 방법대로 좀 더 확실하게 실천하여 완벽한 혈압이 되고 온몸의 혈액순환이 정상적으로 된다면 뇌의 작용부터 온 몸의 건강이 좋아져서 10~20년은 더 젊게 살아가실 수 있을 것으로 보입니다.

수기7

절망이 희망이 된 순간 / **당뇨 치료 후기**

이인숙

저는 프린스턴 대 교수로 근무하며 8년 이상 당뇨병으로 투병생활을 하던 환자였습니다. 처음 5년은 약물치료를 했으나 병세는 호전될 기미가 없었고 오히려 점차 악화되어 인슐린을 맞아야만 했습니다. 게다가 3년 전부터는 하루에 4번 당 검사를 하고, 하루에 2번 인슐린 주사를 맞았습니다. 그야말로 피눈물 나는 투병 생활이었습니다.

저는 악화되는 병세 때문에 귀중하고 막중한 책임을 가진 교육행정과 교수 자리를 두 번씩이나 사임하고, 엎친 데 덮친 격으로 지난해에는 오른팔이 골절되었는데 당뇨병으로 인해 수술도 할 수 없는 그야말로 막막하고 절망적인 형편에 놓이게 되었습니다. 그러다 저의 이런 사정을 아는 지인의 권유로 지난 4월 이문현 회장님의 건강수련회에 참석하여 녹즙 치료를 받기 시작했습니다. 지인 역시 얼굴과 이마, 뺨, 양손 등 피부가 심하게 터져 피부과에서도 치료가 불가능했는데 녹즙으로 완쾌되었기 때문에 확신을 갖고 저에게 권유했던 것입니다.

녹즙 치료 첫날부터 인슐린을 떼고 과즙과 녹즙을 번갈아 마시는데 8년 동안 의사의 권유로 과일을 먹지 못했던 저는 몹시 당황했습니다. 과일즙은 마실 수 없다며 몰래 버티기도 했고 가급적이면 안 마시려고 무던히 애를 썼습니다. 어떻게 눈치를 챘는지 자원봉사자가 마음 놓고 마시라 권했고, 이문현 회장님께서도 안심하라고 자상하게 말씀하셔서 과일즙을 마시게 되었습니다.

3일째 되던 날 아침, 당을 재고 난 저는 제 눈을 의심했습니다. 인슐린을 하루에 2번씩 맞고도 250~350㎎/㎗이던 당수치가 인슐린을 맞지 않고 오렌지 즙을(자몽+오렌지+레몬) 여러 컵 마신 것만으로 106㎎/㎗이 되었고, 4일 후부터는 80~90㎎/㎗으로 내려갔습니다. 여러 달이 지난 현재도 인슐린 투입 없이 수치가 지극히 정상을 유지할 뿐 아니라 체내에 약물기가 없어 몸이 가뿐하고 기분까지 상쾌합니다. 언제나 피로하고 기운이 없던 제가 식단을 채소로만 바꾸고 나니 지금은 얼마나 기운이 넘치는지 아침 산책할 때마다 발걸음이 아주 가볍고 피로감이 전혀 없습니다.

체내에 건강한 세포를 매일 생산할 수 있도록 계속해서 창조의 사역으로 우리를 치유하시는 하나님의 큰 사랑에 감사드리고, 천연치유연구원이 더욱 발전하시기를 기원하며 자원봉사자 여러분과 이문현 회장님께 깊은 감사의 말씀을 전합니다.

"천연치유연구원 이문현 원장의 한마디"

수많은 당뇨 환자가 이렇게 쉽고도 완벽하게 완치되는 모습을 매번 확인하면서 기쁨과 환희로 내가 완치된 듯한 착각이 일어나곤 합니다. 그러나 이러한 기쁨을 너무나 많은 사람들이 모르기 때문에 그런 분들이 아직도 외로운 투병의 싸움을 하고 있다는 것을 생각하면 한편으로는 안타까움과 답답함이 한숨을 자아내게 합니다.

용기 있는 분들만이라도 빨리 실천하셔서 우리와 기쁨을 나누시게 되기를 기원합니다.

수기8

40년 앓던 두통이 하루 만에 완쾌되다! / **만성두통 치료 후기**

신범교

내 두통의 시작은 40년 전, 대학에서 조교생활을 하고 고등학교 교사로 첫 발을 내딛을 즈음부터였다. 수업에 대한 긴장감 때문이었는지 일주일에 서너 번 정도는 두통에 시달렸고, 그때마다 진통제를 복용하곤 했다. 사실 진통제는 월경통이 심하여 한 달에 한 번 복용하기 시작했는데, 두통이 올 때도 똑같이 진통제를 복용했다.

처음에는 일주일에 한두 번 정도 머리가 아파서 진통제를 복용하다가 점차 그 횟수가 늘어나 작년 봄부터는 매일 진통제를 먹지 않으면 안 될 정도로 상태가 악화되었다. 극심한 만성두통으로 종합병원 신경과에서 뇌 CT, MRI, 뇌파검사, 뇌혈류검사, 혈액검사, 심전도 등 안 해본 검사가 없이 다 받아봤지만 결과는 아무런 이상이 없다는 얘기뿐이었다. 병원에 10년을 넘게 다니면서 병명도 모른 채 그저 처방해주는 약을 꾸준히 복용했지만 차도가 전혀 없었고, 도리어 진통제 용량만 늘어갔다.

두통은 시도 때도 없이 찾아왔다. 그냥 몸이 피곤해도 머리가 아프고, 소화가 안 돼도 머리가 아프고, 과식을 해도 머리가 아팠다. 마치 내 몸의 이상 증세가 모두 두통으로 나타나는 것같이 하루 종일 아팠다. 더 심하게 아프기 싫어서 조금만 머리가 띵하기 시작하면 약부터 먹고 봤다. 아플 때는 머리 전체가 욱신욱신하면서 띵하고, 젊을 때는 그런 증상이 전혀 나타나지 않았는데 작년부터는 가끔씩 심하게 어지러워서 막내아들의 등에 업혀 응급실에도 몇 번이나 실려 갔었다.

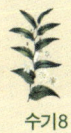

나의 이런 사정을 아는 지인들을 통해 이것저것 정보를 얻어 한방치료로 부항도 떠보고, 커피 관장과 단식을 하면서 포도만 먹는 디톡스도 해봤지만 대부분 별다른 효과가 없었다. 또 지압이 좋다기에 머리 지압도 받았는데 그나마 좀 시원하고 나아지는 듯해서 가끔 머리가 깨질듯이 아픈 날에는 종종 지압을 받으러 가곤 했다. 그러다가 함께 교회에 다니는 교우를 통해서 생즙 천연 디톡스에 대한 이야기를 들었지만, 전에 디톡스를 하고서도 별로 효과가 없었던 경험 때문에 그냥 흘려들었다. 이후에도 천연 디톡스를 여러 번 권유 받다가 어느 날 가까운 곳에서 천연치유 강좌가 열린다기에 교인들과 함께 강의를 들으러 가게 되었다.

자동차로 20~30분 정도 걸리는 거리였는데 차를 타고 가는 도중에도 머리가 띵하더니 두통이 찾아왔다. 그러나 가져온 진통제도 없었고 여럿이 가는데 혼자 집에 가겠다고 할 수도 없어서 그냥 온힘을 다해 참으며 디톡스 강좌에 참석했다. 사실 디톡스 강의를 듣기 위해서 하루 전부터 복용하던 약을 중단하고 지압으로 겨우겨우 버티고 있던 터였다. 진통제 없이 이틀째를 맞이하니 그전보다 통증이 더 심하고 너무나 힘들었다. 다행히 같이 강의를 듣는 사람들 중에 지압을 할 줄 아는 분이 있어서 잠깐 틈나는 시간에 지압을 받고 나니 조금은 견딜 만했다.

디톡스 강의를 듣고 나서 '이거다!' 싶은 마음에 당장 실천에 옮겼고 다음날 아침에 일어나니 신기하게도 머리가 아프지 않았다. 진통제를 끊은 지 3일째, 생즙 천연 디톡스를 시작한 지 하루 만이었다. 신기하기도 하고 놀라운 마음에 개인적으로 이문현 회장님을 뵙고 직접 상담을 받았다. 프로그램에 참여했을 때 사례들을 들어가며 이해하기 쉽도록 설명을 잘 해주셔서 좋았는데 역시 개인 상담에서도 한 사람 한 사람의 병에 초점을 맞추어 상당히 자세하게 설명해주신 점이 참 좋았고 고마웠다.

우리가 매일 음식을 먹지만 그 음식들이 모두 우리 몸에 에너지로 흡수되는 것이 아니기 때문에 항상 우리 몸에는 에너지가 부족하며 그러한 음식물들이 몸에서 독을 생성하여 질병을 만들어낸다고 말씀하셨다. 녹즙과 과즙을 많이 마시고 관장을 하면 몸속의 독소가 배출되므로 이것이 곧 두통뿐 아니라 모든 병을 낫게 하는 원리라고도 말씀해주셨다.

집으로 돌아와 보름 동안 금식하고 녹즙(당근:비트:오이:미나리=8:2:4:2)은 하루에 4~5잔, 과즙(사과:레몬:귤:자몽=1개:1개:3개:2개)은 10잔 정도를 매일 같이 짜서 마셨다. 이 프로그램을 실천하는 동안 거짓말처럼 두통은 한 번도 찾아오지 않았다.

현재는 아침에 일어나자마자 남편과 배즙을 한 잔씩 마시고 하루는 과즙, 하루는 녹즙을 번갈아가며 하루 종일 마시고 있다. 이 생활을 7개월째 하고 있고, 그동안 한 달에 한 번 두통이 올까말까 할 정도여서 진통제도 거의 복용하지 않게 되었다. 특별히 피곤한 일이 있거나 장거리 여행을 할 때를 제외하고는 두통이 거의 없으며 예전에는 멀미도 많이 했는데 멀리 증세도 완전히 사라졌다.

천연치유법을 알고 나서 나는 거의 딴 세상에 살고 있다고 말해도 과언이 아닐 만큼 건강하고 활기찬 생활을 하고 있다. 원래도 그렇게 뚱뚱한 편은 아니었지만 천연치유 프로그램을 하고 나서는 항상 52kg을 유지했고, 주위에서 대체 뭘 먹어서 그렇게 날씬하고 예뻐졌냐는 말을 많이 듣게 되었다. 평소 고혈압과 전립선 기능이 좋지 않은 남편도 나와 함께 꾸준히 생즙을 마시고는 많은 효과를 보고 있다.

어찌 생각해보면 그냥 밥 굶고 내 손으로 녹즙, 과즙 짜먹는 것인데 남의 손을 빌리지 않고도 내 병을 내가 치료할 수 있다는 사실이 천연치유의 가장 큰 매력이 아닐까 싶다. 우리가 섭취하는 음식이 곧 약이고, 약이 곧 음식임을 일깨워주는 천연치유는 야채와 과일을 우리 몸에서 에너지로 받아들이기 쉬운 상태로 섭취하는 것이 전부이므로 어느 누가 실천해도 손해가 없다. 그러나 나 또한 그랬듯이 인식하고 받아들이는 게 처음부터 쉽지 않았던 건 사실이다. 나이 든 사람들은 아픈 곳이 많기 때문에 이것저것 다 해보자는 심정으로 믿고 따르는 반면 비교적 젊은 사람들은 애타는 마음이 없어서인지 받아들이기가 더 힘든 모양이다. 병원 약으로도 낫지 않던 두통이 단 하루 만에 치료된 것을 보고 의사인 막내아들도 처음에는 우연이라며 믿지 않았지만, 몇 개월이 지나도 멀쩡한 나를 지켜보고는 정말 신기하다며 계속 실천하시라고 격려해주고 있다.

이문현 회장님이 디톡스 강좌에서 하신 말씀 중에 "길가에 있는 복주머니는 주인도 없다"는 말이 기억에 남는다. 어차피 길가에 버려진 주머니라 아무나 가져가서 쓰면 되는데 아무도 그것이 복주머니인 줄을 모르고 그냥 지나친다는 것이다. 여기서 복주머니는 바로 천연치유법이다. 이렇듯 우리의 '인식'이라는 것이 참 중요하다는 생각이 든다. 길가에 놓인 주머니 안에 복이 들었다는 걸 인식하기가 굉장히 어렵고 시간이 많이 걸리기 때문에 쉽게 치료가 가능한데도 망설이다가 시기를 놓치는 것이다. 나도 처음에는 주위의 권유에 '요새 의학이 얼마나 발달했는데 겨우 과일, 채소 갈아먹는다고 병이 낫겠어? 병원에 가면 되는 걸 굳이 귀찮은 일을 만들어서 할 필요가 있나?'라는 생각을 했다. 그러나 나는 버려진 주머니를 집어 들었고, 그 안에 든 복을 발견해 잘 써서 병이 나았다. 이 과정은 매우 의미가 있고, 나처럼 많은 사람들이 이 복주머니를 발견하여 더 이상 고통 받지 않고 건강한 삶을 되찾기를 바라는 마음이다.

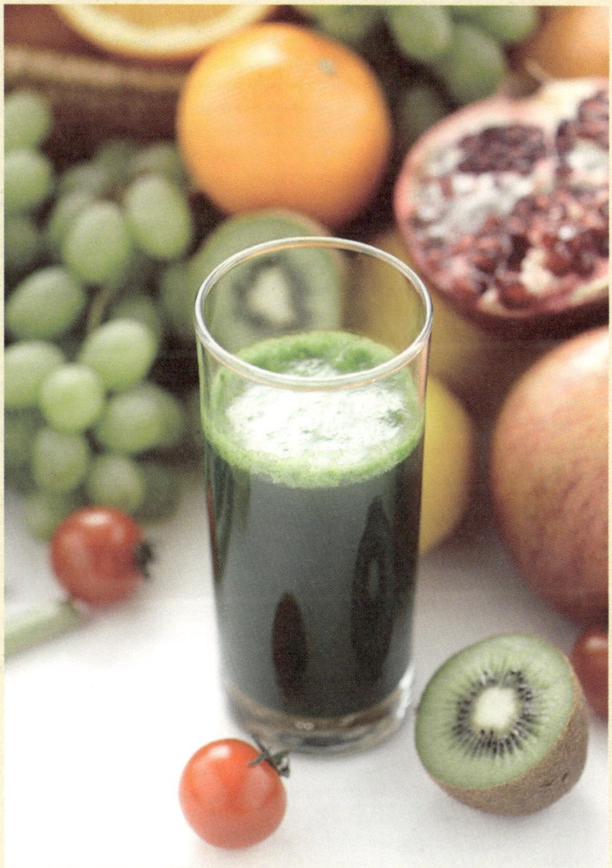

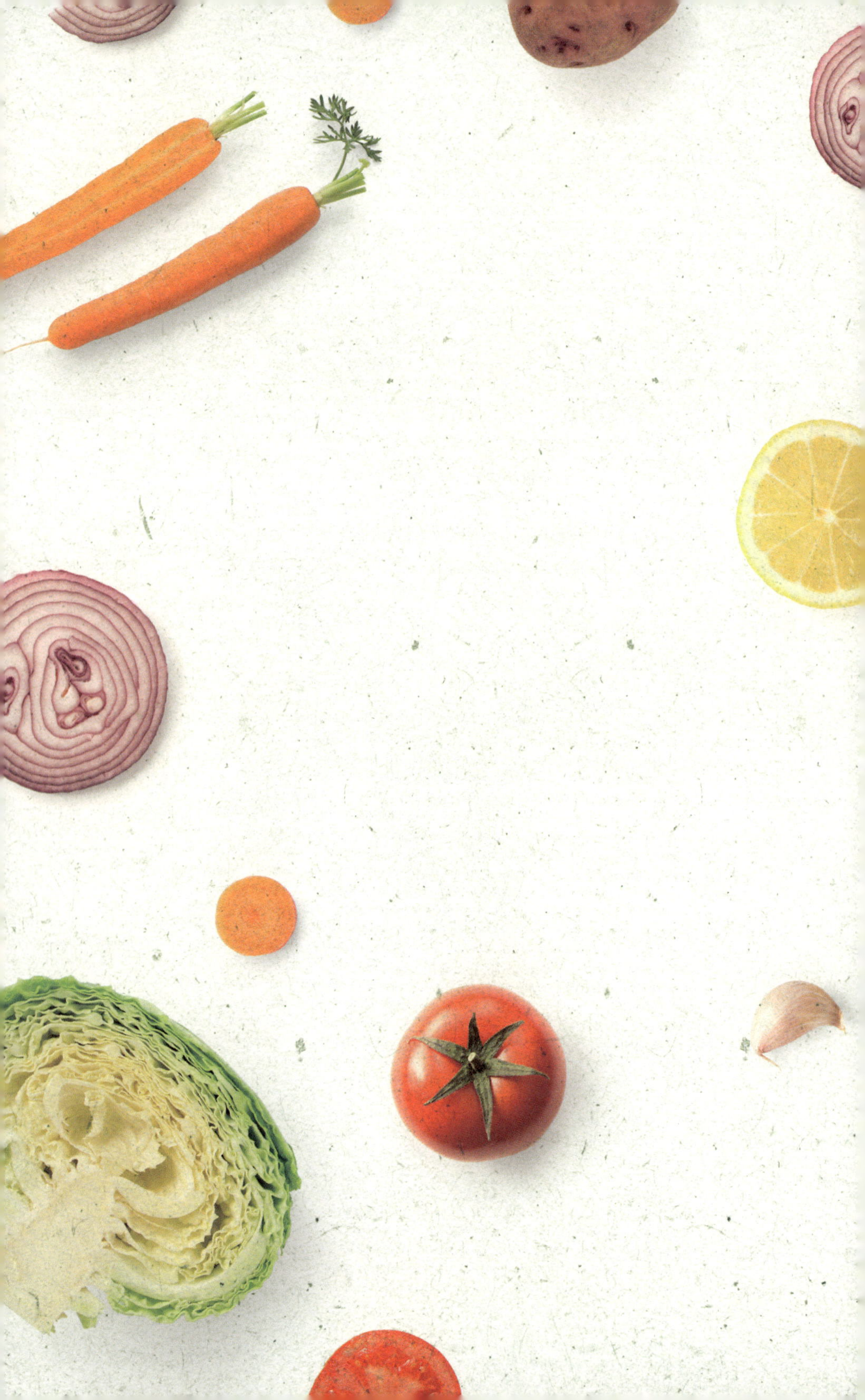

[Part 3]

현대 의학이 무시한 암의 원인

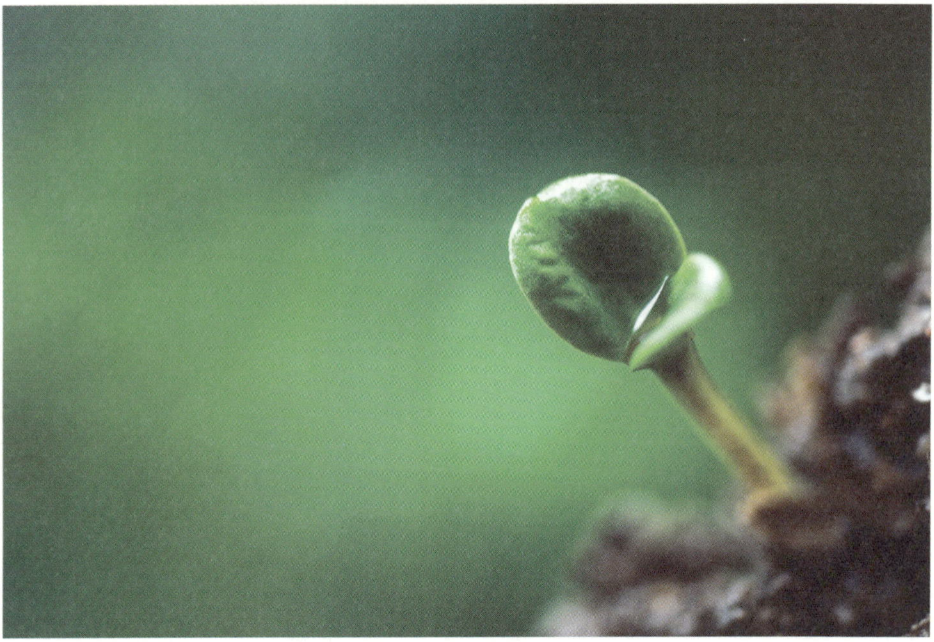

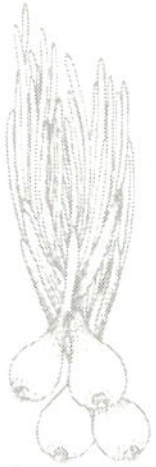

두 달여 만에 완치된 간암 말기의 환자

광주의 한 교회 목사님으로부터 녹즙기에 대한 문의 전화가 왔다. 녹즙기가 필요하시다기에 그 이유를 물었더니 신도 한 분이 간암 환자인데 생즙이 좋다고 해서 그분을 돕기 위해서라는 것이다. 환자를 도우려는 마음이 너무 고마워서 직접 찾아가 녹즙 먹는 방법에 대해 자세히 설명해드리고 싶다고 하니, 그렇다면 교회 성도들을 모아 놓을 테니 강의를 부탁한다면서 약속 날짜를 잡았다.

나는 약속한 날 아침 일찍 직원 한 명을 데리고 광주로 출발했다. 비록 녹즙기를 주문한 사람은 목사님 한 분이었지만 여러 사람이 모일 테니 찾는 사람이 더 있을까 싶어 여분으로 몇 대를 더 준비했다.

도착한 곳은 비교적 작은 교회임에도 3백 명이 훌쩍 넘어 보이는 사람들이 모여서 나를 기다리고 있었다. 서둘러 점심을 먹고 오후 1시부터 강의를 시작했는데 어찌나 분위기가 진지하던지 한 시간, 두 시간, 세 시간, 네 시간…… 그렇게 밤 9시가 다가오는데도 어느 한 사람 집으로 돌아갈 생각조차 하지 않고 집중하는 것이었다. 그러나 강의를 더 계속할 수가 없어 밤 9시 정각에 강의를 끝냈다. 무려 8시간의 롱런이었다. 내 자신도 그렇지만 그 긴 시간 동안 꿈쩍도 않고 자리를 지킨 신도들이 더 대단하다고 느껴졌다.

저녁을 먹으러 밖으로 나와 승합차 안을 살펴본 나는 깜짝 놀랐다. 여분으로 가져온 녹즙기가 한 대도 남아있지 않은 것이다. 알고 보니 강의 도중에 신도들이 녹즙기가 모자랄까봐 화장실에 가는 척하며 미리 녹즙기를 구입해간 것이었다. 그 다음 날 필요한 양을 더 보내야 할 정도로 사람들의 관심이 뜨거웠고 녹즙기에 대한 인기도 폭발적이었다. 그렇게 강의를 마치고 늦은 밤이 되어서야 떠나려고 하는데 목사님이 무척 아쉬웠던 모양이었다.

"사장님, 제 처를 보낼 테니 좀 더 자세히 가르쳐주십시오."

"그렇게 하십시오."

그래서 사모님은 사흘 동안 우리 집에 머물며 생즙과 녹즙기, 치유 프로그램, 기타 건강법 등을 배워서 그 간암 환자를 배운 대로 직접 돌봤다고 한다.

50대 남성인 환자는 암의 크기가 무려 12cm인 간암 말기 환자였다. 이 정도면 암의 크기가 매우 커서 회생을 기대한다는 것 자체가 무리였지만, 환자는 불과 두 달 정도 생즙을 먹으며 프로그램을 실천한 결과 12cm나 됐던 암이 거짓말처럼 깨끗하게 사라졌다. 과연 이런 일이 가능한 것일까? 환자는 물론 목사님과 사모님도 놀랐고 내 자신마저도 놀랐다.

"세상에 이런 일이 있을 수 있을까요?"

"기적입니다. 기적! 사모님께서 정성을 다하신 덕분입니다."

그 환자는 언제 간암을 앓았느냐는 듯 컨디션도 최상을 되찾아서 몸이 날아갈 것처럼 가볍다고 했다. 암이 없어졌다는 사실이 너무 기쁜 나머지 검사를 받기 위해 다시 병원을 찾아갔더니 간암이 감쪽같이 사라진 것이 의아했는지 간암 판정을 했던 의사가 오진이었을 가능성이 높다는 말을 했다는 것이다. 의사의 말도 이해가 된다. 두 달여 만에 12cm의 간암이 갑자기 사라졌다는 것은 도저히 누구도 이해할 수 없는 일이기 때문이다. 그러나 간암은 분명 오진이 아니었다. 그 환자는 간암 말기 상태라는 말이 믿기지 않아 한두 병원에서 진찰을 받아본 것도 아니었고, 가는 병원들마다 간암 말기라는 판정을 내놓았기 때문이다.

아무튼 간암이 오진일 가능성이 크다는 의사의 말에 환자는 '그럼 그렇지!' 하면서 맥이 풀렸고, 이제는 생즙을 만들기도 귀찮은 데다 먹기도 싫었던 마음에 그날로 녹즙을 바로 끊어버렸다고 한다. 그리고 이튿날 잔칫집에 가서 암 발병 이후 전혀 입에 대지 않았던 고기와 부침개을 먹고 집으로 돌아와 곧바로 숨을 거두고 말았다고 한다. 왜 이런 일이 일어났을까?

놀라운 일이지만 실제로 암 환자들에게서 이런 일은 빈번하게 발생한다. 어이없게도 이 사람이 세상을 떠나게 된 것은 그동안 생즙으로 몸의 조화를 잘 이루며 회복되어 가는 중에 오진이라는 말을 듣고 소화가 어떻게 되든지 상관없이 그동안 참아왔던 음식들을 먹은 데에 그 이유가 있다. 소화하기 힘든 음식물이 갑자기 위와 장에 들어오면서 소화가 되지 않은 음식물들이 썩기 시작했고, 그로 인한 맹독이 순간적으로 온몸에 퍼져서 손 쓸 겨를도 없이 사망에 이르게 된 것이다.

우리 집사람 역시 비슷한 경험을 한 적이 있다. 집사람이 어느 날 운동을 하다가 넘어져서 심한 타박상을 입었다. 그래도 크게 다치지 않은 것을 확인하고 나는 회사에 출근했다. 3월 중순이라 그리 춥지도 않았는데 집사람은 몸이 춥다고 하소연했다. 독이 생기면 인체는 독을 배출하기 위해서 몸에 열을 내고, 그로 인한 오한이 날 수도 있기에 아침에 다치면서 놀라고 타박상을 입으면서 몸에 독이 발생하여 나타난 증상들인 것 같다는 판단으로 집에 가면 뜨거운 물에 몸을 풀게 하고 해독시켜 주어야겠다고 생각했다.

저녁 5시에 생채소 비빔밥을 맛있게 먹고 1시간쯤 지나니 집사람이 갑자기 머리 뒤가 쪼이듯이 아프다며 어찌할 줄을 몰라했다. 갑자기 소변이 마려워 급히 변기에 앉았는데 소변이 나올 듯 하면서도 나오지 않는다며 쩔쩔맸다. 평생을 함께 살면서 아프다는 소리도 못 지를 만큼 허둥대는 아내의 모습은 그때 처음 봤다.

억지로라도 4~5번 정도 토하게 한 뒤 따뜻한 물에 숯가루 2스푼을 가득 타서 2번을 먹이고 또 토하게 한 후에 3번째 숯가루를 먹이고 나니 겨우 진정이 되어서 가까스로 급한 상황을 넘길 수 있었다. 컨디션이 좋지 않을 때의 급체는 빨리 응급 처치를 하지 않으면 죽을 수도 있다는 것을 아내를 통해 경험하게 되었다. 더구나 암 환자였으면 오죽했겠는가?

실제로 옛날에 시골에서 아이들이 급체하여 죽는 것을 본 일이 있다. 시골은 병원도 멀고, 응급 처치법을 아는 사람이 적기 때문에 그럴 수밖에 없겠다는 생각이 든다. 이런 때를 대비하여 해독 기능이 있는 숯가루를 물에 타서 마시거나 뜨거운 물에 몸을 담그는 응급 처치법을 알아둘 필요가 있다. 응급 처치를 하지 않으면 병원에 가는 동안 위험해질 수 있다. 한번 환자였던 사람은 최소 2~3년은 음식이든 스트레스든 항상 조심해야 한다. 아무리 좋은 채식도 몸 컨디션이 좋지 않은 상태에서는 조금만 과해도 소화불량으로 이어질 수 있다. 소화불량은 독을 생산하고 강약에 따라 증상이 급박해질 수도 있으니 되도록 빨리 해독시키는 것이 중요하다.

나 자신은 물론 가족들 중에 건강이 좋지 않은 사람이 있다면 병원에서 시키는 대로만 하지 말고 인터넷이나 건강 관련 책 등을 활용하여 자연치유법을 익혀두는 것이 좋다. 이것은 재산 못지않게 중요하다.

나 역시도 처음부터 전문가는 아니었다. 몸이 아프다 보니 이것저것 다 해봐도 잘 회복되지가 않아서 지인의 소개로 자연요법을 배우게 되었고, 독학으로 환자를 돌보면서 익혔다. 내 지식의 80% 정도는 환자에게서 배운 것이다. 내 병만 나았다고 주변을 모르는 척 하지 않고 계속 돕다 보니 오히려 내가 더 많은 복을 받게 된다는 것을 알게 되었다. 그래서 천연요법을 실천하라고 권하는 바이다.

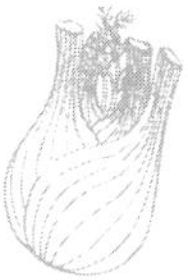

암의 원인은 무엇인가

암의 발병 원인은 방사선, 바이러스, 독극물, 약물, 환경호르몬, 식품첨가물, 농약, 기생충 등 다양하다. 대부분 방사선이나 바이러스, 식품첨가물들이 그 대표적인 원인이지만 이 중에서도 바이러스가 단연 톱이다. 그러나 현대 의학에서 말하는 암의 원인은 '세포'에 초점이 맞춰져 있다. 그래서 세포의 재료가 되는 단백질을 꽤나 중요하게 생각한다.

흔히 대체 의학을 하는 사람들 가운데는, 평소 암 때문에 고기를 입에 대지 않다가 갑자기 고기나 생선회를 한꺼번에 많이 먹으면 단백질을 좋아하는 암이 순간적으로 확 퍼져서 죽는다고 생각하는 사람이 많다. 그러나 이것은 막연한 생각이다. 이런 주장을 하려면 원인을 이론적으로 분명하게 밝힐 수 있어야 하며 그 원인이 분명하게 해석되어야 올바른 해결책을 낼 수가 있을 것이다.

잔칫집에서 고기를 먹고 집으로 돌아와 죽은 환자는 암 때문에 죽은 것이 아니다. 만약 고기를 먹은 것 때문에 죽었다고 해석한다면 그것은 암의 원인을 제대로 모른 채 '세포론細胞論'으로만 그 현상을 보기 때문이다. 암이라는 것은 사실 아무것도 아니다. 그런데 현대 의학적으로는 일단 암이라고 하면 기가 죽고 무조건 죽을 병이라고 생각하는 경향이 크다.

나는 암을 세포론으로 해석하지 않는다. 여러 의학자들의 연구결과와 자료들에서 그 증거를 찾을 수 있고 이는 누구든지 알아낼 수 있는 사실이다. 내가 만난 많은 환자들의 임상 경험에서도 그렇다. 이것은 매우 중요한 얘기다. 현대 의학이 제시하는 암의 정의가 그다지 논리적이지 않다.

그럼 여기서 독자 여러분에게 한 가지 질문을 던져보고자 한다. 만약 나이가 많은 사람과 젊은 사람이 동시에 암에 걸렸다면 어느 쪽의 암이 더 빨리 커지겠는가? 놀랍게도 젊은 사람의 암이 훨씬 더 빨리 성장한다. 이것은 간염도 마찬가지다. 그렇다면 건강한 사람과 그렇지 못한 사람 중에 어느 쪽의 암 발병률이 높을까? 당연히 건강하지 못한 사람에게 암이 잘 생길 것이라고 대답할 것이다. 당연하다. 그러나 우리가 오늘날 그토록 의지하고 있는 현대 의학으로는 이 문제에 대한 해석이 불가능하다. 해답을 내놓지 못하는 것이다. 어떻게 더 건강한 사람의 암이 더 빨리 성장하는지 논리적으로 설명할 자신이 있는 분이 계실지 모르겠지만 이 문제는 현대 의학이 신봉하고 있는 세포론으로는 절대 설명이 불가능할 것이다.

암의 원인은 세포가 아니라 바이러스에 있다고 말하면 믿는 사람이 거의 없다. 사실 암 자체를 극복하는 일은 어렵지 않은데 이 사실을 믿지 않기 때문에 회복이 어려운 것이다. 정말 답답한 노릇이다. 그렇다면 왜 암이 세포가 아닌 바이러스인지 그 이론을 설명해보겠다.

현대 의학에서는 몸속에 종양이 생기면 일단 암으로 판단하는데 그 종양은 당연히 세포로 이루어져 있다. 양성 종양이든 악성 종양이든 모두가 다 세포이다. 그러나 암은 바이러스와 절대적인 관계에 있다.

실제로 위염이 있는 사람이 위암에 걸리고 간염이 있는 사람이 간암에 걸리며 갑상선염이 있는 사람이 갑상선암에 걸린다. 이것은 거의 틀림없는 순서다. 이 말은 염증과 암이 극히 밀접한 관계에 있다는 것을 의미하며 특히 암이 생긴 부위는 대부분 염증을 동반한다. 이것은 암 바이러스가 우리 몸속에 들어오기 전에 이미 그 부위에 염증을 일으켰다는 얘기다. 다시 말해서 우리 몸속에 들어온 염증성 바이러스가 특정 부위에 염증을 유발했고, 이 염증이 유발된 부위야말로 암 바이러스가 살기에 가장 적합한 장소라는 뜻이다.

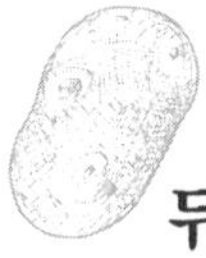

뒤늦게 밝혀지는 암의 원인

얼마 전까지만 해도 현대 의학에서 암이 바이러스와 관련되어 있다는 얘기는 없었다. 하지만 최근 들어 위암의 원인이 '헬리코박터'임이 밝혀지면서 바이러스와 관련이 있다는 얘기가 서서히 나오기 시작했다. 마찬가지로 간암, 자궁암 등 각종 암의 원인 또한 바이러스에서 비롯되지만 아직은 모든 암의 원인이 다 바이러스라고는 밝히지 않고 있다.

지금이라도 암이 바이러스에서 기인한다는 얘기가 서서히 나오고 있어 기쁘다. 나는 이미 수년 전부터 암의 원인이 바이러스라고 확신했었기 때문이다. 그러나 내가 이렇게 말하기 2백여 년 전에 엘렌 화잇(Ellen G. White)은 그의 저서에서 '암은 바이러스'라는 내용을 실었고, 50여 년 전에 미국의 타임지와 뉴스위크지, AMA저널에서도 '암은 단순한 바이러스 질병'이라는 보도가 있었다.

여기서 주목해야 할 또 한 사람이 있는데 미국의 석유왕 록펠러(John Davison Rockefeller)다. 우리는 막연히 '석유왕'이라는 별칭으로 그를 기억하지만 록펠러야말로 오늘날 전 세계 의학 발전을 주도하고 있는 미국의 현대 의학을 발전시킨 장본인이다.

20세기 초까지만 해도 미국의 의학은 경제적인 어려움으로 큰 발전을 이루지 못하고 있었다. 그러나 록펠러가 미국 내의 각 의과대학에 막대한 자금을 지원해서 의학을 집중적으로 연구·발전시키도록 했다. 아울러 자신도 록펠러 의학재단을 만들어 모든 지원을 아끼지 않았는데 이 록펠러 의학재단의 연구소에서만 무려 19명의 노벨상 수상자가 배출되었을 만큼 실력이 막강했다. 게다가 이 연구소에서 집중적으로 연구한 의학 분야가 바로 암이었으며 이곳 의학자들은 오랜 연구결과 끝에 '암은 바이러스'라는 결론을 내렸다. 그러나 이후에 무슨 일이 일어났는지 알 수 없지만 바이러스론은 사라지고 세포론이 등장해서 지금까지 암의 원인에 관한 이론을 지배·장악하고 있다.

나는 암의 원인이 바이러스라는 엘렌 화잇의 책과 록펠러 의학재단 연구소의 주장을 절대적으로 신뢰하며 부족한 내 경험으로 볼 때도 암의 원인은 틀림없이 바이러스이며 기타 발암인자에 의한 것이라는 결론에 이르렀다. 그 바탕에는 객관적으로 충분히 설명할 수 있는 논리적 이론도 있다.

인체는 외부로부터 바이러스가 침입하면 이 바이러스를 제거할 수많은 대책을 갖는다. 그 첫 번째 대책은 피부에서 나타난다. 우리의 피부는 항상 산성을 띠고 있기 때문에 바이러스가 피부에 닿으면 죽을 수밖에 없도록 설계되어 있다.

암 극복의 열쇠

'바이러스'라는 것에 대해서 사람들은 그것이 굉장히 강하고 생명력이 끈질긴 세균이라는 선입견을 갖고 있다. 예를 들어서 사람들은 간염 바이러스가 간 속에 사는 대단히 독하고 강력한 바이러스라고 생각하지만, 간염 바이러스는 실제로 그 세력이 매우 약해서 햇볕의 직사광선이 아닌 간접 조명 아래서도 죽는다. 그 정도로 약하다. 그렇다면 이토록 약한 바이러스가 어떻게 간 속에서 살 수 있을까?

간은 수많은 효소들을 생산해서 우리 몸의 신진대사를 관장하는 기관이다. 우리가 효소라고 말하는 것은 사실 화학약품과 같은 성분이다. 이러한 효소를 생산하는 간 속에 어떻게 바이러스가 들어와서 살 수가 있는 것일까를 생각해보면 대부분 바이러스가 굉장히 강한 생명력을 가졌을 거라는 잘못된 인식을 불러일으킬 수 있다.

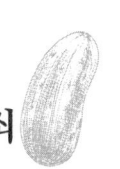

사람의 피부는 간접 조명보다 훨씬 더 강한 살균력을 갖고 있다. 바이러스는 피부에서 나오는 산성에 매우 약하다. 건강한 사람의 손에 닿은 바이러스는 십중팔구 다 죽는다. 손바닥과 발바닥은 더 강한 살균력이 있으며 이보다 더 강한 곳은 입과 눈, 코, 항문이다. 이 부분들은 곧바로 인체 내부로 통하는 기관이기 때문에 이곳의 살균력은 다른 부분보다 훨씬 강하다.

혈액은 외부의 기관보다 그 살균력이 훨씬 더 강하다. 혈액 속의 백혈구는 살균력이 엄청나게 강력해서 바이러스는 상대조차 되지 않는다. 머리부터 발끝까지 인체에는 아무리 작은 부위라도 백혈구가 없는 곳이 없다. 혈액 1㎎ 안에는 5~6천 개 정도의 백혈구가 있다. 이 1㎎을 분해해도 백혈구가 없는 부위를 나누어낼 수가 없을 정도다. 이 막강한 백혈구가 몸속 전체에 구석구석 포진해 있는데, 간접 조명만으로도 죽어버리는 바이러스가 어떻게 간 속에서 10~20년을 살 수 있는 것일까? 이 문제에 대한 해답이 바이러스성 질병을 치료할 수 있는 열쇠이며 이것만 밝혀진다면 그 어떤 바이러스성 질병도 겁낼 것이 없다.

바이러스 배양조의 조건을 없애라

바이러스가 얼마나 약한가를 연구하기 위해서는 다른 바이러스가 포함되지 않은 균이 필요하다. 예를 들어서 간염이면 오로지 간염 바이러스만 있는 균이 필요한 것이다. 이것을 만들기 위해서는 반드시 바이러스가 자랄 수 있는 배양조培養漕와 기술이 필요하기 때문에 일반적인 환경에서는 배양하고 싶어도 배양할 수가 없다. 즉 적절한 온도와 습도, 영양 등의 환경을 잘 관리해야 배양이 된다.

이 말을 확장하여 생각해보면, 인체 내에 바이러스가 들어와 산다는 것은 인체 내의 환경이 바이러스가 잘 배양될 수 있는 배양조의 조건이 되었다는 것을 의미한다. 만약 그렇지 않다면 피부에서부터 입과 코, 항문, 백혈구 등의 수많은 관문을 통과해서 인체 내에까지 바이러스가 침투할 수가 없다. 이것이 바로 인류가 쉽게 질병에 걸리지 않도록 창조된 축복받은 조건인 것이다.

실제로 인류는 이토록 약한 바이러스에 의해 쉽게 죽도록 만들어지지 않았다. 단지 인간 스스로가 소중한 인체를 잘못 관리했기 때문에 바이러스가 잘 살아갈 수 있는 배양조의 조건을 만들어 바이러스에게 문을 활짝 열어주었다는 데에 문제가 있다. 다시 말해 우리의 식생활, 생활문화 등 다양한 환경이 인체 내부를 바이러스가 살아가기에 적합한 배양조의 조건으로 만들었다는 것이다. 그나마 다행인 것은 우리가 감히 상상할 수 없을 정도로 복잡하고 정교하게 창조된 인체는 너무나 영리해서 몸 안에 바이러스가 들어왔다는 것도 잘 알고 있을 뿐더러 이것을 즉시 퇴치해야 한다는 것도 잘 알고 있다는 점이다. 체내에 침투한 바이러스를 퇴치하기 위한 본격적인 활동이 바로 질병의 증상이다. 증상이 나타난다는 것은 체내에 유해 바이러스를 제거하기 위해서 우리 인체가 싸움을 시작했다는 증거다. 이를테면 발열, 통증, 오한 등의 다양한 증상이 인체가 바이러스와 싸우는 과정을 나타내는 셈이다.

염증도 마찬가지다. 인체가 바이러스를 퇴치하기 위해 싸우지 않으면 염증이 생길 이유가 없다. 염증이 생길 틈도 없이 곧바로 죽는다. 따라서 염증 역시 내 몸이 유해한 바이러스와 싸우고 있다는 증거다. 그렇다면 우리는 이 염증을 없애는 데 노력해야 할까, 아니면 염증이 생길 수밖에 없는 원인을 제거하는 데 더 노력을 기울여야 할까?

염증은 유해 바이러스로부터 내 몸을 지키는 싸움의 과정에서 생기는 것이므로 나쁜 것이 아니다. 따라서 염증이 생길 수밖에 없게 된 원인을 찾아서 제거해야 하는 것이 맞다. 원인을 제거하는 일이 염증을 제거하는 것보다 오히려 더 쉽다면 당연히 그렇게 하는 것이 옳지 않을까?

종양은 무조건 없애야 할까?

안타깝지만 현대 의학은 당장의 눈에 보이는 염증을 없애는 데에 그 목적이 있다. 증상 자체를 없애려는 대증요법이 우선이며 이렇게 하는 것이 완치로 이어진다고 생각한다. 그러나 여기에서 더 큰 불행이 시작된다.

일단 체내에 들어온 암 바이러스는 세포들을 파괴해 자신의 먹이로 만든다. 그리고 수년 또는 수십 년 동안 잠복해 있으면서 가장 효과적인 생존 방법과 능력을 터득해간다. 암 바이러스가 가장 빨리, 편하게 자리를 잡을 수 있는 곳이 바로 염증이 있는 부위다. 이렇게 암 바이러스가 체내에 침투해서 자리를 잡으면 우리의 몸은 즉각 그 사실을 알아차리고 대응 태세에 나선다. 원칙적으로는 이런 경우에 백혈구가 나서서 바이러스를 죽여야 하는데, 몸 전체가 바이러스 배양조의 조건으로 변했기 때문에 저항력이 떨어진 백혈구는 더 이상 싸울 능력을 잃어버린다.

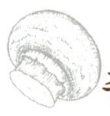

이런 상태라면 인체가 취할 수 있는 최선의 방법은 오직 한 가지, 바이러스를 포위하는 것밖에 없다. 내 몸의 저항력이 좋아져서 유해한 바이러

스를 죽일 수 있는 능력이 생기게 될 때까지 세포가 동원되어 바이러스를 포위한다. 하지만 일반적인 세포는 바이러스의 먹이로 전락하기 때문에 아무리 포위해도 소용이 없고, 일반 세포보다 조직이 강한 특수한 세포를 만들어서 포위할 수밖에 없다. 그렇다면 여기서 말하는 특수한 세포란 무엇이며 어떻게 만들어지는 것일까?

손톱, 머리카락, 눈, 피부, 장기 등의 각 신체 부위는 모두 인체 스스로가 만들어냈다. 이처럼 우리의 인체는 서로 다른 종류의 다양한 특수 세포를 만드는 능력을 가졌다. 그래서 체내의 특정 부위에 자리 잡은 바이러스를 포위하기 위해서 능력을 갖춘 특수 세포를 즉각 만들어낸다. 이것이 바로 양성 종양 세포다. 그러나 이렇게 특수한 세포를 만들어서 바이러스를 포위하고 상당한 기간이 흘렀음에도 인체가 바이러스를 이길 능력을 가진 백혈구를 만들어내지 못하는 경우가 생기기도 한다. 이것은 몸의 저항력이 바닥까지 떨어졌다는 것을 의미한다. 어느 정도의 시간이 지나면 바이러스는 종양 세포마저도 자신의 먹이로 만들어버리는 능력을 갖춘다. 이제는 양성 종양 세포로서도 더 이상 감당할 수 없는 상황이 되는 것이다. 그러면 인체는 다음 작전으로 양성 종양 세포보다도 더 강하고 조직이 치밀한 세포를 만들어내서 바이러스를 포위하고자 하는데 이것이 바로 악성 종양 세포다.

악성 종양 세포는 양성 종양 세포보다 훨씬 강하고 조직이 치밀해서 바이러스의 공격에도 쉽게 파괴되지 않는다. 즉, 바이러스는 양성 종양 세포를 계속 파괴하면서 활동하고 그 포위망 밖으로 나가기 위해 노력하기 때문에 인체는 그 주위에 계속 악성 종양 세포를 만들어 이를 포위한다. 이것이 종양의 임무다. 그리고 바이러스가 양성 종양 세포를 더 많이 파괴할

수록 우리 인체는 악성 종양 세포를 계속 만들어 내는데, 이것을 종양 세포의 성장이라고 한다. 그렇다면 이 악성 종양 세포는 과연 우리 몸의 지원군支援軍일까, 제거해야 할 적敵일까?

악성 종양 세포의 본질

악성 종양 세포도 인체가 자신을 지키기 위해 만든 것이다. 양성 종양 세포가 일반 군부대라면 악성 종양 세포는 특수부대에 비유할 수 있다. 따라서 이 부대들은 나를 지켜주는 지원군인 셈이다. 나는 이 명칭에 '악성惡性'이라는 말은 적합하지 않다고 보고 대신에 '충성忠誠'이라는 단어를 붙이고 싶다.

그렇다면 우리가 근본적으로 제거해야 할 적은 바이러스일까, 세포일까? 당연히 암의 원인인 바이러스를 없애는 것이 맞기 때문에 애써 세포를 죽이기 위해 노력할 필요가 없다. 오히려 우리의 몸을 암 바이러스로부터 보호하기 위해 만들어진 세포들을 돕고 지원해주어야 마땅하지 않을까? 이쯤에서 다시 조금 전의 질문으로 돌아가 보자.

나이가 많은 사람과 젊은 사람이 똑같이 암에 걸렸을 때 젊은 사람의 암이 훨씬 더 빨리 성장한다고 했다. 암이란 건강이 악화되어서 생기는 것인데, 왜 건강 상태가 훨씬 나은 젊은 사람의 암이 더 빠른 속도로 성장할까?

현대 의학에서 말하는 암의 크기란 종양의 크기를 말하며 종양 자체를 암이라고 생각하기 때문에 젊은 사람에게 걸린 암이 훨씬 더 빨리 자란다고 해석되는 것이다. 이를 다시 풀어서 설명하면 암 바이러스가 침투했을 때 인체는 빨리 종양 세포를 만들어서 바이러스를 포위해야 하는데, 나이가 많은 사람은 이것을 만드는 능력이 부족하기 때문에 종양이 빨리 자랄 수가 없다. 반면에 젊은 사람은 이 종양 세포를 만들 능력이 충분하기 때문에 왕성하게 만들어 내고 그래서 빨리 성장한다. 게다가 현대 의학에서는 정상 세포에서 유전자 P53번이 변해 악성 종양 세포가 된다고 말하고 있다.

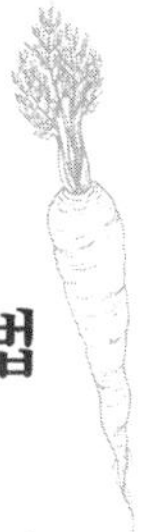

암 치료를 막는 3대 항암요법

만약 누군가에게서 악성 종양 세포가 발견된다면 병원에서는 가차 없이 악성 종양 세포를 잘라버릴 것이다. 그러나 암 바이러스를 포위하고 있던 악성 종양 세포를 잘라내면 암 바이러스는 온몸으로 급속히 퍼지게 된다. 포위망이 제거되는 순간 암 바이러스가 혈관을 통해 전신으로 얼마나 빠르게 효과적으로 움직이게 될지를 생각해보면 이해하기가 쉬울 것이다. 몸속에서 종양이 발견되더라도 사람은 아무런 문제없이 평생 동안 종양과 함께 살아갈 수도 있으며 그 종양이 설령 암일지라도 안고 살아갈 수 있다. 실제로 사고에 의해 사망한 시신을 해부해보면 암 덩어리가 발견되는 경우도 있다. 자신이 암에 걸렸는지도 모른 채 아무 일 없듯이 살아도 문제가 없을 수 있다는 것이다.

암 치료에 있어서 가장 좋은 방법은 몸의 저항력을 회복시켜서 암의 원인 인자인 암 바이러스를 모두 사멸시키는 것이다. 그러나 현대 의학에서의 암 치료는 악성 종양이 발견되면 무조건 항암제를 투여하고 방사선 치료와 수술을 시행한다. 항암제, 방사선 치료, 수술이 현대 의학에서 암을 치료하는 3대 요법인데, 이 3가지 방법으로 대부분의 암을 다 치료할 수 있는 것처럼 얘기하지만 실상은 그렇지가 않다. 오히려 질병으로부터 우리의 몸을 지켜주는 림프구를 파괴하여 저항력을 떨어뜨리고 생체의 기력을 소진시켜서 암의 치료를 지연시킨다는 보고가 있을 정도다. 그렇다면 병원에서는 왜 이런 치료들을 하는 것일까? 방사선 치료와 수술, 항암제 투여를 함으로써 발생하는 의료수가가 천문학적인 수준이기 때문에 병원 입장에서 볼 때는 이러한 막대한 이권을 포기할 이유가 없다.

암 환자들이 흔히 받는 '색전술'이라는 치료법이 있다. 색전술이란, 암세포가 혈액의 영양분에 의존하고 있다는 점에 착안해서 암이 발생한 부위로 들어가는 혈관을 화학 물질을 사용하여 막는 치료법이다. 암세포만을 선택적으로 파괴할 수 있다는 점을 내세워 많은 암 환자들에게 권하는 시술인데, 물론 암의 원인이 세포에 있다고 단정할 때 색전술로 혈관을 막으면 성장할 수 없는 암세포는 괴사하고 만다. 그러나 바이러스론에 의하면 암세포 자체는 아군이기 때문에 색전술처럼 바보같은 짓도 없다. 세포가 있는 힘껏 암 바이러스를 포위하고 있는데 색전술로 혈관을 막으면 영양공급이 안 되어 세포가 굶어 죽게 되고, 암 바이러스는 힘을 얻게 된다. 그리고 세포를 상대로 공격법을 터득한 암 바이러스는 다른 부위로 자리를 옮겨가며 그 세력을 확장해 간다. 색전술을 하더라도 암이 생긴 부위로 들어가는 혈관을 100% 완벽하게 차단할 수 있는 것이 아니기 때문에 뚫린 미세혈관들을 통해 암 바이러스는 얼마든지 이동할 수가 있다.

색전술, 무엇이 문제인가

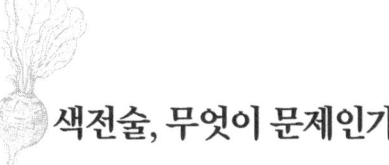

세포를 효과적으로 공격하는 법을 터득한 암 바이러스가 다른 부위로 이동했을 때, 인체는 이 바이러스를 포위하기 위해 세포를 만든다. 그러나 이번에는 처음부터 악성 종양 세포를 만드는데, 이는 우리의 몸이 양성 종양 세포로는 힘이 없다는 걸 알기 때문이다. 이러한 상황이 계속되면 암 바이러스는 악성 종양 세포까지도 파괴할 수 있는 강력한 힘을 갖게 되고, 인체는 더욱 기를 쓰고 더 많은 악성 종양 세포를 만들어낸다. 그 결과 악성 종양 세포 즉, 암세포는 훨씬 더 빠른 속도로 자라난다. 이처럼 암의 원인을 세포론으로 해석하여 색전술을 하면 암이 다른 곳으로 속속 전이될 수밖에 없다.

현대 의학에서는 암세포가 다른 부위로 전이되기 전에 색전술을 시행하여 암세포의 영양공급을 막으면 큰 암은 없어지고, 남은 작은 암들은 방사선이나 다른 항암치료로 죽일 수 있다고 믿지만, 색전술을 통해 미세혈관을 타고 다른 부위로 옮겨진 암 바이러스를 포위하기 위해 새로운 악성 종양 세포가 지속적으로 만들어지기 때문에 얼마 후, 또 다른 부위에 암이 생기게 된다.

항암치료를 해도
암이 생기는 이유

아무리 항암치료를 열심히 해도 암은 막을 수 없다. 3대 항암요법 중에 항암치료의 기본은 방사선을 이용한 방법인데 암세포를 포위하기 위해서 방사선 단백질이나 방사선 요오드를 체내에 집어넣는다. 방사선이 암세포를 파괴하는 것은 사실이지만 암세포가 파괴되는 과정에서 여러 개의 활성산소가 발생하고, 이 활성산소는 또 다른 세포를 파괴하므로 방사선 치료를 하면 건강한 세포까지 죽이는 결과를 낳는다.

대부분의 큰 암세포들은 항암치료만으로는 해결이 안 되기 때문에 수술로 제거한 후 작은 암세포들을 방사선 치료나 항암제로 없애는 노력을 한다. 그러나 우리의 기대와는 달리 이렇게 항암치료를 계속 진행해도 죽고 없어져야 할 작은 암세포들이 여기저기서 고개를 든다. 왜 이런 현상이 생기는 것일까? 이럴 바에는 항암치료라는 것이 무슨 의미가 있을까? 이론적으로도 설명하기 힘든 이 현상을 어떻게 이해해야 할까?

대답은 간단하다. 방사선 항암치료는 바이러스를 죽이는 것이 아니라 인체 내의 경비병인 세포(암세포)를 죽이는 결과를 낳기 때문이다. 이렇게 되면 궁지에 몰린 인체는 죽기 살기로 세포를 만들 수밖에 없다. 방사선에 의해 파괴되든 말든 다른 방법이 없으니 있는 힘을 다해 새로운 세포를 만드는 것이다. 거기다 외부로부터 단백질을 공급해 주지 않으면 몸 안에 있는 근육 단백질까지 끌어다가 세포를 만드는 데 사용한다. 이러한 이유로 말기 암 환자의 몸이 마르는 것이다. 상황이 이처럼 급박하게 전개되므로 우리 몸이 항암치료와 색전술을 버텨낼 재간이 없는 것은 너무도 당연하다.

지리산 깊은 산속에 침투한 무장간첩을 우리 군대가 포위하고 있는데 대포로 우리 군대를 포격하면 과연 누구에게 이익일까?

색전술과 항암치료의 두 얼굴

앞서 설명한 바에 따르면 항암치료나 색전술은 일종의 자살행위와 같다. 모 의대교수는 이러한 암의 생리生理를 잘 알았기에 자신이 암에 걸리자 모든 것을 포기하고 산속으로 들어가서 몇 년 동안 살다가 건강한 몸을 회복하여 돌아왔다.

그분이 산속에서 한 일은 암세포를 보호하고 암 바이러스를 죽인 것이다. 오염되지 않은 깨끗한 공기, 산소와 효소가 살아 있는 맑은 물, 각종 비타민과 미네랄, 효소가 들어 있는 풀뿌리 등에는 무엇보다 피를 맑게 하고, 천연 그대로의 살아 있는 영양분을 공급해서 몸속의 저항력과 면역력을 길러주었다. 피가 맑아져서 백혈구의 힘이 강해지면 모든 유해 바이러스를 퇴치할 능력이 생긴다.

가만히 생각해 보면 우리 인체는 하나의 유기체이므로 간염과 암을 치료하는 방법이 다르지가 않다. 혈액이 맑아지고 저항력이 향상되면 모든 병이 치료된다. 바이러스가 피부에 붙으면 피부염이 되고, 체내에 들어가 간에 붙으면 간염이 된다.

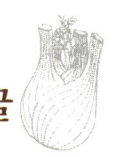

나는 무좀을 치료하는 방법이나 암을 치료하는 방법이나 동일하다고

본다. 암에 걸린 사람이 무좀에 걸린 사람보다 단지 건강이 조금 더 악화되었다는 것밖에는 차이가 없다. 따라서 암에 걸린 사람의 몸을 무좀에 걸린 사람만큼만 건강하게 만들면 암과 무좀은 동일하게 치료되는 것이다.

단언하건대 암을 극복하는 방법 중에 생채소와 과일을 생즙으로 만들어서 많이 마시는 것보다 더 완벽한 약은 이 지구상에 없다. 이것을 적용하는 방법만 제대로 알면 모든 병은 상식 안에서 모두 해결된다.

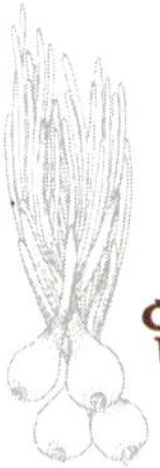

암보다 무서운 독소

앞서 12cm나 되는 간암이 두 달 만에 완전히 사라졌지만 잔칫집에 가서 고기와 부침을 먹고 죽음에 이르게 된 사람에 대해 이야기했었다. 그가 생즙을 먹고 간암이 사라진 것은 치료가 된 것이라고 하기보다는 몸이 자연 치유를 해서 건강이 회복된 것이라고 보는 게 더 올바르다. 그 사람은 암으로 죽은 것이 아니라 다른 원인에 의해 사망한 것이다. 치료와 회복이라는 측면에서 볼 때 간과하기 쉬운 매우 중요한 사실이 여기에 있다.

우리 몸의 천연치유능력은 몸을 스스로 치유하는 데 나름대로 정해진 순서가 있다. 인간의 몸은 어느 부분에 문제가 발생하면 그 문제를 어떻게 해결해야 할지 이미 알고 있다. 별다른 증상을 느끼지 못했는데 몸속에서 오래전부터 병이 시작되었다면 몸은 이미 병이 생긴 것을 알고 치유에 들어갔음이 틀림없다. 한참이 지난 후에 병원 진단에 의해 질병이 오래전부터 진행되고 있었음을 알게 되는 것뿐이다. 몸속에 병이 생기면 진찰을 받기 훨씬 이전부터 내 몸이 이미 병과 싸우고 있었을 것이며 만약 자연적으로 치료가 되었다면 진찰을 해도 나타나지 않을 것이다. 우리의 몸은 나 자신도 모르는 사이에 크고 작은 싸움을 벌여 이김으로써 건강을 유지한다.

유기체인 몸에서 발동하는 천연치유력은 어떤 한 가지의 힘으로 만들어지는 것이 아니라 간, 백혈구, 췌장, 신경계, 내분비계, 외분비계, 신장, 폐, 골수, 혈류 등 모든 기관이 뭉치고 협력하여 강력한 힘을 발휘해야 한다. 따라서 각 기관들의 기능이 건강하고 균형을 잘 유지해서 조화롭게 운영되면 천연치유력도 향상되어 힘을 써야 할 때에 최대로 발휘된다. 바이러스뿐만 아니라 그 어떤 외부의 침략군도 스스로 해결할 능력이 생기는 것이다.

예로 든 간암 환자는 몸속의 문제인 암을 치료하기 위해 생즙을 많이 먹었고, 생즙으로 인해 혈액 속에 가득 찬 독소가 사라지면서 천연치유력이 강해져 암도 자연스럽게 물리칠 수 있었다. 이렇게 건강한 상태가 되면 우리의 몸은 항상성恒常性에 의해서 암이나 독소와 싸우던 상태의 긴장감을 풀게 된다. 적이 사라지니까 경계를 해제하는 것이다.

만약 태어난 지 얼마 되지 않은 아기에게 담배를 피우게 하면 아기에게는 담배의 독성을 해독하는 장치가 없어서 죽을 지도 모른다. 그러나 아이가 자라나면서 날마다 일정한 간격으로 담배를 피우게 하면 조금씩 적응이 되어서 하루에 담배를 몇 갑씩 피워도 죽지 않는다. 독이 매일 일정한 간격으로 들어왔기 때문에 몸이 이에 대한 방편을 세워서 보호하고 있는 것이다.

간암 환자도 마찬가지다. 암이 1~2년 만에 갑자기 생긴 것이 아니라 수년 동안 잠복해서 커온 것이기 때문에 우리 몸도 그것을 상대하기 위해 음식물의 소화 작용보다는 독소의 해독 작용에 맞춰 간의 작용 범위를 만든다. 그래야 간암을 안고도 일상생활을 할 수가 있다. 그러던 중에 생즙을 많이 마셔서 천연치유력이 강해지면 장 속으로 들어가는 독도 없어지고, 외부에서 들어오는 독도 없어져서 해독 작용에 있던 경계가 해제되고 긴장감이 풀린다. 특히 간암으로 오랜 기간 투병하면서 육류를 일절 먹지 않으면 육류를 소화하는 장치와 기능은 퇴보된다. 거기다 생즙을 마시면서 단식과 관장을 하다가 회복식을 하지 않고 곧바로 견과류나 매운 음식, 딱딱하거나 굳은 음식, 거친 음식을 먹으면 몸은 그것을 감당하지 못한다. 단백질을 소화하고 분해하는 기능이 저하되어 있는 상태에서 육류를 섭취하면 제대로 소화되지 못한 육류의 찌꺼기는 장 속에서 부패해 심한 독소를 내뿜게 되며 이 독소를 제대로 해독하지 못하면 몸에 치명타를 줄 수 있다. 심한 경우에는 심장이 멎을 수도 있다. 이것은 갓 태어난 아기에게 고기를 먹이는 것과 크게 다르지 않다.

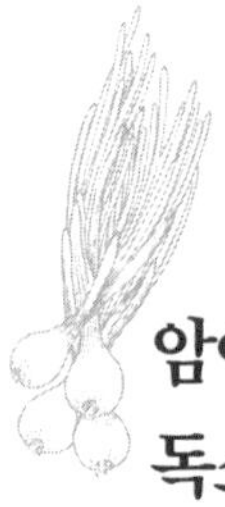

암이 아닌
독소 때문에 죽는 암 환자들

이 간암 환자는 단식과 관장, 자연식, 무엇보다도 녹즙을 많이 먹어 몸속의 독소를 효과적으로 없애주었기 때문에 간암이 사라졌다. 생즙을 통해서 항산화제가 몸속으로 충분히 공급되었고 이것이 더 이상의 세포 파괴를 막았다. 그것만으로도 암은 충분히 없어졌지만, 그의 간 기능은 아직

100% 정상으로 회복되었다고는 볼 수 없는 상태였다. 가까스로 회복이 되어 정상으로 적응하는 단계였던 것이다. 그러다 갑자기 고기를 많이 먹는 바람에 많은 독소가 생기게 되었고, 몸의 기능이 그 독을 감당하지 못해서 쓰러진 것이다.

암 환자들은 대체로 이러한 사실을 이해하기 힘들어 한다. 그래서 암 퇴치에 99%까지 성공하고도 이 1%를 소홀하게 생각해 실패하는 경우가 많다. 암 환자들은 암 덩어리보다 몸 안에 쌓이는 독소가 더 무섭다는 사실을 알아야 한다.

암 환자가 병원에서 포기할 만큼 중증이 되면 대체로 복수가 많이 차고 간성혼수가 생기는 경우가 많다. 간성혼수는 환자의 의식이나 행동에 변화가 생기는 것을 말하는데, 약한 증상으로는 평소의 성격이나 행동이 약간 변하는 것부터 심하게는 통증에도 별다른 반응이 없는 깊은 혼수상태에까지 이른다. 뇌가 간성혼수를 일으키는 까닭은 몸속의 혈액이 엉겨 붙어서 뇌에 산소와 영양분을 공급하지 못하기 때문이다. 그래서 암 환자 중에는 눈을 뜨고 이야기를 하면서 꿈인지 생시인지 구분을 하지 못하는 사람도 있다. 아들이 아버지를 불러도 아버지는 꿈속에서 아들에게 대답하는 것이다. 대체로 암 환자에게서 간성혼수가 나타나면 얼마 못 가서 죽는 경우가 많다. 그러나 간성혼수에 걸린 환자도 처음에는 배즙을 먹이고(과즙은 30분 만에 흡수) 4~5일이 지나면서 서서히 녹즙량을 늘려서 산성화된 피를 맑고 깨끗하게 해독해 주면 깨어난다.

간성혼수는 왜 생기는가

그런가 하면 병원의 잘못된 판단이 환자에게 간성혼수를 불러오는 경우도 있다.

예를 들어서 암 환자가 단식과 관장을 잘 실천하고 녹즙을 많이 먹어서 어느 정도 상태가 좋아졌음에도 몸에 기운이 없는 경우가 간혹 있는데, 이런 상태에서 만약 병원을 찾아가 검사를 해보면 포타슘 수치가 높다며 소듐 주사를 놓는다. 포타슘 수치가 높다는 것은 소듐과의 균형이 맞지 않는다는 것을 의미한다.

참고로 소듐은 나트륨, 포타슘은 칼륨으로 산염기, 체내 수분, 전해질의 평형을 조절하는 기능을 하며 신장의 기능과 밀접한 관련이 있다. 함부로 소듐 주사를 맞는 것은 매우 위험하다. 증상이 심한 암 환자는 소듐 주사 한 대만으로도 며칠 내에 죽을 수가 있다. 생채소와 과일을 충분히 섭취한 사람은 혈액 속에 포타슘 수치가 높게 나타나고, 신장 역시 소변의 배출을 통해 독소를 내보내기 때문에 포타슘 수치가 높다. 이렇게 몸속의 독소를 배출해서 피가 깨끗해지면 간도 좋아지고 백혈구의 저항력도 강해져서 바이러스와 싸울 힘이 생긴다.

그런데 포타슘 수치만으로 소듐 주사를 놓으면 신장 속의 소듐 수치가 높아지면서 이뇨가 중단되고 독은 소변을 통해 배출되지 못한 채 몸 안에 쌓이게 되어 2차, 3차적인 문제들을 발생시킨다. 당장 간 기능이 치명타를 입고 다음에는 혈액이 엉겨 붙어 혈액 순환 장애가 초래되며 혈액이 잘 순환되지 않으므로 뇌에 산소와 영양공급이 이루어지지 않아 간성혼수까지 나타나게 된다.

한 사람의 잘못된 판단이 이처럼 중대한 문제를 일으키고, 인체의 천연 치유력에도 상당한 손해를 가져온다. 소듐 주사 때문에 1차적으로는 회복이 중단되고, 2차적으로는 몸에 독소가 쌓여 간성혼수를 일으켜서 사망에까지 이르게 되는 것이다. 생生과 사死는 복잡한 것이 아니라 이처럼 간단하다. 겨우 종이 한 장의 차이지만 살기 위해서는 반드시 알아야 하는 것이다.

CT와 조직검사의 위험성

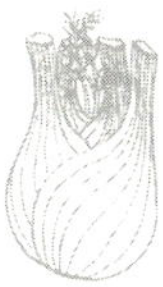

암 검사는 대부분 화학약품이나 방사선을 이용하기 때문에 엄밀히 따지면 우리 몸에는 엄청난 독으로 작용한다. 컴퓨터 단층촬영을 예로 들어보자. 방사선을 1㎜ 간격으로 무를 얇게 썰듯이 횡단면을 관찰할 수 있도록 실시하는데 그때마다 방사선의 피폭은 피할 수가 없다.

종양이 양성인지 악성인지를 판단하기 위해 하는 조직검사도 위험하기는 마찬가지다. 암 바이러스를 포위하고 있는 종양 세포를 떼어내어 검사를 하는데, 비유하자면 지리산 깊은 산 속에 무장간첩이 숨어 있어서 우리 군대가 포위 중인데 갑자기 군대의 일부분을 철수시키는 꼴이 되는 것이다. 조직검사를 하느라 포위망에 공백이 생긴 틈을 타서 암 바이러스가 탈출하여 온몸으로 퍼지게 된다. 암 바이러스가 침투해 염증이 생긴 곳에 자리를 잡을 정도의 환자라면 염증이 한 곳에만 있는 것은 아닐 것이다. 위염 환자라고 해서 위의 어느 한 부분에만 염증이 있는 것은 아닌 것처럼 말이다. 위에 염증을 일으키는 바이러스가 들어왔을 때 백혈구가 나서서 죽이지 못했다면 다른 부분에 들어온 바이러스도 백혈구가 해결하기 힘들었을 것이다. 이런 사람은 소장과 대장, 간, 혈관, 임파선 등에도 염증이 많을 확률이 높은데 단지 스스로가 모르고 있을 뿐이다.

현대 의학의 해석과는 반대로 짧은 순간에 갑자기 종양이 생긴 사람은 매우 건강한 사람이다. 암 바이러스를 막을 수 있는 종양 세포를 만들 충분한 능력이 있다는 의미이기 때문이다. 특히 젊은 사람의 경우가 많으며 이런 사람은 회복하기가 쉽다. 실제로 암을 치료하기 어려운 사람은 암이 잘 자라지 않는 사람이다. 그래서 나이든 사람이 회복되기가 더 힘들다. 몸속에 오랫동안 독소가 쌓여 피가 산성화되어 있고, 이로 인해 저항력이 떨어져 있어서 바이러스가 쉽게 침투해 자리를 잡는다. 바로 이런 배양조의 조건을 지닌 사람은 이 조건을 빨리 바꿔주어야 한다.

인체의 천연치유력은 우리가 생각하는 것 이상으로 어마어마하며 놀라울 정도로 굉장한 힘을 지니고 있다. 이처럼 신비로운 인체를 마치 고장난 기계 부품을 교체하듯 과소평가하는 것이 현대 의학이다. 인체 내에서 일어나는 반응을 부정적인 관점으로 보느냐, 긍정적인 관점에서 관찰하느냐의 시각 차이일 뿐이다.

현대 의학이여! 암을 알려면 이젠 제발 현미경을 거꾸로 보자.

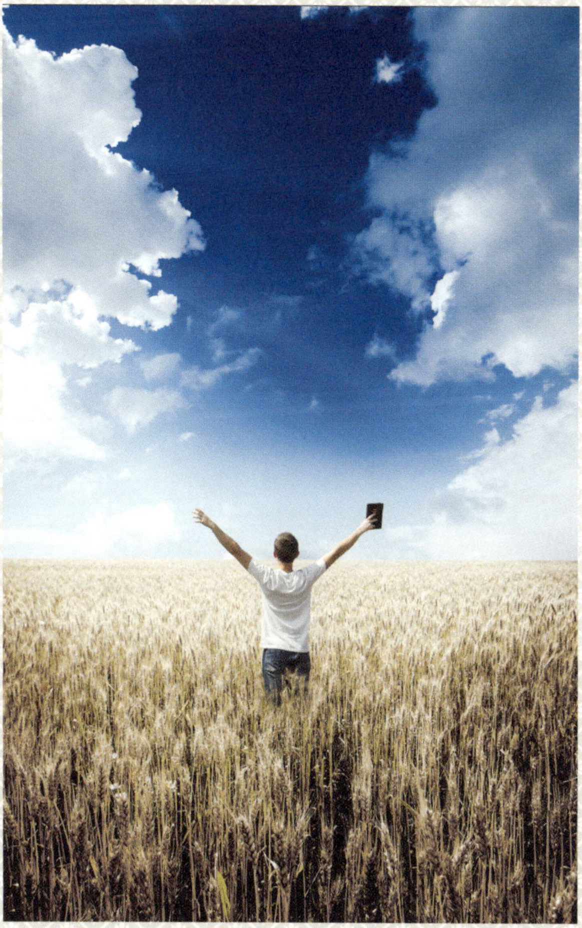

건강을
되찾은 사람들

수기9

포기하지 마세요! 녹즙은 희망입니다 / **간암 치료 후기**

김광수

저는 경남 마산시 신포동 바닷가에서 태어나 비교적 넉넉한 가정의 맏딸로 건강하게 자랐습니다. 중·고등학교에서는 운동선수로 활동하면서 전국 체전에 수년간 출전했을 정도로 건강 하나만은 자신이 있다고 생각했습니다. 그러나 어느 날부턴가 몸이 예전 같지 않아 병원에 가서 검진을 받았더니 만성 맹장염이라고 했습니다. 약을 먹고 삭히면 된다고 해서 약을 먹어봤지만, 통증이 더 심해져 결국 수술을 했습니다.

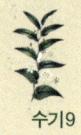

수술 후에는 경과가 좋지 않아 수술 부위에서 고름이 나오기 시작하여 주사를 아침, 저녁으로 맞았고, 강한 항생제를 복용하며 약 한 달 만에 퇴원했는데 그때부터 위와 장이 나빠지기 시작하여 다시 병원 출입을 하게 되었습니다. 이름 있는 병원은 이곳저곳 찾아다녔고, 좋다는 약은 닥치는 대로 먹어 보았지만 병이 낫기는커녕 또 다른 병만 한 가지씩 늘어갔습니다. 일 년 내내 감기를 앓았고, 편두통에 위장염, 류마티스 관절염, 신장염, 견비통, 요통, 방광염, 산후통, 극심한 빈혈 증세에 저혈압까지 겹쳐 몸은 그야말로 만신창이가 되었습니다. 그렇게 고생하던 중에 병원에서 간염 검사를 하고 간염 예방주사를 3회 접종했는데, 소변이 잘 나오지 않고 그마저도 조금 나오면 색깔이 탁해서 소변 검사를 했더니 간 기능이 좋지 않다기에 혈액 검사를 했습니다. 결과는 B형 간염. 병원에서 주는 약을 먹어도 차도가 없고 한 달 입원 치료를 해도 진전이 없었습니다. 그래서 다시 간 특수 촬영을 한 결과 간에 종양(혹)이 있다는 것이었습니다. 뒤에 알았지만 의사는 남편에게 각오하라는 말과 함께 퇴원을 시켰다고 합니다. 저는 그때부터 소고기, 뱀장어, 미꾸라지, 잉어, 가물치, 지렁이, 굼벵이, 도롱뇽, 개구리, 오골계, 고양이, 토끼, 쥐, 뱀(수백 마리), 사골, 소양 등의 고단백 식품과 익모초, 칡, 인진쑥, 느릅나무 껍질 등은 물론이고 신약, 한약을 합쳐 하루도 빠짐없이 몇 년간 약을 태산만큼이나 많이 먹게 되었습니다. 병원에서는 의료보험 혜택도 받지 못하고 남편의 적은 봉급으로는 늘어나는 병원비와 약값을 도저히 감당할 수 없어 남편이 직접 약 도매상에서 먹는 약과 주사약, 주사기 등을 구입하여 병원에서 하는 대로 혈관 주사와 근육 주사를 맞히고 먹는 약도 제시간에 챙기며 열심히 간호해주었습니다. 그러나 차도가 없었고, 몸은 점점 허약해지고, 나중에는 혓바닥도 새까맣게 변하고 시야가 흐려서 사물을 분별하지 못하는 그야말로 피골이 상접한 상태에까지 이르자, 이제는 최후의 발악이라도 해 봐야 한다는 주위 사람들의 권유도 있어서 서울대학병원에 입원하여 특진으로 혈액 동위 원소 검사(L—FT), 혈관 조영술, 정맥류 검사, 초음파 등 최신 장비와 우리나라 최고의 의료진에 의해서 진찰을 받았습니다.

결과는 간암이라는 사형선고였습니다. 의사는 수술을 하면 안 한 것보다는 며칠이라도 더 살 수 있다고 말했지만 전 거부했습니다. 하지만 하루라도 더 살려보겠다는 남편의 애원에 결국 수술을 받기로 결심했고, 신부님께 병자 성사를 받고 남편과 세 아들과 나의 운명을 하나님께 맡긴 채 수술대에 올랐습니다. 그리하여 수술은 시작되었고, 현대 의학으로는 밝힐 수 없는 기적의 손길 덕분에 그렇게 크다던 종양 부분은 실제로 그리 크지 않았고 수술은 대성공이었습니다. 그러나 수술 후 며칠 뒤, 이상하게도 고열이 나고 한기가 들더니 수술 부위에서는 고름이 계속 나오기 시작했습니다. 초음파 검사 결과, 간에서 생긴 고름이 배에 가득 차 있었습니다. 간이 곪아서 고름이 밖으로 터져 나왔으니까 상태가 어느 정도인지는 상상해보면 짐작이 갈 것입니다. 고름을 손으로 눌러서 짜내고, 식염수로 농을 불려서 씻어내고, 주사기로 고름을 뽑아내는 것도 모자라 2차 항생제로 치료하다가 이제 더 이상 회복할 수 없는 지경에 이르자 상처가 옳게 아물지도 않은 상태에서 퇴원을 하게 되었습니다. 그러던 어느 날, 집에 두유를 배달하는 아주머니가 힘겹게 두유를 받는 저의 모습이 안쓰러웠는지 "어디 많이 아프신가 보죠?" 하며 말을 걸어왔습니다. 하지만 말하기도 귀찮아 대꾸도 하지 않았습니다. 며칠 후 배달 온 그 아줌마와 또 마주치게 되었습니다. 그런데 이번에는 작정이나 한 듯, 어디가 어떻게 아프며 언제부터 그랬고, 지금은 어떤 상태인지 꼼꼼히 물어보더니 확실하게 건강을 되찾을 수 있다며 녹즙과 녹즙기에 대해 이야기를 하고 갔습니다. 그때 나는 녹즙기를 파는 장사꾼이려니 하며 잊어버리고 있었습니다. 그러고 나서 며칠 후, 천연치유연구원의 회장님이라는 분과 사모님이 직접 와서 녹즙의 효능과 자연 식이요법에 대해 몇 시간 동안 설명해 주시고 가셨습니다.

'과연 녹즙이라는 것에 그런 힘이 있을까?'

지금까지 모든 질병은 의사나 약사가 아니면 고칠 수 없다는 고정관념이 있던 터라 반신반의 하면서도 생사를 눈앞에 둔 나로서는 살고 싶다는 생각에 선택의 여지가 없다는 것을 알고 바로 시도했습니다.

그때부터 천연치유연구원과의 만남이 시작되었고, 나의 운명도 바뀌었습니다. 일주일도 안 되어 내 몸에 변화가 오기 시작했습니다. 심한 불면증 때문에 몇 년 동안 신경 안정제가 아니면 조금도 잠을 이루지 못하던 내가 약을 먹지 않고도 잠을 자는 큰 변화가 일어났습니다. 그때부터 서서히 신경 안정제를 끊고 다른 약도 줄이면서 자연식을 시도했더니, 서서히 건강히 회복되는 기적이 일어났습니다. 아침에 일어나면 잠깐 묵상하고 숯가루와 함께 생수를 한 컵 마셨습니다. 30분 후에 녹즙을 한 컵 마시고 아침 산책을 했으며, 1시간 뒤 아침 식사를 하고 3시간 후에 녹즙 한 컵, 30분 후에 점심 식사, 3시간 후에 녹즙, 30분 후에 저녁 식사, 2시간 후에 녹즙…… 이런 방법으로 녹즙을 마셨으며 식사는 현미와 배아가 달린 잡곡과 수수, 조, 율무, 검정콩 등을 섞어 주식으로 하고, 백미 대신에 현미, 흰 설탕 대신 흑설탕이나 꿀, 조청을 사용하고 인공 조미료 대신 다시마와 멸치 다시 낸 물을 사용하고, 흰 정제 소금 대신 볶은 소금을, 흰 밀가루 대신 통밀 가루를 먹고 청량음료(사이다, 콜라, 박카스, 커피 등)대신 녹차, 과일즙, 씨앗즙을 먹었습니다. 인스턴트식품은 일체 금하고 해조류(미역, 김, 다시마, 파래, 톳 등)를 많이 먹고 녹즙 재료로는 컴프리, 케일, 셀러리, 파슬리, 솔잎 등 잎 종류와 당근, 우엉, 연근, 비트 등의 뿌리 종류, 제철에 나는 과일 등을 재료로 매일 8컵 이상씩 마셨습니다. 물론 재료는 농약과 공해에 오염이 안 된 것으로 직접 구하거나 재배하여 먹었습니다. 저의 경험에 비추어 볼 때, 오늘날 성인병은 잘못된 우리의 식생활에서 비롯된다는 것을 알게 되었고, 무엇이든 닥치는 대로 잘만 먹으면 되는 게 아니라 공해로 오염되었거나 독이 들지 않았는지 의심하고 가려가며 먹어야 한다는 것을 깨달았습니다.

녹즙은 더러워진 피를 맑게 하고 혈액 순환을 촉진시켜 파괴된 세포를 재생시키고 갖가지 신선한 야채, 과일즙과 식사는 생명의 근원이 되고 활력소가 되어줍니다.

식이요법과 녹즙 등에 전념하느라 오랜만에 수술했던 병원에 갔더니 의사가 노발대발하며 거두절미하고 검사부터 받으라고 해서 예전에 받았던 검사를 다시 받았습니다. 아직 병이란 것이 나에게서 떠나지 않고, 조금이라도 남아 있으면 어쩌나 싶어 약간은 두렵고 흥분된 마음으로 시력부터 자궁암 검사까지 받았는데 다행히도 결과는 모든 것이 정상이었습니다. 의사는 수술한 흔적도 찾기 어려울 정도로 깨끗해졌다며 놀라움을 감추지 못했습니다.

병을 치료하기 위해서는 천연치유연구원의 자연식과 녹즙 등의 건강 법칙과 환자 자신의 마음의 평화, 운동 등 여러 각도에서 노력해야 하고, 특히 용서하는 마음과 사랑을 가져야 하며, 옆에서 간호해 주는 사람이나 가족들도 포기하지 말고, 환자를 위로하고 진심으로 도와주어야 한다고 절실하게 느꼈습니다.

저의 건강은 이제 정상을 되찾아 지난 겨울 지리산에 첫눈이 내리던 날 정상을 거뜬히 답파하고도 몸살 하나 앓지 않았습니다. 진정으로 녹즙은 살아 있는 생명수이며, 영양제 중의 종합 영양제이고 보약 중에서도 가장 좋은 보약이라고 자신 있게 말할 수 있습니다.

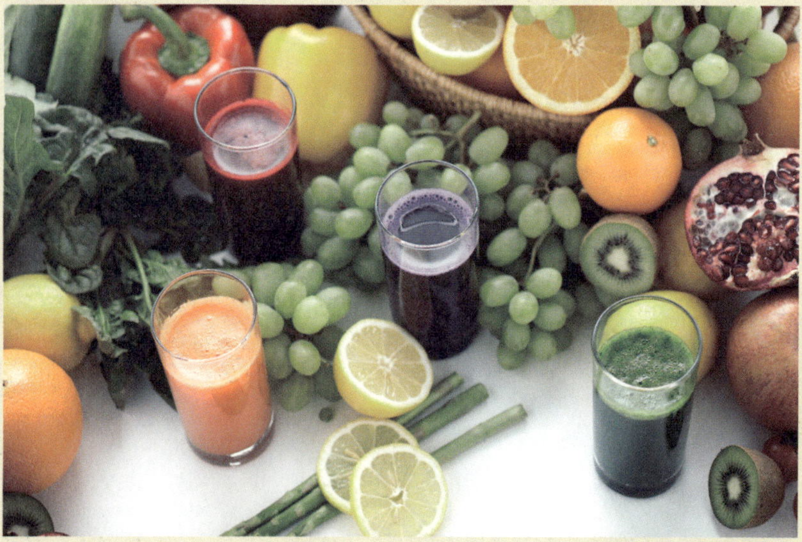

빼 것은 빼고, 채울 것은 채우자! / **위암 3기 치료 후기**

안상원

한참의 시간이 흘렀다. 모두가 할 말을 잃고 망연자실할 뿐, 서로의 얼굴만 바라보며 수심에 잠긴 표정들이다. 전날 처남이 원자력병원으로부터 최종적으로 받아온 장인의 병세를 의논키 위해 처가 식구들이 급히 둘째 처남의 집으로 모였다. 장인의 병명은 위암 3기였고 연세가 많아 수술은 불가하며 기타의 다른 방법으로도 이미 회복을 기대하기 어려우니 입원은 할 필요가 없다는 것이었다.

"노인네 잡수시고 싶은 거나 대드립시다." 누군가 기어들어가는 목소리로 말했다. 또다시 침묵이 계속되었다. 아무런 대책도 내놓을 수 없는 상황이었다. 평소에도 장인의 병세가 심상치 않은 것을 알고 있었으나 그토록 치명적인 정도라고까지는 생각하지 않았고, 처남들도 여럿이라 굳이 관심 갖고 나설 입장이 아니었다. 금세 여인네들은 눈물을 떨어뜨리며 오열하기 시작했다. 평생 모진 고생하며 오직 농사일에만 매달려온 전형적인 농부의 가엾은 최후를 자식들이 마음 아파하는 것은 당연한 일이겠으나 아무런 대책도 없이 그대로 운명을 맞이하는 것을 지켜봐야만 한다는 것이 얼마나 참담한 일인가! 내 부모 처부모 생각하기 이전에 고난의 세월을 살아오신 한 노인을 위해 난 무엇인가 해야겠다는 생각이 들었다.

"여러분, 장인어른의 치료는 제가 맡아 보겠습니다." 모두들 의아해했다. 의학을 전공한 것도 아니고, 민간요법으로 어느 누구를 치료해 본 일이 전혀 없는 사람이 던진 한마디가 일순간 생기를 돌게 했다. 그렇다고 나 자신이 용한 의사나 특별한 비방을 가진 분을 알고 있는 것도 아닌데 왠지 모를 지혜와 용기가 그것을 가능케 할 것이라 생각되었다. "장인어른은 우리 집으로 모셔 갈 테니 모두들 저를 믿으세요. 제가 틀림없이 완치시켜 드릴게요. 지켜들 보세요."

우여곡절 끝에 며칠 후 장모님과 함께 장인어른은 우리 집으로 오셨다. 음식섭취를 제대로 못하고 약으로 연명하시다 보니 체중이 46kg(평소에는 55kg)정도로 깡말라 있었다. 그날 저녁 장인어른과 조용히 대화를 나누었다.

"아버님, 제가 좀 더 일찍 알았더라면 미리 손을 썼을 터인데 죄송합니다. 그러나 아무 걱정하지 마시고 이제부터 제 말씀 잘 들으세요. 제가 아버님 병을 완치시켜 드리겠습니다. 제 이야기를 꼭 믿으세요." 장인어른은 힘없이 웃으며 "그러마." 하셨다. 장인, 장모 그리고 내 처에게 치료 계획을 찬찬히 설명해나갔다. 내 스스로 터득한 의학상식이 뭐 그리 심오한 경지에 이르렀다고 생각지는 않았으나 나름대로 확신이 섰다. 다음 날 아침부터 일과가 시작되었다. 치료의 기본 내용은 다음과 같았다.

- 환자로부터 제거할 것은 철저히 제거하고, 필요한 것은 확실히 보충한다.
- 심인성이 주 요인이므로 근심, 소외감에 시달리지 않도록 모두 노력한다.
- 독소 제거 위해 첫날부터 단식(완전 단식이 아니라 꼭 필요한 것만 보충하는 절식)한다.
- 아침 5시에 기상하면 생수 한 컵을 마시고 운동을 나간다.
- 약 1시간 동안 산책을 한 후 아침식사 대신 야채 녹즙을 한 잔 마신다.

당근, 케일, 신선초에 특별히 씨눈을 발라낸 감자와 컴프리를 교대로 추가했다. 저녁까지 꽉 짜인 일과 중 특이한 것은 충분한 생수를 마시고 효소를 약간씩 보충하는 것과 담배는 절대 금하고 가급적 산책을 하며 눕거나 낮잠을 자지 않는 것이다. 가로수 길과 공원을 산책하면 마음이 편해져 잡념이 없어지고, 낮잠을 자지 않으니까 밤에 깊은 잠을 잘 수 있기 때문이다. 전에 먹던 어떤 치료약도 일체 복용하지 않았다.

이렇게 5일이 지났다. 처음엔 위장에 통증이 있었으나 점차 완화되어 갔으며 5일간 굶으면 장인어른의 기력이 떨어져 힘들 줄 알았는데 그런 기색 전혀 없이 더욱 열심히 딸들과 산책을 즐기셨다. 매일 저녁마다 장인의 건강상태와 향후 치료계획을 이야기했다. 6일째 되던 날 아침부터는 본격적인 '다이어트'가 시작되었다. 역시 어떤 종류의 약도 복용치 않았다. 아침 일과는 단식기간과 마찬가지로 생수 한 컵, 산책, 생야채 녹즙을 마시는 것이었다. 세 끼 식사는 현미를 불렸다가 믹서로 적당히 갈아서(굵게 부서뜨림) 된 죽을 끓이고, 반찬을 완전히 야채식으로 준비했으며 맵고 짜고 질기고 단단한 것을 피하기 위해 김치류도 식단에서 제외했다. 시장기가 있을 때 드시도록 간식으로 검정콩을 볶아 한 움큼씩 주머니에 넣어드렸다. 기력이 없고 체중이 줄어만 가던 장인어른의 병세는 어느새 눈에 띄게 호전되었다. 원기를 회복하고 밝게 웃으며 맛있게 식사를 하셨다. 약 보름이 지났을 때 체중이 2kg정도 늘었다.

장인은 다시 본가로 들어가셨고 나는 생활 계획표를 꼼꼼하게 다시 작성했다. 처가와 가까이에 살고 있는 처형과 의논하여 엔젤녹즙기를 새로 한 대 마련했고 장모님 편에 전해드리며 평생토록 어떤 경우에도 중단치 말고 매일 아침 신선한 과일, 야채 녹즙을 해서 함께 드시라고 신신당부했다. 다행히 처가가 있는 시골에는 자생하는 돌미나리, 컴프리, 돌나물 등이 풍부했다. 장인이 처가에 들어가신 후 나는 거의 매일 전화로 병세와 생활 내용을 점검하고 가끔 들러서 직접 확인도 했다. 장인어른은 아주 빠른 속도로 회복하여 노동도 하고, 식사량과 체중도 상당히 늘어서 일 년이 지난 지금 약 50kg 정도가 되었다.

처가 식구들과 그 동네 어른들은 모두 믿어지지 않는 일이라고 감탄하며 나에게 더할 수 없는 감사의 표시를 했다. 졸지에 명의가 된 셈이다. 그러나 알고 보면 병의 치료는 그다지 어려운 것만은 아니라고 생각한다. 모든 병은 그 원인이 있으며 따라서 반드시 치료가 가능하다고 믿는다. 즉, 제거해야 될 요인을 제거하고 필요한 것은 보충하며 희망을 갖는 것 그리고 사위를 믿고 철저히 따라준 장인어른의 마음가짐이 치료를 가능케 했을 것으로 생각한다.

언제라도 경제적 여건이 허락된다면 병마에 시달리는 가엾은 사람들을 맡아 무료로 치료해주는 자선 사업을 하는 것이 나의 꿈이다.

내 생명의 일등 공신, 녹즙과 자연식 / 방광·전립선암 치료 후기

최길환

비단실처럼 부드럽게 흘러내리는 햇살 아래 초록빛 속잎을 틔우며 봄이 익어가고, 병아리 색 노란 개나리가 함박웃음을 지으며 화사하게 피어오르던 춘삼월의 새봄, 연로하신 부모님께는 걱정꾸러기 애물단지요, 결혼 적령기의 동생에게는 고급차 앞을 가로막고 있는 고물차 취급을 받던 내가 드디어 예쁜 신부를 아내로 맞아 서른다섯 노총각 꼬리표를 떼어버리고 장가를 들었다.

5년의 긴 마라톤 연애코스를 달려서 결혼이라는 결승점에 골인하여 부부라는 인연의 끈으로 매듭지어진 우리는 3박 4일의 황홀한 제주도 밀월여행을 다녀온 뒤 둘만의 공간을 마련하여 까치집처럼 아늑한 보금자리를 틀고 솜사탕보다 부드럽고, 아이스크림보다 달콤한 신혼살림을 차려 깨소금 볶는 냄새가 솔솔 풍겨나도록 고소하게 잘 살았다. 연애하던 시절, 빠르게 흐르던 시간 때문에 항상 아쉬워하며 헤어지곤 했는데 이제는 그런 안타까운 이별 없이 사랑하는 두 사람이 서로의 가까이에서 호흡하며 산다는 현실이 이렇게 가슴시리도록 벅차고 기쁜 일일 줄은 결혼 전엔 미처 몰랐었다.

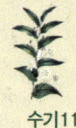

아침이면 아내가 사랑을 가득 담아 정성스레 차린 식사를 하고 아내가 다림질한 와이셔츠를 입고 아내의 배웅을 받으며 상쾌한 기분으로 회사에 출근하여 의욕적으로 일을 하고, 퇴근하는 저녁 무렵에는 아내가 좋아하는 빨간 장미 한 다발을 사들고 귀갓길의 빠른 발걸음을 재촉하는 기쁨이란 무엇과도 견줄 수 없는 행복이었다. 주말이면 다정스레 손을 잡고 외식을 하고 바람을 쐬러 가까운 교외로 신나게 드라이브를 하면서 신혼의 기쁨을 마음껏 누렸다. 우린 늦게 결혼한 것을 후회하며 서로가 서로를 끔찍이 아끼고 사랑하며 원앙처럼 금슬 좋게 오순도순 살았다. 아내와 함께하는 신혼의 날들은 정말이지 세상 부러울 게 하나 없는 사랑이 충만한 날들이었다. 매일 매일의 날들이 아카시아 향기처럼 은은했고, 꽃가루처럼 날리는 행복의 시간들이었다.

'아, 그러나 어찌 예감이나 했으랴, 행복 뒤에 숨어 있던 커다란 슬픔의 복병을…….'

호사다마라고나 할까? 신혼의 단꿈이 채 사라지기도 전에 내게 병마의 검은 먹구름이 덮쳐왔다. 결혼 6개월째로 접어든 8월, 불볕더위가 맹위를 떨치던 한여름의 어느 날부터였다. 항문 근처의 엉치뼈가 불쾌감을 느낄 정도로 뻐근해지며 아프기 시작하더니 며칠이 지나자 소변이 자주 마려웠다. 그리고 소변을 볼 때마다 약간의 통증이 수반되고 방광이 항상 가득 차 있는 느낌이었다. 결혼을 해서 그럴 거라는 생각 때문에 다른 사람들에게 물어보기도 부끄럽고, 병원에 가는 것도 쑥스러워 그냥 대수롭지 않게 여기며 시간이 지나면 괜찮아지겠지 하고 생각했었다. 그러나 내 생각과는 달리 빈뇨가 너무 심해 잠을 제대로 잘 수 없었고, 통증은 갈수록 심해지고, 소변 줄기도 가늘어져 조금씩 나오는 게 영 시원치가 않았다.

회사 업무가 너무 과중해서 그럴까? 몸이 너무 피곤해서 그럴까? 여러 가지 원인을 나름대로 생각하는 가운데에 증세는 더해만 갔다. 온갖 불길한 상상 속에 겁이 덜컥 난 나는 회사 근처의 가까운 비뇨기과 의원을 찾았다. 의사는 전립선염 같으니 며칠 동안 치료를 잘 받으면 나을 테니까 걱정 말고 집에 가서 뜨거운 물에 하체를 푹 담구고 좌욕을 몇 번씩 하라고 했다. 약간은 안심을 하면서 그날부터 치료와 좌욕을 열심히 했다. 그러자 처음에는 통증도 많이 가시고, 소변도 시원스레 볼 수가 있었다. 하지만 그것도 잠시 뿐, 조금 괜찮은 것 같아 치료를 받지 않으면 다시 원상태로 돌아갔다. 의사의 말과는 달리 두 달이 넘도록 치료를 받아도 전혀 차도가 없었다. 오히려 골반뼈와 대퇴골뼈 등이 신경통 환자처럼 쑤시고 아파왔다. 또한 음낭은 얼마나 시린 것처럼 아픈지 그 고통은 말로는 표현하기 힘들고 걷기도 불편했다. 갈수록 병세가 악화되자, 아내는 차라리 한방치료를 받아보자고 권했다. 그래서 여기저기 수소문한 끝에 친지의 소개로 아주 용하다는 한의원을 찾아갔다. 한의사는 기가 허하고, 신장기능이 약해서 그렇다며 한약을 몇 제 먹고 침과 뜸으로 치료하면 깨끗이 낫는다고 하여 그날부터 매일같이 한방치료를 받으러 다녔다. 그렇게 몇 개월 침을 맞고 뜸을 뜨고 쓰디쓴 한약을 지속적으로 복용했지만 한방도 전혀 효험이 없었다. 그래서 종합병원에 가서 검사를 받아보기로 하고, 제법 큰 병원엘 갔다. 그곳에서 초음파 검사와 조직검사, 내시경 검사를 받았는데 전립선암이 의심된다며 대학병원에 가서 다시 한 번 검사를 받아보라고 했다.

아직 확실치는 않다고 했지만, 암일지 모른다는 의사의 말에 너무나 무섭고 절망스러웠다. 하늘과 땅이 빙글빙글 돌고, 별이 와르르 쏟아지는 것처럼 어지럽고 현기증이 났다. 심장은 금방이라도 터질 것처럼 답답했고, 가슴속은 끓는 화산처럼 열기로 달아올랐다. 머릿속에는 방정맞은 생각이 끊임없이 떠오르고, 암이라는 확신과 아닐 거라는 부정의 마음이 치열하게 공방전을 벌이며 혼란의 도가니에 빠졌다. 제발 암만은 아니길 간절하게 빌며 아내와 함께 서울대병원에 입원을 하고 소변검사, 피검사, 내시경검사, X—RAY, CT, MRI, 심전도, 유발전위 검사 등 무수하게 많은 종합검사를 받았다. 그리고 결과를 초조하게 기다렸다. 그러나 부정하고 싶은 불행은 언제나 예감이 적중하는 것처럼, 검사 결과는 최악이었다. 방광의 2/3가 암세포로 가득 차 있어 수술조차 불가능한 전립선암 3기라는 것이었다. 사형선고나 다름없었다. 나는 내 귀를 의심했다. 어떻게 이런 엄청난 일이 하필이면 나에게 닥쳐왔을까? 수술도 할 수 없다면 나는 이제 죽어야 할 날만 기다려야 한단 말인가? 병원에서는 최후의 방법으로 항암제를 맞으며 방사선 치료를 받는 길밖에는 다른 치료법이 없다고 했다.

어려운 환경 속에서도 인생이라는 열차에 몸을 싣고 성공이라는 목표를 향해서 정신없이 달려온 30대 중반의 나. 이제야 됐나 하는 순간에 암이라는 무서운 불청객이 내 몸속에 찾아들었고 자신만만, 기세등등했던 패기는 소금에 절인 푸성귀처럼 힘을 잃고, 절망감에 빠져 말도 웃음도 모두 잃어버린 채 눈물만 흘렸다. 눈만 감으면 나를 데리러 온 저승사자의 무서운 모습이 보였고, 관 속에 누워 꽃상여를 타고 떠나는 내 모습이 보여 극도의 죽음에 대한 공포 때문에 불면증에 시달렸다. 어쩌다 잠이 들어도 무서운 흉몽을 꾸다 비명을 지르며 깨어나기 일쑤였다. 마음을 강하게 다져먹고, 부모님과 아내를 힘들게 하지 말고 모든 것을 담담하게 받아들이자는 결심을 몇 번씩이나 했지만 뜻대로 쉽게 되지가 않았다. 나는 항암제를 맞고 방사선과 가시광선 치료를 함께하며 힘겨운 투병생활을 했다.

항암제의 고통을 어떻게 표현할까? 가슴이 째질 듯한 답답함과 구역질, 전신을 몸부림치게 하는 죽음보다 더한 고통, 한 움큼씩 뭉텅뭉텅 빠지는 머리카락, 차라리 이런 고통을 당하느니 죽는 게 편하겠다는 생각을 하면서도 나를 향한 아내의 헌신적이고 눈물겨운 사랑을 보면 살아야겠다는 의욕이 강하게 일었다. 힘겨운 투병생활을 하면서 나는 생에 대한 강한 애착과 함께 이대로 쓰러질 수 없다는 오기가 생겨났다.

항암제와 방사선 치료는 그저 생명을 조금 연장시킬 뿐이라는 결론을 내리고 다음 해 6월 나는 통원치료를 받기로 하고, 가족과 친지들의 간곡한 만류도 뿌리친 채 퇴원을 했다. 집으로 돌아온 나는 만약의 사태를 대비하여 주변 정리를 하나하나 해가며 나의 흔적들을 지우기 위해서 앨범과 일기장들을 모두 태워 없앴다. 그리고 암을 이기기 위해 전립선암에 대한 책들을 구입하여 열심히 공부했다. 한편으로는 그동안 소홀했던 교회를 찾아가 적극적인 신앙생활을 했다. 하나님이 절망을 주실 때는 그것을 극복할 수 있는 힘도 주신다는 능력을 믿으며 기도원엘 가서 금식기도도 열심히 했다. 그곳에서 어떤 권사님으로부터 녹즙의 효능과 자연식에 관한 말씀을 들었다.

물에 빠진 사람은 지푸라기라도 잡는다는 속담처럼, 상황이 절박한 나도 권사님의 그 말씀을 복음처럼 듣고 녹즙과 현미 등 자연식을 통하여 암과의 전쟁을 시작했다. 아내와 함께 녹즙 강좌도 열심히 듣고 동호회 모임도 참석하며 녹즙과 자연식에 관한 지식을 두루 섭렵했다. 아내는 녹즙 식단표를 구해 와서 벽에다 커다랗게 붙여 놓고 지성으로 실천하며 건강을 회복시키기 위해 눈물겨운 노력을 다했다. 컴프리, 신선초, 민들레, 씀바귀, 돌나물 등 신선한 채소들을 구입해서 잘 다듬고 흐르는 물에 수십 번씩 깨끗하게 씻어 정성스럽게 갈아서, 전자저울처럼 정확한 양을 라디오 시보처럼 정확한 시간에 마시도록 해주었다. 처음에는 비위에 맞지 않는 녹즙을 마시는 일이 여간 큰 고역이 아니었지만 아내의 정성과 내 병든 몸을 소생시키는 신비의 치료약이라고 생각하며 즐거운 마음으로 마셨다.

그렇게 현미와 자연식, 녹즙을 장복하며 기도하는 생활을 시작하고서 5개월이 지나고 병원검사를 받았는데 방광에 2/3가 차 있던 전립선암이 깨끗이 없어졌다. 지성이면 감천이라더니 아내의 극진한 정성과 녹즙의 탁월한 효능 때문에 모두가 불가능이라 생각했던 암을 이긴 것이다. 도저히 믿어지지 않는 사실에 흥분하며 그 후로도 몇 차례나 더 검사를 받아보았다. 그런데 그 결과 역시도 방광이 깨끗하다는 판정이었다. 나는 이제 암세포들을 일망타진하고 새로운 새 생명을 얻어 다시 태어났다. 얼마나 기쁜지 벅찬 내 기분을 제대로 표현할 수가 없다. 누가 뭐라 해도 나에게 새로운 생명을 준 일등 공신은 녹즙과 자연식이다. 나는 자연식의 예찬론자가 되었고, 녹즙의 신봉론자가 되었다.

만약에 내가 녹즙과 자연식을 몰랐다면 나는 지금쯤 어떻게 되었을까? 그 결과는 생각조차 하기 싫다. 나는 이제부터 내게 주어진 새 삶을 철저하게 살리라고 다짐한다. 나 혼자만의 행복을 위해 아등바등하는 삶이 아니라 소외되고 불우한 병든 이웃들과 함께 기쁨은 곱절로 함께 나누고, 슬픔은 절반으로 줄여서 나누는 사랑 가득한 싱싱한 새 삶을 함께 나누리라 결심해본다. 사랑은 나눌수록 커지는 묘약이니까.

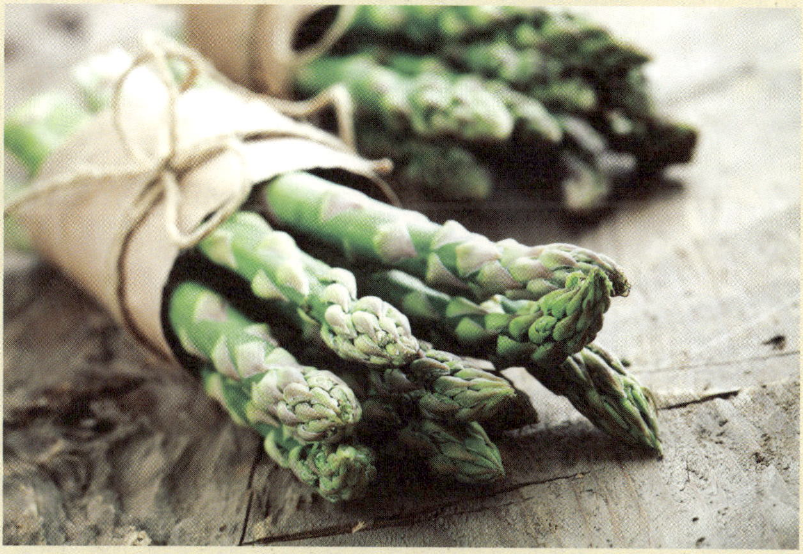

고생 끝에 만난 생즙, 완치될 2014년을 기다리며 / **후두암 치료 후기**

서○○

나이가 들었어도 특별히 가리는 음식 없이 무엇이든 잘 소화하고 젊은이들 못지않은 활동을 하던 내가 어느 날부턴가 목감기에 걸린 것처럼 목 안이 답답하고 목소리가 쉬기 시작하더니 급기야는 말을 하기도 힘든 정도가 되었습니다. 예삿일이 아니다 싶어 경상대학병원에 찾아가 검사를 하니 의사가 보기에는 후두암인 것 같으나 조직검사를 해봐야 정확한 결과가 나올 것이라며 검사를 받고 결과를 기다려보자고 했습니다.

2012년 6월 11일, 조직검사 결과를 듣기 위해서 아내와 함께 병원을 찾았습니다. 간절히 아니기를 바랐지만 결과는 후두암 말기였고, 목 안이 답답했던 이유도 암 덩어리(혹) 때문이었습니다. 병원에서는 내가 술, 담배 습관이 없고 고혈압이나 당뇨와 같은 질병도 없으니 당장 혹을 떼어내는 수술을 하면 좋겠다고 말했지만, 단지 목이 불편하고 쉰 소리가 나서 찾아간 것뿐인데 말을 할 수 있는 기관까지 모두 떼어내자고 하니 덜컥 겁이 나기도 하고, 앞으로 평생 말을 못하며 살 수도 있겠다는 생각에 너무도 억울하여 수술을 거부한 채 진료실을 나왔습니다.

하나님은 왜 나에게, 우리 가족에게 이 같은 시련을 주실까 원망스럽기도 했지만 나보다 더 가슴 아파할 가족들의 얼굴을 생각하며 이겨내야겠다고 다시금 마음을 다잡았습니다.

목이 아프고 목소리가 나오지 않는 것보다 더 힘들었던 것은 혹 때문에 숨구멍이 막혀서 숨을 제대로 쉴 수 없는 것이었습니다. 이 문제로 병원에 가서 숨을 원활히 쉴 수 있도록 목에 구멍을 뚫고 튜브를 넣는 시술을 받았습니다. 숨을 코로 쉬어야 하는데 혹이 자꾸만 자라니 숨길을 막게 될 것을 우려하여 구멍을 뚫고 튜브를 삽입했던 것입니다.

어차피 혹 제거 수술을 할 것도 아니었기에 시술 후 병원에서 퇴원하여 아내와 함께 여수에 있는 요양원으로 향했습니다. 맑은 공기를 쐬고 아내가 정성스럽게 해주는 현미밥과 건강식을 먹으며 나아질 것이라는 희망의 끈을 놓지 않고 하루하루 기도하며 지냈습니다. 아내는 옆에서 좋다는 음식은 뭐든지 해주었고, 튜브를 통해 가래를 빼내주며 모진 고생을 했습니다. 목에 꽂아놓은 튜브를 교체하기 위해서 요양원 근처의 한 병원에 갔더니 자신들의 병원에서 시술을 한 것이 아니기 때문에 입원하지 않으면 튜브만은 갈아줄 수 없다는 얘기를 듣고, 하는 수 없이 시술을 한 병원 근처인 진주의 다른 요양원으로 옮겨야만 했습니다. 진주의 요양원에서는 한 달 정도 머무르다가 집으로 돌아와서 자극적인 음식을 삼가고 현미식과 채소 위주의 식단을 이용한 식이요법을 실천했습니다. 그러다 암 환자들이 많이 찾아간다는 서울 쉼터에 가서 얼마간 지내다가 지인의 권유로 삼육서울병원의 천연물질로 만든 항암주사가 암으로 인한 통증을 줄여주고 체력이 떨어져서 식욕이 없는 등의 불편한 점들을 개선해준다기에 기대를 갖고 천연항암을 시도했습니다.

1년 동안 그렇게 여러 가지 정보를 얻어서 여기저기 떠돌아다니며 치료를 받고 식이요법을 시행했지만 혹은 자꾸만 자라서 숨길을 막는지 숨쉬기가 점점 곤란해졌고, 목에 넣은 튜브에는 가래가 자꾸만 막혀서 더 이상 버틸 수가 없었습니다. 그래서 2013년 9월 초, 경상대학병원에 다시 찾아가 검사를 받았습니다. 혹이 계속 자라는 것이 염려되었는지 의사는 방사선 치료를 받는 게 좋을 것 같다는 말을 했고, 자식들이 만류했지만 숨은 쉬어야 살 것이 아닌가 싶어서 마지막 희망으로 방사선 치료를 선택했습니다. 방사선 치료를 한 번씩 받을 때마다 너무나 고통스러웠고, 이럴 바에야 차라리 죽는 게 낫겠다는 생각이 들만큼 견디기가 힘들었습니다. 그나마 다행이었던 것은 방사선 치료 후에 혹이 좀 가라앉아서 숨을 쉬기가 조금은 수월해졌다는 것입니다. 그러나 방사선 치료 후유증으로 온몸에 기운이 떨어지고 힘이 없어서 걷지도 못할뿐더러 화장실이라도 갈라치면 지팡이를 짚고 다녀야 할 정도로 몸이 쇠약해졌습니다.

20번의 방사선 치료 일정 중에 15번 째 치료를 마치고 검사를 했는데 담당의가 최선을 다했지만 이제는 안 되겠다며 더 이상의 치료는 무의미할 것 같다고 말했습니다. 한 달 정도 시간이 있을 것 같으니 집으로 돌아가 가족들과 시간을 보내라는 것이었습니다. 살아보겠다고 이 고통스러운 길을 선택했는데 이제 와서 안 되겠다는 의사의 말이 너무나 무책임하게 느껴졌고 나와 아내는 절망스러웠습니다. 자식들은 서울에 있는 큰 병원에 가서 다시 진료를 받고 다른 방법을 찾아보자고 말했지만, 대학 교수가 안 된다는데 서울에 가도 무슨 별 수가 있겠나 싶어 자포자기의 심정으로 집에 머물러 있었습니다.

그러던 어느 날 목회자인 사위가 녹즙치료라는 게 있다며 마침 근처에 출장 중이신 이문현 원장님께 방문을 부탁드렸으니 만나보라고 했습니다. 원장님은 직접 녹즙기를 가지고 집에 방문하셨고 저의 증세를 살펴보시고는 생즙을 마시면 암은 쉽게 빠지는 것인데 지금 방사선 치료를 많이 받은 것이 문제가 된다고 하시며 천연치유 처방을 일러주셨습니다. 나를 간호하느라 1년 동안 힘든 시간을 보낸 아내는 원장님의 말씀을 듣고는 이제야 희망이 생겼다며 매우 기뻐했습니다. 진작 만났으면 더 좋았을 것을, 방사선 치료를 받기 전에만 알았어도 그 고통을 겪지 않아도 되었을 텐데 하는 아쉬움이 있었지만 지금이라도 나와 가족들에게 큰 희망이 생긴 것 같아 더없이 기뻤습니다.

가장 큰 문제는 몸 안에 방사선을 제거하는 것이었습니다. 방사선에는 어성초를 짜서 마셔야 한다는 얘기에 아내가 어성초를 구해다가 생즙으로 만들어 주었는데 비린 맛이 매우 강하고 역겨워서 마시는 중에 토하기를 여러 번이었습니다. 물 한 모금조차도 넘기기가 힘든 상태인데다 어성초즙까지 먹으려니 어려움이 이만저만이 아니었습니다. 식사는 거의 하지 못했지만 현미를 갈아서 죽으로 쑤어 반 공기 정도 먹었고 사과, 배, 밀감, 당근, 미나리, 시금치 등 할 것 없이 박스째로 사다가 생즙을 내어 수시로 마셨습니다. 거기다 원장님의 처방대로 레몬 관장을 실시했는데 몸에 힘이 없고 기력도 없으니 이마저도 너무 힘들어서 중도에 포기했다가 시도했다가를 반복했습니다.

아내는 원장님이 다녀가신 후로 내 상태를 항상 체크하고 무언가 의문이 생길 때마다 전화를 걸어 조언을 구하곤 했는데 그럴 때마다 원장님께서 귀찮은 내색 없이 자상하게 차근히 설명해주셔서 많은 도움을 얻었습니다.

처음에 원장님께서 집에 방문하실 때만 해도 목의 통증이 너무 심해서 한 달분의 진통제를 열흘 만에 다 복용해야 될 정도였고, 통증으로 인해 잠을 이루지 못해서 항상 수면제를 달고 살았는데 처방대로 과즙과 녹즙을 마신지 이틀 정도가 지나니 거짓말처럼 목의 혹이 줄어들고 죽을 것 같던 진통도 서서히 줄어갔습니다. 매일 복용하던 수면제 대신 상추즙을 마신 후에 잠자리에 들었고 그렇게 열흘 정도가 지나니 '이제는 좀 살겠구나' 싶을 정도로 몸의 컨디션이 회복되었습니다. 그러나 겨울이 다가오고 어성초를 쉽게 구할 수가 없어서 어성초즙을 거의 마시지 못했더니 아니나 다를까 목에서 또 염증이 일어나면서 고통이 시작되었습니다. 그때마다 철저히 금식한 채 과즙과 채소즙에 의지하며 조금씩 기력을 회복했지만, 컨디션이 좀 나아진 듯해서 죽이라도 조금 넘길라치면 다시 염증이 곪고 냄새가 나는 상태로 되돌아갔습니다.

온갖 노력에도 병세는 쉽사리 나아질 기미가 보이질 않았는데 원장님께서 짜주신 프로그램대로 대부분 실천을 했지만 상담을 받고나서 이내 겨울이 찾아오는 바람에 어성초즙을 꾸준히 먹지 못한 것이 그 이유인 것 같았습니다.

2014년 4월 말부터는 나도 아내도 거의 포기 상태에 다다랐습니다. 이제는 정말 어쩔 수 없이 하나님 곁으로 가는 수밖에 없다는 생각이 들었습니다. 집에서 버틸 수 있는 만큼 버티다가 물도 못 넘기는 상황이 되어서 5월 1일에 다시 병원에 입원하여 검사를 받았습니다.

검사 결과는 생각보다 놀라웠습니다. 목에 약간의 염증만 있을 뿐, 혹이 없어지고 피가 아주 깨끗하며 암의 전이가 전혀 없다는 것이었습니다. 시커멓던 피부색도 하얗고 깨끗하게 돌아왔습니다. 불과 7개월 전에 한 달 밖에 남지 않았으니 준비하라던 의사도 검사 결과를 보더니 놀라움을 금치 못했습니다.

사실 입원을 결정하면서 이번에는 정말 모든 걸 포기하고 죽는 것밖에 남은 길은 없다는 생각이었는데, 결과를 듣고 나니 이대로 포기할 수 없다는 믿음이 더욱 커졌습니다. 무엇보다 다른 기관으로 암이 전이되지 않았다는 것만으로도 너무나 기뻤습니다. 병이 나아진 것은 저 뿐만이 아니었습니다. 항상 감기며 마른기침, 위장병 등을 달고 살던 아내도 생즙을 함께 마시며 모든 병이 나았습니다. 원장님을 만나 뵙고 조언대로 7개월 동안 생즙을 열심히 먹은 결과였습니다.

병원에서는 염증치료를 권하기에 냄새가 심하고 통증이 있어서 항생제를 맞기로 결정했습니다. 항생제를 맞으니 곪았던 곳에서 나던 악취가 사라지고 조금은 나아지는 것 같았지만 역시나 근본치료는 아니기 때문에 6일 후에 퇴원하면 다시 힘을 내서 원장님의 처방대로 어성초를 구하여 열심히 먹을 예정입니다.

천연치유 프로그램을 실천하면서 사람에게 가장 중요한 것이 식습관이라는 것을 새삼 깨달았고, 결국 질병의 고통으로부터 벗어날 수 있는 방법 또한 생즙뿐임을 알게 되었습니다. 이 글을 읽으시는 분들 중에는 저와 같은 질병을 앓고 있는 분도 계실 것이고 저보다 더 힘든 상황에 계신 분들도 많을 줄로 압니다. 무조건 병원에서 시키는 대로 하다가는 좋은 방법을 보지 못하고 놓칠 수도 있습니다. 저는 단식과 관장, 과즙과 녹즙만으로도 충분히 완치가 가능했음에도 불구하고 병원에서 악화될 상황을 대비해 미리 목에 구멍을 뚫는 바람에 조금이라도 찬바람이 들어갈까 무서워서 바깥출입도 못하게 되었고, 더구나 코로 숨을 쉬는 운동은 시도해볼 수도 없는 처지가 되었습니다. 생각할수록 안타깝고 억울한 마음입니다.

이스라엘 백성이 40일 만에 갈 길을 40년 만에 갔던 것처럼 빨리 도착할 수 있는 좋은 길을 놔두고 너무나 멀리 돌아왔지만, 마지막 길에서라도 생즙을 만나서 얼마나 다행인지 모릅니다. 튜브를 빼고 완치될 2014년을 기대하며 오늘도 아내와 함께 디톡스 생즙요법을 실천하고 있습니다. 이문현 원장님께 너무나 감사드립니다.

수기13

암의 공포로부터 벗어나게 해준 녹즙의 기적 / **위암 치료 후기**

박미정

부천에서 레스토랑을 경영하는 막내 오빠가 속이 쓰리고 아픈 증상으로 동네 내과를 찾았다. 대수롭지 않게 생각한 오빠는 내시경 검사를 받았고 며칠 후 검사 결과를 듣기 위해 다시 병원을 찾았다. 의사는 위암 초기이니 빨리 큰 병원에 가 보라며 소견서를 써주었다.

평소 술과 육류를 좋아하고 직업상 불규칙한 생활과 스트레스의 연속이었기 때문에 위장에 탈이 난 것으로만 생각했는데 위암이라는 진단을 받고 우리 가족 모두는 눈앞이 캄캄해졌다. 더구나 부모님이 일찍이 암으로 돌아가셨기 때문에 잠재되어 있던 암에 대한 공포와 두려움이 우리 6남매를 덮쳤다. 서른네 살 오빠에게 결국 우려했던 일이 터지고 만 것이다.

다행히 초기여서 수술만 하면 살 수 있다는 말을 듣고 서울 세브란스병원에 입원해 위의 70%를 절제하는 수술을 받았다. 수술은 성공적이어서 항암제 치료나 방사선 치료 없이 퇴원했다. 병원에서는 식단 조절을 당부했고, 퇴원하자마자 6남매가 한 자리에 모여 대책 회의를 했다. 막내 오빠의 건강 회복과 암 재발을 막기 위한 것이었다.

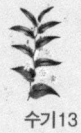

평소 녹즙이 몸에 좋다는 것은 알고 있었지만, 경제적으로 선뜻 구입하기가 어려웠다. 그러나 상황이 급박해진 만큼 경제적 부담을 줄이면서 녹즙기를 구입할 수 있는 방법을 찾았고, 그때부터 막내 오빠는 아침 공복에 양배추와 당근을 주재료로 즙을 내어 한 잔씩 마시기 시작했다. 점심 공복에는 케일과 신선초 즙을, 저녁 공복엔 셀러리와 상추 등 여러 가지 야채를 혼합해서 즙을 내 마셨다. 식사는 현미 찹쌀과 잡곡으로 죽을 쑤어 먹는 등 열심히 녹즙과 식이요법을 병행했다.

그러던 어느 날, 세브란스병원에서 매월 있는 정기 점진에 안 와도 된다는 의사의 말을 전해 들었다. 계속 녹즙과 식이요법을 병행하고 음식을 가려 섭취한 결과 완전히 정상의 몸으로 회복했고, 마지막 검진에서는 100% 완치라는 기쁜 소식을 들을 수 있었다.

육류보다는 채식으로 식단을 바꾸고, 녹즙과 식이요법을 꾸준히 실천한 결과 막내 오빠는 건강을 회복했고 암의 공포로부터 벗어날 수 있었다. 녹즙과 식이요법이 모든 질병의 치료뿐만 아니라 예방에도 큰 몫을 한다는 걸 깨달은 계기였다. 그리고 엔젤녹즙기를 만드신 분에게도 무한한 감사의 말씀을 드리고 싶다.

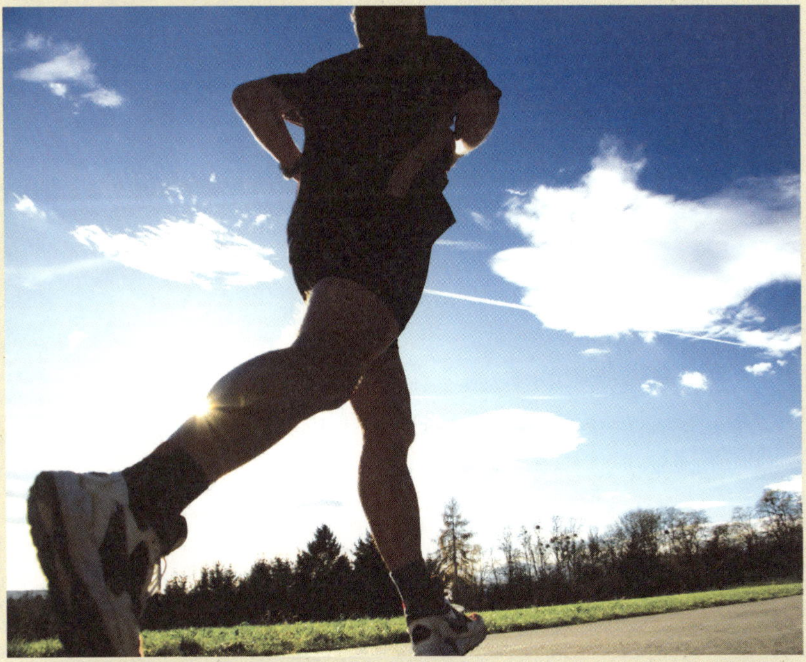

“천연치유연구원 이문현 원장의 한마디”

‘암’이라는 글자만 들어도 사지에 힘이 쭉 빠지고 정신이 하나도 없이 넋 나간 사람이 되어버리는, 표현하기도 어려운 이러한 병에 대해서는 겪어보지 않고서는 그 심정을 알 수가 없을 것입니다. 그러나 이렇게 큰 위력을 가진 병도 제대로 알고 있는 사람에게는 그 힘을 발현하지 못합니다.

암에 대하여는 누구나 잘 알아둘 필요가 있습니다. 전혀 어려운 것이 아니란 것을 조금만 알면 쉽게 깨달을 수 있습니다. 우선 하나는 염증이 있다면 누구든지 암은 이미 가까이 오고 있다는 것, 절대로 염증을 무시하지 말라는 것 그리고 이러한 염증은 반드시 천연치료를 통하여 완치할 때만 건강이 보장된다는 것입니다. 다른 어떤 방법으로도 보장되지 않을 것입니다. 그리고 염증을 완치하는 것은 전혀 어렵지도 않고 오래 걸리지도 않습니다. 설령 암에 걸렸다 하더라도 당황하지 말고 차근히 천연치료를 하면 너무나 쉽게 이겨낼 수 있다는 것을 느끼게 되실 것입니다.

수기14

절망의 그늘에서 발견한 희망의 빛 / **임파선전이암 치료 후기**

최재수

대구의 한 병원에서 임파선암이 척추 뒤와 폐로 전이되었다는 진단을 받고, 수소문 끝에 치료를 잘한다는 병원을 찾아가던 중 지나가는 행인에게 길을 묻게 되었습니다. 친절히 길을 안내해 주며 왜 그 병원에 가는지 물어보기에 사정을 얘기했더니 자신의 사촌언니가 갑상선암 악성으로 판정을 받았었는데 수술을 받지 않고 천연치유연구원에서 가르쳐준 방식대로 녹즙과 과즙을 먹었더니 1년이 지난 지금 악성이던 암이 양성으로 바뀌었다는 말을 해주었습니다. KBS의 한 프로그램에도 소개된 바 있다는 이 소식은 절망의 그늘에서 힘들어하던 저에게 한 가닥 희망의 빛으로 다가왔습니다.

최대한 빠른 시간 내에 천연치유연구원 이문현 회장님과 상담을 진행했고, 그 다음날부터 일러주신 프로그램대로 실천에 옮기기 시작했습니다. 체내에 있는 독과 장 속의 숙변에서 배출되는 독 때문에 레몬 관장을 꼭 해야 한다고 하셨습니다. 항문에 관장기 호스를 넣는다는 것이 쉬운 일은 아니었지만 '이것 말고는 방법이 없다'고 생각하고 용기를 내어 관장을 했습니다.

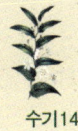

천연치유연구원에서 상담을 받고 단식 관장을 시작할 때만 해도 폐에 전이된 암 때문에 조금만 움직여도 숨이 차서 견딜 수가 없었는데 이제는 낮은 산은 물론이고 높은 산도 전혀 무리 없이 등반이 가능해졌습니다. 특히 발에는 감각이 전혀 없었는데 수족탕을 하고 나서부터 점점 감각이 돌아오고 있음을 느낍니다. 신체적으로 상당히 좋아졌으며 피부색도 한결 밝아지고 팽팽해졌습니다.

부은 임파선이 좀 더 커져 보여서 놀란 마음에 천연치유연구원으로 전화했더니 녹즙과 과즙에 있는 영양분을 공급받기 때문에 좀 커질 수도 있으나, 단식 관장을 하면서 체내의 독을 다 배출하고 피를 맑게 하여 면역력을 키운다면 우리 몸에 있는 T임파구가 암 바이러스를 이겨내므로 안심하라고 말씀해주셨습니다.

현재 녹즙 치료 2달째인데 쇠고기국에 밥 말아먹고 싶은 마음이 간절하지만 그런 식단으로 인해 암이 생긴 것이라 생각하고 철저히 무염식을 실천에 옮기면서 오늘도 힘을 내 녹즙과 과즙을 먹고 있습니다.

"천연치유연구원 이문현 원장의 한마디"

좋은 선택을 하신 것에 진심으로 찬사를 보냅니다. 몸이 회복되려고 준비를 잘 갖춘 때에 확실하게 밀어붙이면 다시는 질병 없이 건강하게 사실 수 있습니다. 임파선 부위에 숯가루를 24시간 붙여두고 즙의 양도 더 많이 늘리면 임파선 부위의 암도 모두 깨끗이 사라질 것입니다.

한 사람이 회복되는 것은 가족과 이웃 그 외에 많은 분들이 함께 회복되는 것과 마찬가지입니다. 우리의 회복을 위해서 일하시는 하나님께서 그렇게 되기를 간절히 바라고 계시기 때문입니다.

수기15

투병 3달 후, 위암 100% 완치의 기적을 맛보다 / **위암 치료 후기**

이숙희

네 아이와 시어머니를 모시고 먹고 살기 위해 닥치는 대로 일을 해야 했던 나는 내 몸을 돌볼 여유가 없었다. 처음 시집올 때만 해도 나름대로 건강했는데 시아버지와 남편의 큰일을 치르고 난 후로는 몸과 마음의 상처가 되어 음식만 먹으면 속이 더부룩하고 체하기가 일쑤였다. 그럴 때마다 소화제 복용하기를 1년, 어느 날부터는 약이 듣질 않았다. 입에서 신물이 넘어오고 통증이 너무 심해 일도 나가지 못한 채 앓아누웠다.

통증으로 눈물이 마를 날이 없던 나를 본 아들이 병원으로 데려가 진찰을 받게 했다. 검사 결과를 들으러 가니 아들만 진료실로 들어오라고 했다. 결과를 듣고 나온 아들은 위궤양이라며 수술 준비를 해야 한다고 말했다.

그렇게 병원에 입원하여 수술 준비를 하고 3일째 되던 날, 아들이 병실에 들어서며 수술을 하더라도 3개월밖에 살지 못할 것 같다고 말했다. 수술로 위를 절반 이상 절제해도 겨우 3개월 밖에 살 수 없는 심각한 상태였던 것이다. 아들은 나에게 천연 치료를 권했고, 지인으로부터 소개받은 천연치유연구원 이문현 원장님의 지도에 따라 이틀 금식을 하고 본격적인 천연 치료를 시작했다.

아침 5시, 물 한 컵에 활성탄(숯가루) 한 숟갈 반을 타서 마시고 6시에 사과 한 개를 즙으로 갈아 마셨다. 그리고 7시에 물찜질을 한 다음, 환부에 배를 얇게 썰어 붙이고 나면 정신이 혼미해졌다. 이때 당근즙을 한 대접 마시면 정신이 번쩍 들곤 했는데, 이래서 녹즙이 좋은 줄 알게 되었다. 낮에는 하루에 포도 4~5근 정도를 먹고 포도가 없으면 대용으로 무화과를 먹었다. 저녁에도 똑같이 반복했다. 이렇게 보름 정도 했으나 별 차도가 없었고 야위어만 갔다. 그때쯤, 언니가 병문안 차 왔는데 곁에 앉아 있던 막내 사위에게 몰래 하는 말을 듣고 비로소 내가 위궤양이 아닌 위암에 걸린 줄 알게 됐다. 정말 아찔한 순간이었다. 그러나 하나님께서 치료해 주실 거라 굳게 믿으며 매달릴 수밖에 없었다.

그렇게 한 달이 지난 후 병원에서 엑스레이 촬영을 한 결과 위암 완치 95%! 그곳의 모든 의사와 관계자들은 놀랐다. 기적이 일어났다며 병원이 술렁였다. 가족들 역시 기뻐서 어쩔 줄 몰랐다. 그 후 무염식의 원칙하에 현미잡곡밥, 감자, 양배추, 들깨 등 식단을 자연식으로 바꾸니 나날이 회복되어 갔다. 조금씩 움직일 수 있게 되자 근처 야산에서 질경이와 민들레, 쑥 등 천연 자생식물들을 채취해 즙을 내어 매일 한 잔씩 마셨다. 투병 3달 후, 위암 100% 완치의 기적을 맛보았다. 확실한 기적이었다.

환갑이 지난 나이지만 서예 학원에 가서 붓글씨도 배우고, 시장에 나가 장도 보며 사랑하는 가족들과 나 자신을 위해서 오늘도 최선을 다해 살아가고 있다.

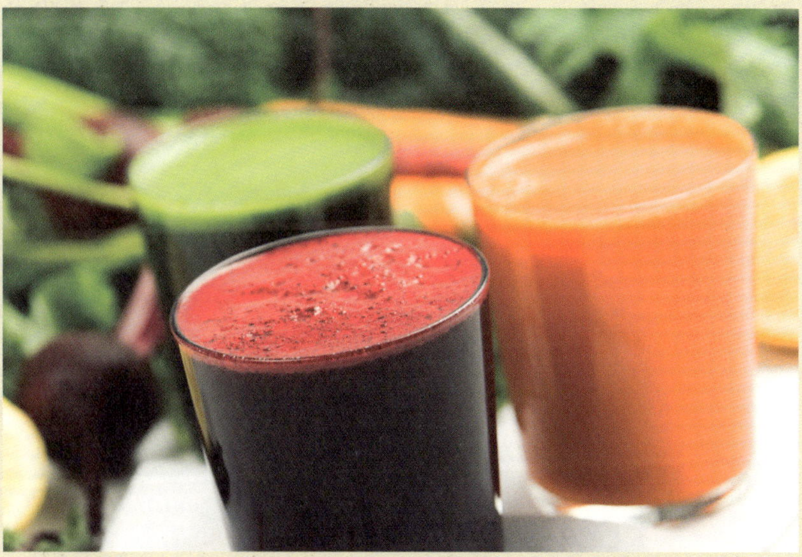

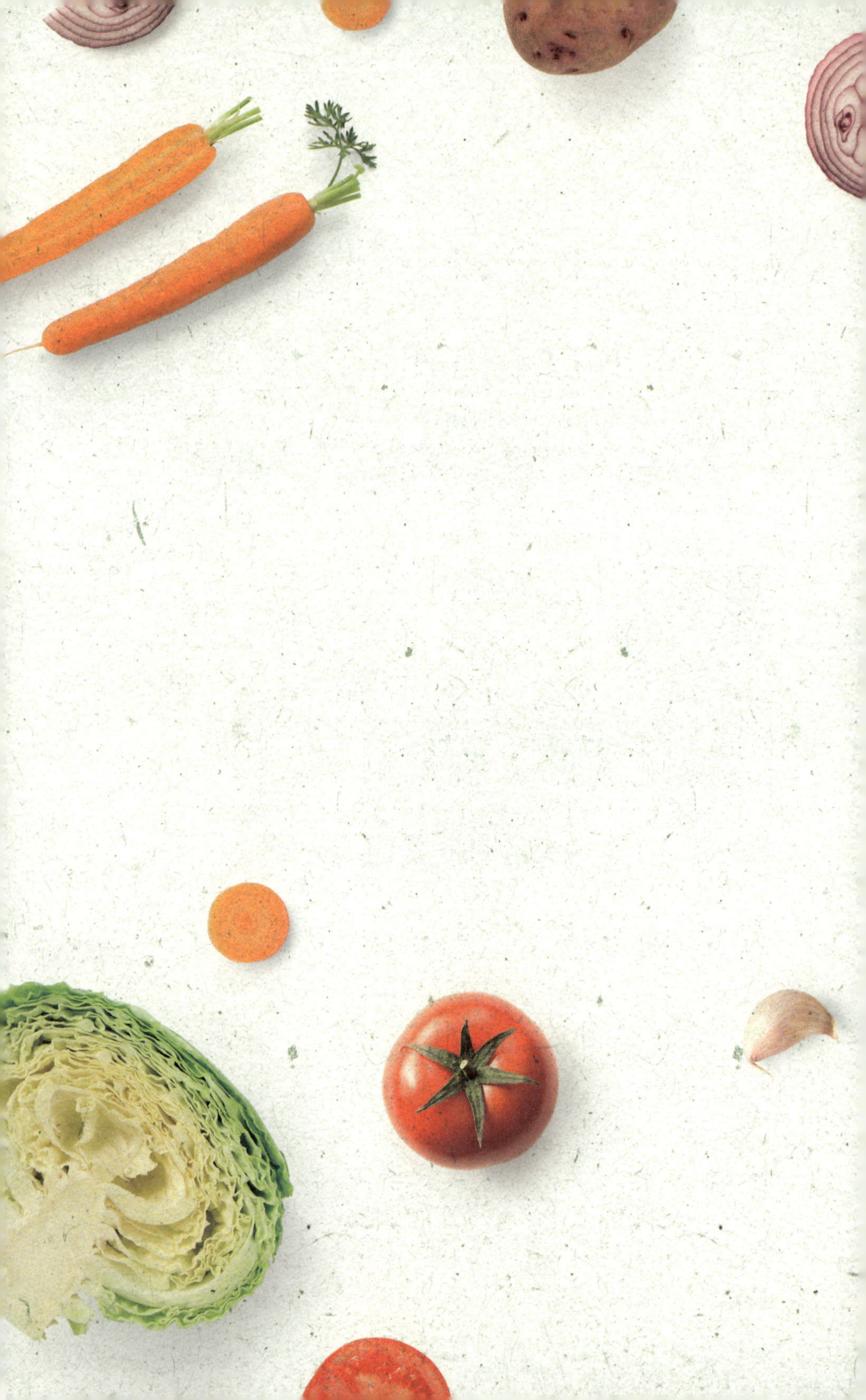

[Part 4]

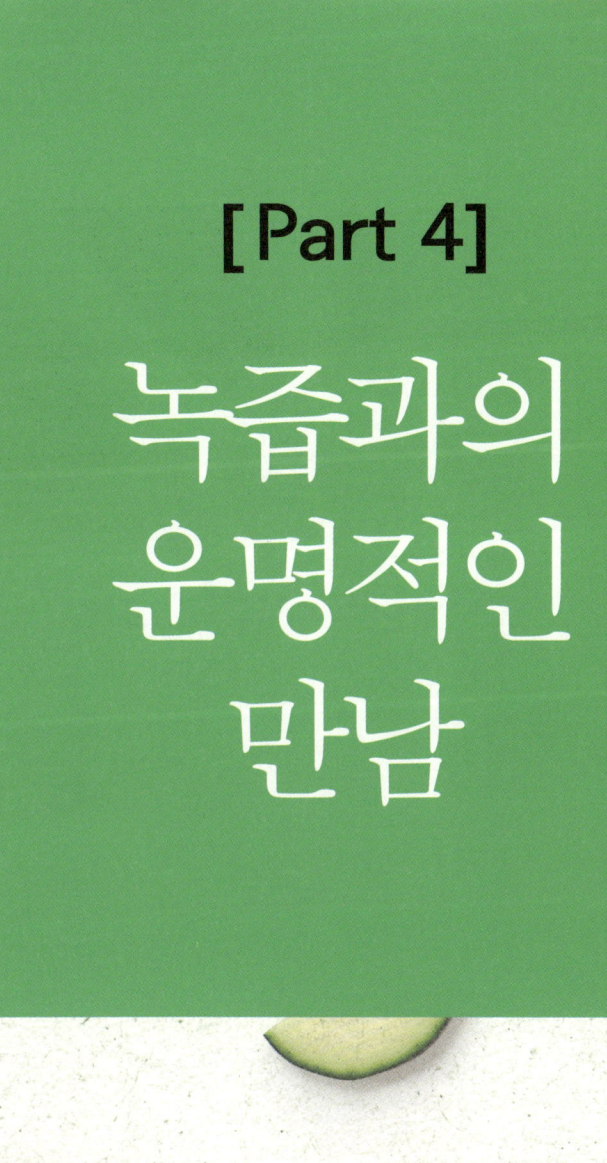

녹즙과의 운명적인 만남

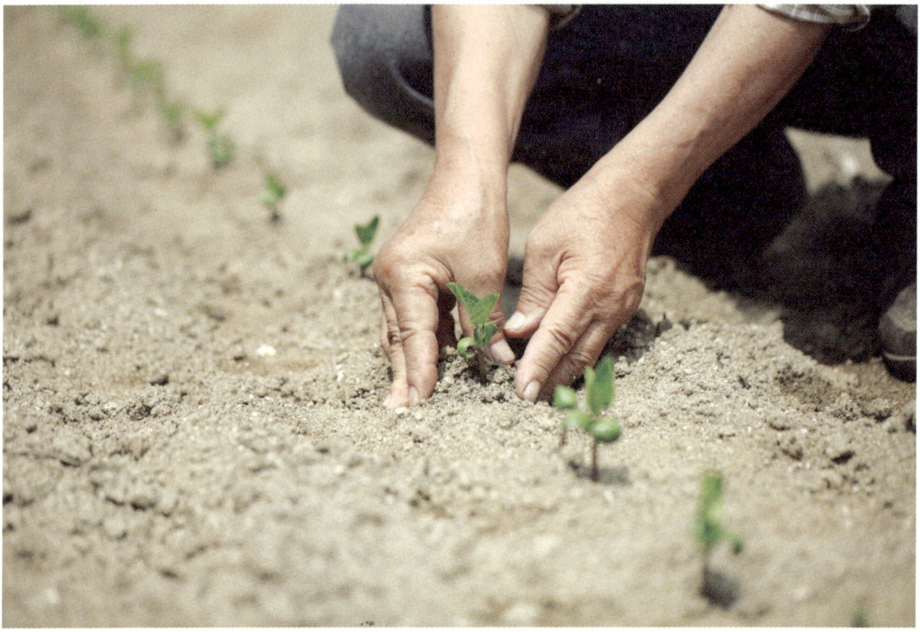

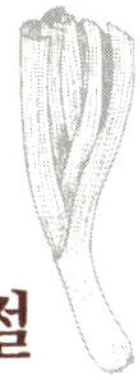

산골오지에서의 어린 시절

내 어린 시절은 하루하루가 극기의 나날들이었다고 해도 과언이 아니다. 내가 고등학교를 졸업할 때까지 살았던 고향 경북 문경시 호계면은 당시 우리 또래들이 다 그러했듯이 밤낮으로 농사일을 하면서 공부해야 하는 환경이었다. 그래서 누구보다도 농촌생활과 농촌 사람의 순수함에 대해서 잘 알고 있다.

나는 어릴 때부터 건강이 무척 안 좋았다. 특히 간이 건강하지 못해서인지 잘 체하는 체질이었고 키도 안 컸으며 몸도 마른 편이었다. 어린 나이에도 이런 나의 몸 상태로는 커서도 정상적인 사회생활을 하기가 어렵겠다는 생각이 들어서 운동을 시작했다. 체력을 기르기 위해 태권도장을 다니면서 일도 열심히 하고, 운동도 열심히 하고, 공부도 열심히 했다. 도시락은 항상 두 개씩 싸서 점심시간에 하나를 먹고, 방과 후에 친구들이 모두 집에 간 뒤 어둑할 때쯤 또 한 개를 먹고서 그때부터 책상에 앉아 새벽 1시까지 공부를 했다. 자전거를 타고 20리 길을 달려 집에 도착하면 캄캄한 밤에 마당에 나가서 그날 배운 태권도를 복습했다.

깊은 산 속이라 한겨울이면 워낙 추웠다. 특히 1~2월이면 평균 기온이 영하 10도까지 떨어지곤 했다. 그 추위 속에서도 한참 동안 운동을 하고나면 땀이 나기 시작한다. 우리 집 앞에 산이 하나 있었는데 그 산 밑으로 큰 개울이 흐르고 있었다. 마당에서 속옷만 입고 운동을 하다가 땀이 많이 나면 그대로 개울까지 뛰어갔다. 한겨울에 발등까지 푹푹 빠지는 눈 속을 헤치고 개울에 가면 이미 물은 꽁꽁 얼어붙어 있었고, 나는 커다란 돌을 들어 얼음을 깨고 냉수마찰을 했다. 발등부터 물을 적시고 그 다음에는 손등과 팔, 마지막에 가슴을 씻는데 이렇게 한참 냉수마찰을 하고 나면 온몸에서 김이 모락모락 솟아나왔다. 여기서 끝이 아니라 얼음을 더 깨서 아예 물속에 들어가서 엎드린다. UDT대원들이나 할 법한 한겨울 훈련을 어릴 때 나는 혼자서 했다. 한겨울 내내 이렇게 운동을 하니 추위라는 것을 몰랐고 몸도 몰라보게 건강해졌다. 우리 동네는 학교가 멀어서 대부분의 아이들이 자전거를 타고 통학했는데 다른 아이들은 겨울에 장갑을 두 개나 끼고도 손이 시리다고 야단들이었지만 나는 맨손으로 자전거를 타고 다니곤 했다. 그래도 전혀 손이 시리지 않았고 오히려 손에서 후끈후끈 열이 났다. 그때는 이치를 모른 채 내가 그저 운동을 열심히 해서 건강한 것으로만 생각했다. 그러나 건강법을 본격적으로 연구하면서부터 사람이란 자기 몸을 어떻게 관리하고 단련하느냐에 따라 더 강하게 발달시킬 수 있다는 것을 알게 되었다.

사람이 추위로부터 자신의 몸을 보호하기 위해서 따뜻하게 하면 할수록 오히려 추위를 더 타게 되고, 반대로 추위를 버티면서 강하게 단련시켜 나가면 몸에 열이 나면서 추위에 강해진다. 이것은 내가 실제로 체험한 사실이다.

타고난 재능의 발견

고향에서 고등학교를 졸업한 뒤에는 부산으로 내려가 프레스 공장에 취직했다. 당시는 알루미늄 창틀이 한창 유행하기 시작하던 때였다. 내가 다니던 공장에서는 프레스로 찍어낸 앵글을 주문에 맞춰 조립하는 일을 하고 있었다. 일감이 어찌나 밀려들던지 눈코 뜰 새도 없이 일해야 했다. 집안이 가난해서 대학교에 진학하지 못했지만 다른 것은 몰라도 공부에 대한 꿈만큼은 놓치고 싶지 않아서 그 무렵에 나는 방통대에 다니기 시작했다.

부산은 첩첩산중 엄동설한의 고향에 비해 날씨가 무척이나 포근했다. 고향에서 매일 새벽같이 냉수마찰을 해와서인지 부산에서는 한겨울에도 티셔츠 하나만 입고 생활할 정도였다. 그러다 보니 어지간한 추위는 의식도 하지 않았고, 밤에 잠을 잘 때도 냉방에서 얇은 담요에 의지하곤 했다. 당시 나는 자취생활을 하며 공장에서 일하고 방통대에 다녔는데 그때 주식은 거의 라면이었다. 3년 동안 매일처럼 라면으로 모든 끼니를 때웠다. 거기다 불 한 번 때지 않은 냉방에서만 살다보니 의식하지 못하는 사이에 서서히 몸이 망가져 갔다. 그러나 겉으로는 여전히 건강했기 때문에 나는 누구보다도 의욕적으로 열심히 일했고, 결혼할 무렵에는 공장을 인수해서 앵글 조립 공장이 아닌 앵글을 만드는 공장을 경영했다.

대학에서는 농학을 전공했으나 사실 나는 공학에 관심이 더 많았다. 다른 과목의 점수는 별 볼 일 없어도 농기계는 항상 A^{+}였다. 어디서 배운 것도 아닌데 이상하게도 나는 어떤 기계든 한 번 살펴보고 만져보면 내용과 원리를 금방 파악해 내는 재주가 있었다. 그리고 무엇보다 기계를 매우 좋아했다. 일단 어떤 기계든지 만졌다 하면 시간 가는 줄도 모르고 먹는 것 잠자는 것도 잊었다. 이처럼 기계에 흥미가 있고 타고난 능력이 있었기 때문에 이것이 밑거름이 되어서 나중에 내가 녹즙기를 개발하는 데 뛰어들게 되지 않았나 싶다.

당시에 앵글 조립을 하면서 앵글을 만드는 프레스 공장을 다녔는데 가만히 살펴보니 그 프레스라는 것이 별게 아니었다. 그래서 공장으로 돌아와 프레스를 분해해 봤더니 조금만 머리를 쓰면 그들이 사용하는 프레스보다 더 나은 품질의 기계를 만들 수도 있겠다는 확신이 들었다. 실제로 조립 앵글을 만드는 프레스를 직접 만들어 현장에서 사용해 본 결과, 기존의 프레스보다 성능과 효율이 뛰어나 주위 사람들의 반응이 매우 뜨거웠다. 여기서 자신감을 얻은 나는 공장을 그만두고 프레스 제조 공장을 차렸다.

빛과 그림자

그때는 조립 앵글에 대한 수요는 많았지만 앵글을 만드는 프레스 생산 공장 분야는 시설도 매우 미비하고 열악한 상태였다. 참고로 프레스에는 유압프레스와 일반 크랭크프레스라고 하는 파워프레스가 있는데 유압프레스는 속도가 느리지만 힘이 세고, 파워프레스는 속도가 빠르지만 힘이 약한 것이 흠이었다. 이 두 가지의 프레스는 기능이 각각 달랐다. 유압프레스는 철물을 구부리는 작업인 드로잉을 하는 반면에 파워프레스는 철물에 구멍을 뚫거나 자르거나 접는 단순한 일을 하는 기계다. 유압프레스는 비용이 많이 들고 부피가 크기 때문에 유압프레스를 만들기 위해서는 큰 시설과 설비가 필요했다. 자금이 충분하지 않았던 나는 우선 파워프레스를 만들었는데 내가 만든 파워프레스는 부피가 좀 큰 편이었다. 7톤형의 파워프레스가 지금도 있긴 하지만 보통은 1~3톤, 5톤 프레스를 사용하는데 나는 당시에 가장 큰 7톤 프레스를 택했다. 내가 7톤 프레스를 택한 이유는 기계 안에 감속장치를 설치하면 기계 한 대로 파워프레스와 유압프레스 역할을 동시에 할 수 있었기 때문이다. 즉, 속도를 빠르게 해서 단순작업을 할 수도 있고, 속도를 늦춰서 드로잉도 할 수 있도록 만들었다. 사실 이런 기능을 갖춘 프레스는 30년이 지난 지금도 없다. 내가 이러한 7톤 프레스를 만들어 공급하자 전국에서 주문이 밀려왔고 공장은 쉴 새 없이 돌아가야 할 만큼 반응이 뜨거웠다.

기계를 본 사람들은 하나같이 최고라고 입을 모았지만 그때 나는 특허출원을 해야 한다는 사실을 전혀 인식하지 못했다. 국가에서도 신개발품에 대해 특허를 내라는 얘기가 없었을 뿐더러 특허에 대한 관심도 없을 때였다. 아직까지도 내가 개발한 것과 같은 프레스 기계가 없기 때문에 특허 신청은 가능할 것이다. 지금껏 어디에서도 그런 프레스를 본 적이 없으니까 말이다. 내가 만든 프레스는 가격이 약간 비싸긴 했지만 작업의 효율이 높은 일종의 다목적 프레스였다. 그때는 일에 대한 성취감과 보람도 커서 매일 밤을 새우다시피 일했다. 특히나 건강도 체력도 좋았기 때문에 앞길을 막을 것이 없었다.

그러나 호황도 잠시, 1979년부터 전국적으로 불경기가 몰아닥치자 주문이 끊기면서 조립 앵글 경기도 쇠퇴하기 시작했다. 경기불황이 삽시간에 찾아와서 생각보다 오래 지속되는 바람에 결국 공장 문을 닫을 수밖에 없었다. 엎친 데 덮친 격으로 빚까지 얻어서 공장을 크게 확장해 놓은 상태인지라 타격은 걷잡을 수 없이 컸다.

뜻밖에 찾아온 심장병

내게 심장병이 찾아온 것도 이 무렵이었다. 27세에 결혼을 하고 3년 동안 공장을 경영하며 사업까지 어려움에 처하자 갑자기 건강이 극도로 악화되었다. 그러나 공장 경영의 고단함과 사업 실패만이 내 심장병의 원인은 아니었다. 고등학교를 졸업하고 부산에서 자취를 하며 3년 동안 냉방에서 살았던 것과 하루 세끼를 라면으로만 때웠던 것이 몸속에 쌓여 병을 불러왔고, 사업의 실패가 건강이 악화된 데에 기름을 끼얹은 격이었다. 심장병은 정말 끔찍할 정도로 무서웠다.

처음에는 조금씩 기침을 하기 시작하더니 그 빈도가 잦아지고 어느 날부터인가는 한 번 기침을 시작하면 멈춰지지가 않았다. 음식을 먹다가도 기침이 시작되면 위 속의 음식물이 하나도 없어질 때까지 토해낸 다음에야 기침이 멎었다. 상황이 이러니 식사를 전혀 할 수가 없었고 나는 뼈에 가죽만 걸친 사람처럼 서서히 말라갔다.

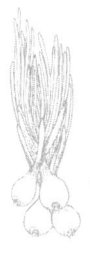

물론 처음에는 단순한 기관지염인줄 알았고 병원이나 약국에서도 기관지염이라서 기침을 한다며 약을 주었지만 전혀 차도가 없었다. 전국에 좋다는 병원과 한의원도 다 찾아가 봤지만 이 기침을 해결할 방법이 없었

다. 이렇게 원인도 치료방법도 모른 채 고생만 하며 2년이라는 시간이 흘렀다. 이제는 모든 것을 포기해야 할 상황이었다. 주변 사람들은 물론 처가에서까지도 내가 오래 못 살 거라며, 죽는 사람이야 어쩔 수 없지만 남아있을 아내가 문제라고 소곤거리는 소리까지 들려왔다. 나는 죽은 목숨이나 마찬가지였다. 그때 내 나이가 서른 두 살, 아내는 나보다 다섯 살이 적은 스물 일곱 살이었고, 젖먹이 막내까지 아이는 셋이었다.

내 스스로 생각해봐도 건강이 쉽사리 좋아질 기미가 없었고 오래지 않아 죽을 것만 같았다. 그래서 마지막 하직인사라도 드려야겠다는 생각으로 강원도에 살고 계시는 어머니를 찾아갔다. 어머니께 눈물로 마지막 인사를 드리고 뒤돌아서는데 불과 5m도 걷지 못하고 어찌나 숨이 찬지 그 자리에 주저앉고만 싶었다. 그러나 어머니 앞에서 차마 그런 모습을 보여드릴 수가 없어서 이를 악물고 천천히 걷다가 어머니의 모습이 보이지 않는 곳까지 와서는 땅바닥에 주저앉았다가 다시 일어나 걷기를 반복하며 간신히 집으로 돌아왔다. 나름대로 지난 세월 동안 열심히 살았지만 스물일곱 아내에게 아이 셋과 빚까지 남겨놓고 죽음만을 기다리고 있자니 나오는 것은 눈물 뿐이었다.

나는 항상 아내와 아이들에게 잘해야겠다고 생각했었고 가족을 위해서 정말 열심히 살았다. 술, 담배도 애초부터 배우지 않았다. 정말 살아보고 싶었지만 하늘은 나를 버리기로 작정한 것 같았다. 한 번 기침을 시작했다 하면 멈출 줄을 모르고 뱃속에 들어 있는 것을 다 토해내고서야 간신히 멈췄다. 그러다 보니 아무것도 먹을 수가 없었고 숨은 쉬고 있지만 살아 있는 목숨이라고 할 수가 없었다.

어느 날 아내가 괴정시장 근처에 용한 약국이 있다는 말을 듣고 나를 데려갔다. 약사는 나의 증상을 꼬치꼬치 물어보더니 두 가지 약을 지어주었다. 집에 돌아와서 지어온 약을 먹었더니 세상에 이럴 수가! 그동안 마치 꾀병을 앓았던 것처럼 기침이 멈춘 것이었다. 깜짝 놀라서 나는 다시 그 약국을 찾아갔다.

"이것이 도대체 무슨 약입니까? 그렇게 기침이 심했는데 이 약을 먹고는 전혀 기침이 나오질 않습니다. 효과가 너무 좋더라고요!"

그러자 약사가 말했다.

"너무 힘들어하시기에 드렸지만 그 약은 계속 먹으면 안 되는 약입니다. 습관성 약이기 때문에 그 약을 계속 드시면 나중에는 그 약도 안 듣습니다."

그러면서 그 약은 심장의 혈관을 확장해 주는 혈관확장제와 신경안정제라고 했다. 그때서야 내가 앓고 있는 병이 심장병이라는 것을 알았다. 그전에 찾아간 많은 병원과 약국에서는 단순한 기관지염으로 진단했었기 때문이다. 그 약사는 참 양심적이었던 것이 약의 부작용이 크기 때문에 계속 먹으면 안 된다며 광복동에 있는 약 도매상에 가서 부작용이 적은 독일제 약을 사 먹으라고 권해주기까지 했다. 그래서 가르쳐 준 대로 그 약을 사 먹었지만 가격이 워낙 비싼데다가 약의 효과가 떨어지면 금방 다시 기침을 시작했다. 그 비싼 약을 계속 사 먹을 형편도 되지 못했고, 얼마 후에는 그 약조차도 효과가 없었다.

또 한 번은 초량에 유명한 한의원이 있다는 소개를 받고 찾아간 적이 있다. 얼마나 유명한지 오후에만 진료를 하는데 사람이 줄을 서서 기다릴 정도였다. 한의사는 한약 한 재를 지어주며 약을 먹고 뜨거운 방에서 이불을 뒤집어쓰고 누워 땀을 쫙 흘리라고 했다. 그래서 시키는 대로 했더니 그 길로 아예 일어나지를 못했다. 진짜 환자가 되고 만 것이다. 한 번만 더 약을 먹었다가는 이대로 죽을 것 같아서 더 이상 약을 먹지 않고 버렸다.

현미식 밥상과의 만남

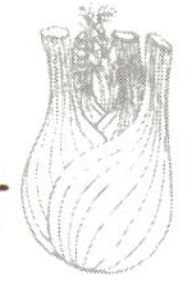

당시 아내는 교회에 다니고 있었는데 항상 나에게 함께 교회에 다니자고 졸랐었다. 그러나 나는 관심도 없었고, 끌리지가 않아서 매번 거절하곤 했다.

"여보, 마지막 소원이에요. 죽기 전에 저하고 딱 한 번만 교회에 가요."

마지막 소원이라는 아내의 간청에 나는 교회에 가보기로 했다. 너무 가기 싫었지만 아내와 아이들을 남겨놓고 먼저 떠나야 하는 나야말로 보통 죄인이 아니라는 생각에 아내에게 잠시나마 기쁨과 위안이라도 되어야겠다는 마음으로 따라나섰다.

예배가 시작되고 사람들이 기도할 때쯤 가족과 함께 살짝 들어가서 맨 뒷자리에 앉아 있다가 예배가 끝나기 전 마지막 기도를 할 때 혼자서 슬그머니 교회를 빠져 나왔다. 그러다 보니 교회 사람들 중에는 내 얼굴을 본 사람이 거의 없었다. 그러던 어느 날, 마치는 기도가 끝날 때까지 뒷자리에 앉아 있게 되었다. 예배를 마친 사람들이 나오다가 낯선 얼굴을 발견하고는 뒤에 새로운 신도가 있다며 반갑게 인사를 건네는 것이었다. 그 신도들의 눈에 비친 우리 가족의 모습은 참으로 한심하고 초라해 보일 수가 없었을 것이다. 나부터가 병 때문에 너무 말라 뼈만 남은 데다가 아내도 비쩍 말라서 몰골이 형편 없었기 때문이다. 거기다 막내딸은 어려서부터 두 눈에 다래끼가 심해서 보는 사람들마다 눈살을 찌푸릴 정도였다.

우리 가족의 건강이 이렇게 나쁘다보니 문갑 위에는 항상 약이 첩첩이 쌓여 있었다. 약이 워낙 많으니 어디에 먹는 약인지도 알 수가 없고, 아이들이 어딘가 아프다고 하면 어른 약인지 아이들 약인지 구분도 없이 아무 약이나 잡히는 대로 먹일 정도였다. 사람들이 나를 새 신도로 알아보던 그 날 한 청년이(홍만희 목사님) 반갑다며 인사를 하더니 우리 가족이 너무 딱하게 보였는지 이렇게 말했다.

"가족 모두 건강이 좋지 않아 보이시네요. 아이 눈에 다래끼가 심한데 생야채와 현미식을 한 번 해 보십시오. 틀림없이 좋아지실 겁니다."

"현미식이요?"

나는 그때 현미식이라는 단어를 그 청년에게서 처음 들었지만 이상하게 그 소리가 귀에 와서 콕 박혔다. 집에 돌아와서 아내에게 현미가 뭐냐고 물으니 뜻밖에도 아내는 현미에 대해서 매우 잘 알고 있었다.

당시에 우리나라에서 현미식의 중요성을 강력하게 주장했던 사람이 서울위생병원(현, 삼육서울병원) 원장인 정사영 박사였다. 현미식으로 유명한 삼위일체 건강장수법의 안현필 선생도 정사영 박사의 영향을 많이 받아 현미식의 보급에 나섰다. 정사영 박사는 평소 국민의 건강을 위해서는 반드시 현미식을 해야 한다고 강력하게 주장했었다. 특히 박정희 대통령에게도 건의하여 전국에 현미를 적극적으로 보급하도록 한 일이 있었을 정도였다. 나는 그러한 사실을 전혀 몰랐었다. 아마 일반 국민들도 마찬가지였을 것이다. 대부분의 사람들이 당장 먹고 사는 게 바빴던 시기였기에 현미식이나 건강에 크게 관심을 기울일 수 없었던 때였다. 나는 아내의 설명을 듣고 깜짝 놀랐다.

"당신은 현미에 대해서 어쩌면 그렇게 많이 잘 알고 있지?"

"교회에서 이런 얘기를 많이 하니까요."

아내가 다니는 교회는 정사영 박사가 다니는 교회였다. 그래서인지 유난히 채식과 건강, 자연식의 중요성에 대해 많이 강조하는 교회였고, 설교와 사람들의 대화를 통해 아내는 이미 이 부분에 대해 많이 알고 있었다. 그러나 아내는 20대의 젊은 나이였고, 건강에 대해서 별로 중요하게 생각하지 않았기 때문에 실천은 하지 않았지만 그저 그런 얘기가 있다는 것만 알고 있던 상태였다.

나는 아내에게 당장 현미식을 한번 해 보자고 했다. 아내는 두말없이 내 말에 동의해주었다. 말로만 듣던 현미에 대해서 내가 관심을 보이자 아내도 반신반의하며 찬성했다. 아내는 부전시장까지 가서 어렵게 현미 한 말을 구해 왔다. 그때는 현미를 구하기가 쉽지 않던 때였다. 그러고는 집에 돌아와서 현미밥을 지어 먹었는데 아내도, 나도, 아이들도 처음 먹어보는 현미밥이라 그런지 마치 모래를 씹는 것처럼 불편했다.

모래 알갱이를 씹는 것 같은 현미를 먹고 있자니 예전에 고향에서 먹던 보리밥이 생각났다. 보리쌀을 미리 삶아서 바람이 잘 통하는 광주리에 넣어 처마 밑에 매달아 놓았다가 밥을 할 때면 그것을 다시 솥에 안친 후, 위에는 쌀을 조금씩 얹어서 밥을 하곤 했다. 그때는 워낙 배고픈 시절이라서 학교에서 돌아오면 먹을 것이 없어 광주리 속의 삶은 보리밥을 한 숟가락씩 입속에 떠먹고, 고추장 한 숟가락 떠먹고, 그렇게 보리밥을 먹으며 허기를 달랬다. 가만히 생각해 보면 처음 먹어본 현미밥보다 옛날에 먹었던 퍽퍽한 보리밥 맛이 더 좋았던 것 같다. 현미밥은 그 정도로 먹기가 힘들었다.

나를 살린 현미밥과 생야채

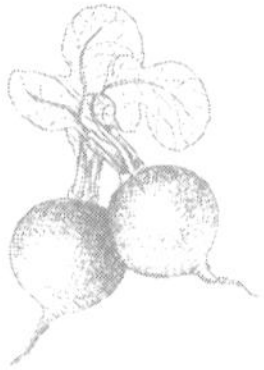

현미식과 생야채를 섭취하면 우리 가족의 건강이 틀림없이 좋아질 것이라고 말했던 교회 청년의 말을 떠올리며 우리 부부는 열심히 현미밥을 먹었고, 아이들에게도 억지로 먹였다. 4일 정도 먹었을까? 현미밥과 생야채를 열심히 먹다 보니 신기한 일이 벌어졌다. 막내의 눈에 있던 다래끼가 감쪽같이 없어진 것이다.

"여보, 얘 좀 봐요! 눈 다래끼가 없어졌어요!"

아내는 기뻐서 어쩔 줄을 몰라 했지만, 눈 다래끼라는 것은 생긴지 1주일 정도 지나면 저절로 없어지기도 하기 때문에 현미를 먹어서 없어진 것인지 1주일 정도 지나 저절로 없어진 것인지 판단하기가 힘들었다. 그보다도 껄끄러운 현미밥을 도저히 더는 못 먹겠다는 생각이 들었다. 몸은 약해질 대로 약해진데다가 앞으로 얼마나 살게 될지도 모르는데 이게 무슨 짓인가 싶어 아내에게 더 이상은 현미밥을 못 먹겠다고 단호하게 선언했다. 착한 아내는 매우 난처해하더니 현미를 가져가서 백미로 바꿔왔다. 다시 백미밥을 먹기 시작했더니 이상하게도 막내딸의 눈에 다래끼가 다시 생겼다.

'이게 어떻게 된 일이지? 눈 다래끼와 음식이 무슨 관계가 있는 것일까?'

나는 그 이유를 더 확실히 알고 싶어서 아내에게 말했다.

"여보, 다시 현미를 사와요. 이번에는 많이 사지 말고 몇 되만 사서 먹어봅시다. 1주일이 넘고 보름이 지나도 눈 다래끼가 나지 않으면 확실히 현미의 덕이라고 생각합시다."

아내는 다시 부전시장에 가서 현미를 사왔고 우리 가족은 그때부터 꾸준히 현미식을 했다. 그날 이후부터 보름이 지나고 20일, 한 달이 지나도 딸아이에게는 눈 다래끼가 나지 않았고 그 후로 크면서도 전혀 생기지 않았다. 이 경험으로 건강과 음식은 확실히 상관관계가 있음을 깨달았다.

이때부터 나는 현미식에 대한 믿음이 생겨서 계속 현미밥을 먹었지만 여전히 기침은 계속되었고 전혀 차도를 느낄 수 없었다. 그래도 딸아이의 눈 다래끼가 사라진 것을 내 눈으로 확인한 그날부터는 열심히 현미밥만 먹었다. 게다가 아내는 한술 더 떠서 반찬까지 모조리 채식으로 바꾸고 멸치도 밥상에 올리지 않았다. 당시에 우리가 다니던 교회에 《건강기별》이라는 책이 있었는데 아내는 그 책에 쓰인 대로 밥상을 완전히 바꿨고, 식구들은 본의 아니게 전부 채식주의자가 되어 버렸다.

사람의 목숨처럼 모진 것도 없다. 나는 죽지도 않고 그렇다고 금방 죽을 만큼 더 나빠지지도 않은 상태로 하루하루를 고통스럽게 보내고 있었다. 몸이 아파서 일을 할 수 없는 나를 대신해서 아내는 먹고살기 위해 서점을 꾸려가고 있었다. 말이 서점이지 헌책방이나 다름없는 곳이었다. 내 한 몸도 주체하지 못할 정도로 기력이 없었던 나는 하루 종일 집에 누워 있다가 몸이 조금 괜찮다 싶으면 간신히 서점에 나가서 아내의 일을 좀 거들어주곤 했다. 본격적으로 현미식을 한 지 6개월이 지났을 무렵 초등학교에 입학한 막내딸이 운동회에 함께 가자고 졸라댔다.

"아빠, 운동회에 같이 가요. 네? 제발 같이 가요, 아빠!"

나는 몸이 아프고 힘도 없어서 죽을 지경인데 철없는 아이는 학교 운동회에 함께 가자고 계속 졸라댔다. 나는 가까운 서점에나 간신히 갔다 올 뿐 외출다운 외출을 한 번도 한 적이 없었고 특히 멀미를 하면 기침이 나와서 차를 타지 못했다. 아직 어려서 아빠의 컨디션이야 어떻든 딸아이는 막무가내로 졸라댔고, 나는 언제 죽게 될지도 모르는데 소원이라도 들어주자는 심산으로 마지 못해 따라 나섰다. 그런데 어찌 된 일인지 신기하게도 그날 학교로 가는 차 안에서 멀미도 없었고, 토하지도 않았다.

학교에 도착하니 운동회가 시작되었고, 아이들은 경기에 열중하고 있었다. 나는 나무그늘 아래에 있는 의자에 가만히 앉아서 아이들을 지켜보았다. 나 역시 어려서 운동을 많이 했고 달리기는 누구보다 자신이 있었기 때문에 아이들이 마음껏 뛰어노는 것을 보니 부러워 죽을 지경이었다. 내친김에 의자에서 일어나 나무그늘 아래를 왔다 갔다 하면서 걸었다. 그런데 이럴 수가! 아무리 걸어도 힘이 들지 않아서, 욕심을 내어 조금씩 속도를 내어 빨리 걸었는데도 기침이 전혀 나오지 않는 것이었다.

'이상하다? 이게 웬일일까?'

이번에는 아예 뜀박질을 해봤지만 역시 아무런 이상 반응이 나타나지 않았다. 오히려 몸이 근질근질하면서 달리고 싶은 욕구가 더 솟아나는 것이었다. 그래서 나는 운동회 종목 중 '부모 달리기 대회'에 한번 출전해볼 욕심을 부려보았다.

'이거 혹시 나갔다가 딸 앞에서 넘어져 창피나 당하는 거 아냐?'

잠시 망설였지만 용기를 내서 100m 달리기에 나갔고, 뜻밖에 나는 2등을 했다. 걷는 것조차도 힘들고 달리기는 꿈도 못 꾸던 내가 100m 달리기에서 2등을 한 것이다. 더욱 신기했던 것은 그렇게 온힘을 다해 뛰었는데 기침을 한 번도 하지 않았다는 점이다.

'도대체 이게 어떻게 된 일일까?'

집으로 돌아와서 어린아이처럼 흥분을 감추지 못하고 이 사실을 아내에게 얘기하니 아내는 믿을 수 없다며 매우 기뻐했다.

건강에 대한 깨달음

나는 도대체 언제 어떻게 나았는지를 알 수가 없었다. 심장병 때문에 결국은 죽을 줄 알았는데 나도 모르는 사이에 완전히 건강이 회복되어 있었다. 별다른 약을 복용한 것도 없었고, 병원에 입원해서 치료를 받은 일도 없었다. 아무리 곰곰이 생각해 봐도 6개월 동안 열심히 현미밥과 채소 반찬으로 식사를 한 것 말고는 깨끗이 나은 이유를 찾기가 어려웠다.

교회에서 우연히 만난 젊은 청년의 한마디로 현미식을 시작했고, 아내가 그 부분에 본격적으로 눈을 뜨기 시작하면서 우리 가족의 식습관이 완전히 바뀐 것뿐이었다. 조금만 일찍 알았더라면 더 빨리 내가 가진 병을 치료할 수 있었겠지만, 막내딸의 눈 다래끼가 낫는 것을 보고 확신이 생기면서 자연식 밥상으로 식사습관을 바꾼 게 천만다행이었다.

어쨌든 모든 것은 아내 덕분이었다. 아내와 교회에 나가서 그 청년을 만나 현미식이라는 것을 알게 되었으며 육류는 철저히 삼가고 갖가지 채소로만 식사 준비를 해주어 내 병이 사라졌기 때문이다. 나는 완전히 새로 태어난 기분이었다. 건강을 되찾자 매사에 비극적으로만 보이던 어두운 세상이 밝고 빛나게 보였다. 딸아이 운동회에 참석하기 전까지만 해도 나는 내가 건강해졌다는 걸 모르고 살았다. 삶을 거의 포기한 상태였기 때문에 곧 죽을 거라는 극심한 노이로제에 빠져서 병원에도 가지 않고, 아무런 약도 먹으려 하지 않았다. 오로지 나는 기침만 하게 되면 죽게 될 거라는 강박관념에 사로잡혀서 절대로 몸을 많이 움직여서는 안 된다고만 생각했다. 정신적인 문제는 이래서 중요하다. 대부분의 중증 환자들은 스스로가 '불치병을 앓는 환자'라는 굴레 속으로 들어가 꽁꽁 숨어서 사는 경향이 강하다. 질병에서 쉽게 벗어나지 못하는 것도 바로 이러한 이유에서다. 나의 이러한 경험은 난치병 환자들과 상담을 할 때 매우 큰 도움이 된다. 나도 주구장창 기침만 하다가 죽어갈 줄만 알았지 나도 모르는 사이에 조금씩 낫고 있다는 사실을 전혀 모르고 있었다.

만일 내가 자연식으로 내 병을 이겨낼 수 있다는 확고한 믿음이 있었다면 벌써 6개월 전에 일어설 수 있었을 것이다. 그러나 자연식을 실천한지 6개월이 넘었지만 사실상 자연식을 한 후에 두 달 만에 좋아진건지, 석 달 만인지, 다섯 달 만에 나은건지 아무도 모를 일이었다. 단지 그 결과를 6개월이 지난 후에야 발견했을 뿐이다.

아무튼 나는 비로소 건강한 사람이 되어 있었다. 전날까지는 걸음도 제대로 못 걷던 불치의 환자였지만 건강해졌다는 사실을 알고서부터는 진짜 건강한 사람이 되었다. 하루 만에 사람의 마음이 이렇게 달라질 수 있는지 참으로 신기할 따름이었다. 이제는 음식을 자신 있게 먹어도 기침을 하지 않았고, 마음대로 움직일 수도 있었으며 생활하는 데에 아무런 지장이 없었다.

삶이란 이렇다. 모르면 사망의 골짜기나 다름없는 삶이 되지만 알게 되면 빛이 쏟아지는 천국의 삶이 될 수도 있다. 그렇게 병으로부터 잃어버린 새 삶을 찾고 나서부터는 자연식에 대해 큰 관심을 가지게 되었고, 서점에 있는 건강 관련 책이란 책은 죄다 섭렵하기 시작했다. 나를 죽음의 목전까지 데려갔던 심장병을 치료한 것은 다음 아닌 '음식'이었기 때문이다. 그때 내가 가장 먼저 읽은 책이 엘렌 화잇(Ellen G. White)의 《식생활과 음식물에 관한 권면》이라는 책이었다. 많은 책들 가운데서도 유난히 내 눈에 쏙 들어온 책이었다.

교회에 다니기 전까지만 해도 솔직히 나는 이 사람을 별로 좋아하지 않았다. 아내가 다니는 교회의 신도들이 많이 읽는 책인지라 거부감이 컸다. 그런데 그 책을 자세히 읽어보니 내가 어떤 이유로 병이 나은 것인지 그 원인과 결과가 낱낱이 다 밝혀져 있는 것이 아닌가!

'야, 이것은 보통 책이 아니다!'

어느 틈엔가 나는 엘렌 화잇을 좋아하다 못해 존경하는 팬이 되어 버렸다. 그래서 저자의 다른 책들까지 구해서 열심히 읽기 시작했다. 그가 쓴 책에는 건강에 대한 좋은 이야기들이 엄청나게 많았다. 책을 읽고 있으면 나도 모르게 입가에 미소가 번지며 행복했다. 앞으로 나에게 어떤 병이 찾아온다 해도 충분히 음식만으로도 고칠 수 있겠다는 자신감이 생겼다. 세상의 그 어떤 공부도 이보다 더 행복한 공부는 없었다.

간암 말기 환자와의 첫 상담

그 무렵에 내가 불치의 병으로 고생하다가 기적적으로 회복된 것을 너무나 잘 알고 있던 한 분이 서점으로 전화를 하셨다.

"아저씨, 우리 아파트 아래층에 환자 한 분이 있는데 어제 저녁에 구급차가 그 환자를 들것으로 실어오는 것을 봤어요. 조금 전에 그 집에서 기도하는 소리가 들리던데 한 번 찾아가 보시면 어떨까요?"

내가 건강을 되찾은 과정에 대해 잘 알고 계셨던 그 분은 내 경험담이 그 환자에게 도움이 될 수 있을 거라는 확신에서 내게 전화를 한 것이었다. 그렇지만 내게 그럴 자격이나 능력이 있는지 전화를 받으면서도 도무지 알 수가 없었다. 그런데 이상하게도 나 또한 교회에 다닌 지 6개월 정도밖에 안 된 초보 신도임에도 불구하고 환자의 집에서 기도하는 소리가 들렸다는 말에 마음이 이끌렸다.

"네, 제가 찾아가 볼게요!"

내 입에서 불쑥 튀어나온 말이었다. 나는 나 답지 않게 무언가에 홀린 듯 시원스럽게 대답하고는 그 환자의 집으로 찾아갔다. 환자를 살려낼 수 있다는 자신감도 없었고, 마땅한 치료법을 아는 것도 아니었지만 그냥 마음이 끌려서 찾아간 것이었다. 내 자신이 죽음 직전까지 가봤기 때문에 불쌍하게 여기는 마음이 더 컸다. 드디어 찾아간 그 집의 문을 열고 들어서는 순간 우리 부부는 깜짝 놀랐다. 나는 환자의 집에서 기도하는 소리가 들렸다기에 당연히 어느 교회의 신도인 줄 알았는데 문갑 위에 부처상이 셋이나 놓여 있고, 온 집안은 울긋불긋한 색깔의 천으로 꾸며져 있었다. 이렇게 장식해 놓은 집을 보는 게 처음이라서 아내와 나는 정말 깜짝 놀랐고 무척이나 당황했다. 그렇다고 들어간 집을 다시 나올 수도 없어서 찾아온 이유를 설명하고서 환자 앞에 앉았다. 환자는 30대 후반의 남자로, 벽쪽에는 이불 한 채를 붙여놓고 다리 밑에는 베개 두 개를 고여서 다리를 곧추세운 채 반은 눕고 반은 앉은 상태로 기대어 앉아 우리 부부를 맞았다. 그 환자는 배가 남산만큼 부어올라 있었고, 곧추세운 다리는 뼈가 다 드러날 정도로 살점이 하나도 없었으며 검은 점이 수북이 나 있었다. 배가 얼마나 크게 올라왔는지 큰 와이셔츠의 맨 위 단추 한 개만 겨우 잠그고는 벌어진 옷 사이로 뱃가죽이 팽팽해지다 못해 반짝거릴 정도였다. 바늘이 있다면 살짝 대기만해도 뻥하고 터질 것만 같았다.

솔직히 나는 그때까지만 해도 복수라는 것이 무엇인지 몰랐고 복수라는 말을 들어보지도 못했다. 간암을 앓는 사람을 처음 본 데다 그렇게 복수가 가득 찬 사람을 처음 보았으며 간암에 걸리면 복수가 찬다는 사실도 처음 알게 되었다. 그런 환자를 눈앞에 두고 보니 마음이 여간 괴로운 것이 아니었다. 그 사람이 아픈 것보다 내 마음과 몸이 더 괴로웠다. 나는 그 자리에서 무릎을 꿇고 기도하기 시작했다.

'하나님, 이 사람을 살릴 수 있으면 좋겠습니다. 제발 도와주십시오.'

이렇게 기도를 하고 얘기를 시작하는데 막상 해줄 얘기가 없었다. 간암에 대해서는 물론이고 복수에 대해서도 전혀 아는 지식이 없었기 때문이다. 그래서 나는 내 경험담을 이야기하기 시작했다.

"얼마 전까지만 해도 저는 제가 곧 죽을 사람인 줄로만 알았는데 지금은 보시다시피 아주 멀쩡해졌습니다. 그러니 용기를 가지십시오."

한창 혈기왕성할 때 3년 동안 라면만 먹고 살았던 일, 공장을 운영하다가 경기 불황으로 문을 닫았던 일, 그로 인해서 심장병을 얻었던 일, 현미식과 야채로 건강을 회복한 일들을 주저리 주저리 환자에게 풀어놓았다. 내가 할 수 있는 이야기가 그것 뿐이었기에.

하나님의 역사다!

그렇게 한참을 이야기하는데 내 경험담은 어디로 간 데 없고 갑자기 복수가 생기는 원인과 복수를 빼는 방법에 대해 설명하고 있는 나를 발견했다. 내가 내 입으로 이야기를 하고 있는데도 믿을 수 없는 일이었다. 복수가 무엇인지도 모르는 내가 복수의 원인을 설명하면서 복수는 이렇게 해야 빠진다며 마치 전문가처럼 유창하게 설명하고 있는 것이 아닌가! 어떻게 이런 일이 일어날 수 있는지 말하고 있는 내 자신에게 깜짝 놀랐다.

'아차! 내가 지금 환자를 놓고 무슨 얘기를 하고 있나?'

그렇다고 갑자기 하던 얘기를 중단하고 민망한 얼굴로 그냥 앉아 있는 것도 우스워서 얘기를 계속 이어갔다. 복수가 차는 원인과 복수를 빼는 방법이 순식간에 내 머리에서 생생하게 영화의 한 장면처럼 지나가고 있었다. 잘은 모르지만 내가 하는 얘기가 영 틀린 것 같지 않고 어느 정도 논리적으로 이치에 맞는 것처럼 느껴졌다. 너무도 신기한 경험이었다. 한참 동안 얘기를 하고 나서 내가 환자에게 물었다.

"한번 해 보시겠습니까?"

그 환자는 내가 그 병에 대해서 아주 잘 아는 사람으로 생각하는 눈치였다.

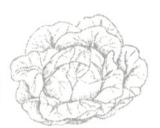

"제가 사는 길이라면 뭔들 못하겠습니까?"

그 환자는 입원해있던 병원 원장의 친척으로 몇 달 동안 그 병원에 입원해서 투병생활을 해왔다고 했다. 병원에서는 호스를 꽂아서 소변을 보고, 스스로 대변도 못 봐서 변을 파내야 할 정도로 중증인 환자였다. 아무리 치료를 해도 가망이 없자 원장은 이제 살 날이 5일 정도 밖에 안 남았으니 먹고 싶은 것 다 먹고 원하는 대로 지내라며 집으로 보냈다는 것이다.

"녹즙을 가능한 한 많이 마시세요! 그러면 피가 깨끗해질 겁니다!"

내 입에서 느닷없이 나온 말이었다. 나는 그 말을 뱉어놓고도 깜짝 놀랐다. 녹즙을 가능한 한 많이 마시라니! 도대체 이게 무슨 말인가!

물론 그동안 내가 읽은 엘렌 화잇의 책에서도 녹즙에 대한 얘기가 나오지만 나는 채소와 과일의 생즙인 녹즙에 대해서 정확히 알지도 못했을 뿐더러 그 효과를 체험해 본 적도 없었다. 단지 심장병이 좋아질 무렵에 우연한 기회로 생즙을 한 번 먹어본 것이 전부였다. 그리고 어떤 채소와 과일을 어떻게 생즙으로 만들어서 먹으라는 방법도 말하지 않았다. 사실 나는 그 방법을 몰랐기 때문이다. 어디서 그런 용기가 나왔는지 그냥 채소와 과일을 갈아서 그 생즙을 마시면 된다고만 얘기했다. 환자도 생즙에 대한 얘기는 생소한 모양이었다. 덧붙여서 나는 숯가루를 구해다 드릴 테니 그것도 가능한 한 많이 드시라고 말했다. 교회에서 배탈이 나면 숯가루를 물에 타서 마시라는 얘기를 들은 적이 있어서 나도 모르게 튀어나온 말이었다. 그 환자는 꼭 내 말대로 하겠다고 다짐했다.

막상 이렇게 얘기는 했지만 내가 말한 내용들이 내 스스로가 생각해도 마음에 꼭 들었다. 어쩌면 상대방과는 아무 상관이 없을 수 있는 이야기이고, 나 혼자 주관적으로 한 말들이었지만 기분이 매우 좋았다. 얘기를 마치고 집을 나서기 전에 나는 무릎을 꿇고 처음으로 하나님께 마음에서 우러나오는 진실한 기도를 했다.

사실 아내 때문에 교회에 나가서 더러 기도를 하긴 했지만 실제로는 기도할 줄도 몰랐다. 기도를 길게 할 줄도 몰랐고 단순한 몇 마디에 불과했다. 그런데 그 환자 앞에서 드린 기도는 정말 내 마음을 담은 진심의 기도였다. 기도를 마치고 열심히 하시라는 말을 남긴 채 우리 부부는 자리에서 일어섰다. 그런데 방을 나서려고 문고리를 잡는 순간, 방금 전 내가 환자에게 해주었던 복수 빼는 방법에 대한 얘기가 순간적으로 선명하게 머릿속을 지나가면서 갑자기 큰 음성이 내 귀에 들려왔다.

"하나님의 역사다!"

이 음성이 귀가 쨩쨩 울릴 정도로 쟁쟁하게 들렸다. 나 말고 주위 사람들은 아무도 듣지 못한 것 같았다. 그 소리를 듣자마자 내 두 눈에서 굵은 눈물이 후드득 바닥에 떨어졌다. 나는 얼른 눈물을 훔치며 밖으로 나왔고 그 환자에게 최선을 다했다는 생각에 마냥 행복했다.

사흘 만에 복수가 빠진 간암 환자

그로부터 사흘째 되던 날 낮에 한창 서점에서 일을 하고 있는데 그 환자에게서 전화가 왔다.

"오늘 복수가 다 빠졌습니다!"

"예? 정말입니까?"

"네! 너무 신기합니다! 다 빠져서 배가 몰라보게 홀쭉해졌습니다!"

나는 믿을 수가 없었다. 그러나 그것은 사실이었다.

"하나님, 감사합니다."

나는 그 자리에 서서 수화기를 잡은 채로 고개를 숙이며 '하나님, 감사합니다.'를 연신 외쳤다. 기적은 그것뿐만이 아니었다.

"소변과 대변을 저 혼자서 다 봤습니다. 그동안 병원에서 호스를 박아서 보고 대변도 파냈었는데 혼자 화장실에 가서 소변과 대변 다 보고 나왔습니다."

"축하합니다. 정말 축하합니다."

세상에 이럴 수도 있구나! 세상 누구에게나 기적이 찾아올 수 있는 거구나! 나는 너무 행복했다. 그 길로 달려가서 내 눈으로 직접 확인하고 싶었지만 신의 섭리를 믿었기 때문에 그러지 않았다. 이 얘기를 들은 아내도 자신의 일처럼 매우 기뻐했다.

하루는 서점에서 일을 하는데 그 환자에게서 전화가 왔다. 이번에는 아주 신이 난 목소리였다.

"저, 오늘은 공중목욕탕에서 목욕하고 왔습니다!"

나는 도저히 궁금해서 더 이상 참을 수가 없었다. 전화를 끊자마자 그 환자의 집으로 달려갔다. 처음 보았을 때 이불을 벽에 쌓아 놓고 기대어 있던 사람이, 그날은 방 한복판에 혼자 앉아 있었다. 남산처럼 부풀어 있던 큰 배는 어디로 사라졌는지 보이지 않고 겉으로 보기에도 멀쩡한 사람이 앉아 있는 것이었다. 아직까지 살이 붙지 않아서 다리는 그대로였다. 그는 나를 보자마자 구세주를 만난 것처럼 반가워했다.

"나흘 동안 어떻게 하셨습니까?"

"녹즙을 가능한 한 많이 먹으라고 하셨는데 하루에 한 컵 반 정도밖에 못 먹었어요. 먹을 수가 없어서요."

"숯가루는요?"

"숯가루도 한 컵 반 정도 먹었습니다."

숯가루 한 컵 반과 녹즙 한 컵 반이면 하루에 3컵밖에 안 먹었을 것이고, 그것을 4일 동안 먹어봐야 12컵에 불과했다. 복수는 3일 만에 모두 빠졌으니 3일 동안 마신 것을 해도 9컵밖에 되지 않았다. 이렇게 생즙과 숯가루 9컵을 먹고 나았다면 안 믿을 사람이 어디 있고 또 못 나을 사람이 누가 있을까? 내가 생각해 봐도 도무지 이해가 가지 않았다. 과연 생즙과 숯가루의 덕이었을까?

"이것은 기적입니다. 제가 보기에 당신이 새벽에 기도를 열심히 했기 때문에 하나님께서 그 기도에 응답을 주신 것입니다."

"저도 그렇게 생각합니다. 언제 교회에 가십니까, 저도 따라가도 되겠습니까?"

"좋지요! 하지만 교회에 가는 것이 급한 게 아니라 빨리 더 건강해지셔야 합니다. 그래야 저와 함께 교회에 다니시지요."

이 분이 나의 첫 번째 환자였다. 지금 와서 가만히 생각해 보면 이 모든 게 우연이 아니었던 것 같다.

내게 주어진 소명

간암에 대해 아는 것이 없고 치료법을 아는 것도 아닌 내가 불과 5일밖에 못 산다는 환자를 만나고 이런 경험을 하게 만든 것은 과연 무엇 때문이었을까?

나는 하나님께서 나를 이끄신 것이라고 생각한다. 이 환자를 통해 모든 면에서 부족하기만한 나를 이 환자를 통해 직접 교육시키신 것이다. 그 이후로 나는 어떠한 위급한 환자가 와도 싫다거나 자신이 없다는 이유로 돌려보낸 적이 없다. 왜냐하면 나는 이 일을 통해서 사람의 생명은 하나님의 손에 달려 있다는 것을 알게 됐으며 현재 환자가 목숨이 끊어지지 않고 숨을 쉰다면 반드시 그 사람이 살아야 할 이유가 있다는 것을 알기 때문이다. 그래서 아무리 심한 중증 환자라도 나는 조금도 두렵지 않다. 하나님께서 맨 처음에 중증 간암 환자를 연결해 주신 것도 그러한 깊은 뜻이 있었을 거라고 생각한다.

그 이후로 나는 복수가 가득 찬 사람들을 많이 만났고 그때마다 똑같은 방법을 소개하지만 실패해 본 일이 거의 없다. 그러면서 나는 녹즙의 효능에 대해서 너무나 놀랐고 이때부터 본격적으로 천연식이요법과 인체생리 등에 대해 공부하기 시작했다. 먼저 엘렌 화잇이 쓴 《가정과 건강》, 《좋은 음식, 올바른 식사》 외에도 재림교회에서 펴낸 《가려 뽑은 기별》을 열심히 독파했다. 특히 재림교회는 《건강기별》을 펴낸 지가 이미 150년이 훌쩍 넘었다.

새로운 꿈을 꾸다

한 번쯤은 들어봤을 미국의 존 하비 켈로그(John Habby Kellogg) 박사는 세계에서 최초로 천연 치료를 주창한 사람인데 엘렌 화잇에게 교육을 받은 것으로 알려져 있다. 켈로그 박사는 천연 치료를 통해 수많은 환자들을 치료했으며 자신이 고치기 힘든 환자는 언제나 엘렌 화잇에게 문의했다. 그러면 그녀는 기도하고 계시를 받아 치료법을 가르쳐주곤 했다. 켈로그 박사가 전 세계의 건강식품과 의학 분야에서 선구자가 된 것도 다 엘렌 화잇 덕분이었다. 그는 미국의 건강식품을 다수 만들었고, 그 당시의 수술용 핀셋, 칼과 같은 수술 도구를 거의 다 만들었다고 해도 과언이 아닐 정도로 천연 치료의 선구자이자 현대 의학의 선구자이다.

나는 시내의 서점으로 나가서 건강 관련 책을 모조리 구입하여 읽기 시작했다. 대형서점에 가서 보니 여러 가지 건강에 관련된 책이 있고 책마다 오만 가지의 치료법을 소개하고 있었다. 그 책들이 주장하는 대로만 따라 한다면 세상에 고치지 못할 병은 없어 보였다. 하지만 여러 책을 읽다 보니 많고 많은 건강법과 치료법 중에서 어느 것이 옳고 그른지 분별하기가 쉽지 않았다. 그러나 엘렌 화잇의 책이 근본적으로 건강 지식의 길잡이가 되어 주었기 때문에 혼잡하고 좁기만 했던 시야가 서서히 열리기 시작했다. 나는 건강 서적 외에도 의과대학에서 배우는 의학서적들을 구해서 읽기 시작했다. 천연치유의학 등에서 설명이 부족한 부분들은 질병의 증세와 검진방법, 생리학, 인체해부학 등의 의학적 지식을 통해서 얻었다. 무엇보다도 채소와 과일 생즙과 관련해서 노먼 워커 박사가 쓴 《기적의 자연식—야채 과일즙》을 읽고 가장 깊은 감명을 받았다. 이 책은 직접 생즙을 만들어서 불치병을 앓고 있는 환자들에게 공급해 보고 싶다는 욕망을 불끈불끈 일으켰다. 하지만 그것은 단지 내 욕심이자 생각일 뿐, 내게는 그것을 실천에 옮길 만한 능력이 없었다.

뜻이 있으면 길은 있다

어느 날 반송에서 큰 목욕탕을 운영하는 한 집사님의 집에 초대를 받아서 아내와 함께 가게 되었다. 그분은 나름대로 재력이 있는 분으로 매일같이 자신의 집에 사람들을 불러서 현미식을 제공하고 직접 짠 생즙을 대접하면서 나와 같은 초신자를 접대하고 가르치는 좋은 일을 많이 하시는 분이었다. 그 집에 초대받은 우리 부부도 준비해주신 현미식을 맛있게 먹고 녹즙까지 얻어먹었다. 컵에 녹즙을 따라주시면서 그분이 말했다.

"우리 건강에 생즙이 참 좋기 때문에 가능하면 많이 먹는 게 좋습니다. 그런데 한 가지 문제가 지금까지 손님들에게 녹즙을 대접하면서 녹즙기를 세 대나 부숴먹었습니다. 녹즙기가 하나같이 튼튼하질 못해서 고장이 잘 나요. 지금 사용하고 있는 것도 비싼 일제 녹즙기인데 6개월 정도 쓰니 벌써 덜덜거려서 오늘 고장이 날지 내일 고장이 날지 모르겠어요."

주서기가 고장 나면 또 일제를 사야 하는데 당시(1981년) 한 대 가격이 40만 원을 훌쩍 넘는다고 했다. 나는 그 말을 듣고 녹즙기의 내부 구조까지 자세히 살펴보았다. 가격은 비싼 제품이었지만 영양이 파괴되고 즙도 제대로 짜내지 못할 것 같았고 언뜻 보기에도 문제점이 많아 보였다.

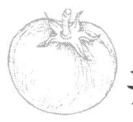

"제가 직접 프레스 기계도 설계해서 만들어 본 적도 있고, 기계를 좀 아는데 이것을 제가 만들어 보면 어떻겠습니까?"

그러자 그분이 깜짝 놀라며 말했다.

"그래요? 이 녹즙기를 정말 만드실 수 있겠습니까?"

"네, 전혀 어렵지 않을 것 같습니다."

예전에 이런저런 기계들을 직접 설계하고 만들었던 경험을 얘기해 드렸더니 반색을 하면서 그럼 한 번 만들어 보자고 제의하는 것이었다. 자신은 필요한 자금을 댈 테니 나더러 제품을 만들어서 전도 사업자금으로 쓰자고 했다. 나는 집에 돌아오는 길에 삼각자 두 개를 사서 서점 안에 책상을 준비하고 도면을 그리기 시작했다. 얼마 만에 그리는 설계도면인지 가슴이 설렜다. 나는 무엇보다 기계를 좋아한다. 특히 고등학교 때는 광산과를 다녔는데 거기서 기계제도를 배웠다. 그래서 기계의 요소를 잘 알고 제도도 할 줄 알았다. 학교 다닐 때 기계제도는 시험만 쳤다하면 물어볼 것도 없이 항상 백점이었다. 방송통신대학교에 다닐 때는 방학이 되면 진주농대에 가서 공부하곤 했는데 농업기계학에 대한 주관식 문제가 한두 문제 나오면 답안지 앞 뒷면을 다 쓰고도 종이가 모자랐다.

나는 신바람이 나서 몇 날 며칠 밤을 새워가며 녹즙기 설계도면에 매달렸다. 얼마 전까지만 해도 곧 죽을 것 같던 사람이 어디서 그런 힘이 나왔는지 나 자신도 이해하지 못할 정도였다. 나름대로 최선을 다한 끝에 일단 설계도면이 완성되었다. 이렇게 도면이 완성되면 그 다음 단계로는 필요한 재료를 구하고 금형을 떠야 한다. 책상에서 도면을 그릴 때야 돈이 들지 않지만 당장 금형을 만들려니 돈이 필요했다.

무모한 도전

설계도면이 완성되어 자금을 대겠다던 집사님께 도면이 마무리되었다고 연락을 해도 아무 기별이 오지 않았다. 나 역시 그분에게 돈을 빌려준 것도 아니기에 가서 달라고 조를 수도 없어 눈치만 살피는데 그분은 돈 댈 생각이 없어보였다. 몇 번 만났지만 녹즙기 자금에 대한 언급조차 없었기에 할 수 없이 나는 이 문제를 아내와 상의했다.

우리 부부는 생각보다 배짱이 큰 편이다. 아니, 어쩌면 철이 없다는 표현이 맞을 것이다. 당시 우리 가족은 3백만 원짜리 전셋집에 살고 있었는데 그 돈을 빼서 월세로 이사를 가고 나머지 돈으로 우리가 직접 녹즙기를 만드는 것이 어떻겠느냐고 아내에게 물었다. 아내는 더 묻지도 않고 내 뜻에 따르겠다며 당장이라도 그렇게 하자고 동의했다. 지금 생각하면 참으로 겁이 없고 대담한 결정이 아닐 수 없다. 물론 아내가 서점을 하고 있긴 했지만 우리 집의 전 재산이나 다름없는 돈을 빼서 만약에 실패라도 하면 어쩌려고 그런 결정을 했는지, 그것도 우리가 전혀 해보지도 않은 일에 말이다. 고맙게도 아내는 누구보다 나를 믿어주고 순종을 잘하는 편이었다.

마침내 전세금을 빼서 일을 저질렀다. 금형을 만들자니 돈이 너무 많이 들어서, 목형으로 만들어 알루미늄 주물을 붓기로 했다. 그런데 목형으로 만들어서 주물을 부으면 기계가 두껍고 표면도 우둘투둘할 수밖에 없다. 이런 제품은 시장에 낼 수가 없기 때문에 일일이 표면을 줄로 깎고 바우로 닦아서 반질반질하게 다듬어야 한다. 게다가 또 다른 어려움은 수량이 워낙 적다 보니 주물공장에서 제품을 금방 만들어주지 않는 것이었다. 돈이 되는 다른 물량부터 다 만들고 나서 시간이 날 때에야 만들어주기 때문에 기다리는 시간은 한없이 길어졌고 내 속은 탈대로 타들어 갔다. 우여곡절 끝에 간신히 20대 분량의 녹즙기 커버를 만들어서 집으로 가져왔다. 평줄과 샌드페이퍼를 사서 표면과 커버를 매끈하고 둥그렇게 다듬었고, 다듬기가 끝나면 다시 광내기를 하는데 이렇게 광내기를 해야만 시커먼 알루미늄 주물이 스텐처럼 반짝반짝 빛나 보인다. 그러나 그 일은 생각처럼 쉬운 일이 아니다. 흙 주물 목형에 부어서 만든 알루미늄을 광내기하면 모래구멍이 보인다. 광내기를 하면 제품이 하얗고 반짝반짝해지는데 모래구멍이 보이면 금방 표시가 나서 상품이 되지 않는다. 그래서 이 구멍을 드릴로 뚫어서 알루미늄 철사를 넣고 두들겨 메워야 했고 이런 작업 때문에 광내기를 끝낸 제품도 또 다시 광내기를 한 번 더 하지 않으면 안 되었다. 구멍들이 완전히 보이지 않을 때까지 광내기 작업을 몇 번이나 반복해야 했던 것이다. 또 녹즙기 내부에 들어가는 기어는 기어만을 전문으로 만들어 파는 집에 외주를 줬는데 숫자가 적은데다가 주문이 까다롭다고 잘 받아주질 않았다. 과일과 채소의 분쇄 기능과 녹즙의 수율을 생각하면 일반 기어와는 달라야 했기 때문에 생각했던 결과물이 나올 때까지 계속 시도했다. 몇 번의 실패를 겪고 그만큼 비용도 더 들 수밖에 없었다.

마침내 탄생한 녹즙기

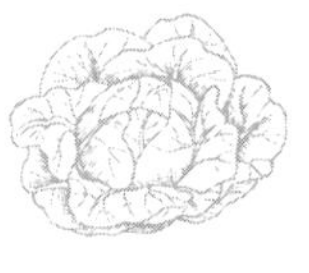

이렇게 글로 설명하니까 쉬운 것 같지만 녹즙기를 만드는 과정에 겪었던 어려움은 말로 다할 수가 없다. 그때 아들 둘은 초등학교에 다니고 있

었는데 내가 쇠톱으로 기계를 자르면 큰아이와 작은아이가 양쪽에서 기계를 붙잡아야 했다. 이렇게 해서 만든 알루미늄 커버는 처음엔 반짝반짝 빛이 나지만 1~2년 정도 사용하다 보면 겉이 산화되어서 시커멓게 변한다. 이런 제품은 모양도 보기 싫고 인체 건강에도 나쁘기 때문에 투명 코팅을 해야 하는데 워낙 수량이 적다 보니 그 일을 맡아서 해주는 곳이 없었다. 그래서 나는 이 과정을 집에서 직접 하기로 했다. 예전 경험으로 페인트칠을 한 다음 섭씨 150도에서 30분 동안 구우면 칠이 아주 단단해진다. 쇠를 그냥 두면 녹이 슬기 때문에 쇠에 페인트를 칠하고 150도의 뜨거운 로爐속에 집어넣어 30분 정도를 두면 손톱으로 긁어도 페인트가 벗겨지지 않는다. 돈이 없으니 로를 만들지는 못하고 연탄보일러를 최대한 돌려서 안방을 사우나처럼 뜨겁게 달궈서 작업을 시작했다. 한여름이었는데 뜨거운 열기와 페인트 냄새 때문에 실신해서 쓰러진 적도 있었다.

이처럼 설계부터 코팅까지 20대 분의 커버를 완성하는데 무려 1년이란 시간이 걸렸다. 지금 생각해도 눈물이 나는 것은 돈이 없어서 사람은 구해 쓰지 못하고 초등학교를 졸업한 둘째 아이를 중학교에 보내지 않고 한 해 놀린 것이다. 쇠톱으로 금형을 썰려면 누군가가 잡아줘야 하는데 같이 일하기 위해서 둘째 아들의 학교를 한 해 쉬게 했다. 그래서 둘째는 지금도 웃으며 "아버지, 저도 투자했어요"라고 우스갯소리를 한다.

마침내 녹즙기가 완성되자 내가 안타까웠든지 아니면 불쌍해서 도우려던 것인지 교회 신도들이 서로 하나씩 달라고 해서 하루 만에 다 팔렸다. 그때 완성한 녹즙기는 갈아져서 즙만 나오는 게 아니라 즙과 찌꺼기가 함께 나오는 기계여서 보자기 천으로 다시 한 번 즙을 짜야 하는 불편함이 있었지만 그래도 성능은 매우 뛰어난 편이었다. 아무튼 대당 28만 원을 받고 팔았으니 당시로서는 제법 큰돈이 되었고 고생한 보람도 컸다. 한 번 해보니 품질에 대한 욕심도 생기고 문제점도 여럿 보여서 꼼꼼히 확인한 후에 수정 작업을 시작했다. 잘만 만들면 얼마든지 팔 수 있겠다는 자신감도 생겼고 이에 따른 사업계획서도 짰다. 이번에는 목형이 아닌 금형으로 하자고 결정했고, 비용을 아끼기 위해서 저압주조로 생산을 해봤다가 도저히 안 되겠다 싶어서 값이 비싼 다이캐스팅을 선택했다. 그러나 다이캐스팅 금형으로 하려니 비용이 3천만 원에서 5천만 원까지 든다고 했다. 3천만 원은커녕 3백만 원도 마련하기 어려운 실정인지라 부산의 금형을 만든다는 집은 죄다 찾아다니다가 5백만 원에 작업을 해주겠다는 곳을 발견하고는 선금 3백만 원을 주고 일을 맡겼다.

여호와의 행사를 보라!

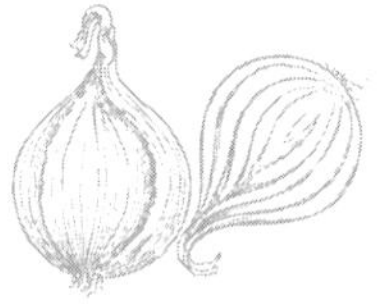

막상 찾을 때가 되니 나머지 잔금 2백만 원을 구할 수가 없었다. 우리 부부는 고민하다가 둘째 처형에게 사정을 얘기하고 어렵게 부탁을 했다. 다행히 돈을 빌려준다기에 아내가 그날 밤에 언니 집에 가서 현금 2백만 원과 화분 두 개를 받아들고는 택시를 타고 집으로 오는 길에 그만 일이 터지고 말았다. 택시에서 내리면서 돈이 든 가방은 챙기지 못하고 화분 두 개만 들고 내린 것이었다.

"아차, 내 가방! 내 가방!"

황급히 뒤쫓아 가보았지만 택시는 이미 어둠 속으로 사라진 뒤였다. 그만 넋이 나간 아내는 집 근처 밤거리를 미친 듯이 헤매다가 밤 12시가 훌쩍 넘어서야 집으로 돌아왔다. 아내의 얼굴은 창백했고, 입술은 새파랗게 질려 있었다. 얘기를 전해들은 나도 기절초풍할 일이었다. 20만 원도 아니고 2백만 원을 잃어버리다니! 금형은 어떻게 찾을 것이며 빚은 또 어떻게 갚을지를 생각하니 기가 차서 아무 말도 나오지 않았다. 그때 문득 아내가 정신이 돌아온 듯 말을 꺼냈다.

"여보, 택시 안에서 그 기사 분하고 얘기를 했는데 자기 장모님이 뇌출혈로 백병원에 입원했다고 했어요. 그래서 제가 자연식을 해보라고 가르쳐 준 기억이 나요."

아마도 그 택시 기사는 하늘이 보내준 돈으로 생각할 가능성이 크다고 생각됐다. 일단 혹시나 싶어서 경찰에 신고를 했다. 그러나 아무런 대책이 없었다. 아내와 나는 할 수 있는 한 가지, 서로 손을 붙잡고 기도를 드릴 수밖에 없었다.

"하나님, 이 사업은 저희가 꼭 해야 하는 사업입니다. 그만 돈을 잘못 관리하는 바람에 잃었지만, 하나님! 아시다시피 지금 저희는 금형을 찾아야 하고, 금형을 못 찾으면 이 사업을 못하게 됩니다. 사업만 못하는 게 아니라 빚을 짊어져야 하는 심각한 상황이 됩니다. 하나님, 내려다보시면 그 돈이 어디 있는지 아실 거 아닙니까? 그 돈을 제발 찾게 해주십시오. 그 택시 기사분의 마음을 돌려주셔서 그 돈을 꼭 찾을 수 있도록 해주십시오."

정말 간절한 마음으로 기도를 했다. 그런데 놀랍게도 내 기도가 끝나자마자 내 귓가에 쟁쟁한 음성이 들려왔다.

"여호와의 행사를 보라!"

여호와의 행사를 보라니, 이게 무슨 뜻일까? 무슨 말인지는 몰랐지만 그 말을 듣는 순간 알 수 없는 자신감이 생겨서 아내에게 말했다.

“여보! 하나님께서 내게 음성을 들려 주셨어요. 틀림없이 찾을 수 있을 테니 걱정하지 말고 그만 잡시다!”

아내는 밤새 걱정으로 잠이 오지 않았는지 화분을 들어다가 물수건으로 하나하나 잎을 닦고 있었고 나는 그 옆에서 편안한 마음으로 잠을 자기 시작했다. 그런데 갑자기 전화벨 소리가 울렸다. 한밤중에 우리 집에 전화를 할 만한 사람은 없었다. 혹시나 경찰서에서 왔나하여 아내가 전화를 받으니 아까 가방을 놓고 내린 그 택시의 기사였다.

“가방을 놓고 내리셨지요? 제 집이 연산동인데 지금 이리로 오십시오.”

전화를 끊자마자 나는 아내와 함께 부리나케 택시를 타고 연산동의 그 택시기사의 집으로 갔더니 단칸방에 모든 가족들이 모여 있었다. 우리가 방으로 들어가자 택시기사가 말했다.

“사실은 저희가 가족회의를 했습니다. 원체 고민이 돼서요.”

자초지종을 들어보니 장모님이 뇌출혈로 백병원에 입원했는데 지금 혈액이 부족해서 수혈을 받아야 하는 상황이었다. 하지만 수혈받을 돈이 없어서 고민하던 차에 돈 2백만 원이 생기자 자신도 하나님이 주신 돈이라고 생각했다는 것이다. 그래서 아내에게 돈 2백만 원을 주웠으니 장모님께 수혈해 드릴 수 있다고 얘기했다는 것이다. 부인도 처음에는 너무나 기뻤지만 이내 생각을 고쳐서 돈을 잃은 사람의 심정도 생각해보라며 오히려 다독이더라는 것이다.

당시에는 이 정도의 돈을 돌려줄 정도의 선행이면 개인택시를 받을 수도 있었다. 물론 개인택시를 받으면 2백만 원보다 몇 배나 큰 이익이 되었다. 그러나 당장 장모님의 수혈에 2백만 원이 필요했고, 개인택시 면허는

받는다고 해도 시간이 많이 걸리기 때문에 부부는 고민을 했고, 본인들끼리 쉽사리 결정을 내리지 못하자 이웃에 사는 처형 부부를 불러 새벽 1시까지 가족회의를 했다. 그리고 결국은 돌려주기로 결정하고 우리 집 전화번호를 몰라서 경찰서에 전화를 하니 신고가 들어와 있다며 전화번호를 가르쳐주기에 우리에게 전화를 했다는 것이다.

"아, 하나님! 감사합니다!"

나는 나도 모르게 이렇게 말하며 그 자리에서 기도를 드렸다. 어떻게 하나님께서는 내가 기도하는 즉시 "여호와의 행사를 보라!"고 그렇게 큰 소리로 답을 주셨는지 지금 생각해도 가슴이 벅차서 눈물이 흐를 지경이다. 살아오면서 우리 부부는 많은 기적을 보았다. 그래서 다시 태어나도 이렇게 좋은 하나님을 믿을 거라고 맹세하곤 했다.

나와 아내는 택시기사 가족들에게 우리의 형편을 설명하고 약간의 사례금을 드린 후에 그 집을 나왔다. 그리고 그 돈으로 잔금을 치르고 금형을 찾아서 일을 계속 진행할 수 있었다. 그 착한 택시기사를 위해 우리는 경찰서에 가서 자초지종을 설명했고, MBC 라디오 '푸른 신호등'에도 제보하여 개인택시 면허를 받을 수 있도록 도와드렸다.

이끌림의 30년 세월

사실 나는 그렇게 의지가 강한 사람이 아니다. 무언가를 결정하면 인내력이나 지구력을 가지고 끝까지 그것을 해내는 것이 아니라 지레 겁먹고 포기를 잘하는 편이다. 그만큼 포기가 쉬운 내가 천연치유 건강법을 알리는 데 30여 년의 세월을 쏟아 부었다는 것은 어쩌면 내 능력이 아니었다는 것을 의미할지도 모른다. 한마디로 어떤 이끌림에 의해서였다. 앞으로 이 일을 얼마나 더 할 수 있을지 모르겠지만 지나온 세월만 하더라도 결코 짧다고는 할 수 없을 것이다. 물론 그동안 여러 번 어려움이 닥칠 때마다 포기하고 싶은 생각도 많았다. 게으름을 피우고도 싶었고, 집에 가만히 누워 있는 것이 움직이는 것보다 편하다는 것도 알고 있다. 그러나 이 일을 하면서 많은 환자들을 만났고 그들과 이야기를 하다보면 어디선가로부터 힘이 솟았다. 부족한 지식과 경험으로도 희망을 주고 또 그들이 건강을 되찾는 모습을 볼 때마다 온 세상을 다 얻은 것처럼 기뻤다.

직접 내 손으로 해야 직성이 풀리는 성격 탓에 회사를 설립한 뒤에는 녹즙기의 연구와 설계에서부터 금형제작, 제품의 테스트 등 기계에 관한 일은 남에게 맡기지 못했고 회사 경영도 하지 않을 수가 없어서 아침 일찍부터 밤늦게까지 일에 매달리면 지칠 때가 많았다. 회사 경영이 잘 될 때는 모르지만 특히 경영이 어려울 때면 어깨가 축 처지고 머리까지 아파서 주저앉고 싶을 때도 많았다. 그런데 신기하게도 이렇게 힘이 들 때면 환자들이 찾아와주었다. 환자를 만나 네댓 시간 상담을 하고 나면 며칠 동안 휴양지에 와서 모든 일을 다 잊어버리고 푹 쉬다 온 사람처럼 상쾌한 기분이 되곤 했다. 사람들은 장시간 한 자리에서 꼼짝도 않고 남과 얘기하다보면 피곤하지 않느냐고 묻는데 나는 피곤하기는커녕 오히려 환자들과 상담하면서 힘을 얻곤 했다. 그때도 그랬고 지금도 마찬가지다. 과로로 인해서 기운이 없고, 어려운 사업에 용기를 잃어서 죽을 지경이 됐을 때도 환자를 만나서 몇 시간 이야기를 나누고 나면 언제 그랬냐는 듯이 힘이 솟았다.

내게 지난 30여 년의 세월은 좌절하고 다시 용기를 얻는 시간의 연속이었다. 몸과 의지가 약한 사람이지만 이렇게 이끌리니 이 일을 안 할 수가 없었다. 갈 곳 없는 중증 환자들이 나와 상담을 한 이후에 회복되어가는 모습을 보면 마치 내가 병에 걸렸다가 회복된 것처럼 기뻤다. 또한 하나님은 내가 힘이 들 때마다 꿈으로 미래를 보여주셨다. 자금이 없어서 임금을 제대로 못 주니 일할 사람이 없고, 거기다 비난까지 들으면서 사업을 계속 이어갈 용기마저 사라졌을 때에 꿈으로 내 미래를 보여주셨다. 이런 꿈을 꾸고 나면 기분이 날아갈 듯 좋았다. 그래서 행복한 마음으로 다시 하루를 시작할 수 있었다.

자살까지 결심한 관절염 환자의 완치

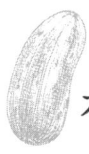

전세금을 빼내서 어렵게 시작했던 녹즙기 사업은 1980년대 후반부터 녹즙에 대한 사람들의 관심도가 높아지면서 활기를 띠기 시작했다. 나는 회사 경영과 함께 녹즙기의 연구개발과 설계, 생산 등 기술적인 부문과 환자상담에 주력했다. 특히 환자들과의 상담을 위해서 나는 많은 공부를 해야 했다. 나와의 상담을 원하는 환자들은 대부분 현대 의학이 포기한 중증 환자들이었기 때문에 나는 국내외 대체 의학은 물론 현대 의학까지 열심히 공부했다. 아마 젊었을 때에 이렇게 공부를 했더라면 나름대로 실력 있는 의사가 되고도 남았을 것이다.

당시 우리나라에는 생즙에 대한 연구나 축적된 자료가 없었고 생즙과 녹즙기 자체가 비교적 생소한 분야였기 때문에 미국과 일본의 관련 자료를 구해서 보며 지식을 축적했고, 많은 환자들을 직접 만나면서 임상경험을 쌓았다. 서울이나 부산에서 녹즙에 대한 강연회를 하면 중증 환자들과 그 가족, 노인들이 수백 명씩 자리를 가득 메웠고 하나같이 진지한 표정으로 내 강의를 경청하곤 했다. 녹즙의 효과는 정말 놀라울 정도로 탁월했고 우리의 기대를 저버리지 않았다. 많은 중증 환자들이 생즙과 천연치유를 통해 건강과 희망을 되찾았고 어느 새 그것이 우리 부부의 보람이 되었다.

초기의 사업이 점차 자리를 잡아갈 무렵, 부산 영도에 사는 30대 초반의 한 아가씨가 우리 회사를 찾아왔다. 수놓는 일을 한다는 그 아가씨는 관절염이 어찌나 심한지 온몸의 관절이 마디마다 쑤시고 통증이 워낙 심해서 하루하루를 너무나 고통스럽게 보내고 있었다. 관절을 전문으로 다루는 병원이란 병원은 다 찾아가 보았고 좋다는 약도 많이 먹어봤지만 관절의 뼈마디가 마치 바늘로 콕콕 쑤시는 것같이 아파서 도저히 살 수가 없더라는 것이다. 통증은 심하지만 치료할 방법이 없어서 방법을 찾기 위해 도서관에 가서 관련된 책이란 책은 다 뒤져서 읽어보았다고 했다. 하지만 원인도 모르고 치료할 수 있는 방법도 없다는 것을 확인하자 미련을 접고 자살할 결심까지 했었다. 그런데 어느 날 우연히 본 신문에 '음식으로 고치지 못하는 병은 약으로도 못 고친다'라고 쓰여 있는 건강식품 가게의 광고를 보고 지푸라기라도 잡는 심정으로 그 가게를 찾아갔다고 한다. 아가씨는 가게 주인에게 자신의 증상을 얘기했고, 그 사람은 나를 찾아 가라며 소개해 주었다. 그렇게 나를 찾아온 환자이기에 긴 시간 동안 상담을 해주었고, 아가씨는 당장 생즙을 짜먹고 싶은데 막상 녹즙기를 구입하려니 돈이 없다는 말을 털어놓았다.

"사장님, 제가 지금 녹즙기를 살만한 돈이 없는데 3개월에 걸쳐 갚아도 될까요?"

그때는 신용카드라는 것이 없었기 때문에 사람을 믿는 수 밖에 없었다. 그날 처음 만난 사람인데 돈을 떼일지도 모르는 상황에서 제품을 그냥 내어준다는 것이 쉬운 결정은 아니었지만, 이토록 살아보겠다고 하는데 야박하게 대할 수가 없었다.

"좋습니다, 아가씨. 대신 꼭 나으셔야 합니다."

그 아가씨는 석 달에 걸쳐 녹즙기 값을 착실하게 다 갚았고, 날마다 채소와 과일을 짜서 일반식사와 함께 하루에 12컵 씩을 마셨다. 그러나 생즙을 4개월 동안 먹었는데도 병이 나을 기미가 없다며 어떻게 하면 좋겠느냐고 물어왔다. 그래서 식사를 일반식에서 자연식으로 바꾸고 녹즙의 양을 조금 더 늘려보라고 말했다. 그 아가씨가 5개월째 내 조언대로 식사와 생즙을 먹던 어느 날, 갑자기 통증이 사라지더니 거짓말처럼 병이 다 나았다며 연락을 해왔다. 지긋지긋하던 관절염의 고통에서 벗어난 그녀는 매우 기뻐했다. 이 이야기는 조금의 허위도 없는 있는 그대로의 사실이다. 그녀는 너무 감격한 나머지 자청해서 자신의 경험담을 많은 사람들 앞에서 발표하곤 했다. 이분은 그때 이후로도 아주 건강하게 잘살고 있다.

또 한 번의 기적

C형 간염에서 간경화로 병이 진행되어 죽음만을 기다리던 40대 중반의 한 남성이 있었다. 이분은 부인과 함께 나를 찾아와 살려달라고 하소연했다.

"C형 간염 때문에 가진 돈을 모두 병원에 퍼부었는데 이제는 간경화가 되어서 병원에서는 더 이상 가망이 없다고 합니다. 사장님, 어떻게든 살려만 주십시오."

그의 상태는 매우 심각했다. 그래서 나는 간경화를 극복할 수 있는 방법을 충분히 설명한 후에 당장 다니는 직장을 그만두고 치료에만 집중해야 한다고 말했다. 그의 건강상태로 봐서는 직장을 병행하며 치료하기에 무리가 있었기 때문이었다. 그러자 내 말에 부부는 펄쩍 뛰며 말했다.

"사장님, 지금 저희는 월세방에 사는데 당장 직장을 그만두면 다음 달 월급이 없어서 방세도 못 내고 굶어 죽게 될 것입니다."

"사람이 그렇게 쉽게 굶어 죽지는 않습니다. 살고 싶으시다면 제 말대로 직장을 그만두고 치료에 전념하십시오. 치료를 하다가 만약 정말로 굶어 죽을 지경이 되면 우리 회사로 오세요. 우리하고 같이 먹고삽시다."

내 말에 용기를 얻은 그 사람은 직장을 그만두고 오로지 치료에만 열중했다. 그런데 이게 웬일인가! 3개월 정도 치료를 하니 병원에서 가망이 없다던 사람이 다 나아버린 것이다. 실제로 그는 병원에 가서 완치 판정까지 받아왔다.

"사장님, 말씀하신 대로 직장을 그만두고 병이 다 나았는데 이제부터 뭘 해서 먹고 살면 좋겠습니까?"

그때 그 사람은 충무동 로터리 근처에 살고 있었다. 그래서 충무동 로터리 같으면 사람도 많이 다니는 곳이니까 그 근처에 점포를 하나 얻어서 건강식품 가게를 하는 게 어떠냐고 했다. 갈수록 건강에 대한 사람들의 관심이 높아지고 있고 건강식품 사업이 유망할 것 같아서 권한 것이었다. 그랬더니 부부는 눈이 휘둥그레지며 되물었다.

"점포요? 사장님, 지금 당장 먹고살 것도 없는데 점포를 구할 돈이 어디 있답니까?"

그래서 내가 말했다.

"집에 돌아가셔서 두 분이 손을 잡고 어떻게 하면 좋을지 기도를 한번 해 보십시오. 해답이 나올 것입니다."

부부는 내 말에 머리를 갸웃거리며 집으로 돌아갔는데 며칠 후에 내외가 함께 찾아와 들뜬 목소리로 말했다.

"사장님, 점포를 얻었습니다!"

그 말을 듣자 나도 정말 기뻤다.

"그래요? 어떻게 해서 얻으셨습니까?"

"그날 사장님께서 집에 가서 서로 손을 잡고 기도하라고 하셔서 말씀하신 대로 기도를 했지요. 기도하면서 생각해보니 처가의 도움을 받을 수 있을 것 같다는 생각이 들더군요. 그래서 처가에 가서 얘기를 했더니 점포를 하나 얻어준 겁니다."

"하하하, 잘 됐습니다! 정말 잘 됐습니다!"

나는 몇 대의 녹즙기를 그에게 외상으로 주어서 가게에 진열하게 하고, 나머지 공간은 기계가 꽉 차있는 것처럼 빈 박스를 접어서 쌓아놓도록 했다. 그리고 우리 회사와 관계가 있는 건강식품 도매상에 연락을 해서 그곳에 건강식품을 넣어 달라고 부탁했다. 이렇게 해서 부부는 충무동 로터리 근처에 번듯한 건강식품 가게를 냈고, 그가 투병 경험이 많기에 비슷한 병으로 고민하는 사람이 있으면 그곳으로 찾아가도록 소개해주었다.

간경화가 낫기 전에 그가 다녔던 회사에서 받던 임금이 월 150만 원이었는데, 당시에 월급 백만 원을 받는 직장인도 드물었던 것에 비하면 비교적 고임금이었다. 건강식품 가게를 열고 나서 사람들의 발길이 끊이질 않았는데 첫 달 매출이 5백만 원을 넘더니 그다음 달은 7백만 원을 넘어섰다. 이 정도면 직장 생활하는 것보다 수입이 두세 배나 넘는 것이었다. 그때부터 부부는 많은 돈을 벌기 시작했고, 현재까지도 건강식품 매장을 운영하며 여유롭게 살고 있다.

환자들이 주는 아름다운 감화

나에게는 잊히지 않는 두 분이 있다. 한 분은 부산에서 이름만 대면 누구나 아는 유명한 예식장의 사장님이다. 어느 날 그분이 중증 심근경색증에 걸려 유명하다는 병원과 한의원을 아무리 전전해 봐도 차도가 없었다. 사장님의 부인은 학교 선생님이었는데 남편 때문에 건강식품을 사러 갔다가 건강식품을 녹즙과 함께 먹으면 좋다는 얘기를 듣고 상담을 하기 위해 우리 회사를 찾아왔다. 이 여선생님은 참 지혜로운 분이어서 남편이 앓고 있는 심근경색의 원인과 대처방법에 대해 많은 것을 물었고, 나는 아는 대로 자세히 설명해 주었다. 그러자 그녀는 자신이 몰랐던 대체 의학적인 방법과 효능에 놀라면서 내 설명에 고마워했다. 그리고 집에 돌아가서 얼마나 꼼꼼하게 생즙을 잘 짜서 남편에게 먹이고 관리를 잘 해주었는지 석 달도 채 되지 않아서 병원과 한의원에서 두 손을 든 중증 심근경색이 완치되었다.

생즙의 효과를 몸소 체험한 예식장 사장님은 이렇게 좋은 생즙을 많은 사람들에게 널리 알려야 한다며 자신의 예식장을 3일 동안 무료로 제공해줄 테니 건강세미나를 열어보자고 했다. 그래서 건강세미나를 하기로 결정하고 신문광고를 냈더니 세미나가 있던 사흘 동안 예식장은 인산인해를 이뤘다. 이 세미나 때 앞서 소개한 30대 초반의 관절염 아가씨와 직장을 그만두고 간경화를 이긴 분이 연사로 나와 사람들 앞에서 자신들의 경험담을 생생하게 들려주었다. 사장님이 예식장을 무료로 빌려주신 덕분에 우리 엔젤녹즙기의 명성도 부산 전역으로 널리 퍼졌고 더불어 매출도 늘어났다.

엄마를 부탁해

기억에 남는 다른 한 분은 경기도의 어느 초등학교 여선생님이다. 당시에 여선생님의 어머니 연세가 80세 정도 되셨는데 건강검진을 받은 결과 간암이라는 판정을 받았다. 의사는 이 사실을 딸에게만 얘기했고, 이 얘기를 들은 딸은 그렇게 괴로울 수가 없었다고 한다. 그도 그럴 것이 어머니가 젊은 나이에 홀로 되어 모진 고생을 하며 딸을 뒷바라지하여 키웠기 때문이다. 딸이 장성하여 교사로 일하면서 집도 사고, 이제야 좀 살만하게 되었는데 어머니가 그만 암에 걸린 것이다.

"어떤 일이 있더라도 우리 어머니를 꼭 살려야겠습니다. 저는 우리 어머니가 없으면 못 삽니다. 도와주세요."

나는 그녀의 말에 감동했다. 이 땅의 모든 어머니가 그렇듯이 그 어머니도 딸자식 하나밖에 모르는 분이었다. 딸을 위해서라면 죽어도 좋다는 분이었다.

"어머니한테 암이라고 알리지 않았습니다. 절대로 알리면 안 됩니다. 어머니가 암이라는 것을 알면 틀림없이 아무것도 안 하고 그대로 죽으려고 하실 겁니다. 딸에게 피해주고 싶지 않아서요. 암이란 걸 알면 녹즙도 안 드시려고 할 거예요."

생즙을 먹으려면 당장 녹즙기부터 사야 하고, 날마다 딸이 자신이 먹을 생즙을 짜는 데 시간을 뺏길 테니 어머니가 틀림없이 못하게 하실 것이며 그럴 바에는 그냥 죽겠다고 하실 것이 뻔하다는 얘기였다. 나는 그녀에게 다시 한 번 감동했는데 효성이 어머니를 살릴 것임에 틀림없었다. 그로부터 6개월 정도가 지나서 그녀에게서 전화가 왔다.

"사장님, 감사합니다. 어머니 간암이 완치되었답니다. 병원에서 검사하고 확인했어요. 어머니가 사장님께 꼭 인사를 드리고 싶으시대요."

"그래요? 진심으로 축하합니다. 그런데 어머니께서 자신이 암에 걸리신 것을 아셨나요?"

"네, 다 나았다고 하기에 안심하고 말씀드렸더니 깜짝 놀라시면서 내 병을 낫게 한 사람이 누구신지 꼭 만나고 싶다며 찾아뵙겠다고 하셔요."

얼마 후 부산에서 친척 결혼식이 있는데 그때 함께 내려오면서 꼭 우리한테 들르겠다고 하시더니 아니나 다를까, 약속한 날 80세가 넘은 어머니를 모시고 우리 집으로 찾아왔다. 그녀의 어머니는 우리 부부를 얼싸안고 고마워서 어쩔 줄을 모르시더니 돈이 든 봉투 하나를 한사코 떠밀고 떠나셨다. 그분들이 가고 난 후 봉투를 열어보니 30만 원이 들어 있었다. 그때 우리는 보증금 5백만 원에 월세 60만 원짜리 집에서 살고 있을 때였다.

홀몸으로 자신을 키워준 암에 걸린 어머니를 어떻게든 살리려고 노력한 눈물겨운 효성, 이것이 진정한 '엄마를 부탁해'가 아닐까 싶다. 이런 환자와 가족들을 만나면 내 가슴도 덩달아 뜨거워진다.

건강을 되찾은 사람들

수기16

단식관장을 하며 깨달은 식습관의 중요성 / **급성심근경색 치료 후기**

홍석희

저는 나이 35세, 키 177cm, 몸무게 82kg인 남자로 건강만큼은 자신 있다고 믿었습니다. 그러던 어느 날 울산에 있는 조선소에서 일하던 중 사고로 인해 수술을 받았는데, 그 이후에 가슴이 답답하고 팔이 저리는 증세가 생겼습니다. 가슴을 치고 팔을 주물렀는데도 차도가 없어 병원에 가서 진단한 결과 '심근경색'이라는 판정을 받고 긴급 수술을 받았습니다. 그 일로 심장을 약 12% 상실하여 30대의 심장이 아닌 60대의 심장이 되었습니다. 병원에서 주는 약은 양이 점점 더 늘어나 계단을 오르내릴 때마다 숨이 차고 피부색도 까맣게 짙어만 갔습니다.

사고를 당하기 전에는 누구보다도 건강에 자신이 있었는데, 갑자기 변해 가는 저의 모습을 옆에서 지켜보던 아내가 그냥 있을 수 없다며 인터넷을 검색하던 중, 심장판막증을 수술 없이 완치했다는 글을 읽고 천연치유연구원으로 전화를 하여 이문현 회장님과의 상담을 요청했습니다.

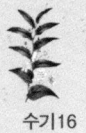

천연치유연구원 문을 들어서는 순간 회장님께서 반갑게 맞아주셔서 너무나

감사했습니다. 또 상담을 받으면서 그동안 내가 먹은 음식물들에 문제가 많았다는 것을 깨닫게 되었습니다. 어려서부터 술과 담배를 시작한 것, 피자, 닭고기 튀김, 콜라 등 인스턴트식품의 과다섭취, 육식 위주의 식사 등이 몸을 헤친다는 것을 알게 되었습니다. 이러한 식습관들이 혈관을 막았고, 간 기능 저하로 인해 빈혈과 소화불량에 의한 독이 발생하여 방귀도 자주 나왔으며 그 방귀는 염기성 독으로 다시 간으로 흡수되어 간세포와 혈액세포를 파괴할 뿐 아니라 혈전들이 응혈되어 고혈압을 발생시키고 고혈압으로 인한 약물 복용으로 간세포를 파괴하는 악순환이 계속 이어지고 있었습니다.

집으로 돌아와 회장님께서 일러주신 대로 단식관장 프로그램을 시작했습니다. 첫날 레몬즙과 감자즙을 먹었을 때는 머리가 띵하고 설사를 4번이나 했습니다. 게다가 방귀도 쉴 새 없이 나와서 겁이 나 연구원에 전화를 드렸더니, 특히 신 과즙과 녹황색 채소는 장 속에 숙변을 녹여내고 혈관 내에 스케일을 제거하면서 독이 발생되는 것이라 독의 피해를 최소화하기 위해서는 관장을 반드시 해야 한다고 말씀해주셨습니다. 그래서 관장을 했더니 냄새가 독하고 진한 청록색의 진흙 같은 변과 염소 똥처럼 동글동글한 변, 나뭇잎 같은 변이 1컵 정도 쏟아져 나왔고, 소변은 하루에 300cc씩 7차례나 나왔습니다. 하루 종일 녹즙과 과즙을 20잔 이상 먹으니 당연한 결과였다는 생각이 듭니다.

단식관장 5일이 지나면서 몸무게가 5kg 줄었고, 소변 색깔도 맑아졌으며 방귀 횟수도 현저히 줄었습니다. 그러나 단식관장 중에도 병원에서 주는 약은 계속 복용했습니다. 다른 곳도 아닌 심장에 관련된 약이라 도저히 불안하여 당장 끊을 수가 없었던 것입니다. 천연치유연구원에서도 불안 요소로 인한 스트레스도 독이니 원하는 대로 약을 복용해도 좋다고 했지만 치료는 그만큼 더 늦어지는 것을 감안해야 한다고 충고해주었습니다.

단식관장 7일째 되던 날, 관장을 하니 숙변과 빌리루빈이 1컵 정도 나오면서 하얗고 투명하고 좁쌀만한 것들이 바닥에 깔렸습니다. 전화로 여쭤보니 기생충 알이라면서 알이 있으니 성충도 있을 것이라고 알려주었습니다. 날마다 관장을 하니 숙변과 적혈구가 분해되면서 혈관 곳곳에 쌓여있던 빌리루빈이 침전물로 녹아나왔고 간이 세척되고 혈액이 맑아져 전에는 차던 손발이 따뜻해졌고, 주변 사람들은 얼굴이 맑아졌다고 말해주었습니다. 그 말에 용기를 얻어 7일째 되던 날 과감하게 그동안 먹던 약을 중단했습니다. 그래서인지 가슴이 조금 두근거리고 답답한 것 같아 천연치유연구원에 이야기했더니 그동안 복용하던 약을 끊어 불안한 마음 때문에 그런 것 같다고 했습니다. 모든 게 마음먹기에 달린 것이라 생각하고 나니 약을 먹을 때와 안 먹을 때가 별 차이 없이 느껴졌습니다.

단식관장 9일째, 평소와 다르게 5~6번의 방귀만 나왔습니다. 처음에는 독의 피해를 막기 위해 숯가루를 먹고 2시간 동안 아무것도 먹지 않았습니다. 14시간 후 관장을 했더니 냄새가 아주 독하고 평소보다 2배의 양이 나오는데 속이 시원한 느낌이었고 아주 개운했습니다.

단식 13일째, 드디어 6mm 정도 되는 새우처럼 붉은색의 기생충과 3cm 정도 되는 기생충이 숙변과 함께 등장했고, 콧물처럼 끈적끈적한 점액질도 함께 나왔습니다. 사실 7일째 되던 날 하얀색 좁쌀 크기의 기생충 알이 나왔을 때는 긴가민가했습니다. 왜냐하면 1년에 두 번씩 봄, 가을로 기생충 약을 복용했기에 내 몸에 기생충이 있으리라고는 생각지도 못했기 때문입니다. 그 이후로도 계속해서 10cm 정도 되는 길이에 막창 모양을 한 기생충과 어른 손가락 한 마디 정도의 통통한 기생충도 나왔습니다. 보통 디톡스 관장은 보름 정도의 기간을 잡는데 계속해서 기생충이 나오니 관장을 좀 더 진행하기로 했습니다.

아내도 처음에는 숙변만 나오더니 9일째 되던 날 2~2.5cm 정도 되는 구더기 같은 것이 나오기 시작했습니다. 아마도 저와 같은 식단으로 육식을 많이 먹었기 때문에 그런 것이라고 천연치유연구원에서 설명해 주었습니다.

우리 가족은 단식관장을 통해서 정말 새로 태어나는 것 같이 몸이 깨끗해지고 피가 맑아졌습니다.

전에는 혈액 순환이 잘 안 되고 눈에는 항상 핏발이 서 있고 늘 피곤하고 소화도 안 되던 것이 지금은 완전히 해결되었습니다. 20일째 단식관장을 마치고 회복식에 돌입하자, 끈끈하고 탁하던 피가 맑아지면서 간혹 어지러운 증세가 나타나기 시작했습니다. 귀가 멍멍한 울림도 있었고, 낮에는 잘 모르는데 자려고 누으면 부정맥도 느껴지고 심장 쪽 근육이 당기는 듯한 느낌도 들었습니다. 천연치유연구원에 문의하니 빈혈 때문에 그런 현상이 나타나므로 빈혈을 해결하기 위해서는 포도즙과 과일탕을 소화가 되는 범위 안에서 최대한 많이 먹으라고 권해주었습니다.

단식관장을 마치며 몇 자 적어보았고, 회복식을 하면서 느낀 점들은 다음에 적어보겠습니다.

수기17

남편의 간경화 치유기 / **간경화 치료 후기**

김인자

남편은 평소 감기약 한 번 먹은 일이 없는 매우 건강한 사람이었습니다. 그러던 어느 날, 가슴이 답답하고 소화가 잘 안 된다기에 진찰을 한번 받아보라며 병원에 보냈더니 검사 결과 간경화가 보통 심각한 상태가 아니라는 것이었습니다.

현대 의학으로는 간경화의 완치가 불가능하다는 것을 알고 다른 방법을 찾던 중, 미국에 살고 있던 친척 한 분이 한국에 잠시 나왔다가 남편의 사정을 알고서 자신이 알고 있는 뉴스타트 건강 지식과 녹즙에 대해 말씀해 주셨습니다.

때마침 부산 충무동에서 천연치유연구원 주관의 건강세미나가 열렸습니다. 강사는 천연치유연구원의 이문현 원장님이었는데 처음 대하는 내용이었지만 타당하고 논리에 맞는 내용들인지라 꼭 실천해봐야겠다는 마음이 들었습니다.

녹즙과 식이요법을 하기 전, 완치된 사람들을 꼭 만나보고 싶어 서울대학병원에서도 치료를 포기한 부인을 정성스레 간호하는 한 남자 분을 만났는데 그분도 녹즙과 식이요법을 적극 권했습니다. 그래서 더욱 확신과 믿음을 가지고 남편이 식생활의 잘못과 변화의 필요성을 깨닫도록 많은 노력을 기울였습니다.

어느 날 양평에서 이상구 박사님이 강의를 하고 계셨는데 가지 않겠다는 남편을 억지로 보냈습니다. 강의를 다 듣고 돌아온 남편은 아이들과 짧은 포옹을 나눈 뒤 부엌으로 직행하더니 식용유, 설탕, 마요네즈, 각종 인스턴트식품들을 모두 쓰레기통에 던져 버렸습니다.

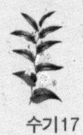

그날 시작된 우리 집의 식생활 개혁은 놀라운 결과를 가져왔습니다. 뉴스타트 식이요법과 함께 하루 4컵 정도의 녹즙을 매일 마셨는데 한 달 정도 지나자 처음에는 검은색이었던 소변이 제 색깔을 띠기 시작했고 두 달이 지나자 간경화가 상당히 호전되었습니다.

880이었던 GPT가 100이하로 뚝 떨어지고 80kg에 육박하던 체중도 65kg까지 줄었습니다. 지속적으로 뉴스타트와 녹즙 복용을 실천한 결과 정상의 상태를 유지하고 있습니다.

녹즙 치료와 식이요법을 실천하며 어려운 점도 많았지만, 자연의 산물들을 직접 요리해서 가족의 건강한 식생활을 유지할 수 있다면 현대 유행하는 성인병을 치료하고 예방함은 물론 어린 아이들의 성장에도 매우 유익하다는 것을 다시 한 번 강조하고 싶습니다.

아버지의 만성병을 고친 녹즙의 놀라운 효능 / **만성 위장병 치료 후기**

최미정

아버지는 수년 전부터 만성 위장병으로, 매년 봄과 초가을이면 위장병이 재발해 많은 고생을 하셨다. 그럴 때마다 크고 작은 병원을 찾아가 여러 진찰과 검사를 받아보셨지만 병명은 한결같이 '신경성 위장병'이었다. 혈액순환도 잘 되질 않아서 수족이 매우 차고 무릎이 시려 항상 겨울을 힘겹게 나시곤 했다. 감기에 알레르기성 비염까지 겹쳐 옆에서 지켜보기 안쓰러울 정도였다. 몸이 아프니 매사에 의욕도 잃어가셨다.

그러던 어느 날, 서점에서 책을 둘러보다 과일, 채소, 야생약초 등을 즙을 내어 마시면 몸에 매우 좋다는 내용의 글을 읽게 되었다. 아버지께 이 책을 사드리며 책에 나온 방법대로 해보자고 권해드렸더니 곧장 실행에 옮기셨다.

배추, 당근, 고구마, 감자, 케일, 쑥, 미나리, 배, 사과, 오이, 토마토, 수박 등 신선한 채소와 과일을 정성껏 즙을 내어 3개월 동안 드시더니 감기, 비염, 두통이 자신도 모르게 사라지고, 얼굴에 있던 기미도 없어지셨으며 교회에서는 안경이 없이도 성경을 읽을 수 있을 정도로 시력이 좋아지셨다.

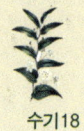

지난여름에는 작은 기업체를 경영하시는 큰댁에 인사차 들렀는데 시숙님께서 계속된 과로와 부절제로 간경화 진단을 받으셨다는 얘기를 들었다. 형님은 나에게 시숙님의 간경화가 너무 심해 병원에서도 치료가 어렵다는 진단을 받았다며

눈시울을 붉히셨다.

집에 돌아와 아버지께 말씀 드렸더니 녹즙을 마시면 나을 수 있을 거라며 그길로 큰댁에 전화를 걸어 복용하는 방법과 그 효과에 대해 자세히 설명하셨다. 처음에는 믿지 않는 눈치셨지만 별다른 방법이 없었던지라, 미나리를 주재료로 2개월 동안 녹즙을 꾸준히 드셨고 그 후에 병원에 들러 검진을 받은 결과 상태가 아주 좋아졌다는 소식을 듣게 되었다. 전국 각지에 각종 질병으로 고생하시는 분들이 많으실 텐데 신체의 재생능력과 치유의 영양을 공급하는 녹즙을 꼭 드셔보라고 권하고 싶다. 녹즙의 놀라운 효과와 몸이 회복되는 체험을 꼭 경험하게 되시리라 확신한다.

우연히 마시게 된 녹즙으로 변비 탈출 / **변비 치료 후기**

장동미

'어떡하지? 이틀도 아니고 닷새를 어떻게 참아! 삼 일만 되도 산고의 진통을 겪는 것만큼이나 힘이 드는데…….'

새색시가 된 지 100일도 안 된 내 입에서 나온 걱정의 독백이다. 나는 원래 변비가 심한데다 주위 환경이 조금만 바뀌어도 상태가 더 악화되는데, 5일이나 되는 추석 연휴에 시댁에 가서 지낼 일을 생각하니 걱정이 되어서 나도 모르게 나온 한탄이었다.

시댁에 도착하면서부터 화장실에서 일보는 것은 아예 포기했다. 성공하지도 못하면서 괜히 신경 쓰다가 상태가 더 심해질까 봐 '무조건 열심히 먹다 보면 해결되겠지!' 하는 심정으로 가리지 않고 열심히 먹었다.

시댁에서의 다음날 아침, 어머님은 처음 보는 기계를 설치하면서 수돗가에 씻어 놓은 채소를 가져오라 하셨다. 가보니 감 잎사귀, 솔잎, 미나리 등이었다. 어머님은 가지고 온 채소들을 기계에 집어넣어 즙을 만드셨고 건강에 좋은 것이라며 식구들에게 한 잔씩 돌리셨다. 나도 한 잔 받아들긴 했지만 풀 냄새가 역겨워 도저히 목구멍 안으로 넘어갈 것 같지 않았다. 내가 컵을 들고 망설이고 있자니 어머님이 눈치를 채셨는지 "먹기 거북하면 코를 쥐고 숨 쉬지 말고 마시거라." 하시는데 두 눈 꼭 감고 시어머님 말씀대로 코를 쥐고 꿀꺽 마셨다.

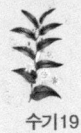

그렇게 하루가 지나고 이튿날 아침에 또 어김없이 녹즙 한 컵을 마셔야 했다. 그래도 첫날보다는 먹기가 한결 수월했다. 추석 이틀 전에 갔기 때문에 녹즙을 마신 지 이틀 되던 날은 음식 준비하느라 무척이나 분주했는데 점심을 먹고 나니 화장실에 가고 싶었다.

성공하리라고는 생각도 못했는데 별 고생도 없이 힘도 들이지 않고 정말 너무나 편하게 일을 보았다. 정말 신기했다.

기본적으로 화장실에 가면 앉아 있는 시간이 30분이고, 볼일이 끝날 때쯤이면 거의 탈진 상태가 되곤 해서 화장실에 갈 기미만 보여도 겁부터 났는데 이렇게 쉽게 성공하다니, 기분까지 상쾌해졌다.

솔직히 어머님의 성의를 생각해서 마셨지 이것저것 섞은 채소 즙이 변비에 도움이 되리라곤 생각도 하지 못했다. 변비에 좋다는 약은 안 먹어 본 것이 없을 정도였고, 식전마다 냉수를 들이켜도 해결되지 않던 고질병이었다. 그런데 이렇게 편안히 변을 보고 나니 하찮게 생각했던 녹즙이 너무나 고맙게 여겨졌다. 반가운 마음에 어머님께 말씀 드렸더니 집으로 돌아갈 때 녹즙기를 가져가라고 하셨다. 하지만 시부모님 건강도 챙기셔야 했기에 그럴 수는 없었다.

그런데 며칠 후, 시댁 옆집에 사는 남편 친구가 우리 집에 놀러가는 길이라며 시댁에 잠시 들렀는데 어머님이 친구 편에 손수 준비하신 7가지의 채소와 녹즙기를 들려 보내신 것이다. 받기가 죄송했지만 이미 녹즙의 효험을 경험한지라 아침, 저녁으로 열심히 채소를 갈아 마셨다.

지금은 화장실 가는 일이 편안하고 상쾌하다. 이 모두가 자식 사랑 지극하신 어머님과 엔젤녹즙기 덕분이다.

수기20

녹즙, 나와 가족의 건강과 행복을 지키는 길 / **당뇨 치료 후기**

박임식

저는 경남 김해에서 20년간 농약 판매업을 하며 아주 건장한 체격(체중 85kg)을 가지고, 평소 병원이 어디 있는지도 모르고 살아왔습니다. 몇 년 전, 건강에도 좋고 피로 회복에도 뛰어나다기에 아는 분으로부터 강원도에서 채밀했다는 싸리 벌꿀 한 말을 구입했습니다. 한 여름철 무더울 때 벌꿀을 냉수에 타서 한 그릇씩 마시면 달콤한 게 맛이 아주 일품이었습니다. 땀을 흘리고 나서 마시면 마실수록 더 마시고 싶어지곤 했습니다.

그런데 건강에도 좋고 피로회복에도 좋다는 싸리 벌꿀을 즐겨 마신지 2년째부터 이상할 만큼 목이 마르고 입속이 바싹바싹 타들어가기 시작했습니다. 밤에 잠을 자다가도 입속이 바짝 말라 물을 자주 마셨고, 주위 사람들도 이런 저를 보며 부쩍 물을 많이 마신다고 걱정할 정도였습니다.

평소 3~5시간에 한 번 정도 소변을 보던 것이 불과 1시간을 참지 못했고, 밤에 잠을 자다가도 2~3회씩 일어나 소변을 보아야 되니 밤잠을 설치기가 일쑤였습니다. 밤에 잠을 설치고 낮에 책상 앞에 앉아 있으면 약 먹은 파리처럼 꾸벅꾸벅 졸았고, 조금만 일을 해도 피로를 쉽게 느끼면서 만사가 귀찮아지고, 얼굴이 거칠어지기 시작하면서부터 체중이 차츰 차츰 줄어 어느새 68kg이 되었습니다. 그러나 겉으로 보기에는 신체에 아무 이상이 없었으므로 이웃의 친지나 주변 친구들은 남의 아픈 속마음도 모르고 지금의 몸이 정상적인 체중이라면서 어떻게 체중을 그렇게 줄였느냐고 물어보곤 했습니다.

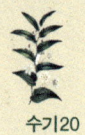

잇몸이 붓고 이가 아파 약국에서 받아온 약을 아무리 먹어도 낫지 않고, 오래

도록 약을 먹다 보니 음식을 먹어도 소화가 더디고 속만 쓰려 치과에 갔더니 당뇨병 검사를 권했습니다. "이렇게 몸이 튼튼하고 건강한 체질인데 무슨 병이 있겠습니까?"하면서 웃어넘기니까 당뇨병은 치아와 매우 밀접한 관계가 있다며 꼭 검사를 받아보라기에 병원에 가서 당뇨 검사를 받았더니 아니나 다를까 당뇨병이라는 진단이 나왔습니다.

진단을 받기 전까지만 해도 아무런 근심 걱정 없이 농약 판매업에 최선을 다하며 성실하게 살아왔었는데, 막상 당뇨병이라는 진단을 받고 나니 착잡한 심정이 들기도 했지만 한편으로는 '이런 병쯤이야 의료 기술이 좋으니 충분히 고칠 수 있겠지'라는 생각이 들기도 했습니다. 당뇨병에 좋다는 약은 아무리 구하기 어려워도 수소문하여 구해 먹었고, 있는 돈 다 긁어모아 유명하다고 소문난 병원마다 백방으로 찾아다니며 치료에 힘썼지만 조금 나아지는 듯하다가 재발하는 과정의 연속이었습니다.

설탕물에 벌꿀 냄새가 나는 향료를 섞고 거기에 벌의 날개를 부숴 넣어 먹으면 몸에 좋다는 말만 믿고 장기 복용한 탓에 당뇨병에 걸렸고, 당뇨병이 생기고부터는 유명하다는 약도 먹어보고 용하다는 병원도 여럿 가봤지만 모두 엉터리인 사기꾼들에게 내 건강을 담보로 사기당한 느낌뿐이었습니다.

이 세상에서 가장 불쌍한 사람은 건강을 잃은 사람입니다. 천만금이 있다 한들 무슨 소용이 있겠습니까? 갈가리 찢겨진 몸과 마음에 '내가 도대체 무슨 죄를 지었기에 이런 혹독한 벌을 받는가?' 싶어 실오라기 같은 희망도 없이 실망감과 허탈감에 빠져 하루하루를 신세 한탄만 하며 지냈고, 고통과 아픔 속에서 남은 생을 살아갈 것을 생각하면 차라리 하루라도 빨리 죽고 싶은 마음뿐이었습니다.

마음의 안정이라도 찾기 위해 전국의 명산 사찰을 두루 찾아 나선지 일 년! 조용한 산골짝 계곡에서 맑은 물소리와 새소리를 들으며 지내야겠다 다짐하고 모든 주변을 정리 하던 중, 하늘의 계시처럼 어성초 녹즙이 혈당치를 조절하여 당뇨병을 치료할 수 있다는 기사를 우연히 읽게 되었고, 이것이야말로 나의 병을 고칠 수 있을 거라는 확신이 들었습니다. 곧장 녹즙기와 어성초를 구했고, 비린내가 나서 먹기가 여간 힘든 게 아니었지만 밤낮없이 녹즙을 먹기 시작했습니다. 처음에는 먹기 힘들었지만 살아야겠다는 일념으로 참고 먹었는데, 10일째부터는 비린내와 역한 느낌이 들지 않았으며 못 베길 정도로 입맛이 당기고 있었습니다.

하루도 빼놓지 않고 어성초 녹즙을 먹은 지 한 달, 더 이상 입안에 침이 마르질 않았고, 오줌 줄기가 시원하게 나왔으며 밤잠을 설치지 않으니 일상생활에서 피로함을 느끼지 않았습니다. 점차 얼굴색이 좋아지고 체중도 조금씩 늘어 병원에 가서 혈당 검사를 받았는데 뜻밖에도 정상이라는 판정을 받았습니다.

절망 속에서 병마에 시달리다가 다시 건강을 찾아 새로운 삶을 사는 저의 모습을 지켜본 이웃, 친지, 친구들은 집집마다 녹즙을 마시는 것이 생활화되었습니다. 험하고 어려운 세상살이 온갖 고생을 다하며 자식들 다 키우고, 이제는 이웃들의 부러움을 받으며 아쉬움 없이 살만하다며 인생을 누리려던 나이에 불치의 병에 걸렸다는 의사의 통보를 받았을 때의 절망감은 당해 보지 않은 사람은 결코 모를 것입니다.

환경오염, 수질오염, 한 발자국도 걷기 싫어하는 게으름으로 인한 운동 부족, 사기꾼들이 선전하는 보약, 정력에 좋다면 굼벵이도 먹어 치우는 극성스러움, 육식 위주의 식생활 등으로 넘쳐나는 성인병은 어떠한 의료 기술로도 완치될 수 없고, 오직 자연의 순리에 따라 살 때에만 완치될 수 있다는 경험을 갖게 되었습니다.

이제는 어떠한 불치의 병이라도 자연이 베풀어 준 식품인 녹즙으로 예방과 치료를 할 수 있습니다. 녹즙 마시기를 생활화할 때, 비로소 자신과 가족의 건강과 행복을 지켜갈 수 있습니다.

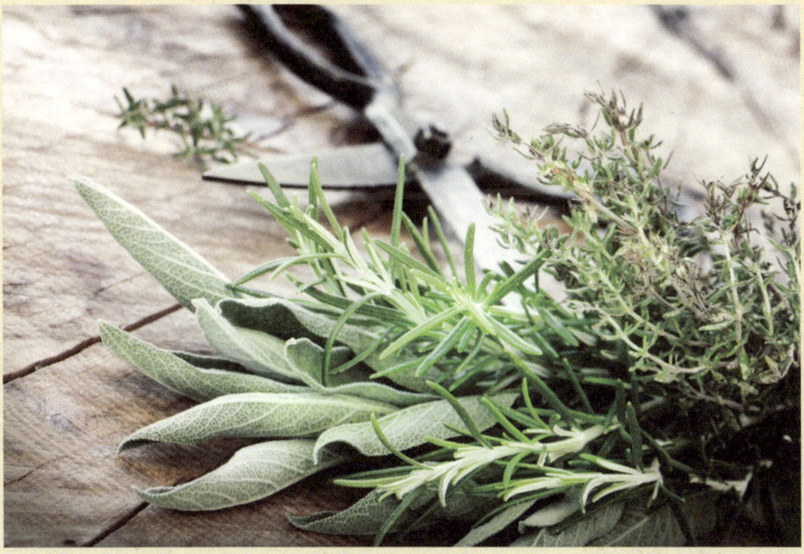

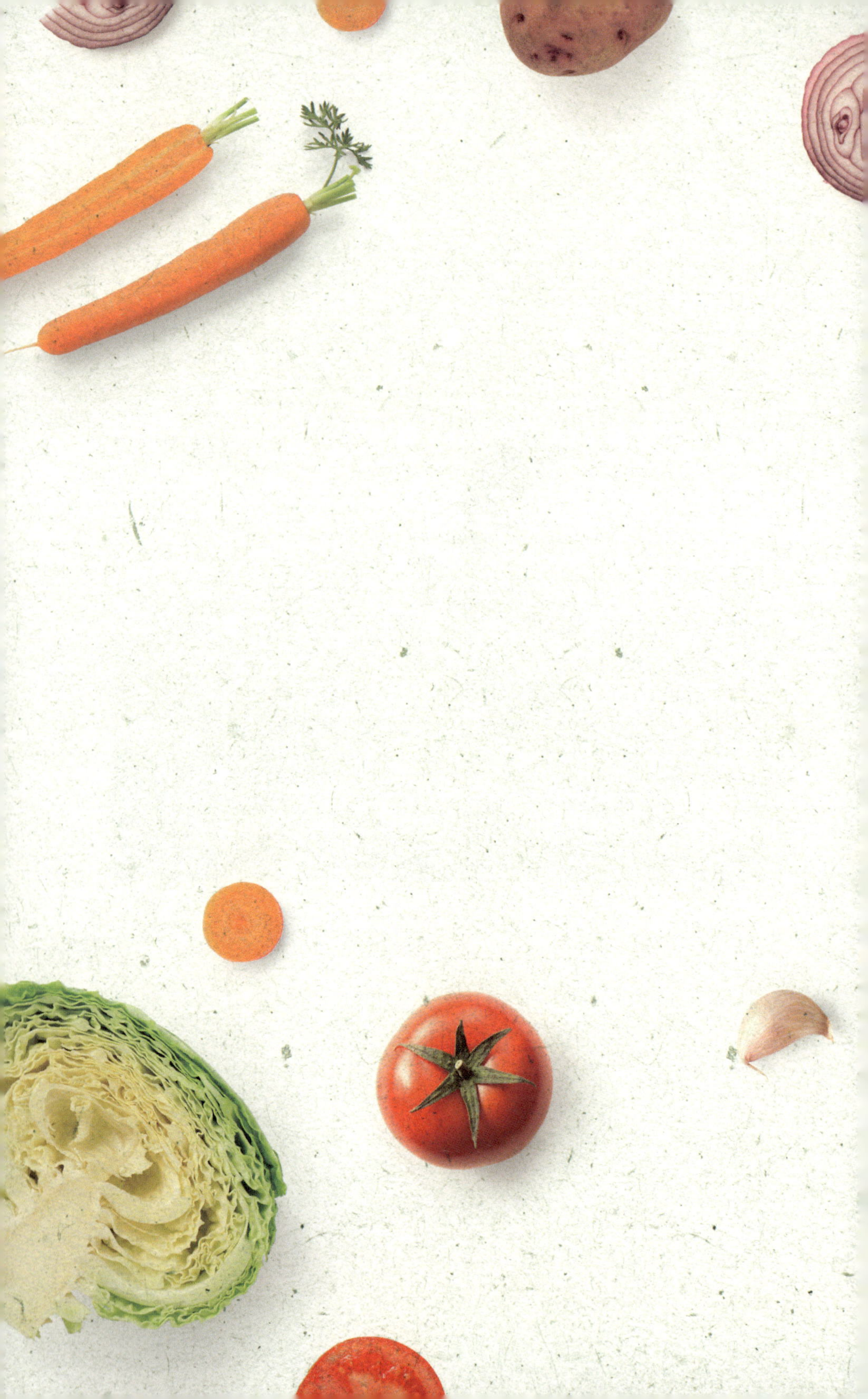

[Part 5]

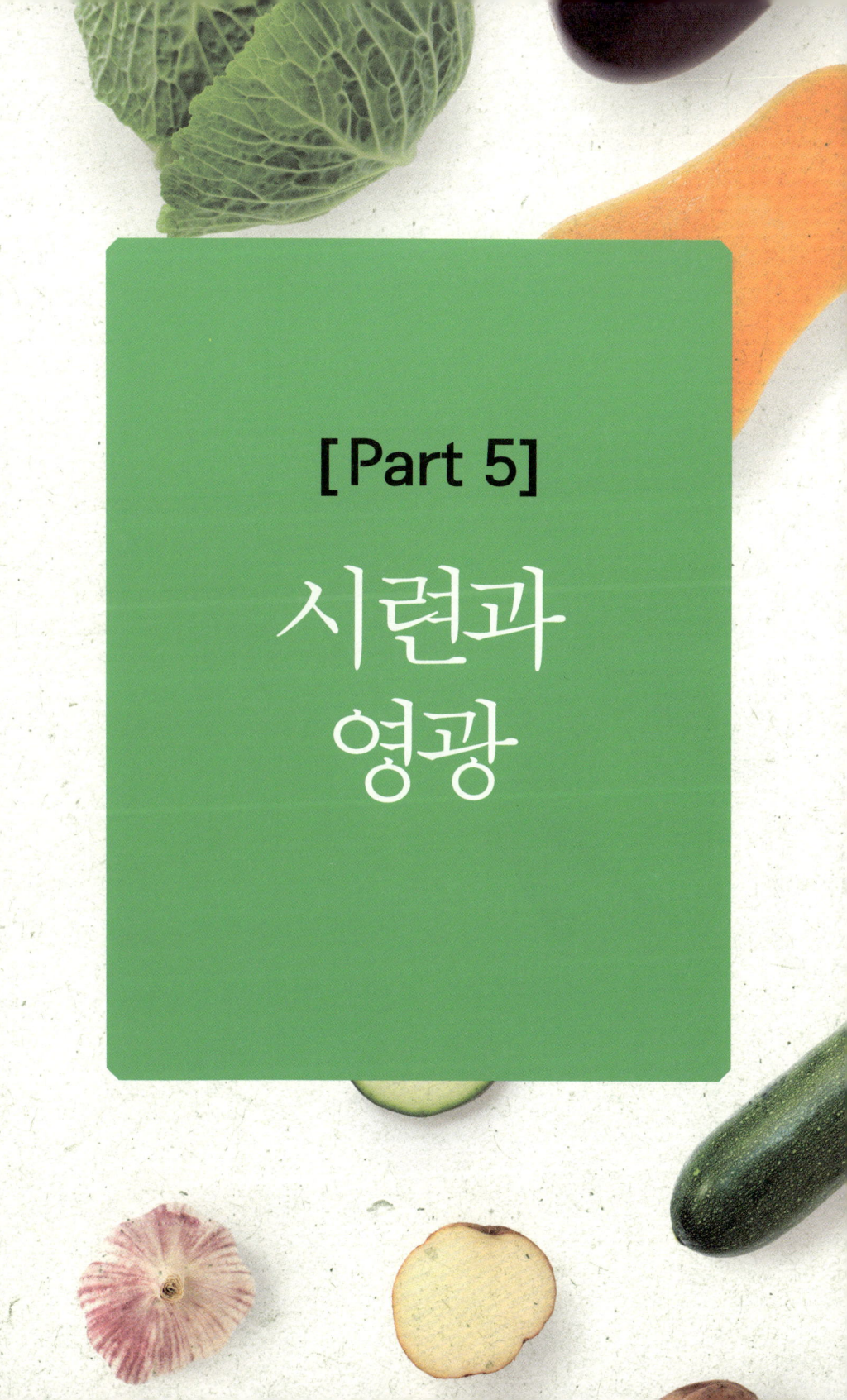

시련과 영광

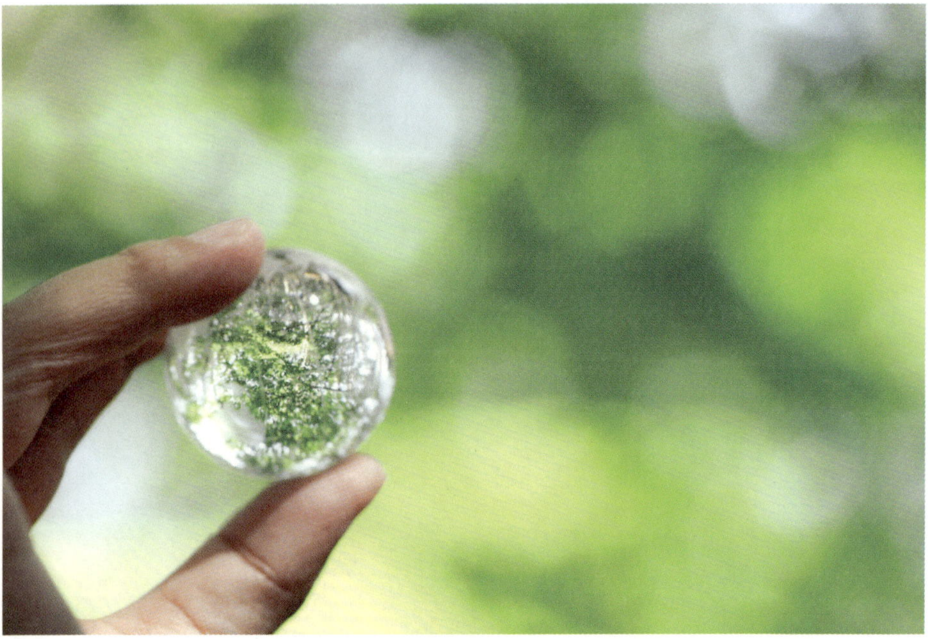

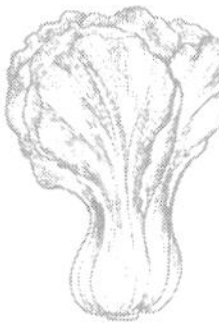

몰려오는 먹구름

세계 최초로 만든 엔젤의 쌍기어식 착즙기는 오래 사용해도 쉽게 낡지 않을 뿐더러 세계에서도 그 성능을 인정받은 우수한 제품이었다. 전세금을 빼내서 시작했던 녹즙기 사업은 계속 번창해 나갔다. 사업이 번창한다는 것은 제품에 대한 신뢰가 있고, 그만큼 사람들이 녹즙과 생즙에 대해 많은 관심을 가졌다는 것을 의미하며 생즙을 통해서 잃었던 건강을 회복한 사람들이 점점 많아지고 있다는 반증이기도 했다.

실제로 90년대에 들어서 엔젤녹즙기는 우리나라 녹즙기의 역사이자 대명사가 되었고 1993년과 1994년 2년 연속 중소기업과 대기업 제품을 망라해서 10대 히트상품 중 6위로 선정될 만큼 주목을 받았다. 당시에 한 해 매출이 500억 원에 달했으며 한 달 인건비만 해도 3억 원이 훌쩍 넘었다. 또 150여 개나 되는 하청업체가 있어서 나름대로 부산 지역 경제에도 한 몫을 단단히 했다. 엔젤녹즙기는 혼수용품으로도 인기가 많았는데 TV, 냉장고 다음으로 중요하게 취급되었던 필수 가전제품이었다. 엔젤녹즙기가 이같이 눈부신 성공을 거두자 40여 개의 모방 업체들이 생겨났고 엔젤녹즙기와 경쟁을 하겠다며 녹즙기 업계에 뛰어들었다. 그럴수록 우리는 앞선 기술력과 소비자들의 신뢰를 밑거름 삼아 묵묵히 우리의 길을 확신있게 걸어갔다. 내 책상 위에는 우리 녹즙기를 이용해서 만든 생즙을 먹고 만성질환이나 중증질환에서 벗어난 사람들의 감사편지가 수북하게 쌓여있었다. 이것이 우리들의 보람이고 행복이었다.

국내시장에서 쌓은 노하우와 상품력을 바탕으로 세계시장에 진출하기 위해서 전 세계 70여 개국에 샘플을 보냈다. 엔젤녹즙기로 세계인의 건강을 지키겠다는 포부와 세계를 상대로 연간 수백만 대(9~10조 원)를 수출할 계획을 진행해갔다. 그야말로 세계를 향한 행복한 청사진을 그리고 있을 때였다.

1994년 7월의 어느 날, TV를 시청하다가 우연히 KBS 9시 뉴스의 예고방송을 보게 되었다. 현재 시중에 판매되고 있는 녹즙기에서 쇳가루가 나온다며 '녹즙인가, 독즙인가' 라는 제목까지 붙여 기획보도를 내보낸다는 내용이었다. 나는 그 예고를 보고서 깜짝 놀랐다. 왠지 불길한 예감이 들었다. 설마 하는 마음에 공장으로 달려가 녹즙기를 검사하고 또 검사했지만 다행히도 아무런 이상이 없었다. 게다가 그동안 공인기관을 통해 많은 검사를 받아왔고, 우리 엔젤녹즙기에서 쇳가루가 나온다는 지적을 받은 적이 한 번도 없었기 때문에 그나마 안도하고 있었다. 그러나 7월 24일 저녁에 KBS 9시 뉴스를 본 나와 아내 그리고 우리 회사의 직원들은 아연실색했다. 엔젤녹즙기라고 직접적으로 명시하지는 않았지만 화면에서 비춰지는 쇳가루 녹즙기가 우리 회사의 제품임을 누가 봐도 금방 알 수 있었다.

당시에 국내 녹즙기 시장은 역사로 보나 규모로 보나 엔젤이 점유율 1위였기 때문에 우리 회사를 시기하고 덤벼드는 모방 업체들이 적지 않았다. 그보다 내가 더 기가 막혔던 것은 있는 그대로의 사실만을 전해야 할 방송이 그런 경쟁회사에서 엔젤을 비방하기 위해 만든 광고지 문안을 그대로 베껴서 방송에 내보냈던 것이다. 문안뿐만 아니라 경쟁사가 자체적으로 사용하기 위한 목적으로 만든 광고지와 그래프까지도 그대로 사용하고 있었다. 이 특집은 하루 이틀도 아니고 무려 엿새 동안 톱뉴스로 보도됐다. 마치 특종이라도 잡은 양 예고 방송까지 수시로 내보내며 저녁 9시 뉴스에서 10분 이상이나 분량을 할애하여 방송을 했다. 상황이 이렇다 보니 녹즙기를 아는 사람들은 물론 엔젤녹즙기라는 이름을 들어본 일반 국민들까지도 그 뉴스에 등장하는 쇳가루 녹즙기가 우리 회사의 녹즙기임을 모르는 사람이 없을 정도가 되었다.

감춰진 진실

물론 다른 업체가 만든 녹즙기 중에서 정말 쇳가루가 나오는 경우가 있는지는 모를 일이다. 만약 그것이 사실이라면 이것은 국민 건강을 위해서도 반드시 밝혀져야 할 중대한 사안임에 틀림이 없다. 그러나 이 같은 보도 자료를 만든 담당 기자가 녹즙기 관련 보도를 6일 동안 9시 뉴스의 톱뉴스로 방송할 만한 가치가 있다고 생각했다면, 사전에 치밀한 준비와 기획을 했어야 할 것이다. 뉴스의 생명은 사실의 전달이기 때문에 먼저 녹즙기에 대한 정확한 정보를 바탕으로 취재를 하고 또 어떤 문제점이 발견되었다면 공신력 있는 검사기관에 의뢰해서 그 진위를 가리는 것이 마땅하다. 그러나 아무런 논리적 근거도 없이 경쟁회사가 엔젤녹즙기를 비방하기 위해 만든 광고 문안과 그에 따른 자료까지 그대로 사용하여 뉴스 기사로 내보낸다는 것은 도무지 납득이 되질 않았다.

제대로 된 기자의 자세라면 당시로서 가장 규모가 컸던 우리 엔젤녹즙기 공장을 찾아와서 녹즙기를 만드는 과정도 직접 살펴보고, 나를 비롯한 전문가의 얘기도 들어보는 과정을 거쳤어야 했다. 하지만 그 KBS 기자는 이러한 절차도 없이 기사를 작성했고, 공인기관이 아니라 이름만 공인기관으로 오인할 수 있는 사설업체에서 나온 검사 결과를 가져와 시청자들을 혼란에 빠뜨렸다. 나는 너무나 억울하고 분했다. 설마 하나님을 믿는 내가 생즙이 아닌 독즙이 나오는 독즙기를 만들어서 사람들에게 팔았겠는가? 정말 '하나님 맙소사!' 라는 말이 저절로 나왔다.

당시에 보도된 뉴스는 논리적으로 모순이 많았다. 기자의 주장은 채소나 과일을 분쇄하는 쌍기어가 맞물리며 회전하는 과정에서 마찰이 생겨서 쇳가루가 떨어져 나오고 그 쇳가루가 녹즙에 섞여 나오기 때문에 녹즙이 아니라 독즙이 된다는 것이다. 이 부분에 대해서 독자의 이해를 돕기 위해 설명을 해보면, 녹즙기의 내부에는 채소와 과일을 분쇄하여 가는 쌍기어가 들어 있고, 이 기어와 기어의 톱니가 맞물리며 돌아가는 사이에는 공차空差라는 것이 있는데, 야채나 과일과 같은 재료는 이 공차 사이를 통과하면서 분쇄되고 갈아져 섬유질 안의 영양소가 생즙으로 빠져 나오게 된다. 이 기어 사이의 공차는 양쪽 쌍기어를 바짝 조여 주는 스프링 나사가 있어서 탄력 있게 운용된다. 그래야 거친 재료나 분쇄된 재료도 잘 갈아져서 녹즙을 완벽하게 추출해 낼 수 있기 때문이다. 이 양쪽 쌍기어를 조여 주는 스프링 시스템은 엔젤녹즙기의 발명특허로 엔젤녹즙기 이외에 다른 경쟁회사에서는 부착할 수도 없다. 사건은 아마 여기에서 시작되지 않았나 생각한다.

재료를 분쇄해서 가는 쌍기어는 돌아갈 때 동심도同心度가 나도록 만들어야 한다. 동심도란 두 개 이상 되는 기어가 돌아가면서 그리는 원의 중심이 일치하는 것을 말한다. 그래야 기어가 흔들리지 않고 그 자리를 지키며 회전할 수 있다. 쌍기어는 이렇게 동심도가 나야만 정밀하게 돌아간다. 그리고 이 기어를 사용하는 어떤 기계라도 기어와 기어 사이에는 공차가 있기 마련이다. 만약 공차가 없다면 요철의 플러스끼리 만나게 되어 꽉 끼어서 돌아갈 수가 없다. 그래서 기어가 돌아간다는 것은 곧 공차가 있다는 얘기와 같다. 이 공차 때문에 기어는 우리 눈에 보이지는 않지만 아주 미세하게 흔들리면서 돌아간다. 그래서 법으로 정해진 허용공차라는 것이 있다. 비행기에 들어가는 기어에도 공차가 있으며 자동차도 마찬가지이다.

공차가 크고 그것이 항상 일정한 간격을 유지하고 있으면 생채소나 과일의 미세한 섬유질을 분쇄할 수가 없다. 그리고 이런 식으로 다 분쇄를 못하면 아무리 눌러서 짠다고 해도 그 속에 들어 있는 영양소를 충분히 추출해 내지 못한다. 그래서 나는 기어가 최대한 밀착해서 돌아가도록 조여주는 스프링 나사를 개발했으며 이것을 발명특허로 인정받아 엔젤녹즙기에 적용한 것이다. 그러니 엔젤녹즙기의 우수성과 효율성은 다른 경쟁사 제품과는 비교조차도 할 수 없는 게 당연하다.

기자가 소개한 실험방법도 참으로 기가 막혔다. 쌍기어를 바짝 조여 공차를 거의 없앤 후에 생채소나 과일은 넣지 않고 물만 한 방울씩 떨어뜨리면서 30분간 공회전을 시킨 것이다. 상식적으로 기어를 바짝 조인 상태에서 물만 한 방울씩 부어가며 30분 동안 녹즙기를 공회전을 시키면 어떤 결과가 나오겠는가?

대부분의 식기를 스테인리스로 만들어 쓰는 이유는 가장 위생적이고 인체에 안전하기 때문이다. 만약 스테인리스 밥그릇에 물을 한 방울씩 부어가며 숟가락으로 30분 동안 바닥을 박박 긁는다면 과연 뭐가 나오겠는가? 스테인리스 숟가락과 밥그릇을 사용하면 쇳가루가 나올 텐데 그렇다면 그것을 사용한 사람들은 쇳가루 때문에 모두 죽는단 말인가? 녹즙기의 기어도 다 스테인리스나 니켈크롬으로 만들어지는데 쇳가루가 나오는지 안 나오는지 실험을 한다면서 채소나 과일은 전혀 투입하지 않은 채 30분 동안 공회전시키는 방법이 과연 옳았던 것인지 반문하고 싶다. 밥그릇이나 숟가락을 사용하는 목적은 밥을 담거나 퍼서 먹는 것이지 숟가락으로 밥그릇 바닥을 긁는 게 아니지 않는가? 스테인리스 숟가락으로 밥그릇의 바닥을 박박 긁으며 '밥그릇인가, 독그릇인가'라고 묻는 것과 무엇이 다른가?

녹즙기 역시 채소와 과일을 갈아서 그 생즙을 짜내는 것이 목적이지 기어끼리 서로 비벼서 쇳가루가 떨어지도록 하는 게 목적이 아니다.

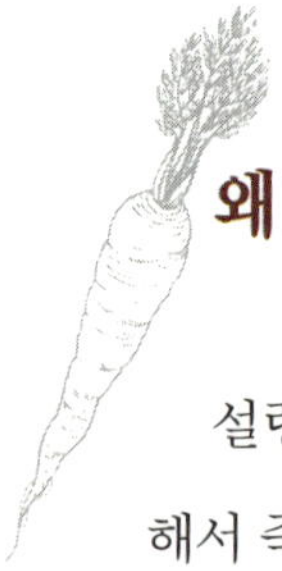

왜 그들은 우리를 겨냥했는가

설령 쇳가루가 나온다 하더라도 사람은 그 정도의 쇳가루를 먹는다고 해서 죽지 않는다. 몸에 아무런 영향을 미치지 않는다. 이것은 매우 중요한 얘기다. 아마 기인奇人들이 등장하는 TV 프로그램에서 쇠를 먹는 사람을 보신 분들이 계실 것이다. 심지어 자전거를 그 자리에서 부셔서 먹는 사람도 있는데 그렇다고 해서 그들이 바로 그 자리에서 죽지도 않았다.

철분은 우리 몸속에 필요한 미네랄 영양소 중의 하나로, 날마다 우리가 음식물을 통해 섭취하고 있다. 소도 자신의 몸속에 철분이 부족하면 축사의 쇠기둥이나 쇠파이프를 핥아 먹기도 한다.

그 보도가 나갈 당시에 우리 엔젤녹즙기의 기어는 니켈크롬으로 만들었는데 크롬은 우리 몸속에서 혈액을 만드는 아주 중요한 영양소이지 독이 아니다. 만약 니켈크롬이 독이라면 뼈가 부러졌을 때 뼛속에 박는 철심은 어떻게 사용할 수 있었겠는가? 뼈가 부러지면 스테인리스로 된 심을 박아서 뼈가 붙을 때까지 기다리기도 한다. 만약 이 스테인리스가 우리 몸에 독이 된다면 심을 박는 즉시 살이 금방 썩어버리지 뼈가 붙겠는가? 또한 치과 치료재로 쓰이는 산플라티나도 마찬가지다. 크롬을 함유한 니켈의 합금인 이것으로 치아를 씌운 채 평생 동안 음식을 씹어 먹지만 그 독으로 죽었다는 사람들은 없다. 물론 크롬이 염산에 녹아서 염화크롬이 되면 그것은 중금속이므로 치명적인 독이 된다. 그러나 어느 누가 녹즙을 염산에 녹여 마시겠는가? 상식에도 없는 얘기를 마치 사실인 양 꾸며서 보도하는 것이 과연 기자로서 자격이 있는 것인지 심히 의심스러울 수밖에 없었다. 한탄해봤자 이미 엎질러진 물이요, 땅에 떨어진 꽃이었다.

회사에는 고객들의 항의와 비난 전화가 빗발쳤고, 반품이 줄을 이었으며 대리점들은 영업을 중단하겠다고 나섰고, 하청업체들도 작업을 중단하여 모든 기능이 올 스톱되고 말았다. 그야말로 쓰나미가 몰려온 것 같았다. 나 또한 악덕기업인으로 낙인찍혀 있었다. 그 파장은 우리에게만 온 것이 아니었다. 모든 녹즙기 업체, 녹즙기를 제작하고 판매하는 업체, 건강식품을 파는 업체들도 모두 문을 닫아야 했다. 녹즙의 재료가 되는 생채소를 재배하는 농가도 마찬가지였으며 녹즙과 관련된 수많은 건강동호회도 활동을 멈췄고, 많은 식품업체들도 큰 피해를 입거나 문을 닫는 등 엄청난 손실을 입어야 했다.

이때 모종의 음모설을 비롯한 여러 가지 루머가 난무했지만 이미 소용없는 일이었다. KBS를 대상으로 소송을 하려고도 했지만 사실상 이겨봐야 아무런 이득이 없는 일이었다. 재판을 해서 이겨도 회사는 문을 닫고 없어졌을 것이며 보상금을 받아도 몇 푼 되지 않을 것이었다.

협력업체들의 배신과 회사의 부도

결국 회사는 문을 닫아야만 했다. 당시 150개의 협력업체와 거기에 종사하는 직원들만 해도 450명이나 되었지만 보도가 나간 7월 25일 이후 매출이 뚝 끊기면서 모두가 어려움을 겪었다.

나는 회사를 경영하면서 단 한 푼의 은행 채무도 지지 않았다. 당시에 3개월짜리 어음을 끊어서 회사를 운영했는데 매출은 끊겼지만 종업원의 급여와 협력업체 납품대금은 모두 갚아주었다. 그만큼 협력업체들에게 빚진 것이 없었다. 나와 아내는 어떤 일이 있더라도 회사를 꼭 살려내고 싶었다. 협력업체들도 엔젤을 꼭 살려야 한다며 우리를 돕겠다고 나섰다. 너무나 고마운 마음에 이들을 굳게 믿고 당장 내 코가 석자인 상황에서도 자금 사정이 부쩍 어려워진 그들을 지원해주었다. 그때는 매출이 거의 끊기다시피 했기 때문에 물건을 납품받지 않았고 어음을 발행할 이유도 없었지만 협력업체들에게 물건을 납품 받은 것처럼 어음을 발행해서 도와주겠다고 했다. 그들은 납품하지 않은 어음을 받아가서 그 돈으로 엔젤의 어음을 한 달 정도는 막아줄 테니 엔젤도 전 재산을 동원하여 나머지 어음을 막아보라고 부탁했다. 당시 엔젤의 어음은 현금처럼 통용되었다. 그러나 협력업체들의 말을 너무 믿은 것이 잘못이었다.

그들은 우리가 도와주려고 발행한 어음을 할인해서 사용하면서도 엔젤을 도와주지 않았다. 할 수 없이 급한 대로 우리는 개인 집과 공장 등을 은행에 담보로 맡겨가며 어음을 막다가 결국엔 부도를 내고 말았다. 그때 내 괴로움과 상심은 말할 수 없이 컸다. 내가 사업에 대한 경험이 많고 모진 풍파를 헤쳐 왔다면 그렇게 쉽게 무너지지는 않았을 것이다. 우리 부부가 마음이 모질지 못하고 경험이 부족했던 탓이었다. 이 일로 어찌나 큰 충격에 빠졌는지 식음을 전폐하고 삶의 모든 의욕을 잃었다. 아내는 기업도 잃고 남편도 잃을까 노심초사하며 나에게 말했다.

"당신이 옛날에 심장병으로 죽을 고비를 겪었을 때도 살아났는데 하나님이 무심하시지 않을 거예요. 당분간 사업에서 손을 떼고 한 1년 정도 쉬면서 마음을 가다듬고 힘을 기르세요."

그러면서 아내는 자식들이 있는 미국으로 함께 갈 것을 권했다. 심신이 지칠 대로 지친 나는 협력업체들을 모아 놓고 회사의 진로를 함께 의논했다. 협력업체들은 내가 미국에 가서 1년 정도 요양하는 동안에 자신들이 힘을 합쳐 회사를 잘 일궈놓겠다며 법인대표 도장과 회사의 남은 재산을 위임해 달라고 했다.

그때 우리는 이유 여하를 막론하고 협력업체들에게 어음을 많이 발행했었기에 사실상 그 빚을 다 갚을 능력이 없었다. 세상을 너무 순진하게 살았던 것 같다. 그동안의 내 인생을 돌아보니 너무나 안타깝고 허무한 마음이었다. 조국에 대해서도 심한 배신감을 느꼈다. 나는 한 번도 이 사업이 내 개인의 이익만을 위한다는 생각을 해 본 적이 없었다. 국민건강을 위해서 국가가 해야 할 사업을 내가 대신한다고 생각했었다. 특히 이 사업은 전 세계에 널리 보급해야 할 중요한 사업이었고, 엄청난 국익이 예상되는 사업이기도 했다. 그래서 이런 식으로 무너뜨렸다는 사실이 야속하기만 했다. 나는 하나님께 눈물로 기도했다.

'하나님, 어떻게 되는 것입니까? 제 힘으로는 이 사업을 지킬 수 없는 것입니까? 길을 가르쳐주십시오. 제가 심장병을 이기고 다른 사람들의 생명과 건강을 구해낸 것처럼 하나님께서 길을 가르쳐주시면 또 할 수 있습니다.' 기도를 하고 나니 마음이 더없이 평안해짐을 느꼈다. 나는 남을 탓하거나 원망하지 않고 지금의 이 모든 시련을 기꺼이 받아들이기로 했다. 그래서 협력업체들의 말을 또 믿어주었고, 법인도장과 회사의 모든 재산을 그들에게 위임해 준 후에 미국으로 가는 비행기에 올랐다.

신은 때로 당신의 영광을 보여주기 위해서 시련을 허락하시기도 한다. 그래서 나에게도 큰 시련이 찾아온 것이다. 그러나 시련은 오히려 나를 강하게 단련시켰고, 새로운 세계에서 새로운 사람들을 만나 서로의 희망을 이야기하게 했다.

미국에서의 새로운 소명

LA공항에 도착하니 그 사이에 회사는 완전히 공중분해가 되어 있었다. 우리 회사의 위임을 받은 협력업체들이 앞을 다투며 회사의 재산을 닥치는 대로 실어가고, 일부 큰 협력업체 몇 곳은 엔젤녹즙기의 특허와 상표, 금형 등을 모두 그대로 가져가서 자기들 맘대로 녹즙기를 만들어 팔기 시작했다. 회사는 사라졌어도 여전히 제품을 찾는 고객들이 많았기 때문에 그들은 KBS의 보도가 오보라면서 계속 물건을 만들어 팔았다. 뉴스 보도 이후에 국내의 모든 녹즙기와 주서 시장이 죽은 상황에서도 예전에 쌓아놓았던 신뢰 덕분에 엔젤녹즙기는 그나마 잘 팔려나가고 있었다.

우리 부부는 한국을 떠났지만 이 모든 것이 하나님의 뜻이라 믿고 더 이상의 원망도 미련도 없었다. 나와 아내는 미국에 도착하자마자 가까운 곳에 있는 작은 한인교회를 찾았다. 교회에 나가자 목사님과 신도들이 엔젤녹즙기 사장 부부가 왔다며 따뜻하게 반겨주었다. 비록 회사가 부도나서 도망치듯 한국을 떠나왔지만 그 문제에 대해서 아무도 묻지 않았다. 당분간 우리는 미국 생활에 적응하기 위해서 열심히 교회에 나가서 여러 교우들과 교류했다. 미국의 교회는 안식일이면 많은 신도들이 참석하는 반면에 저녁 예배에는 한국처럼 신도들이 많지 않았다.

그러던 어느 날 한인교회 목사님이 한 가지 제안을 냈다.

“사장님, 우리가 저녁 예배 시간에 건강세미나를 하면 어떻겠습니까? 사장님께서도 천연치유 건강법에 관한 지식이 많고 경험이 많으시니 사람들에게 건강세미나를 하면 몸이 아픈 사람들이 많이 올 것 같습니다만…….”

"좋은 생각입니다. 그렇게 하신다면 제가 있는 힘을 다해 돕겠습니다."

그리하여 금요일 저녁 예배 시간에 건강세미나를 열기로 했다. 교회에서 건강세미나가 열린다는 소문이 한인사회에 알려지면서 종파를 초월해 매주 금요일 저녁마다 작은 교회에 사람이 가득 찰 만큼 모여들었다. 나는 이 건강세미나를 진행하면서 또 다른 소명감과 함께 미국에 온 보람을 느끼기 시작했다. 건강세미나는 그 규모가 점점 커져서 당시에 유명했던 건강 전도강사들도 참석하여 강의를 했다.

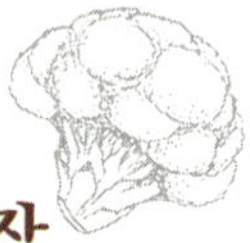

의미 있는 시작

건강세미나는 이름난 강사들이 강의를 하고 세미나에 참석하는 사람이 늘어나는 등 갈수록 활기를 띠었지만 강의를 하는 것만으로는 점점 한계가 느껴졌다. 그래서 내가 목사님과 신도들에게 한 가지 제안을 했다.

"강의만 듣는 것으로는 귀만 즐거울 뿐이고, 실제로 병을 앓고 계신 분들께는 현실적으로 도움이 되지 않는데, 강의대로 직접 실천하는 프로그램을 만들어 이 분들을 낫게 하는 것이 중요하지 않겠습니까?"

그러자 목사님이 말했다.

"그럼 우리 교회가 전도 차원에서 수련원을 마련할 테니 사장님이 지도해 주시는 게 어떨까요?"

"그게 좋겠습니다. 그렇게 해 주신다면 저희들도 시간을 내서 진행하겠습니다."

그렇게 해서 우리는 환자들을 위한 수련원을 만들기로 결정했다. 먼저 온천의 한 호텔을 빌려서 질병을 앓고 있는 환자들을 수용하고, 강의와 더불어서 한국에서 환자들에게 적용했던 레몬 관장과 생즙을 먹는 생즙 디톡스 프로그램을 만들었다. 이렇게 계획을 세운 후 우리는 수소문 끝에 LA 오렌지 카운티에서 1시간 30분 거리에 있는 데저트 핫 스프링스(Desert Hot Springs)의 사하라 온천을 임대하는 데 성공했다.

이 온천은 시설이 매우 좋았고 일반 고객들을 위한 블록과 단체나 장기 임대를 원하는 고객들을 위한 블록이 따로 마련되어 있었다. 우리는 장기 임대를 할 수 있도록 구분된 블록 전체를 다 빌렸는데 방이 여러 칸 있는 데다 목욕하는 시설과 강당도 따로 있고, 녹즙을 짤 수 있는 조리공간도 있어서 우리가 교육을 하는 데 그야말로 안성맞춤이었다. 이 수련원에서 매달 한 번씩 15일 프로그램을 실시하기로 했는데, 생각과 달리 첫 번째 교육에는 신청자가 아쉽게도 교인 몇 명과 관절염을 앓고 있는 단 한 명의 환자뿐이었다. 나와 아내는 대가를 받지 않고 순전히 자원봉사를 하기로 한 것이었지만 참가자가 한 명 뿐이어서 솔직히 맥이 풀렸다. 하지만 우리는 이 환자에게 최선을 다하기로 했다.

이 관절염 환자는 이화여대 약학과를 졸업하고 서울대병원에서 수년 동안 약사로 근무했던 여성으로 미국에 이민 온 지 25년 정도 되었다고 했다. 이분은 류마티스성 관절염이 얼마나 심한지 걸음을 걷지 못해서 휠체어에 의존하고 있었다. 발바닥 밑의 뼈와 관절에 주먹만한 혹이 달려 있었는데 통증이 매우 심했다. 게다가 손가락도 비틀어진 데다가 온몸의 관절이 울룩불룩하게 부어서 움직이기가 매우 힘들어 보였다. 간신히 일으켜 세워서 걷게 했더니 무릎에서 덜그럭거리는 소리가 났다. 2주 동안의 프로그램이 끝나자 이 류마티스성 관절염 환자에게 기적과 같은 일이 일어났다. 들어올 때는 분명히 걷지를 못해서 휠체어를 타고 왔는데 프로그램이 끝나고는 휠체어 없이 자기 발로 걸어서 나간 것이다. 이러니 사람들이 얼마나 놀랐겠는가? 이 관절염 환자가 우리 천연치유 프로그램에 참여해 2주 만에 나았다는 소문이 퍼지자 금새 몇 십 명의 사람들이 몰려들었다.

기적 같은 생즙의 효과

나 또한 중증 관절염 환자가 완치되어서 걸어 나가는 것을 보고 깨달은 바가 무척 컸다. 그전에도 퇴행성 환자들을 회복시킨 경험이 있지만 한국에서의 환자들은 대개 빨라야 3개월, 늦게는 6개월까지 걸려야 완치가 되었었다. 단지 차이가 있다면 한국에서는 방법을 환자들에게 가르쳐 주면 본인들이 집으로 돌아가서 스스로 했었고, 미국에서는 2주 동안 함께 기거하면서 집중적으로 지도해 주었다는 점이다. 즉, 가르쳐준 것을 배워서 집으로 돌아가서 혼자 하는 것보다는 함께 생활하면서 집중적으로 실시하면 그 효과가 훨씬 뛰어나다는 것을 직접 확인했다. 프로그램의 효과는 생각보다 놀라웠다.

미국에 살고 있는 30대 후반의 한국 여성이 우리 프로그램에 참가했는데 이 여성은 당시 백납병白蠟病에 걸려 얼굴이 흰 종잇장 같았다. 백납병은 얼굴뿐만 아니라 눈썹까지도 하얗게 변하여 현대 의학으로는 손을 쓸 생각조차 못하는 불치병이다. 현대 의학에서는 이 백납을 피부병으로 판단하지만 사실 이것은 피부병으로 판단하여 해결할 문제가 아니다. 그녀는 자신의 병 때문에 바깥출입도 못하고 너무나 괴로워했다. 이 여성이 수련원에 찾아와 프로그램대로 따라하면 고칠 수 있느냐고 묻기에 참여하다 보면 원인을 알 수 없는 많은 병들이 치료되는 경우가 많으니 한번 도전해 보자고 했다.

백납병 환자의 놀라운 치유

프로그램을 시작한 지 5일째 되던 날 아침, 그녀의 눈썹이 까맣게 변해 있는 것이 아닌가? 얼굴은 종잇장처럼 흰데 눈썹이 까맣게 변하니 얼마나 뚜렷하게 보였겠는가? 게다가 정작 본인은 눈썹 색이 변한 사실조차 모르고 있었다. 같이 교육을 받던 사람들이 알아보고는 놀라서 얘기를 해주니 그제야 뛰어가서 거울에 자신의 얼굴을 비춰보고 눈썹이 까맣게 변한 사실을 알게 되었다. 함께 교육을 받던 사람들이 그녀에게 축하한다며 박수를 쳐주며 즐거워했다. 그 다음날부터는 한쪽 볼도 붉게 변하기 시작했고, 14일째 되던 날에는 거의 정상적인 피부를 되찾았다. 우리는 프로그램을 마치고 기념사진을 찍었다. 교포뿐만 아니라 암에 걸린 미국인 부부도 프로그램에 참가해서 놀라운 효과를 봤다. 핫 스프링스 수련원의 명성은 한국인들뿐만 아니라 현지인들에게도 점점 더 널리 알려지고 있었다.

당시에 미국인들은 밀싹(Wheat grass)즙을 주로 먹었는데 항산화 효과가 뛰어나고, 게르마늄과 비타민 C의 함량이 높아서 이 밀싹즙도 건강에 매우 좋은 식품이다. 보리싹이나 민들레 등의 겨울을 이긴 식물도 마찬가지다. 미국인들은 보리싹(Barley green)은 즙으로 먹지 않고 가루로 만들어 먹고 있었다. 이처럼 겨울에 얼어 죽지 않는 식물들은 대부분 특수한 영양소를 지니고 있다. 그래서 우리는 이른 봄에 겨울초를 먹는 것이다.

피부암이 치료된 언니의 눈물겨운 설득

우리 부부는 한국에서의 쓰라린 기억을 잊고 새롭게 시작된 의미 있는 생활에 점차 적응하고 있었다. 한국에서는 사업 운영 때문에 정신없이 살아오느라 제대로 하지 못했던 공부도 하고 환자들을 돌보면서 많은 경험을 쌓아갔다.

교회에서는 더 많은 환자들을 모으기 위해 미주지역 신문과 방송에 광고를 했는데 한 번은 심한 루푸스에 걸린 한 중년 여성이 이 광고를 보고 우리가 운영하는 프로그램에 참여했다. 오렌지 카운티에 있는 한 교회 목사의 부인인 그녀는 루푸스가 어찌나 심했던지 피부에 반동현상까지 나타나 사람들이 보면 놀라 도망갈 정도였다. 피부의 반동현상이란 약물 등을 복용하다가 중단할 때 진물 등이 심하게 나오는 현상을 말한다. 그래서 그녀는 낮엔 사람들의 눈에 띄지 않으려고 밤에만 외출을 했고 일부러 목욕도 사람들이 없는 시간대에 가서 했다고 한다. 그녀 역시 프로그램을 시작한 지 약 3주가 지나자 피부가 아물었고, 두세 달이 지나니 피부암이 완전히 사라지면서 피부가 얼마나 깨끗해졌는지 모른다. 그녀는 자신의 피부

질환이 완치되어 너무 기뻐하면서 중증 당뇨를 앓고 있는 자신의 여동생에게 전화해서 우리 수련원에서 치료받을 것을 강권했다. 프린스턴 대의 교수로 있던 그녀의 여동생은 당뇨가 매우 심했는데 인슐린 주사를 하루에 두 번씩 맞고도 당수치가 250~300㎎/㎗에 이르는 중증 환자였다. 하지만 이 교수는 중증 루푸스가 나은 언니의 모습을 직접 눈으로 보고서도 우리 프로그램을 믿으려 하지 않았다. 특히 교수의 두 남동생이 모두 의사였는데 이 동생들이 극구 반대하고 있었다. 우리 프로그램에 참여해 루푸스를 완치한 그녀는 울면서 남동생들을 설득했고, 동생들 또한 큰누나의 병이 나은 것을 목격한 데다 둘째 누나의 당뇨병 역시 현대 의학으로는 방법이 없으니 더 이상 반대하지 못하고 물러났다. 그러나 간신히 허락을 받아낸 그녀가 여동생을 데리고 우리 수련원에 오기 위해 비행기를 타려고 공항까지 왔는데 막상 의사 남동생들의 생각이 바뀌어 공항까지 누나들을 막으러 쫓아왔다. 누나 같은 중증 당뇨 환자가 거기 가서 과일주스를 먹으면 그 자리에서 죽을 수도 있다며 절대 가지 말라고 했다. 또다시 언니는 동생들에게 자신을 제발 믿어달라며 눈물로 설득했고, 결국 우리 수련원으로 여동생을 데려오는 데 성공했다.

중증 당뇨를 극복한 여교수

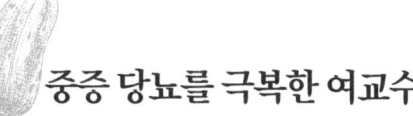

동생들의 만류에도 불구하고 언니를 따라 힘겹게 우리 수련원에 입소한 여교수에게는 당뇨 외에도 문제가 많았다. 1년 전에 넘어지면서 팔이

부러졌는데 당뇨가 너무 심해서 수술도 하지 못한 상태였다. 수련원에 오기 전에 병원에 가서 검사를 받았는데 넘어지면서 부러졌던 팔이 수술을 하지 못해 썩기 시작했으니 팔을 자를 수밖에 없다고 의사가 말했다. 하지만 혈당 때문에 무서워서 그 수술마저 하지 못하고 우리에게 온 것이다.

마침내 프로그램은 시작되었고, 그녀에게 모든 인슐린 주사를 끊고 아침에는 배즙을 먹도록 했다. 배즙을 받아든 여교수는 나를 위에서 아래로 훑어보았다. 마치 '이 사람이 도대체 당뇨에 대해 알기나 하는 건가?' 하는 눈치였다. 그러고는 "저는 제 방에 가서 마시겠습니다"라는 말을 남긴 채 배즙을 들고 방으로 가버렸다. 이틀째 아침에도 배즙을 건넸더니 역시 자신의 방에 가서 마시겠다며 배즙을 들고 사라졌다. 다른 분들은 생즙을 받는 즉시 그 자리에서 맛있게 마시는데 혼자서만 자신의 방에 가서 마시겠다며 생즙을 들고 사라졌다. 아무래도 수상한 마음에 같이 봉사하시는 분에게 한번 따라가 보라고 했다. 뒤따라가서 그녀의 방문을 여는 순간 아니나 다를까 변기에 배즙을 버리고 있는 모습을 발견했다.

그 다음날 아침 나는 여교수에게 배즙을 주며 "오늘은 여기서 마시십시오. 당 문제는 전혀 걱정 안하셔도 됩니다. 서울의 모 대학 총장 부인께서도 당뇨합병증으로 뼈만 남은 상태에 전신마비로 말도 전혀 못하시는 데다 눈은 장님이 되신 분인데 맨 먼저 도전한 것이 바로 배즙이었습니다. 그분은 2개월 후에 신문도 읽으시고 전화도 잘 받으시며 혼자서 시장에 가서 장도 봐 오실 정도로 회복이 되셨습니다"라고 말을 하니 그제야 하는 수 없다는 듯이 그 자리에서 배즙 한 컵을 다 마셨다. 그러고는 혹시 자신의 몸에 문제가 생기지나 않을까 노심초사했다. 그러나 별 문제 없이 그날이 지나가자 여교수는 지금까지 갖고 있던 당뇨에 대한 생각을 서서히 바꾸는 듯한 모습을 보였다.

대부분의 당뇨 환자들은 현대 의학이나 당뇨학교에서 배운 대로 당이 높은 음식은 절대로 먹어서는 안 된다고 알고 있다. 또한 과일주스를 마시면 순간적으로 혈당이 올라가기 때문에 마시기를 꺼려한다. 의사들도 금방 핏속으로 흡수되는 과당은 위험하다며 절대 먹지 못하게 한다. 그러나 이렇게 치유 목적으로 단식을 하면서 마실 때는 다르다.

내가 이러한 논리로 설득하자 교수는 제공하는 과일주스를 거리낌 없이 마셨다. 그리고 입소한 지 나흘쯤 지나자 인슐린 주사를 하루에 두 번 맞고도 250~300㎎/dℓ이던 혈당수치가 인슐린 주사를 모두 끊고도 180㎎/dℓ으로 뚝 떨어졌다. 일주일 후에는 매일 8컵 이상의 과일즙을 마시면서 100㎎/dℓ이하를 유지했다. 그 후 줄곧 당이 정상으로 조절되고 있음을 확인했고, 그렇게 성공적으로 프로그램을 마친 후에 콧노래를 부르며 집으로 돌아갔다.

퇴소 후 근황이 궁금하여 한 달이 지나서 전화를 했더니 예전에는 자기 집 앞 공원을 3분의 1도 못 걸었는데 오늘은 한 바퀴를 돌았고, 예전에는 남편이 자신보다 더 잘 걸었지만 이제는 본인이 더 잘 걷는다며 즐거워했다. 그러고 나서 또 두 달 정도가 지나 다시 전화를 했는데 이번에는 전화를 받지 않는 것이었다. 나는 혹시 잘못된 것은 아닌가 하여 몹시 걱정했는데 나중에 확인해보니 그때는 파마를 하느라 전화를 못 받은 것이라며 깔깔깔 웃었다. 이 교수는 집에 돌아가서도 매일 생즙을 먹으면서 우리가 시킨 대로 건강관리를 아주 잘했고, 그 결과 극심한 당뇨로 절망 속에 빠져 있던 그녀는 핫 스프링스의 프로그램과 생즙을 통해 새로운 인생을 되찾았다. 지금도 '언니의 눈물 어린 권유는 나를…….'로 시작되는 그녀가 정성 들여 써서 보내온 감사의 편지를 자주 읽곤 한다.

두 달 만에 새 삶을 찾은 60대 여집사

젊어서 몹쓸 병을 앓아 막다른 골목까지 가본 데다가 녹즙기 사업을 하면서 환자들의 완치를 도왔던 경험이 많았기 때문에 미국에서 환자들을 돕는 것에 자신감이 있었고 실제로도 기적 같은 일들이 많이 일어났다.

우리 핫 스프링스 수련원에는 한국에서 고등학교 교사를 하다가 미국으로 이민와서 유치원 원장을 지낸 교회 수석집사인 지윤아 선생이 자원봉사자로 일하고 있었다. 내게 교육을 받은 지윤아 선생은 우리 수련원의 프로그램에 대한 이해가 깊고 환자 관리에도 뛰어나서 우리 부부가 한국으로 돌아온 후에도 미국에서 프로그램을 계속 이어가며 현재까지도 한국과 미국을 오가며 환자들을 돌보고 있다.

하루는 우리와 함께 일하는 한인교회에 60대 중반의 여집사님이 찾아왔다. 이분은 몸에 뾰두라지가 났는데 아무리 약을 발라도 낫지 않았다. 여러 병원을 다녀봤지만 의사들은 금방 낫는 병이라며 걱정할 필요가 없다는 얘기뿐이었다. 그러나 한 달 정도 지나자 뾰두라지가 작은 토마토만큼 커졌고 빨리 큰 병원으로 가 보시는 게 좋겠다고 했더니 가까운 곳에 있는 대학병원에 가서 진찰해 본 결과 근육암이라는 진단을 받았다. 근육암은 매우 빨리 자라기 때문에 살아남는 사람이 거의 없을 정도로 무서운 병이다. 사색이 된 여집사님은 병원에서 수술을 해야 한다고 하는데 어떻게 하면 좋겠냐고 우리에게 물어왔다. 그러자 지윤아 선생이 말했다.

"집사님이 제 자신이거나 우리 가족이라면 절대 수술하지 말라고 할 거예요. 일단 수술을 했다 하면 항암치료를 할 것은 뻔하니까요!"

그러나 이런 상황에서 천연치료를 했다가 상태가 좋아지지 않으면 원망이 돌아올 수 있기 때문에 수술을 하라거나 말라거나 하는 얘기를 직접적으로 하기는 힘들다. 그 후 집사님은 한인 의사에게 결국 수술을 받았다. 수술하기 전에 의사가 항암치료는 할 필요가 없을 것 같다고 하기에 수술을 받기로 결정했다는 것이다. 하지만 수술한 지 사흘이 지나자 상태가 악화되었고, 병원에서는 결국 항암치료를 했다. 그 후에도 7번의 항암치료를 더 받고 나서 우리에게 찾아와 수술로 움푹 파인 자리를 보여주며 수술한 그 자리에 또 뾰두라지가 난다는 것이었다. 우리는 빨리 병원에 가서 다시 검사해 보시라고 말했고, 병원에 다녀온 집사님은 울면서 전화를 걸어왔다.

"수술을 하지 말 걸 그랬어요. 의사가 항암치료도 더 이상 해주지 않고, 평소 먹고 싶었던 것 많이 드시면서 편안하게 살다 가래요."

사형선고나 다름없는 의사의 얘기에 집사님은 울음을 그칠 줄 몰랐다. 그 심정이 어떠했겠는가? 의사들도 근육암이 얼마나 무서운 병인지 누구보다 잘 안다. 보나마나 그 집사님도 근육암이 빠르게 온몸으로 전이되어 더 이상 치료에 의미를 가질 수가 없었을 것이다. 나는 그래도 마지막으로 한의원을 몇 군데 찾아가 보라고 했다. 성격이 까다로운 환자들은 나중에 한의사에게도 한 번 가보지 못한 것을 후회할 수도 있기 때문이다. 결국 한의원에서도 치료가 불가능했다. 그제서야 집사님은 우리 프로그램에 참여하게 되었고 생즙으로 깨끗이 치료했다. 그 사이에 조그만 뾰두라지는 처음의 작은 토마토 크기만큼 커졌었는데, 한 달 정도를 프로그램에 따라 생즙을 먹고 나니 그 크기가 1.5cm 정도로 작게 줄어들더니 두 달이 지나자 완전히 없어졌다. 역시 기적 같은 일이 일어난 것이다. 새 삶을 얻은 집사님은 매우 기뻐했고, 매일처럼 우리 수련원에 나와서 열심히 자원봉사까지 해주셨다.

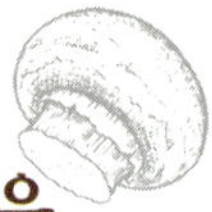

황제다이어트가 무서운 이유

어느 날 우리 수련원에 건장한 한 남자가 불쑥 찾아오더니 여기서는 환자들을 어떻게 치료하느냐고 물었다. 여기서는 건강을 지키는 방법을 가르쳐 줄 뿐이라고 대답하자 잠깐 얘기를 하고 싶다며 이것저것 질문을 하는 사이에 앞서 근육암을 극복한 여집사님이 들어왔다. 여집사님은 그 남자를 보더니 깜짝 놀라셨다.

"아니, 닥터 리가 이곳에 웬일이야?"

그 남자는 여집사님의 근육암 수술을 집도했던 의사였다. 처음에는 자신이 의사라는 것을 숨기고 잠시 이야기만 하고 가려 했는데 자신을 알아본 집사님에게 들킨 것이다. 그 남자는 명함을 건네주면서 외과의사라고 정중히 자신을 소개했다. 의사는 자신이 수술한 암 환자가 죽기는커녕 다 나아버린 것이 상식적으로 도저히 이해가 되질 않아서 환자가 여기서 치료를 받았다는 말을 듣고 우리 수련원까지 직접 찾아왔던 것이다. 또한 병원 근처에 트로피를 만드는 사람이 있었는데 그 사람도 앰뷸런스에 여러 번 실려 갔지만 우리 프로그램에 참여한 이후로 많이 좋아졌었다. 그 사람 또한 이 의사와 친분이 있는 사이인데 우리 수련원에서 치료를 받고 좋아졌다는 얘기를 들었다는 것이다. 처음에는 잠깐만 시간을 내달라던 의사는 자리를 뜰 줄 몰랐고, 대화를 나눈 지 3시간이 지나서야 이렇게 말했다.

"마지막으로 질문 하나만 더 하고 가겠습니다."

"뭡니까?"

"혹시 고기만 먹는 황제다이어트를 아세요?"

"알고 있습니다."

"황제다이어트를 어떻게 생각하세요?"

그러자 지윤아 선생이 말했다.

"만약 황제다이어트를 하려거든 들어갈 관과 묏자리를 준비하고, 사잣밥도 준비해 놓고 하라고 하세요!"

이것은 매우 명쾌한 대답이다. 사람이 고기만 먹으면 탄수화물이 없기 때문에 살은 빠진다. 그러나 고기만 먹으면 몸속의 혈액은 산성으로 바뀌면서 끈끈해지고 그러면서 혈액 순환 장애를 초래한다. 게다가 저항력까지 떨어지면서 몸은 서서히 균형을 잃어간다. 이것이 바로 죽음의 길로 가는 것이 아니고 무엇이겠는가? 고기를 먹을 때 가장 우리 몸에 해로운 것은 피가 산성화된다는 점이다. 우리 몸속의 칼슘과 인의 비율은 2:1이어야 아주 건강한 약알칼리 상태가 된다. 그러나 고기나 생선, 흰 밀가루나 흰 쌀을 많이 먹으면 인燐이 자꾸만 늘어나서 칼슘과 인의 비율이 1:1이나 1:2가 된다. 그러면 우리 몸이 산성화되는 것을 막을 수가 없다. 이 설명을 들은 의사는 무릎을 탁 치며 말했다.

"당신들의 말이 옳습니다!"

그러면서 보다시피 자신이 건강한 편인데 살이 너무 많이 쪄서 사람들이 황제다이어트를 권하기에 직접 해보았다는 것이다. 황제다이어트를 시작하는 날 피검사를 해봤더니 정상으로 나왔고, 시작한 지 8일째 되는 날 피검사를 했더니 약간 산성으로 바뀌었으며 15일째 되는 날 피검사를 해보니 완전히 산성으로 변해버렸다고 한다.

"그때 어찌나 무섭던지 머리끝이 주뼛하게 올라가더군요. 그래서 황제다이어트를 당장 그만두고 원래 먹던 식습관대로 돌아갔습니다만, 고기만 먹었을 때 왜 그렇게 되는지 이유를 몰랐습니다."

나는 사람의 건강을 책임지고 있는 의사가 그 정도의 상식을 모른다는 사실에 속으로 경악을 금치 못했다. 이것은 영양학과 생리학의 기본적인 사실인데도 말이다.

삶의 마지막에서 희망을 만난 할머니

하루는 한 할머니가 소화액이 역류해서 췌장으로 들어갔는데 그것이 썩기 시작해서 혈당이 갑자기 300~600㎎/㎗ 사이를 왔다 갔다 하고, 약을 먹어도 조절이 안 된다며 자신과 같은 사람도 치료가 가능하냐고 물었다. 병원에서는 앞으로 5일밖에 살지 못한다고 하기에 관에 들어갈 때 입을 옷만 남겨놓고 나머지 옷과 구두, 살림살이는 모두 남에게 줘버렸다는 것이다. 그러면서 깨끗한 모습으로 관 속에 들어가기 위해서는 머리가 지저

분하면 안 된다는 생각에 미용실에서 머리를 하다가 우연히 우리 수련원에 대한 소문을 들었다고 했다. 나는 지금 당장이라도 들어오시라고 했더니 고혈압과 당뇨를 앓고 있는 친구가 한 명 있는데 같이 가도 되겠느냐고 묻기에 함께 오시라고 했다.

이튿날 할머니는 친구 분과 함께 왔다. 실제로 얼굴을 뵈니 너무나 형편없었다. 이 두 분은 한 달 동안 프로그램을 실시하기로 했다. 병원에서 앞으로 5일밖에 못 산다는 진단을 받았다는 할머니는 계획대로 열심히 교육을 받았고, 시간이 지날수록 혈당의 심한 높낮이가 사라지더니 3주가 지나자 당이 정상 범위 내로 떨어졌다. 급성췌장염과 당뇨가 거짓말처럼 사라졌다. 더 신기한 것은 평소에 뜨거운 물을 사용하면 손바닥이 헐었었는데 이 증상도 말끔히 없어졌다.

고혈압과 당뇨를 앓고 있는 할머니의 친구 분도 프로그램을 하는 동안 서서히 수치가 낮아지더니 한 달 후에 병원을 찾아가 검사한 결과, 고혈압과 당뇨가 사라졌다는 판정을 받았다. 이 할머니는 전직 대사의 부인으로 별명이 '치키타 할머니'였다. 할머니는 작은 강아지 한 마리를 키우고 있었는데 스페인어로 '치키타'는 작다는 뜻이라고 한다. 강아지가 워낙 작다 보니 동네 사람들이 작은 강아지를 키우는 할머니를 '치키타 할머니'라고 부르게 된 것이다.

치키타 할머니는 우리 수련원에 오기 전에 ○○○ 박사를 세 번이나 찾아가 교육을 받았다고 한다. 그러나 전혀 차도가 없었고, 그곳에서는 녹즙을 아예 먹지도 말라고 했다는 것이다. 여기 저기 아무리 다녀 봐도 병세가 호전될 기미가 없자 친구를 따라 우리 수련원까지 오게 되었고, 여기서 고혈압과 당뇨를 깨끗하게 치료했다. 치키타 할머니는 분한 마음에 ○

○○ 박사를 찾아가 여기는 세 번이나 다녔지만 안 나았고, 핫 스프링스에서는 한 달 프로그램을 해서 나았는데 왜 이렇게 좋은 녹즙을 먹지 못하게 했느냐며 회원들에게 자신의 사례를 알리겠다고 항의했다. ○○○ 박사의 교육을 받은 사람들은 동기회를 구성하여 운영하고 기수별 회원들끼리 서로 정보를 교환하며 친목을 도모하고 있다. 그러나 동기회 회장인 치키타 할머니가 이토록 흥분하며 이야기를 하니 많이 당황했던 모양이다.

수상한 고객들

그 다음 달 프로그램을 진행할 때였다. 두 남자가 매일같이 찾아와 우리가 프로그램을 어떻게 진행하는지에 대해 리포트를 쓰고 있었다. 그때가 앞서 소개한 백납병 환자가 교육을 받던 때였는데, 이 여성이 1주일이 지나서부터 변화가 오기 시작해 2주가 지나자 몰라보게 좋아지는 것을 지켜본 두 남자는 깜짝 놀랐고, 깊은 감명을 받은 나머지 그때서야 자신들이 여기서 어떤 프로그램을 진행하고 있는지 자세하게 리포트를 써 오라는 ○○○ 박사의 지시를 받은 사람들이라고 실토했다. 우리는 사실 이런 사람들이 있었는지조차 모르고 있었다.

그 사람들이 가고 난 후 며칠이 지나서 우리가 수련원으로 사용하고 있는 온천 건물의 여주인이 말하기를, ○○○ 박사 밑에서 일하는 사람에게서 전화가 왔는데 우리가 쓰는 이 수련원 건물을 자신들이 다 쓸 테니까 달라고 했다는 것이다. 당시에 ○○○ 박사는 의사인 데다 지명도도 높았지만 우리는 의사도 아니고 지명도도 없었기 때문에 당연히 ○○○ 박사에게 넘겨줄 거라 생각하고 그럼 어떻게 할 거냐고 여주인에게 물었더니 이렇게 대답하는 것이었다.

"아무리 내가 돈이 좋아도 지금 하시는 분들이 먼저 얻어서 사용하고 계시는데 이분들을 몰아내고 당신들에게 줄 수는 없다고 했어요."

여주인의 오빠와 올케 또한 심한 당뇨로 고생하고 있었고, 루푸스(Lupus)도 조금 있었는데 한국에서는 그렇게 치료를 오래 했지만 고쳐지지 않았던 것이 핫 스프링스에 와서 우리에게 교육을 받고 깨끗하게 나았었다. 아마도 여주인의 이런 결정에는 우리와의 인연이 한 몫을 한 것 같다.

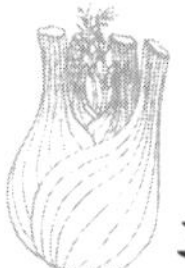

관절염으로 포기한 의사의 꿈을 되찾은 의대생

내가 2년간의 미국 생활을 접고 한국으로 돌아온 후에도 지윤아 선생은 환자들을 모아서 프로그램을 계속 진행했다. 지윤아 선생은 환자들을 관리하다가 의문이 생기거나 모르는 것이 있으면 항상 나에게 전화를 해서 물었고 또 힘이 달릴 때면 내가 직접 미국으로 달려가 도와주기도 했다. 이번 사례는 지윤아 선생이 교육했던 젊은 의대생의 이야기다.

로마린다 의대 졸업을 6개월 남기고 있다는 한 의대생의 어머니로부터 전화가 왔다. 참고로 로마린다 의대는 세계 7대 의대로 손꼽힐 만큼 유명한 의과대학이다. 이 학생은 졸업이 불과 6개월 밖에 남지 않았는데 관절염에 걸려 핀셋도 잡지 못하는 상황까지 악화되었다고 했다. 사실 손가락으로 핀셋도 잡지 못할 정도라면 의사로서의 생명은 끝난 것이나 다름없었다. 학생이 이렇게 고통스러워하는 것을 본 의대 교수가 약을 처방해줘서 계속 복용했는데 약을 먹을 때만 괜찮고 약기운이 떨어지면 다시 통증이 반복되더니 이제는 약을 먹어도 통증이 계속되었다. 상황이 이렇게 되니 학생은 계속 학교를 다니는 것 자체가 무의미하다고 느껴서 졸업을 6개월 앞두고 그만두려고 했다. 그래서 학생의 어머니에게 학생을 데리고 꼭 찾아오라고 말했지만 학생은 졸업이 6개월밖에 남지 않은 데다가 공부에도 아직 미련이 남아 있었는지 금방 찾아오지는 않았다. 그 안타까운 마음을 충분히 이해하고도 남았다.

지윤아 선생은 어머니에게 프로그램을 충분히 숙지시키고 일주일에 한 번씩 관장을 시켜주고, 생즙을 직접 짜 놓을 테니 일주일에 한 번씩 가져가서 냉동고에 넣어두고 학생에게 열심히 먹이라고 했다. 결과는 어떻게 되었을까? 놀랍게도 프로그램을 시작한 지 불과 두 달 만에 학생의 류머티즘성 관절염은 깨끗하게 나았다! 학생도 엄마도 병원에서도 교수들도 모두 놀랐고 처음에는 믿으려 하지도 않았다. 이렇게 해서 그 의대생은 무사히 학교를 졸업했고 현재는 의사가 되어 있다.

이외에도 치료 사례는 무궁무진하다. 이처럼 관장을 하고 생즙을 마시는 천연치유 프로그램은 인간이 앓고 있는 그 어떤 난치병에도 똑같이 적용되며 누가 하더라도 그 원리가 다르지 않다. 그래서 나는 오늘도 천연치유연구원을 통해 난치병을 앓고 있는 많은 사람들에게 이 건강법을 보급하고 있으며 한 사람이라도 더 많은 이들이 알게 되기를 희망하고 있다.

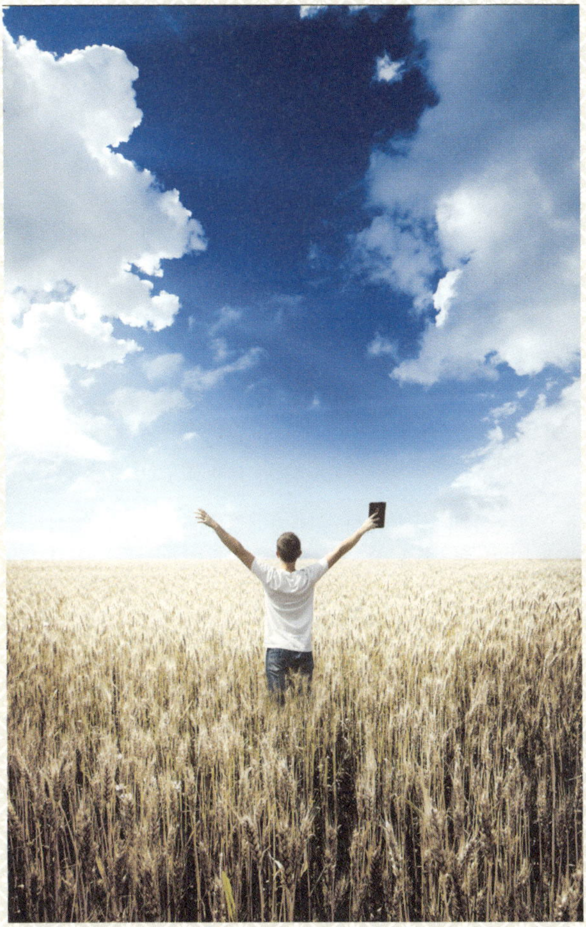

수기21

건강을 되찾은 사람들

풍부한 영양으로 피부 건강까지 / **호르몬과다분비성 피부발진 치료 후기**

박○○

첫 월경을 고통 속에 치른 후부터 나는 깨끗하고 맑은 피부를 꿈꾸게 됐다. 티 하나 없던 내 피부는 월경을 시작하면서 변해갔다. 다음 예정일이 다가오면 두드러기 같은 뾰루지가 하나둘 솟아나와 흉터를 남겼다. 처음에는 하나둘이던 것이 월경 횟수를 더할 때마다 조금씩 늘어나서 언제부터인가는 등 언저리를 뒤덮었다. 어쩌다 건드리기라도 하면 아프기도 했지만 깨끗한 피부 위로 돌출된 발그레한 발진은 없어진 다음에도 흉터를 남겼다. '나는 남들과 무엇이 그리 다르기에 이런 증세가 나타나는 것일까? 이제 나에게 깨끗한 피부는 상상할 수도 없는 걸까?' 이런저런 생각에 모든 것이 고통스러웠다.

이런 딸의 모습을 보다 못한 엄마는 한의원에서 약을 지어 아침저녁으로 달여 주셨고, 쓰디쓴 약을 참고 먹어보았지만 전혀 호전되는 기미가 나타나지 않았다.

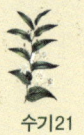

등 전체를 뒤덮은 발진으로 여름이면 조금이라도 파인 옷을 입지 못했고, 누군가 내 등이라도 두드릴 때면 짜릿한 아픔과 함께 수치스러움으로 얼굴이 붉어져 등을 친

사람과 얼굴을 붉히는 일이 많았다. 대중목욕탕은 사람이 없는 새벽이나 늦은 밤을 이용하여 되도록 사람을 피해 다녔다.

그것이 가져다주는 고통은 엄청난 것이었다. 외모에 대한 열등의식은 깊어만 가고 나를 숨길만한 것을 찾기에만 급급했으며 여름이 싫고 피부에 관한 말은 남 앞에서 거의 언급을 하지 않았다. 월경 예정일이 다가오면 참을 수 없는 불안감에 불면증까지 왔다. 사춘기가 지나면 괜찮아질 거라는 말에 위안도 삼아봤지만 결국 사춘기가 지난 후에도 증세는 변함이 없었다. 거친 피부와 우둘투둘한 감촉, 예민해져가는 신경 때문에 밝게 지내야 할 나의 학창시절은 고민과 걱정으로 얼룩지고 말았다. 피부과엘 다녀도 다닐 때만 잠시 좋아질 뿐, 처음 갔을 땐 화농성 피부염이라 하더니 나중엔 호르몬 과다분비로 인한 현상이라고 했다.

그렇게 몇 년의 세월을 보내고 결혼 적령기에 들어선 나에게 엄만 어디에서 듣고 오셨는지 녹즙으로 식이요법을 하면 체질도 바뀔 수 있다고 하더라며 푸른 채소를 정성으로 갈아 베보자기에 꼭 짜서 규칙적으로 마시게 해주셨다.

푸른 채소를 갈아 먹은 지 석 달쯤 되었을 때 '정말 이럴 수 있을까?' 하는 기적이 나에게 일어났다. 내 몸을 뒤덮던 발진이 현저히 줄어들고 흉터조차 조금씩 없어졌으며 피부는 몰라볼 정도로 깨끗해져 갔다. 녹즙을 먹은 지 7개월 남짓 되었을 땐 보통 사람들처럼 자유로이 대중목욕탕에 드나들 수 있었고 여름을 즐길 수 있었다.

결혼생활 9년째를 맞이하는 지금, 난 꺼내기도 싫은 옛 기억을 더듬어냈다. 다시 생각해도 고통의 시간이었다. 지금은 남편에게도 녹즙을 해주고 있지만 누구에게든지 녹즙을 마셔보라 권장하고 싶다.

약은 더 이상의 악화만을 막을 뿐이고, 설사 증상이 좋아진다 해도 다른 기능을 저하시킨다. 하지만 풍부한 영양으로 모든 기능을 정상적인 상태로 돌리는 것은 우리가 먹는 채소에서 얻는 것뿐이라는 생각에서 모든 분들에게 녹즙을 권하고 싶다. 음식으로 섭취할 경우 10%의 영양 흡수밖에 기대할 수 없지만 즙으로 섭취할 경우 90%의 흡수를 기대할 수 있기에 건강을 추구하고 염려하는 모든 분들에게 한번쯤은 실천해 보시길 권하고 싶다.

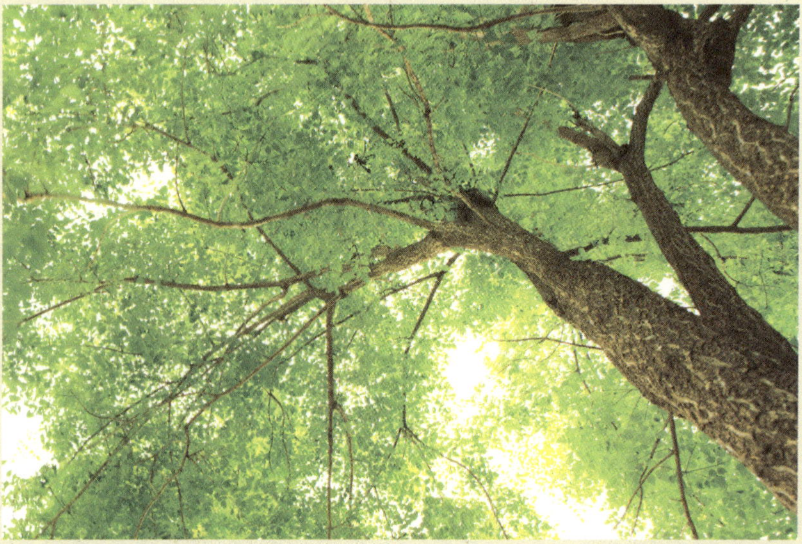

살아 있는 그대로를 마시는 것, 녹즙의 힘 / **류마티스성 관절염 치료 후기**

이인숙

언제부턴가 남편이 위궤양, 축농증, 변비, 대장염 등을 앓기 시작했다. 처음엔 가볍게 생각했는데 퇴근 후 집에 돌아오면 피곤하다며 누울 자리부터 찾고, 매사에 신경질적으로 변한데다 식사를 끝낸 지 채 5분도 되지 않아 화장실에 들락거리는 모습을 지켜보자니 슬슬 걱정이 되기 시작했다. 뱃속에서는 항상 부글부글 끓는 소리가 났고, 위경련이 시작되면 온 방을 굴러다니며 고통을 호소하기에 좋다는 약은 이것저것 다 써보았지만 그때뿐이었다. 그러던 어느 날, 녹즙에 관한 자료를 읽다가 양배추가 위점막과 위벽을 재생시켜 위궤양을 치료하는 데 효과가 좋다는 것을 알게 되었다. 그리하여 사과, 케일, 양배추, 감자 등을 섞어서 아침 식전과 저녁 공복 시에 한 컵씩, 매일 두 컵을 복용케 했다. 그렇게 두 달쯤 지나자 남편은 식사를 정상적으로 하기 시작했다. 2년 후 병원에 갔더니 구멍이 뚫려 있을 정도로 심했던 위궤양이 감쪽같이 없어져 담당 의사도 놀라움을 감추지 못했다. 병원과 약국을 제 집 드나들 듯 하던 남편은 감기 한 번 앓지 않고 한겨울에 내복도 입지 않을 정도로 건강해졌다.

그러나 남편이 건강을 회복한 기쁨도 잠시, 이번에는 내 다리와 손가락이 뻣뻣해지고 저려오기 시작했다. 병원에서 진단을 받은 결과 급성 류마티스 관절염이었다. 눈앞이 캄캄했다. 몸을 꼼짝할 수 없어 화장실도 엉덩이를 질질 끌면서 겨우 다녀올 수 밖에 없었고, 물 한 모금 마시는 것도 아이들과 남편의 도움 없이는 불가능했다. 말 그대로 산송장이었다. 남편은 집안일과 장보기, 아이들 뒤치다꺼

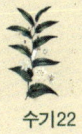

리까지 도맡아야 했고, 급기야 시어머니께서 오셔서 살림을 맡아 주셨다.

좋다는 약은 다 써봤지만 효과가 없어 마음을 고쳐먹고 남편처럼 녹즙과 자연식으로 체질개선을 시도해 보았다. 하루 6잔 이상 녹즙을 마시고 알로에 마사지까지 병행했다. 그렇게 4개월이 지나자 부기가 가라앉고 조금 걸을 수 있게 되었다. 지금까지 계속 녹즙과 식이요법을 병행한 결과 지금은 90% 정도 정상으로 돌아왔다.

살아 있는 그대로를 마시는 것, 녹즙의 힘이 이렇게 놀라운 것인지 남편에 이어 내 건강까지 되찾게 되면서 다시 한 번 깨닫게 되었고 좋은 녹즙기를 만들어 주신 이문현 회장님께 감사의 말을 전하고 싶다.

내 자신이 증거입니다 / **심장병 치료 후기**

장일휘

53세인 저는 감기로 인한 열에 의해 심장병이 생겼습니다. 가슴이 답답하고 숨이 차는 심근결혈로 한방, 양방 치료를 받아 잠시 호전되는 듯했으나 2년 뒤 병이 재발했습니다. 계단을 오르내릴 때면 숨이 차고, 다리에 힘이 없고 머리가 어지러운 등 심근결혈이 매우 심했습니다.

그러던 중 의사선생님이 엔젤녹즙기에 대해 설명해 주셨고, 그 말씀에 신빙성이 있다는 생각이 들어 녹즙 치료에 응했습니다. 의사선생님의 세심한 지도로 '녹즙 단식'이라는 것을 시작했는데 녹즙만 먹고 밥을 먹지 않으니 기운이 없는 듯했으나 별다른 이상은 없었습니다.

녹즙 단식과 관장 치료 결과 체중이 83kg에서 78kg으로 감량되었고, 녹즙 단식 후에 식사를 하기 시작하면서 40분 간격으로 마시던 녹즙을 하루 4차례로 줄여 계속해서 마셨습니다. 40여 일 치료를 하며 하루하루가 달라지는 것을 몸소 느꼈습니다. 정신이 맑아지고 체력이 상당히 보강되어 5층을 오르내려도 그전처럼 숨이 차지 않았습니다. 또 아침에 운동을 하며 2시간씩을 걸어도 힘든 줄 몰랐고, 제법 무거운 물건을 들고도 계단을 오르내릴 수 있게 되었습니다. 예전 같으면 상상도 못할 일이었습니다.

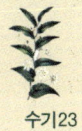

녹즙 치료 결과 이와 같이 호전되어 저의 기쁨은 이루 말할 수가 없습니다. 이번 경험으로 저는 녹즙 치료에 대해 더욱 큰 믿음을 가지게 되었습니다. 치료기간 동안 두 번 정도 감기에 걸렸었지만 열이 나는 증상은 없었고, 마지막 감기에 걸렸을 때는 잠깐 열이 났었지만 녹즙으로 모두 해결되어 심장병도 앓지 않았습니다.

지금까지 40여 일이나 약을 복용하지 않았지만 아무런 이상이 없고 컨디션도 아주 좋습니다. 얼마 전 심전 검사에서는 심근결혈이 깨끗이 없어졌다는 결과를 받았습니다.

녹즙 치료는 질병에 대한 저항력을 강화하고 체력을 증강하는 데 더없이 좋은 방법입니다. 추천할만한 가치가 있다고 생각되어 이 글을 적는 바이니 저와 같이 병마에 시달리는 많은 분들이 이 녹즙 치료로 효과를 보았으면 하는 바람입니다.

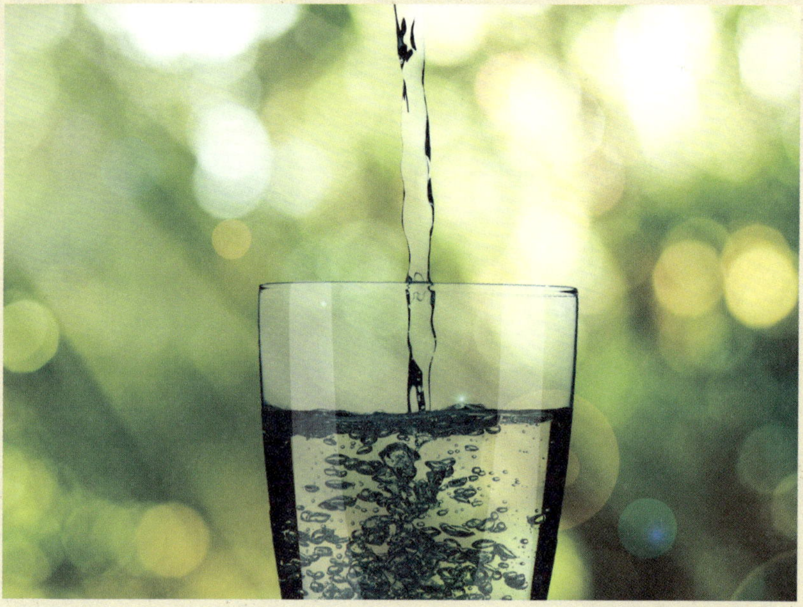

수기24

나를 살린 아내에게 감사패를 수여하다 / **간경화 치료 후기**

김재문

나는 병원에 한 번 가 본 적도 없고 누구보다 건강한 편이라고 자부하며 살았다. 건축업에 종사했는데 그때만 해도 건축 경기가 좋아서 집은 짓기도 전에 다 팔리고 1년에 두어 채씩 지어서 파니까 수입도 괜찮아서 경제적으로도 남부럽지 않게 살았다.

그러던 어느 날, 신경을 쓸 일이 생겨서 신경을 많이 썼더니 갑자기 배가 부르고, 소화도 안 되고, 온몸이 피곤하고, 다리가 매우 아팠다. 그래서 한 대학병원에 가서 종합진단을 하고 나니 간경화인데 상태가 매우 심각하다고 했다. 내 주위의 몇몇 사람들이 간경화로 유명을 달리했기 때문에 병명을 듣자마자 눈앞이 캄캄해졌다.

건물은 한참 지어 올라가는 도중인데 어떻게 마무리 지을 것이며 아내는 벽돌, 철근, 모래, 자갈 등 모든 자재의 값을 하나도 모르는 상태이고, 각 분야 인부들의 노임은 어떻게 지불할 것이며 내 아들 하나, 딸 둘 모두 결혼도 안 시킨 상태인데 아내 혼자 어떻게 이 험한 세상을 살아갈 수 있을까 등을 생각하니 눈물이 앞을 가렸다. 나는 아직까지 누구랑 멱살을 붙잡고 싸워본 일도 없고, 파출소에 한 번 가 본 일도 없는데 하나님이 원망스러웠다.

병원에서 약 한 달간 치료를 해봤지만 아무런 차도가 없었다. 얼굴은 노랗고 점점 복수가 차올라왔으며 입은 바짝 마르고, 입맛이 쓰고, 가슴과 등에 거미줄 같이 실핏줄이 뻗은 빨간 점이 생기고, 손바닥이 빨갛고, 어깨가 짓눌리는 듯이 한 번씩 아프고, 온몸이 가렵고(특히 귓구멍), 소변 색깔이 빨갛고, 대변색이 검고 무르고, 엉덩이에는 치루가 생겨서 따갑고, 소화가 안 되고, 온몸이 피곤하고 식욕이 없어 밥을 못 먹었다. 병원에 한 달간 입원해 있는 동안 체중이 10kg이나 줄었다. 좋다는 것은 다 먹어 봤지만 소용이 없었다.

그러던 중《간 이렇게 고쳤다》라는 책을 누가 가져다주기에 읽어 보았더니 간경화에 녹즙이 좋다는 내용이 적혀 있었다. 나는 당장 퇴원했다. 알고 보니 간에서 모든 영양과 독소를 분해하고 해독 작용을 하는데 간이 나빠져서 기력이 없는데다 독한 약을 자꾸 먹으면 더 나빠질 수밖에 없다는 것이다. 즉, 농사를 지을 때에 비료를 쓰면 그 해 농사에는 좋을지라도 토질을 점점 더 나쁘게 하지만 퇴비를 주면 오히려 땅의 질이 좋아지는 것과 같이 자연식이 진짜 몸을 보호하는 약이란 것을 알았다. 어둠에서 벗어나려고 어두운 방에서 아무리 어둠과 싸워봤자 어둠에서 벗어나지 못하지만 빛을 비추면 비로소 어둠에서 벗어나는 것과 같이, 간이 나쁘다고 간 약만 먹어서는 간이 나을 수 없지만 몸 전체의 건강을 추구하면 간은 저절로 나아진다는 것이다. 그래서 사람의 근본적인 건강요법은 자연식뿐이라는 것을 알았다.

그때부터 녹즙을 먹기 시작했다. 케일, 컴프리, 돌미나리, 돌냉이, 쑥, 질경이, 셀러리, 양배추 중에서 네 가지와 사과 귤, 토마토 중 한 가지를 섞어 갈아서 하루 세 번 공복에 한 컵씩 마셨다. 물이 먹고 싶을 때는 당두충이나 인진쑥 끓인 물을 수시로 마셨다. 모두가 생명력이 강한 채소라 대체로 몸에 좋은 것 같았다.

밥은 현미1/2, 보리, 콩, 통밀, 팥, 조, 율무 등을 적당히 섞어 압력밥솥에서 푹 익혀 정한 시간에 과식하지 않고 한 숟가락을 50번 이상 씹어서 완전히 물이 되도록 하여 삼켰다. 또한 달고 짜고 매운 자극성이 있는 반찬은 피했다. 이렇게 3개월 정도 먹고 나니 얼굴색이 본색으로 돌아오고, 복수가 빠지면서 식욕이 나고 소변 색깔도 좀 희게 변했다.

내 마음에도 '이제는 살겠구나' 하는 자신감이 생겼다. 그래서 요즘은 아예 마당이 있는 집으로 옮겨서 케일, 컴프리, 돌냉이, 쑥, 질경이 등을 심고 매일 아침 그것들을 따다가 한 컵씩 녹즙으로 만들어 마시고 있다.

나는 평생 녹즙을 먹을 작정이다. 녹즙의 효과는 세포기능 촉진 및 재생기능, 불순물 해독 작용, 지혈 작용, 성인병 예방과 치료 등이다. 여기에 더불어 맑은 공기를 마시며 새벽에 약 30분 정도 산책하는 것이 좋고 또한 정신적으로나 육체적으로도 푹 쉬고 안정을 취하는 것이 좋다.

하룻밤만 신경을 쓰고 잠을 못자면 그 다음날 소변 색이 빨갛고 하루만 녹즙을 쉬어도 소변 색깔이 빨갛게 변했다. 그래서 항상 즐겁고 감사하는 마음을 가져야 했다. 아내는 나를 쉬게 하기 위해 방에 눕혀두고 신문, 라디오, TV도 없이 커튼을 치고 무조건 편안히 잠을 자도록 했고, 사람들이 병문안을 와도 피곤하다며 면회를 일체 금지했다. 그랬더니 동네에서는 내가 식물인간이 되었다고 하다가 나중에는 죽었다는 소문까지 났다.

간이 아픈 사람은 화를 잘 내고, 매우 신경질적으로 변한다. 그런 이유 때문에 편안한 마음을 가진다는 것이 결코 쉽지 않다. 이럴 때는 옆에서 적극적으로 간호해 주는 사람이 필요하다. 나는 아내가 매우 고맙다. 내가 죽으면 같이 죽겠다는 각오로 나를 간호했다. 내가 간이 안 된 맨밥을 먹을 때면 아내도 눈물을 흘리며 함께 맨밥을 먹었다. 매일 같이 약초를 구하러 온 산과 들을 헤매고 다녔다. 나는 아파서 10kg 줄었지만 아내는 나를 간호하느라 체중이 11kg이나 빠졌다. 정말 얼마나 안타까운지 모른다. 그래서 나는 아내에게 진심으로 감사한 마음을 담아 감사패를 만들어 주었다. 남편이 아내에게 감사패를 만들어 준 것은 내가 처음이 아닌가 싶다. 다음은 그 감사패의 내용이다.

사랑하는 그대, 손봉자에게

나의 영원한 동반자여!
이 세상에 하나님이 안 계시고 그대 곧 아니었더라면
이 몸 어찌 지탱했으리오.
나는 그대를 위해 한 일 없는데
그대는 몸 바쳐 나를 위했으니,
이내 몸 어찌해야 그대에게 보답하리.
그대가 만일 한 송이 이름 없는 꽃이라면
나는 그대 곁에 큰 바위 되어
영원히 비바람을 막아줄 것이요,
그대가 만일 한 마리 파랑새라면
나는 그대의 보금자리가 되어
항상 그대를 따뜻하게 보호하리라.
하나님, 사랑하는 나의 아내에게
건강과 축복을 그치지 마소서.

21회 결혼기념일에
그대를 사랑하는 남편 김재문 드림

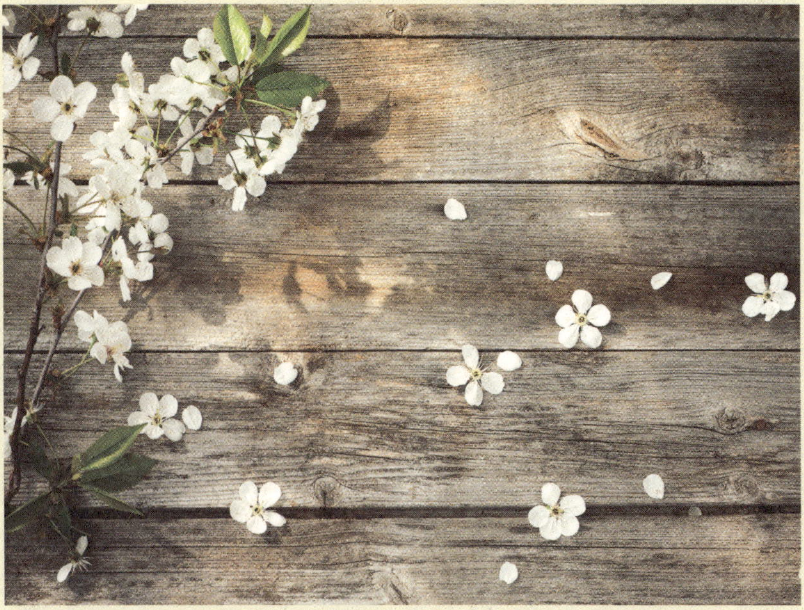

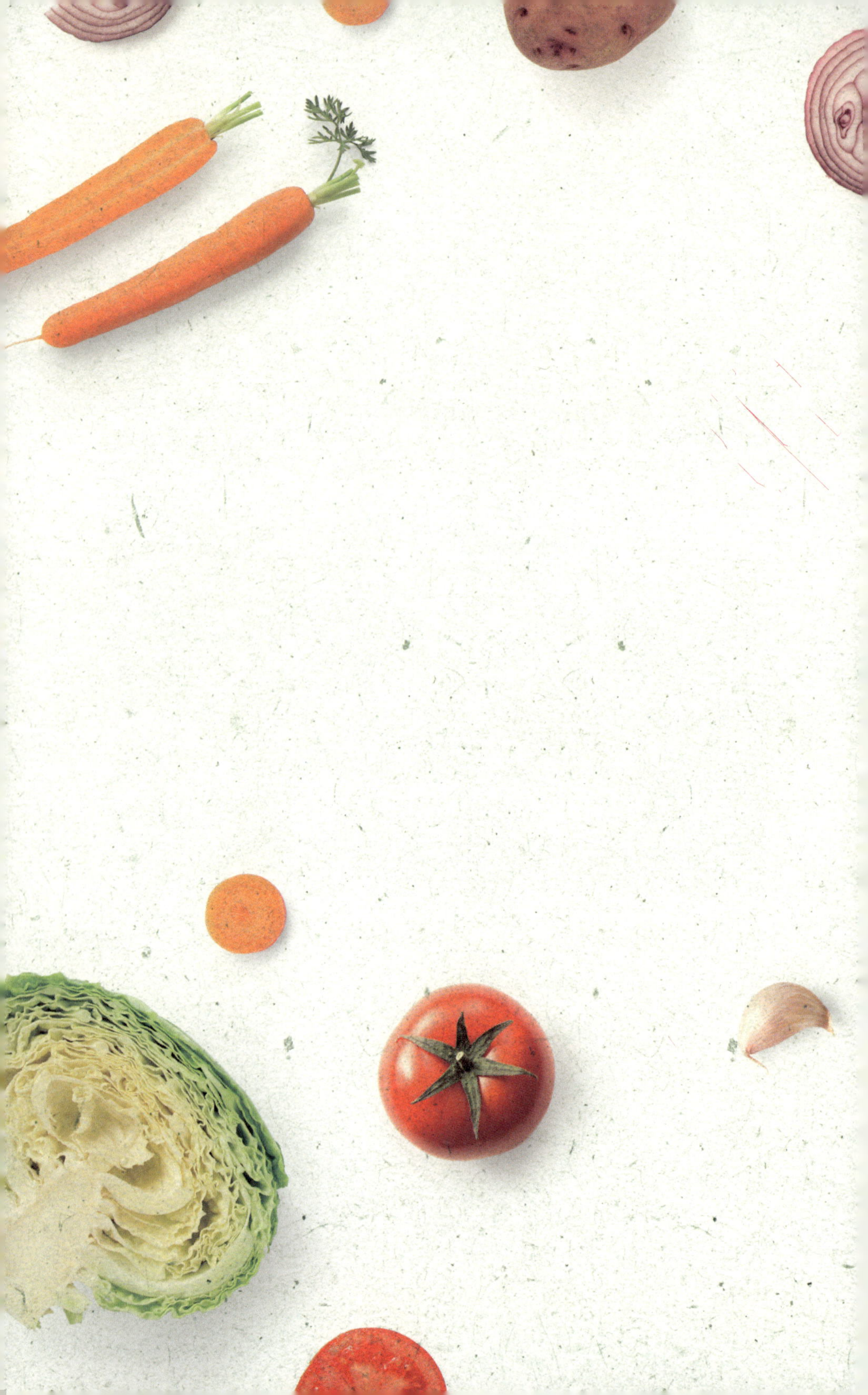

[Part 6]

엔젤의 부활

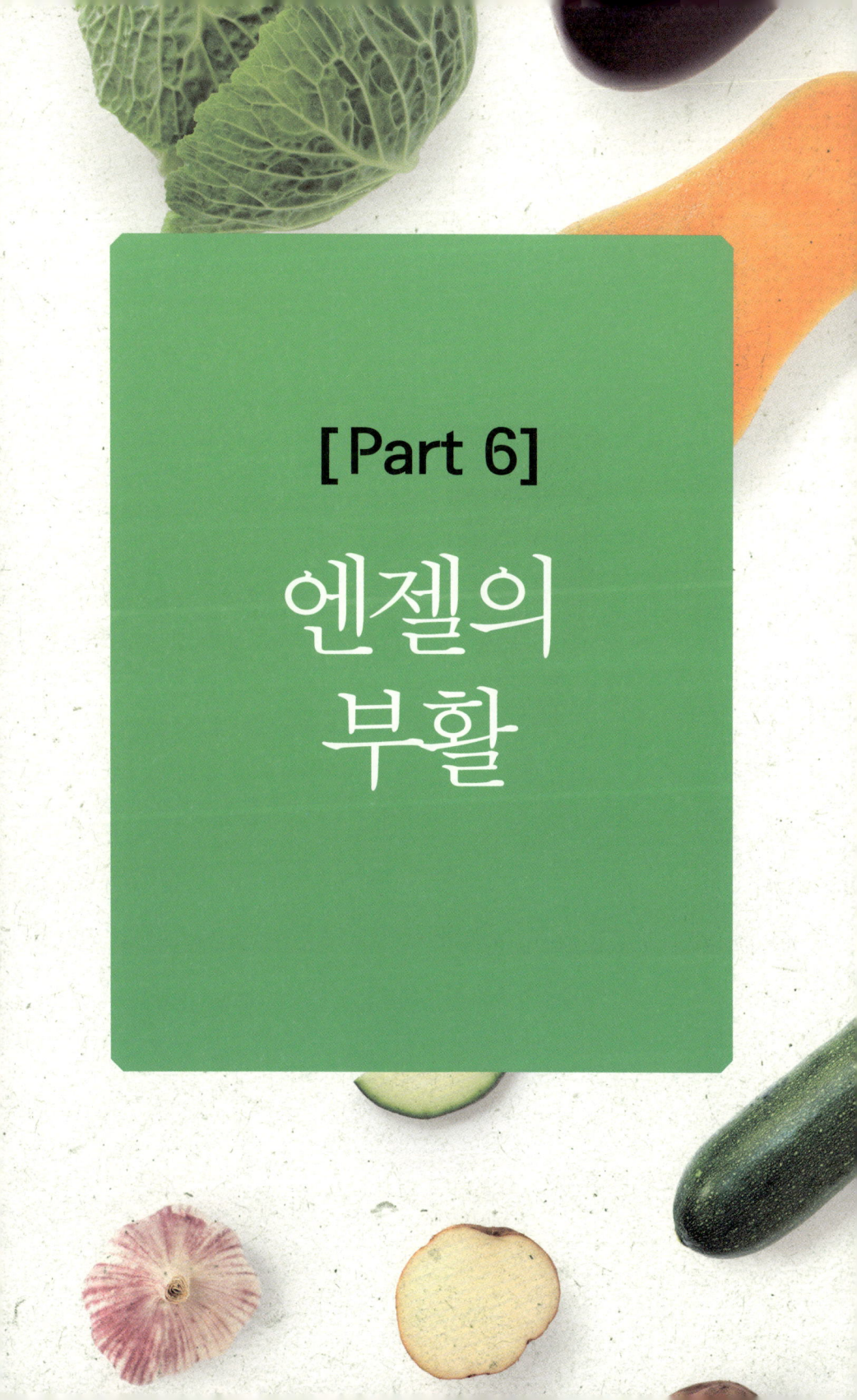

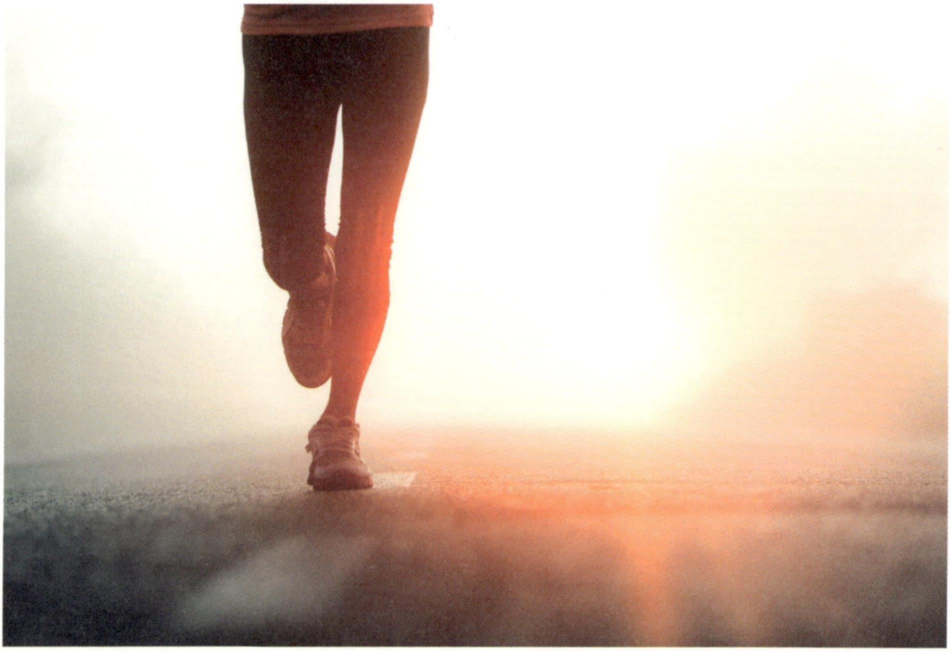

2년 만의 귀국

미국에 온 지 어느새 2년이 되었다. 나는 그동안 수련원에서 환자들을 돌보며 자원봉사자의 자격으로 일했고, 그 보람은 무엇과도 바꿀 수 없었지만 생활고에 더 이상 버텨낼 자신이 없었다. 형편이 어렵다 보니 큰아들과 며느리는 직장에 다녀야 했고, 아내는 5개월짜리 손자를 돌보면서 수련원 일을 도왔다. 둘째 아들은 대학에 다니고 있었고 딸도 대학 입학을 앞두고 있었는데 뒷바라지 하기가 너무 버거웠다. 생활고의 압박에 견디다 못한 아내는 밤이면 잠도 잘 이루지 못했다.

"새벽이면 항상 연자맷돌을 등에 지고 물속으로 들어가는 것처럼 뭔가가 가슴을 짓눌러요."

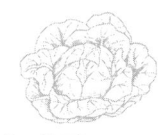

아내가 얼마나 답답하고 막막하면 이런 말을 할까? 나는 정말 고민스러웠다. 생활고도 생활고이지만 우리가 만든 녹즙기로 짠 생즙을 먹고 건강을 회복한 한국 사람들이 생각나고, 2년 전에 실추된 명예도 회복하고 싶었다. 또 내가 환자들을 돌보더라도 미국이 아닌 한국에 돌아가서 우리나라 환자들을 돌보고 싶었다. 미국에서 2년 동안 전적으로 환자들만 돌봤고 한국에서는 사업 때문에 하지 못했던 공부도 열심히 하면서 많은 지식과 경험을 쌓았기 때문에 한국에 돌아가면 예전보다 더 잘할 자신이 있었다. 그리고 무엇보다 나는 기계를 좋아하는 기술자였기 때문에 한국에 돌아가서 더욱 성능이 뛰어난 녹즙기를 개발하여 국내는 물론 해외로 수출까지 해보고 싶다는 욕망이 불끈불끈 솟았다. 나는 식구들을 모아놓고 입을 열었다.

"한국으로 돌아가자. 한국에 가서 환자들도 돌보고 녹즙기 사업도 새로 시작해 보자."

아내는 기다리고 있었다는 듯이 적극적으로 찬성했다. 누구보다 내 능력을 믿고 있던 아내는 귀국해서 다시 시작하면 해낼 수 있다는 자신감을 불어 넣어 주었다.

"그래요. 살아도 한국에서 살고 죽어도 한국에서 죽읍시다!"

대학에 다니던 둘째 아들도 중퇴를 하고 돕겠다고 했다. 그래서 수련원은 지윤아 선생에게 맡기고 우리 가족은 2년 동안의 미국생활을 뒤로 한 채 귀국길에 올랐다. 그때가 1996년이었다.

한국에 돌아오자마자 당장 월세방부터 구해야 했지만 우리에게는 돈이 많지 않았다. 그때 식구가 우리 부부와 어머니, 작은아들 부부와 손자 이렇게 여섯 명이나 되었기 때문에 집도 커야만 했다. 게다가 장정만 해도 다섯 명이나 돼서 생활비도 꽤 많이 들었다. 현미 한 되를 사면 우리 식구가 하루 세끼를 먹기에 그 양이 부족했다. 그래도 적으면 적은 대로 먹고 반찬은 김치만 겨우 담가서 먹었다. 무엇보다 가장 시급한 문제는 녹즙기를 연구·개발할 공장을 마련하는 것이었다. 형편이 어려웠기 때문에 그럴듯한 공장을 구할 엄두는 내지 못하고 감전동에 있는 어느 공장 옆에 천막을 친 공간을 얻어 녹즙기 개발에 들어갔다. 사무실이라곤 계단 밑에 책상 하나와 전화기를 설치한 것이 전부였다. 여기서 우선 나와 아내, 직원 한 명이

서 전기밥솥을 가져다가 직접 현미밥을 해먹으면서 일을 시작했다. 예전에 엔젤녹즙기가 부도나기 전만 해도 우리가 받을 채권이 꽤 있었다. 하지만 대표이사였던 아내 앞으로 된 것은 부도와 함께 전부 날아가 버렸고 내 앞으로 된 것이 약간 남아 있어서 그것을 팔아 사업자금을 만들었다.

신녹즙기 개발에 착수하다

새로운 녹즙기를 개발하려면 녹즙기를 사용하면서 고객들이 느낀 불편사항이나 기술적으로 부족했던 부분들을 모두 점검하여 적극적으로 신제품에 반영해야 했고, 디자인이 좋아야 했다. 기존에 만든 녹즙기는 당근을 착즙하기 위해서 일부러 좁게 썰어 넣어야 한다는 점과 팔의 힘이 약한 주부들이 사용하기에 힘들다는 점, 청소하기가 어렵다는 점, 녹즙기 외관이 알루미늄이라 오래 사용하면 색이 변한다는 점, 그 외에 내부의 조립 단계에서의 문제점이 있었기 때문에 이러한 부분들을 개선해야 할 필요가 있었다.

일단 몸통 전체를 스테인리스로 제작했는데 욕심이 과했는지 성능은 매우 우수했지만 크기가 커지고 생산원가가 너무 높아졌다. 가격이 너무 높으면 사람들이 구매하기가 어렵다. 또 크기가 너무 커지면 가정에서 사용하기가 어려워진다. 궁색한 형편에서 3년이란 긴 시간 동안 어렵게 연구하고 제작했지만 이대로는 도저히 생산이 불가능하다고 판단했다. 작은아들은 더 이상 월급 없이 계속 버틸 수가 없어서 미국으로 돌아갔고 나

홀로 남아서 두 번째 녹즙기 개발을 시작했다.

이런 생활을 하면서 한편으로는 법정 싸움을 진행했다. 나에게 회사를 살리겠다고 거짓말을 하고 회사를 공중분해 시킨 몇몇 협력업체와 그 회사에서 일하던 직원 몇 명이 엔젤의 특허와 상표, 금형까지 그대로 빼돌려서 제품을 만들어 팔았고, 그마저도 상품으로서 가치가 떨어지는 불량품을 만들어서 엔젤의 이미지를 송두리째 떨어뜨렸다. 바쁘고 힘들지만 사법 당국에 고발하지 않을 수 없었다. 그러나 당국은 이 사건에 대해 그다지 성의를 보여주지 않았다. 숨어서 불법적으로 녹즙기를 생산하는 공장을 찾아내서 당국에 알려주면 우물쭈물하면서 시간을 끌었다. 그러는 동안 또 다른 곳으로 옮겨가서 불량 녹즙기를 생산하고, 또 겨우 찾아내서 알려주면 또 다시 시간을 끌어서 도망하게 하기를 여러 번이었다. 결국 이 고소사건을 법적으로 마무리하는 데에만 5년이라는 시간이 걸렸다. 지루한 숨바꼭질 끝에 우리는 빼앗긴 권리를 어렵게 되찾았다. 특허와 상표권을 모두 회수했지만 모든 것을 새로 시작해야 했다.

가지고 있던 모든 것으로 자금을 만들어서 연구개발을 했다. 설계를 하고 금형을 만들며 디자인도 고려하고 원가 절감을 연구했다. 처음보다는 상당한 기술적 진보가 있었다. 무엇보다 탈착이 쉬워서 청소가 용이하도록 설계했고 모양도 좋았다. 모두 스테인리스로 제작했다. 이제는 완성됐다는 생각에 곧 생산에 들어갔다. 시판이 시작되면서 큰 일본 바이어가 연결되어 첫 샘플이 50대나 팔리고 얼마 후에는 300대의 수출이 이루어졌다. '엔젤라'라는 이름으로 출시한 이 제품은 하우징 파트에서 청소를 용이하게 하기 위해 반달망을 스테인리스에 사출인서어트물로 만들었는데 1년쯤 지나니 플라스틱 테가 자동 경화되어 금이 가기 시작했다. 이제 고생이 끝이구나 싶었는데 또 다른 복병이 나타났다.

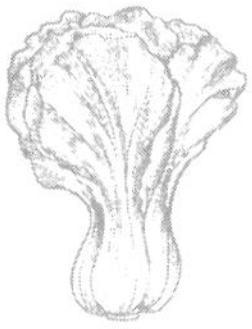

신념의 무서운 힘

인생을 살아가다가 수많은 실패들을 겪고 사업을 하다 보면 수많은 시행착오를 하게 된다. 누구나 처음부터 완벽함을 꿈꾸지만 어떤 일이든지 생각대로 이뤄지는 법이 없고, 누구에게나 평탄한 길이 펼쳐지는 것은 아니기 때문에 어느 정도의 시행착오는 각오해야 한다. 잘못된 길로 들어섰거나 문제점이 발견되면 그것을 현명하게 해결해 나가는 것이 중요하다. 그래야 발전이 있고 약속된 미래가 기다린다.

업소용 녹즙기의 개발을 포기하고 두 번째로 개발한 것이 반달망 녹즙기였다. 생즙을 짜내고 나서 남은 찌꺼기와 즙을 거르는 반달망 형태의 녹즙기를 개발한 것이다. 그러니까 이 망은 녹즙기에서 발생하는 찌꺼기를 효율적으로 청소할 수 있다는 점에서 기존의 녹즙기와는 달랐다. 그러나 반달망 역시 만드는 것도 어려운 데다 원자재가 비싸고 스테인리스 망에 망 틀은 플라스틱으로 했는데 견고하지 못해서 수명이 짧은 게 흠이었다. 기계 자체는 튼튼하고 좋았지만 이것이 한 가지 결점이었다.

결국 이 녹즙기도 생산을 포기하고, 세 번째로 재료가 더 싼 플라스틱으로 녹즙기를 만들었다. 물론 채소가 들어가는 부분과 내부는 스테인리스 사출로 만들었고, 외부만 플라스틱으로 만들었다. 그러나 이 제품 역시 일단 플라스틱이라서 힘이 없었고 인식도 좋지 못했다. 시장의 반응이 싸늘하고 수출도 잘되지 않아서 또다시 포기할 수밖에 없었다.

이런 바쁜 와중에서도 환자들이 찾아오면 계속 상담을 해야 했고, 특히 미국에서 환자들을 돌보고 있는 지윤아 선생의 요청이 오면 외면할 수가 없었다. 다른 일도 아니고 사람을 살리는 일이기 때문에 거절할 수가 없었다. 어려운 형편에 미국행 비행기 삯까지 마련할 수가 없어서 같은 교회에 다니는 집사님들의 카드를 빌려서 할부로 비행기 표를 구하기도 했다. 아내는 나에게 드러내 놓고 불평하지는 않았지만 정말 마음고생을 많이 했다. 내가 미국에 가서 환자들을 돌보게 되면 보름 정도는 제품 개발이 강제로 중단될 수밖에 없었다. 돈도 없고 도와주는 사람도 없는 상황에서 개발까지 중단되곤 했다. 이제 와서 생각해 보면 아내에게 정말 미안하다. 내 성격이 누가 하지 말란다고 안 하는 사람이 아니라는 걸 잘 아는 아내는 나를 말리지 않았다. 게다가 내가 하는 개발이 성공한다는 보장도 없었고, 개발에 성공하더라도 많이 팔려서 돈을 번다는 그 어떤 보장도 없었다. 아내는 가끔 그때 내가 너무 야속하더라는 말을 하곤 한다. 그러면서도 사람의 신념처럼 무서운 것이 없다는 것을 새삼 깨달았다고 한다.

엔젤을 살린 아내의 결정적인 조언

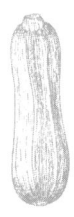

2007년에 우리는 다시 바닥으로 떨어지고 말았다. 돈이 없어서 보증금 5백만 원에 월세 35만 원짜리 단칸방을 얻어서 이사할 때에 아내는 아무 말 없이 눈물만 흘렸다. 그러나 녹즙기 개발을 멈출 수가 없었다. 빨리 시장에서 인정받는 좋은 제품을 개발해서 일어서는 것만이 유일한 살 길이었다. 그러던 어느 날 정말 기막힌 일이 벌어졌다.

거래처에 주기 위해서 어렵게 4백만 원을 마련해 놓았는데 집에 도둑이 들어와서 그 돈을 훔쳐서 달아난 것이다. 한밤중에 수상한 기척이 들리기에 우리 부부가 눈을 뜨고 '누구냐!' 하는 사이에 도둑은 돈을 갖고 도망갔다. 그야말로 엎친 데 덮친 격이었다. 눈앞이 캄캄했다. 불행은 이렇게 한꺼번에 찾아오는 건가 싶었다. 거래처에 돈을 못 주니 일이 진행될 리가 없었다. 돈을 마련했지만 도둑맞았다고 말해도 믿어주는 사람이 없었다. 그때부터 1년 동안 주인집에 월세조차 내질 못했다. 더 이상 떨어질 바닥도 없는 상황에 처하고 만 것이다. 그렇다고 마냥 주저앉아 있을 수는 없었다.

나는 아내의 조언에 따라 10년이나 20년을 써도 아무 탈이 없었던 예전 제품의 개량에 나섰다. 미국에서 돌아와 새롭게 시작하는 만큼 무조건 새로운 제품, 좋은 제품을 만들려고 지나치게 과욕을 부린 잘못이 컸다. 아내는 당장의 시장성을 고려하여 가정용 녹즙기를 개발하자고 강력히 주장했다. 나는 업소용 녹즙기 개발을 눈앞에 두고 있던 터라 끝까지 마무리하고 싶었지만 아내의 태도가 완강했다.

"다른 것은 다 몰라도 이번만큼은 제가 물러설 수 없어요. 업소용은 나중에 완성하기로 하고 가정용으로 돌아갑시다!"

평소 내 말이라면 무조건 순종하는 아내였지만 그때만큼은 매우 단호했다. 사실 지나고나서 보니 아내의 말이 맞았다. 지금도 공장용과 호텔용, 식당용 등을 비롯해 업소용 녹즙기를 판매하고 있지만 판매량은 그다지 많지 않다. 고민 끝에 아내의 의견을 받아들여 업소용 녹즙기 개발을 중단하기로 했다. 내 목적은 세계시장에 진출하는 것이어서 아쉬움이 컸지만 당장의 경영난과 생활고 때문에 당분간 미루기로 한 것이다. 하지만 지금에 와서 생각해 보니 정말 잘한 결정이었다.

사실 처음부터 그랬지만 녹즙기를 개발하는 과정에서 아내의 조언은 많은 도움이 되었고, 어떤 때는 결정적인 도움이 되기도 했다. 녹즙기를 직접 사용하는 시간이 많은 주부의 시각으로 장단점을 분석해서 조언해 주는 것이 훨씬 더 예리하고 날카롭기 때문이다. 이를테면 살림을 하면서 느낀 지극히 간단하고 단순한 경험에서 나온 시각이 기술자인 내가 몇 날 며칠, 몇 달 동안 고민해서 생각해 낸 것보다 오히려 효과적일 때가 많았다.

이렇게 천신만고 끝에 개발에 성공한 제품이 엔젤라와 헬스뱅크 녹즙기였고, 엔젤리아는 계속 개발을 진행하고 있었다. 그러던 무렵에 캐나다의 바이어로부터 우리 녹즙기의 샘플을 받아보고 싶다는 연락이 왔다.

당시에 중소기업청에서는 중소기업들의 수출을 지원하기 위해 한글과 영문으로 된 홈페이지를 만들어서 제공했는데 홈페이지에 올린 녹즙기를 바이어가 보고 엔젤라와 헬스뱅크, 엔젤리아 3대의 녹즙기 샘플을 받아보고 싶다는 것이었다. 그러나 작은아들은 미국으로 떠났고 영어로 바이어와 상담할 직원도 없었기 때문이 제대로 상담을 할 수가 없었다. 그때에 우리를 도와준 분이 당시 섬유 계통의 무역회사에서 근무하던 이연수 상무이사님이시다.

가장 중요한 목표는 병이 낫는 것

40대 중반인 상무님은 마라톤 동호회 회원으로 활동할 만큼 누구보다 마라톤을 좋아했는데 심장판막증(수기 28 참조)에 걸려 고생하고 있었다. 병원에서는 작아진 판막을 끊고 인공 실리콘 판막을 만들어 부착하라고 권했는데, 그렇게 하더라도 인체의 물렁뼈처럼 정확하게 안 닫히기 때문에 피가 새서 좋아하는 마라톤도 못하고 70대 노인이 걷듯이 생활해야 한다고 말했다는 것이다. 그러다가 마지막으로 자연식을 해보려고 인터넷을 검색하다가 알게 된 것이 녹즙, 생즙이었고 우리 엔젤녹즙기였다. 이분이 녹즙기를 사겠다고 문의해 왔을 때 내가 말했다.

"녹즙기를 사시는 것이 중요한 것이 아니라 병이 낫는 게 중요하고 그것이 목적이 되어야 합니다. 자세한 건강교육을 받고 프로그램을 짜서 그대로 실행에 옮기시면 짧은 기간에 효과를 보실 수 있습니다."

내 말을 들은 상무님은 즉시 부산으로 찾아오셨다. 상담은 무려 다섯 시간 이상 이어졌고 상담이 끝나자 상무님은 자신이 찾았던 희망을 발견한 듯 환한 얼굴로 말했다.

"제가 찾은 것이 바로 이런 겁니다! 오늘부터 말씀하신 대로 생즙을 열심히 먹으며 프로그램을 실천하겠습니다!"

고도의 인내력과 지구력을 필요로 하는 마라톤 동호인답게 누구보다 열심히 노력해서 꼭 건강을 되찾겠다는 자신감이 생겼다고 말했다. 그리고 우리 회사에서 가장 비싸고 좋은 녹즙기를 달라고 했다. 게다가 상담료로 30만 원을 기꺼이 지불하려고 했다. 우리는 돈을 안 받는다고 하면서 왜 돈을 주느냐고 물었더니 그가 말했다.

"서울에 가면 앞으로 제가 전화로 물어볼 것이 많은데 이 돈을 받지 않으시면 제가 미안해서 전화를 못합니다. 그러니 저를 위해서라도 꼭 받아주십시오. 제 부탁입니다."

희귀 심장판막증의 완치

서울로 돌아간 상무님은 철저히 단식하며 생즙만 짜서 먹기 시작했다. 부인이 재료를 사오면 직접 생즙을 갈았는데 생즙을 짜서 싸들고 다니며 회사에서도 열심히 먹었다. 저녁에 집에 들어오면 레몬 관장을 하는 등 프로그램도 소홀히 하지 않았다. 이렇게 두 달이 지나자 놀라운 변화가 일어났다. 70대 노인처럼 걸으며 살아야 한다던 사람이 아무리 뛰어도 호흡곤란이 오지 않았다.

심장판막증이란 심장에서 혈액을 내보내면 그것이 역류하지 못하도록 막는 문이 작아진 희귀 질병이다. 그래서 피를 뿜어내도 다시 역류한다. 현대 의학에서는 작아진 판막을 잘라내고 실리콘으로 된 판막을 이식하는데 인공적으로 설치한 이 실리콘 문은 아무리 최선을 다해도 딱 맞게 제대로 닫히지 않고 조금씩 열리는 경우가 생긴다. 이렇게 되면 피가 역류할 수밖에 없다. 상무님은 환희에 찬 목소리로 전화를 했다.

"회장님, 두 달 동안 프로그램을 해보니까 아무리 뛰어도 호흡곤란이 없습니다. 제가 다 나은 것일까요? 병원에 가서 진찰을 받아보려고 합니다."

그래서 내가 말했다.

"일단 축하드립니다만 완치되었다는 판결을 받으려면 두 달로는 부족합니다. 제 말을 들으시고 한 달만 더 하신 후에 병원에 가서 검사를 받으십시오."

"네, 회장님! 꼭 그렇게 하겠습니다!"

한 달 후, 그러니까 생즙을 먹으며 프로그램을 시작한 지 석 달 만에 그분은 자신이 수술했던 병원을 찾아가 검사를 받았다. 놀랍게도 심장판막이 완전히 정상으로 돌아와 있었다. 또 하나의 기적이 일어났다. 과연 그 이유는 무엇일까? 이것은 현대 의학으로는 도저히 설명되지가 않는다. 그 까닭은 단순하다. 피가 맑아지면서 녹즙을 통해 충분한 영양이 공급되니까 짧아졌던 판막의 세포가 재생되어서 정상으로 회복이 된 것이다.

캐나다 바이어가 우리에게 샘플을 보내달라고 연락해 왔을 때 이 상무님께 전화번호를 주면서 통역을 부탁드렸다. 상무님은 흔쾌히 부탁을 받아주셨고 캐나다 바이어와 통화해주셨다. 그리고 캐나다에서 3대의 샘플 비용이 왔다. 그래서 우리는 즉시 엔젤라와 헬스뱅크 샘플을 보내주었고, 엔젤리아는 현재 개발 중인 상태이니 10개월만 기다려 달라고 부탁했다.

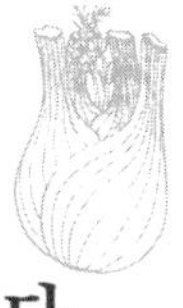

포기하지 않으면 길은 열린다

내가 심혈을 기울여 개발한 엔젤리아는 금형 제조 공정이 까다로워서 쉽게 완성되지 못했다. 당시 외주를 준 금형공장에서도 결국 만들지 못하겠다고 손을 드는 바람에 돈만 날리고 말았다. 다른 금형공장을 물색해 다시 돈을 주고 외주를 주었지만 거기서도 결국 만들지 못한다며 포기했다. 이렇게 두 번을 실패하니 약속했던 10개월의 시간이 다가오고 조바심이 났다. 그래서 완성되기까지 앞으로 시간이 더 걸릴 것 같으니 캐나다 바이어에게 연락해서 엔젤리아 샘플 한 대 값은 되돌려주겠다고 말하는 게 좋겠다고 상무님께 말씀을 전했다.

"안 됩니다! 외국 바이어에게는 무엇보다 신뢰가 중요하니 어떤 일이 있더라도 빨리 만들어 꼭 보내야 합니다!"

무역업에 오랫동안 종사하면서 외국 바이어들을 많이 상대해 온 상무님은 역시 생각하는 것이 달랐다. 앞으로 엔젤이 진출해야 할 곳은 해외시장인데 해외 바이어들에게 약속을 지키지 못하면 엔젤녹즙기는 희망이 없다는 것이었다. 그러나 보내기 싫어서 못 보내는 것이 아니라 금형공장에서 제대로 만들어 내지 못해서 그런 것이라 마음이 더 답답했다. 거기다 우리에게는 돈도 없었다. 나는 이 일을 어떻게 해결해야 할지 몰라서 절망에 빠졌다. 나의 의기소침한 모습에 아내는 힘을 실어주었다.

"당신은 그 어떤 것도 할 수 있어요. 당신의 능력을 믿습니다. 금형을 남에게 맡기지 말고 직접 만들어 보세요!"

아내는 금형기술도 없는 내게 직접 금형을 만들어 보라고 권하는 것이 아닌가? 할 수 있을 거라며 무조건 하면 된다고 떠미는 것이었다. 그러면서 금형 제작에 필요한 돈을 어디서 마련했는지 내게 가져다주며 용기를 북돋워 주었다. 그래서 나는 직접 금형 제작에 나섰다. 그리고 엔젤리아의 금형을 8개월 만에 성공적으로 만들어냈다. 이렇게 어렵게 샘플을 만들어서 캐나다로 보냈다. 그러고 나서도 계속 개발하고 수정에 수정을 거듭해

갔다.

만족할 만한 제품이 이윽고 만들어지자 홈페이지에 샘플을 올렸고 구글에도 올렸다. 그랬더니 해외 바이어들로부터 샘플을 보내달라는 요청이 쇄도했다. 샘플이기 때문에 주문량은 한두 대에 불과했지만 우리는 기대에 부풀었다. 마침내 2008년 초, 샘플을 가져간 영국의 바이어로부터 50대의 주문이 들어왔다. 내가 직접 금형을 제작해 만든 안젤리아였다. 우리는 뛸 듯이 기뻤다.

"회장님, 주문이 왔어요! 50대예요!"

이어서 미국에서도 50대의 주문이 들어왔고, 6개월쯤 지나자 스위스와 독일을 비롯한 유럽 등 전 세계 바이어들로부터 주문이 오기 시작해서 수출량이 100대, 200대로 늘어났다.

2013년 한 해 동안 엔젤녹즙기는 미국과 영국, 러시아, 호주, 스위스, 독일 등 전 세계 48개국에 100억 원어치의 녹즙기를 수출했으며 수출은 계속 증가 추세에 있다. 정말 믿기 어려울 정도로 짧은 시간에 절망의 나락에서 놀랄 만한 성과를 거두었다. 이렇게 되기까지는 현재 대표이사를 맡고 있는 아내의 공이 가장 크다. 어려움에 처해 좌절할 때마다 용기를 북돋워 주고 격려를 아끼지 않은 아내에게 나는 많은 빚을 졌다. 엔젤리아의 금형을 만들 때도 없는 돈을 구해서 금형 재료를 사다주었고, 그 재료로 금형을 만드는 동안에도 또 어떻게 돈을 구해와서 그 다음 일을 진행할 수 있게 만들었다. 그렇게 마무리를 해서 얻은 값진 결실이었다. 우리 부부는 서로의 부족한 점을 채워주면서 살아왔다. 내가 힘들어할 때마다 아내는 말했다.

"포기하지 마세요. 분명히 길이 열릴 거예요!"

건강을
되찾은 사람들

수기25

노랗던 하늘이 파란 하늘로 / B형 간염 치료 후기

이민호

저는 건강에 대한 관심보다는 한 가정을 책임져야 하는 가장으로서 더 나은 삶을 살기 위해 제 자신의 일에만 몰두하며 살아가고 있었습니다. 그러던 어느 날, 예전과는 다른 피로감을 느끼게 되었고, 조금만 잠을 설쳐도 몸 상태가 좋지 않음을 느끼게 되었습니다. 아내의 권유에 못 이겨 대구의 한 병원을 찾아가 진찰을 해보니 GOT—51, GPT—35의 B형 간염 초기 증세라는 것이었습니다. 쇳덩이도 녹일 만큼 젊은 나이인지라 간염쯤은 대수롭지 않은 것으로 여겼고 병원에서 주는 약을 먹으면서도 평소 즐기던 술, 담배를 하면서 그럭저럭 버텨 나갔습니다. 그러나 시간이 흐르면서 몸은 더욱 약화되었고, 10분만 걸어도 하늘이 노랗게 보일 지경에까지 이르렀습니다.

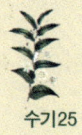

안되겠다 싶어 치료를 제대로 해야겠다고 생각하던 중, 평소 녹즙을 꾸준히 마시고 있던 친척으로부터 천연치유연구원의 녹즙요법을 권유받게 되었습니다. 처음에는 녹즙기가 고가인데다 녹즙에 대해서도 생소했기에 망설일 수밖에 없었습니다. 그러나 이왕에 건강을 회복하겠다고 결심한 이상 한번 밀어 붙여보자는 마음으로 엔젤녹즙기를 구입하여 녹즙을 마시기 시작했습니다. 녹즙에 대한 지식이 전무했던지라 그냥 야채 몇 종류를 사서 갈아 마시던 중 A/S담당자를 통해 천연치유연구원 상담실을 소개받게 되었고, 녹즙요법 뿐만 아니라 천연치유요법에 대해서도 배우게 되었습니다. 저는 정말이지 지금껏 들어보지도 못한 건강에 관한 새로운 사실들을 알게 되었습니다.

집으로 돌아오자마자 저는 배운 대로 모든 것을 실행에 옮겼습니다. 우선 단식을 하면서 레몬 관장을 하는 것이 좋다고 하여 그대로 시행했는데, 4일 동안 실시하여 숙변을 제거했으며 매일 300cc의 녹즙을 6번 마시는 생즙 단식을 6일 동안 했습니다. 감자, 시금치, 미나리 등을 갈아 마셨고 여기에 당근과 비트는 빠뜨리지 않고 함께 곁들였습니다. 단식이 끝난 후에도 녹즙양은 그대로 하면서 매 식사 전마다 세 번씩 마셨으며, 평소의 무절제했던 생활을 버리고 천연치유연구원의 방식대로 절제되고 균형 잡힌 생활을 하려고 노력했습니다. 그랬더니 한 달이 지나자 몸이 아주 가뿐해지는 것을 확실히 느낄 수 있었습니다. 조금만 무리해도 노랗게 보이던 하늘이 선명한 파란색 그대로 보이고, 아주 정상적인 상태로 돌아온 것입니다.

그러나 인간의 마음은 간사하고 교만하다고 했던가요? 몸이 조금 나아지자 저는 다시 옛날의 잘못된 습관으로 되돌아갔습니다. 술, 담배를 입에 다시 대었고, 부절제한 생활을 하기 시작했는데 정확히 보름이 지나 몸은 다시 회복 이전의 상태로 되돌아가고 말았습니다.

그렇게 된 후에야 철저히 반성하며 주식을 백미에서 현미로 바꿨고, 술, 담배를 끊은 것은 물론이요, 고기 한 점도 입에 대지 않았습니다. 그러자 건강한 상태로 다시 회복되기 시작했습니다.

지금은 식생활을 채식 위주로 이어가고 있는데 완전한 무염식은 하지 않고 되도록 저염식으로 하고 있으며 가끔씩 생선 몇 조각을 먹는 것이 전부입니다. 그럼에도 운전기사로서의 직업과 생활에 아무런 어려움이 없이 지내고 있고, 가족들도 즐겁게 녹즙을 마시며 건강을 유지하고 있습니다. 새로운 희망의 삶을 갖도록 해 준 엔젤녹즙기 회사에 진심으로 감사드리고, 녹즙이 간질환에 있어서 가장 좋은 치료제가 될 수 있음을 체험적으로 자신 있게 말씀드릴 수 있습니다.

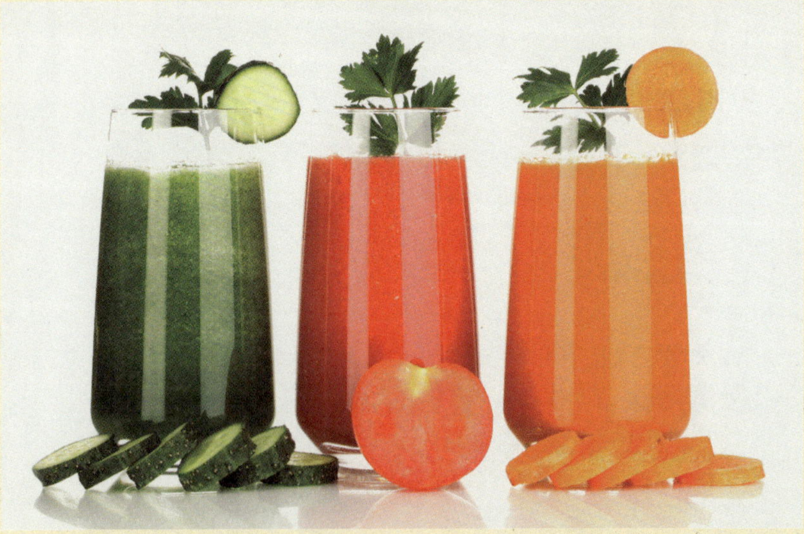

수기26

간염과 신우염 그리고 푸석했던 피부 회복기 / **간염, 신우염 치료 후기**

정숙현

나는 간염 보균자이기에 낮잠을 자지 않으면 반나절을 버티기가 어려웠다. 친정 엄마도 간암으로 돌아가셨고, 언니, 남동생, 여동생 모두가 간염 보균자다. 하지만 만리타향에 일가친척 하나 없는 이곳 호주에서 내 건강을 돌볼 여유는 없었고 그렇게 정신적인 스트레스가 쌓이면서 몇 가지 징후들이 몸에 나타나기 시작했다. 몸은 항상 피곤했고, 얼굴에는 거무스름한 기미가 눈에 띄게 늘었으며 윤기가 하나도 없이 누런빛으로 칙칙하게 변해가는 내 얼굴을 쳐다보기도 싫어졌다. 오른쪽 가슴 아래로는 갑자기 붉은 반점들이 생겨났다. 또 다른 증상은 한국에서 5년 전쯤 앓았던 신우염과 방광염의 재발이었다. 소변을 봐도 또 가고 싶고, 방금 갔다 와도 또 가고 싶었다. 1시간에 화장실을 7, 8번씩 간 적도 많아서 외출하는 게 쉽지 않았다. 한국에 사는 언니에게 약을 보내 달라고 해서 1주일 정도 복용했는데도 전혀 차도가 없었고 아침에 일어나기가 힘들 정도로 피곤함을 느꼈다.

그러던 어느 날, 예전에 녹즙을 마시면 다음날 아침에 일어나는 것이 한결 수월했던 기억이 났다. 호주 옥션 사이트를 통해서 플라스틱으로 된 녹즙기를 구입하여 당근즙을 짜 먹었는데 당근 소모량이 엄청났다. 그거라도 그나마 다행이라고 감사하게 생각하며 갈아 먹는데 스크루가 플라스틱이라 금방 망가졌다. 그래서 더 오랫동안 쓸 수 있는 튼튼한 녹즙기를 어떻게 구입할 수 있을지 여기저기 알아보던 중에 호주에서 사귄 친구가 엔젤녹즙기 사이트를 알려주었다.

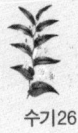

나는 당장에 한국 회사에 전화를 걸었고 이문현 회장님과 첫 번째 상담을 했다. 사실 첫 번째 상담이래야 제품 가격 물어본 것과 간염 보균자라고 밝힌 것뿐이었다. 그런데 해외에서 전화를 하면 통화료가 많이 나올 것이라며 회장님께서 다시 전화를 주셨고 거의 한 시간가량을 상담했다. 참 친절하신 분이라는 생각이 들었다.

그 당시 내겐 경제적인 여유가 없었지만 그래도 한 번 사면 평생 쓰는 기계이니, 비싸더라도 짜내는 기능이 좋고 즙이 가장 많이 나오는 제품을 사야겠다고 결정하고 엔젤리아 녹즙기를 주문했다. 녹즙기가 오기를 꼬박 1주일 넘게 기다렸다.

드디어 녹즙기가 도착했고 상자를 열어보니 같이 보내 주신 숯가루가 속에서 터져 기계가 온통 검은 가루투성이가 되어 있었다. 밖에서 비를 맞으며 숯가루를 털어 내면서도 좋은 녹즙을 마실 수 있다는 생각에 기쁘기만 했다. 무공해 야채도 직접 길러 먹을 것을 권장하셔서 화단의 나무를 모두 베어내고 비트, 케일, 배추, 상추, 딸기, 토마토 등을 길러 먹기 시작했다. 내가 직접 기른 야채를 수확하는 기쁨을 늘 꿈꾸고 살았는데 그 꿈이 이루어지게 되어서 더없이 즐거웠다. 야채를 기르는 일은 부모가 자식을 돌보는 정성만큼이나 손이 많이 갔지만, 내가 정원을 가꿀 때 아이들이 나와서 나비를 잡으러 다니고 오이랑 딸기를 따먹는 걸 보면 행복했다.

회장님과의 상담은 하루도 거르지 않았고 권유하신 생즙 단식과 레몬 관장을 시작했다. 비위가 약하고 녹즙이 맛있게 느껴지지는 않았던 터라 처음 며칠은 참으로 힘들었다. 그러나 간염 보균자라는 콤플렉스에서 벗어나고 싶은 마음에, 한두 달이면 완치가 가능하다고 하셔서 멈출 수가 없었다. 처방대로 비트, 오이, 당근, 미나리, 감자, 레몬, 오렌지, 자몽을 배합해서 짜먹고 하루 2번에서 4번의 관장을 했다. 배가 많이 아팠다. 안식일 교인으로 13년을 살면서 현미밥에 육식을 거의 하지 않았는데도 웬 숙변이 그렇게 끝없이 나오는지 정말 놀랐다. 아이들 밥을 챙겨줄 때마다 식욕을 억제하기 어려워서 첫 번째 단식은 10일 동안 하고 3일은 다시 식사를 했다. 그러다가 고생한 김에 숙변을 다 빼야겠다는 생각으로 다시 단식에 들어갔다. 숙변을 완전히 제거해야 질병의 절반이 완치된다던 회장님의 말씀 때문에 단식을 멈출 수가 없었다. 두 번째 단식은 7일 동안 계속했다. 하루 15~18잔의 녹즙과 과즙을 마셨는데 이번에도 숙변이 끝도 없이 나왔다. 그러다가 다시 세 번째 단식에 들어갔다. 세 번째 단식은 4일을 했는데 관장의 횟수가 더 늘어날수록 관장액을 주입한 후에 참을 수 있는 시간이 더 길어졌다. 단식 4일째에는 하얀 찌꺼기 같은 것이 나왔다. 그것이 나오면 숙변이 거의 제거된 것이라고 알려주셔서 얼마나 기뻤는지 모른다. 42번째 관장이었다.

지금 내 피부는 마사지를 받은 것처럼 매끄러워졌고 운전대를 잡는 손가락과 손등이 유쾌하게 반짝거린다. 몸은 뼈와 가죽 밖에 남지 않았지만 머릿속은 맑고 상쾌하다. 기미가 거의 빠지고 피부의 톤이 건강하고 밝아져 세수할 때마다 거울을 들여다보는 것이 이제는 행복하다. 또 하나 놀라운 것은 월경을 할 때 생기던 불쾌한 냄새가 거의 없어졌다는 점이다. 피가 깨끗해졌기 때문이라고 했다. 오른쪽 가슴 아래에 갑자기 많이 나타났던 조그만 빨간 반점들은 몸이 피곤하고 나이가 들어서 나타나는 줄 알았는데, 체질이 산성화되면서 암 체질로 바뀌어가는 징후라고 알려주셨다. 단식과 관장이 끝나가자 빨간 반점들도 50% 정도 사라졌다.

단식과 관장이 끝난 후에도 매일 1,300~1,700ml씩 녹즙과 과즙을 마시고 있다. 이제 7개월째 접어드는데 이 글을 쓰는 지금은 겨드랑이에 희미한 붉은 반점 한 개만 남아 있을 뿐이다. 신우염도 회장님께서 알려 주신대로 녹즙을 꾸준히 마신 결과 1개월 정도 지나니 통증이 없어졌다. 이제는 장거리 운전을 해도 끄떡없다.

오늘도 우리 가족은 저녁식사를 녹즙으로 대신했다. 큰애는 250ml씩 30분 간격으로 2컵, 작은애는 220ml씩 30분 간격으로 2컵, 나와 남편은 아침저녁으로 350ml씩 2컵을 마시고 점심에는 과즙을 먹는다. 우리 가족은 토요일과 일요일엔 저녁을 먹지 않는다. 남편은 늘 얼굴에 여드름처럼 뾰루지가 많이 났었는데 녹즙을 마시면서 평생 처음으로 다 없어졌고 피부도 매끄러워졌다.

건강을 회복할 수 있도록 밤낮으로 상담을 해주신 이문현 회장님과 사모님께 깊은 감사를 드리며 건강에 관한 한 모르는 게 없으시지만 늘 겸손하신 회장님께 절로 고개가 숙여진다.

수기27

인내와 끈기로 이뤄낸 완치의 기적 / **류마티스성 관절염 치료 후기**

박효숙

어릴 때는 여느 아이들처럼 큰 질병 하나 없이 자랐으나 중학교를 다니기 시작하면서 몸에 이상이 오기 시작했습니다. 처음에는 전신에 가려움증이 생기더니 나중에는 요도염뿐만 아니라 변비, 만성 위장병까지 겹쳤으며 이렇듯 여러 질병들을 동시에 겪다보니 신경이 쇠약해져서 불면증까지 생기게 되었습니다.

이렇게 시작된 저의 투병 생활은 류마티스성 관절염으로 이어져 20여 년 동안 계속 되었고, 남들은 멋있게 즐기는 청춘을 저는 병마의 고통 속에서 살아야만 했습니다. 28세 되던 해에는 큰 오빠가 살고 있는 스페인까지 가서 치료를 받았으나 아무런 효과를 보지 못하고 되돌아온 경험 등 말로 표현할 수 없는 삶의 고통을 겪었던 저이기에 지금 이 순간 저와 같은 질병으로 삶의 회의를 느끼고 계신 분들에게 조금이나마 도움이 되었으면 하는 바람으로 이 글을 적습니다.

워낙 여러 질병들을 겪어서인지 20대 중반으로 넘어오면서 한쪽 팔이 쑤시고 아파오기 시작하더니 온몸 마디마디까지 통증이 느껴지기 시작했습니다. 밤잠조차 이루지 못할 정도가 되어 병원을 찾아 갔지만 원인을 잘 모르겠으니 집에 가서 영양을 충분히 섭취하고 쉬라는 말뿐이었습니다.

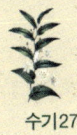

집에 돌아온 저는 의사의 말대로 먹장어부터 시작해서 온갖 영양탕을 먹기 시작했습니다. 그런데 증세가 호전되기는커녕 점점 악화될 뿐이었습니다. 하는 수 없이 유명하다는 정형외과를 찾아가 다시 진찰을 받은 결과, 현대 의학으로는 치료가 불가능한 '류마티스성 관절염'이라는 진단을 받았습니다. 병명을 받고 소문난 병원은 모조리 찾아 다녔으나 한결같은 대답은 확실한 치료법이 없다는 것이었습니다. 결국 한의원으로 발길을 옮겨 침, 뜸, 온천목욕 등을 열심히 받았고 알로에를 비롯한 여러 건강식품 섭취 등 해볼 수 있는 수많은 방법을 총동원해 보았으나 결과는 마찬가지였습니다.

저는 미신을 그렇게 신뢰하지 않으며 점치는 것 또한 좋아하지 않았습니다. 그러나 워낙 답답했고 억눌린 심정을 감당하지 못해 무당을 불러 굿도 여러 번 했고, 신을 집안에 모셔야 한다는 무당의 말에 법당을 모신 적도 있습니다. 하지만 결과는 마찬가지. 계속해서 숨통을 조여 오는 고통으로 모든 의욕을 상실한 채 삶 자체가 무의미해지기 시작했으며 남들은 결혼해서 자식 낳고 잘 살 나이에 내 처지를 돌아보자니 정말 죽고 싶은 충동을 느끼기까지 했습니다. 그러던 중에 우연히 모 일간지에 실린 광고를 보고 '녹즙'이라는 정보를 처음 접하게 되었으며, 천연치유연구원의 건강 법칙 하에 녹즙 요법을 시작하게 되었습니다.

지금까지의 식생활을 전면적으로 개선하여 육식 섭취를 금한 채 채식으로 바꾸고, 하루 15잔 이상의 녹즙을 꾸준히 마신 결과 그동안 배 속의 가스로 인해 불러있던 배가 가라앉기 시작했으며 몸의 전반적인 상태가 확실히 호전됨을 느낄 수 있었습니다. 이에 자신감을 얻어 더욱 열심히 녹즙 요법을 실시하니 그동안의 고통은 씻은 듯이 사라지고 근 십여 년 동안 한 번도 누려보지 못했던 편안한 밤잠을 이룰 수 있었습니다. 저는 이러한 결과를 맛보고 즉시 집안에 있던 법당을 불살라 버렸습니다.

그리고 천연치유연구원의 건강 법칙에 따라 하루에 한 번 이상은 일광욕을 실시하고 관장까지 병행하니 여느 20대 청춘 남녀보다 더욱 건강한 몸으로 회복될 수 있었으며 그로부터 3년이 지난 지금, 저는 아무 탈 없이 밝은 삶을 이어가고 있습니다. '왜 진작 녹즙을 접하지 못했을까, 처음부터 녹즙을 알았더라면 나의 젊음을 헛되이 낭비하지 않아도 되었을 텐데……' 하는 안타까움을 아직도 가져보곤

합니다.

류마티스성 관절염은 의약품에 절대 의존하는 것보다 먼저 잘못된 식습관을 바꿔서 육식으로 인해 더럽혀진 피를 채식을 통해 맑게 한 후 과일야채즙 요법을 인내와 끈기를 가지고 꾸준히 실시해 나간다면 결코 불치의 병이 아니라 충분히 완치할 수 있는 병임을 확신하게 되었습니다.

아직도 저와 같은 병에 시달리고 있는 수많은 사람들을 위해 저는 천연치유연구원의 건강 법칙과 녹즙 요법을 적극 추천하는 바이며, 분명 새로운 삶의 희망을 가지게 되시리라 믿습니다.

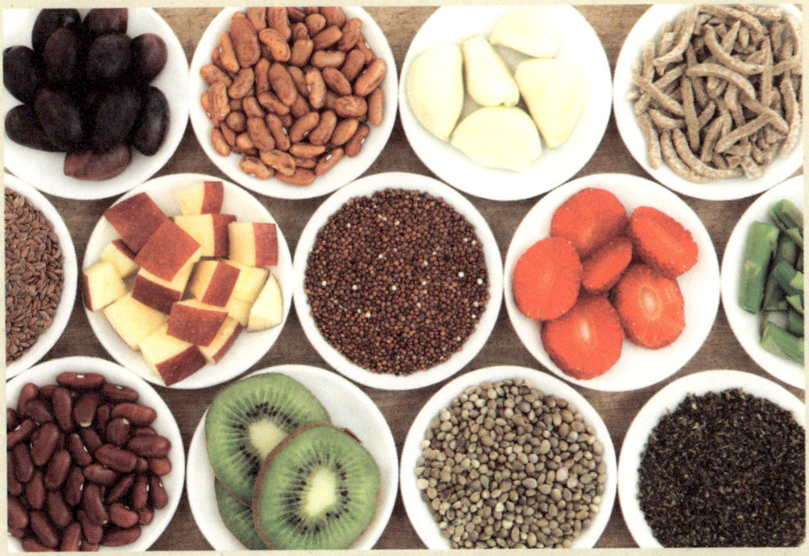

제2의 인생을 얻기까지의 기록 / **심장판막증 치료 후기**

이연수

저는 서울의 한 중소기업에서 직장생활을 하는 중년 직장인입니다. 나름대로 열심히 생활하여 CEO직급을 가졌지만, 작년 10월 '심장좌심판막'이라는 난치병 판정을 받았습니다.

천연치유연구원 이문현 회장님과 든든한 후원자이신 김점두리 사장님의 치밀하고 자세한 자연요법 지도와, 대가 없이 행하신 그야말로 자애심 가득한 상담과 지도 내용대로 시행한 결과 자연요법시행 116일 만에 병원 검사 결과 완치되었다는 판정도 받게 되었습니다.

제가 이 글을 쓰는 이유는 두 가지입니다. 첫째는 대가 없이, 조금의 싫은 내색 없이 늘 활기차게 환우의 입장에서 상담해 주신 두 분에게 이 글을 바치기 위해서입니다. 사실 두 분을 많이 뵙지는 못했지만 늘 적극적이고 밝은 목소리로 상담해 주신 이유 때문인지 수없이 만나왔던 느낌입니다. 두 번째는 현재 이 순간에도 난치병으로 고생하시거나, 치료에 진전이 보이지 않는 분에게 용기를 드리고자 함입니다. 이문현 회장님은 저에게 "낫지 않는 환우는 있어도 낫지 않는 난치병은 없다"며 만사가 개인이 하기에 달렸다고 말씀하셨습니다. 지금 자연요법을 시행해보지 않으신 분은 당장 상담을 받아보십시오. 차도가 없는 분은 자연요법을 철저히 실행하지 않았기 때문이니, 다시 한 번 자신을 돌아보고 완치의 목표를 향해 채찍질하시기 바랍니다.

다음은 구체적인 치료 과정입니다.

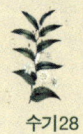

〈신상명세〉

1. 신장 : 169cm
2. 체중 : 64kg(자연식 전), 현재 55kg
3. 나이 : 45세
4. 주량 : 한 시간에 3~4병을 안주 없이 마시는 폭주형
5. 운동 : 마라토너(18차례 유명대회 출전—동아마라톤 풀코스 기록 03:43'), 일주일 3~4번 5~10km 규칙적으로 운동하는 편.
6. 약간 마른 형이었지만, 고기 좋아하고 폭식하는 편임. 윗배가 약간 나와 있고, 야근으로 인한 늦은 저녁 식사와 늦은 취침으로 피로가 항상 쌓이는 편이었음.
7. 체질 : 다리는 굵고, 상체는 호리한 편.
8. 관절 마디에서 '딱딱' 하는 소리가 있음.
9. 심한 비염과 알레르기성 피부였음.
10. 일을 많이 하고, 자아성취감을 많이 느끼는 타입, 성격 급함.
11. 집안 유전병 없음.
12. 회사에서 받은 건강진단에서는 양호 판정 받음.

〈발병과 치유과정〉

10월 2일

'심장좌심판막승모부전'이 정확한 병명이었다. 두통이 심했었는데 7일간 죽음이 엄습할 정도로 밤낮을 가리지 않은 심한 두통이 와서 동네병원에 갔더니 몸살이라며 약과 링거만 주었다. 과로를 피하고 푹 쉬라는 처방을 받았다. 평소 감기 한 번 없었고 그래서 약을 먹어본 적이 없었던 나는 자존심이 상했지만, 그래도 다행이란 생각에 링거를 맞고 나왔다.

10월 3일

끼니를 거를 정도로 밤새 두통이 심했고, 얼음팩도 효과가 없을 정도였는지라 아침부터 대학병원 응급실로 향했다. 가장 문제가 된 것은 체온이 39도로 올라 3일째 계속된 것이었다. 그로 인해 두통이 얼마나 심했던지 모든 게 원망스러웠다. 두통 탓에 이틀을 굶었고 식욕도 없었다. 한 끼라도 굶으면 큰일이 나는 줄 알고 세끼 식사를 꼬박꼬박 하던 내가 말이다.

2번의 혈액검사를 했으나 이상이 없다고 인턴 의사가 말했다. 응급실에 하루 있어 보니, 더 이상 머무를 곳이 못되었다. 더구나 모두 초짜 인턴들만으로 이루어진 오후의 응급실이라서 그런지 무슨 이유로 열이 떨어지지 않는 것인지 전혀 모르는 눈치였다. 밤 12시에 체액으로 된 주사만 맞고 0.05도 정도 체온을 떨어뜨린 후 귀가했다. 다음 날이 토요일이었기에 더 있어도 의미가 없었다. 피를 다시 뽑으라고 해서 채혈 후 퇴원했다.

10월 4일

좀 나아진 것 같아 회사에 급한 일이 생겨서 출근했다. 그러나 오후가 되면서 또다시 두통이 시작되었다. 종합병원에서 혈액검사 결과 문제가 없다고 해서 동네의원을 찾았다. 동네의원은 전과 동일한 진단을 내리고 영양주사를 놔주었다. 일요일은 두통이 심한 상태에서 누운 채로 집에서 보냈다. 열도 그대로였다. 원인을 모른 채 벌써 4일이 흘러갔다. 두통이라도 없어졌으면 하는 마음이 간절했다.

10월 6일

대학병원 외래진료를 아침 일찍 신청했다. 두통은 여전했다. 10시경에 진료를 받았다. 별 문제가 없다고 했다. 가슴도 청진기로 검사했다. 혈액 검사 받으라고 해서 다시 피를 뺐다. 그런데 서서히 두통이 없어졌다. 진료를 받을 시간쯤엔 두통이 깨끗하게 나았다. 지금까지 살면서 그런 두통을 앓아본 적이 없어서 특진을 신청했는데, 특진교수가 외국 세미나에 참석 중이어서 20일 뒤 날짜로 예약한 후 귀가했다.

10월 19일

바쁜 와중에 조선일보 마라톤 대회에 참석하여 42.195km를 완주했는데, 느낌이 썩 좋지 않았다. 가슴이 약간 맺히는 정도였고, 마라톤 풀코스 완주 후 으레 그런 것이라고 생각했다.

10월 24일

20일 전에 예약했던 K교수에게 특진을 받았다. 이 교수는 가끔 TV에서 얼굴을 볼 수 있을 정도로 순환기내과 분야의 권위자였다. 그런데 의외의 말을 꺼냈다. 류마티스균이 심장내막에 침투해서 승모판막을 건삭화시키고 죽었다는 것이다. 이른바 심장병이 생긴 것이다. 자세한 것은 심혈관센터에서 얘기를 들어보라고 했다.

심방이 커지지 않은 것으로 보아 최근 치아 스케일링 시의 혈흔으로 류마티스균이 침투하여 심장 내막에 있다가 신체 리듬이 불안정할 때 발병하여 심장판막을 고장내고 죽었는데, 마라톤을 해서인지 균이 버티지 못하고 죽었다는 것이다. '지금 당장 수술할 정도는 아니지만 언젠가는……' 하며 말꼬리를 흐렸다. 그것이 무슨 의미인지 나중에야 알았다. 그날로 바로 심장 초음파와 심전도 검사를 예약했다.

11월 2일

일단 당장의 큰 문제는 아닐 듯 싶어서 잠실운동장에서 열리는 중앙국제마라톤에 출전하여 완주했는데 느낌이 이상했다. 숨이 심하게 차고, 가슴이 조이며 아팠다. 이상이 있음을 감지했다.

11월 6일

K대 심혈관센터 P교수에게 심장 검사를 받았다. 혹시나 했는데 역시나 심장에 문제가 생겼다는 얘기를 들었다. 아프지 않느냐는 물음에 아프지 않다고 했더니, 아직 젊어서 그렇지 곧 아프기 시작할 것이라면서 지금은 수술할 단계는 아니지만 수술 시기가 곧 올 것이라고 했다. 그러곤 뉴욕심장학회(NYHA)의 질병 진전 분류 중, 2기와 3기 사이에 있다는 얘기를 하는 것이 아닌가? 수술은 5기 정도에 하지만, 2기가 지나면 5기까지 가는데 걸리는 속도는 상당히 빠르다고 했다. 염분을 과하지 않게 먹는 것 외에 다른 것은 주의할 필요가 없다고 대수롭지 않게 얘기했다. 또한 고치지 못하는 병이고 나빠지지만 않게 할 뿐이라고도 얘기했다. 남아 있던 일말의 희망까지 사라지는 순간이었다.

살얼음 밟듯이 조심스레 살아가도 언젠가는 수술을 받아야 하고, 수술을 받더라도 예후가 썩 좋지 않아서 인공심장수술을 돼지판막으로 하면 10년을 넘기지 못하고 또 다시 수술을 해야 하는데 60세 이상은 힘이 없어 수술도 못 받는다고 했다. 알루미늄 판막은 영구적이지만, 혈액이 쇠를 만나 응고되지 않도록 항혈액 응고제를 평생 복용해야 하는데 부작용이 많다고 했다.

11월 7일 ~ 12월 3일

진전이 빨라지고 있는 느낌이었다. 아침 조깅을 해보면 박동이 빨라지고, 가슴이 아팠다. 병이 있다는 것을 알고부터는 죽음을 향해서 속도를 내고 있는 열차를 타고 있는 듯한 느낌이었다. 밤엔 잠도 오지 않았다. 물론 식욕도 없었다. 회사에 와도 일은 뒷전이었다. 오전엔 가슴이 옥죄이고 힘들어서 어쩔 줄 몰라하는 시간이 점점 늘어났다. 약도 방법도 없었다.

인터넷에서 관련 자료들을 찾았다. 예후가 나쁜 병이고, 예방에 관한 얘기만 나왔지 어떻게 고쳤다는 얘기는 어디에도 없었다. 또한 서점도 샅샅이 뒤졌다. 심장병을 고쳤다는 어느 교수의 얘기도 판막에 관한 얘기가 아니었다. 심장병에 관한 서적도 구입해서 읽었으나 예방과 수술에 관한 이야기였다. 수술은 언급한 대로 인공판막과 돼지판막에 관한 얘기가 전부였다. 상황은 갈수록 악화되고 어디에도 희망이 없어 보였다.

12월 4일

밝은 빛 1탄 : 천연치유연구원 이문현 회장님의 상담지도

우연히 천연치유연구원의 체험사례를 보았다. 판막의 체험사례는 없었지만 자연치료에 관한 내용이 많았다. 특히 2곳 정도는 한번 가서 체험해보고 싶은 곳이었다. 그러나 일단 천연치유연구원의 문을 두드려 보기로 하고 이메일을 보냈다. 이틀 후 이문현 회장님으로부터 이메일 답변과 함께 전화가 걸려왔다. 100% 완치 가능하고, 지금 중증이 아니므로 빨리 만나 상담하자고 하셨다. 회장님도 젊은 시절 심장병 중증으로 고생하시다가 자연요법으로 고친 후 자연요법에 매료되어서 지금까지 이 사업을 하고 있으며, 앞으로도 계속할 것이라고 하셨다. 그러면서 심장판막증을 자연요법으로 완치한 부산 영도에 사시는 어느 부인의 체험사례까지 알려주셨다. 더 이상 주저할 이유가 없었다.

회사에 휴가를 내고, 아침 7시 열차로 출발해서 부산 천연치유연구원에는 12시 경에 도착했다. 때마침 일을 보고 돌아오신 회장님과 식사도 함께했다. 쌈과 냉이 두붓국에 밥을 맛있게 먹고, 오후 1시부터 4시까지 세 시간동안 논리정연한 회장님의 인체설명과, 모든 병은 원인과 결과가 따로 있는 것이 아니고 모두 한 묶음으로 보아야 한다는 얘기를 도면까지 그려가면서 설명하시는데 어느 의사의 얘기보다도 신빙성 있게 들렸고, 말씀하시는 것 모두가 체험에서 나온 것이라서 더욱 믿음이 갔다.

현대 의학은 병의 원인을 고치는 것이 아니고 병 부위만 수술하기 때문에 재발하며 완치에는 한계가 있다고 하시면서, 신체와 병과 습관은 따로 뗄 수 없는 이기일원의 관계에 있다고 했다. 의식주 중에서 '식습관'이 병과 가장 밀접한 관련이 있고, 모든 병은 거의 이것 때문에 오는 것이라고 했다. 결국 무분별한 식습관으로 인해 거의 모든 인간이 독을 생산하는 숙변을 가지고 있는데, 자연식 위주의 식습관을 하고 몸 안의 숙변을 제거할 경우 병명에 관계없이 모든 신체 기관은 서로 연결되어 있기 때문에 완치된다는 것이다.

결국은 개개인이 얼마나 노력하느냐에 달려 있고 완치 시간도 개인의 실천에 비례한다는 점도 강조하셨다. 회장님께서는 세세하게 지도만 하는 조력자일 뿐 최종 완치유무는 개인의 부단한 노력에 달려 있다고 하셨다. 말을 물가에 끌고 갈 수는 있지만, 물을 먹고 안 먹고는 말에게 달려 있는 것이다.

자연요법 지도를 100% 믿고 시행한다면, 발병 이전보다 더 강력한 심장판막을 가질 수도 있고 그렇게 완치된 판막은 재발되지 않는다는 희망 상담을 해주셨다. 단순한 이론의 경지를 뛰어넘은 대단한 분이었다. 녹즙기 성능도 맷돌식의 압착식이고, 섬유질과 녹즙이 따로 분리되어 농약 걱정이 없음은 물론, 즙을 짜본 결과 투입량의 90% 이상이 착즙되어 깜짝 놀랐다. 배달되는 녹즙을 한 컵씩 마셔온 나로서는 엔젤녹즙기에서 바로 짜낸 녹즙을 시음해 본 후에 그 맛과 기계의 놀라운 성능에 감탄하여 바로 구입해서 집으로 돌아왔다. 그 후 노먼 워커 박사의 책을 여러 번 읽고 '현대 의학에서는 의사가 얘기한 것처럼 판막 재생이 불가능하지만, 자연요법에서는 유기물질(일반 음식에는 없는)이 관절과 물렁뼈, 인대 및 판막도 재생할 수 있다'는 이론을 3번에 걸쳐서 탐독하면서 이를 확신하게 되었다.

12월 11일 ~ 1월 11일

밝은 빛 2탄 : 자연식 실행

녹즙 단식과 레몬 관장을 했다. 녹즙은 하루 180cc(1컵)로 최소한 6컵 이상 음용하라는 지시를 받았다. 식사를 하지 않으므로 생활이 단순해졌지만 직장을 계속 다녀야 하는 이유 때문에 몸은 더 바빴다. 한 가장으로서 가족을 책임지고 있기에 직장에 구차한 얘기를 하기가 싫었고, 16년 다닌 회사에서 중책을 맡고 있었기에 가능한 한 출근을 하면서 시행하기로 마음먹었다.

그간의 생활을 회고해보았는데, 최근 2년 동안에 회사일로 인한 극도의 스트레스가 원인이었던 것 같다. 10명의 부하직원을 두고 있는데 그중 한 명이 비리와 관련되어 끝내 부서와 나를 배반했던 일이 폭식, 폭음을 불러왔고, 영양의 불균형 상태에서 운동이 만병통치약인양 믿고 했다가 몸을 더욱 해친 것 같았다.

예비 단식 4일을 해보았다. 처음 해보는 단식이라서 음식에 대한 욕구가 대단했지만, 완치에 대한 갈망과 꾸물댈 시간이 없었기에 갈등 없이 지나갔다. 녹즙을 최대한 40분에서 1시간 간격을 두고 많이 마셔야 한다는 이 회장님의 지시대로 새벽 4시에 일어나서 녹즙을 갈아 마셨다. 죽기 아니면 까무러치기의 심정이었다. 내 기억에 하루 4,000cc를 마셨던 것 같다. 단식 한 달 동안 100,000cc 이상을 마신 듯하다. 직장에서는 오후에 레몬과 자몽, 오렌지 즙을 물에 타서 마셨다. 녹즙, 레몬수, 관장으로 숙변을 제거하고 오장육부를 쉬게 할 목적이었다. 퇴근 후에도 취침 전까지 녹즙과 관장 레몬수를 마시다보면 시간이 화살처럼 빨리 지나갔다.

아침운동도 가끔씩 했다. 활동을 하지 않으면 노폐물이 빠질 수 없으므로 신체를 죽이는 것이라고 해서 구보대신 5km를 걸었다. 유기농은 '한살림공동체'에 가입해서 배달받았고, 부족분이나 민들레는 엔젤농장(엔젤녹즙기와 관련 없는 듯)에서 구매했다. 급할 때는 인근 백화점 친환경코너를 이용해서 구매했다. 심장판막과 관련 녹즙 처방을 이 회장님으로부터 다음과 같이 처방받고 시행했다.

1. 당근 8온스(225g)+민들레 3온스(84g)+케일 5온스(140g)=16온스(450g)

   : 판막, 인대, 신경, 뼈, 관절 재생, 안정 작용

2. 당근 8온스(225g)+비트 2온스(56g)+오이 4온스(112g)+미나리 2온스(56g)=16온스(450g)

   : 간, 신장, 혈액 청소 작용

3. 당근 8온스(225g)+신선초 5온스(140g)+케일 3온스(84g)=16온스(450g)

   : 간 치료 작용

일주일이 지나서부터 어지럼증과 함께 숙변이 다량 나오기 시작했는데, 먹지도 않았는데 어디서 그런 더러운 오물들이 나오는지 지금도 이해가 안 간다. 더군다나 배가 많이 나오지 않았음에도 숙변은 16일째 몽글몽글하고 까만 시궁창 진흙 같은 것이 한도 끝도 없이 나왔다.

건강검진을 다시 정밀하게 받아보고 싶었다. CT와 초음파, 내시경 진단 결과, 다른 곳은 이상이 없었지만 갑상선 결절이 있어서 음성인지 양성인지를 구분해야 한다고 했다. 일단 동위원소 피검사 결과 나쁜 결절(암)이 아니라고 얘기해서 그것도 자연요법으로 완치시키기로 하고, 녹즙에 파슬리와 셀러리를 추가했고, 밀순과 보리순도 집 베란다에서 길러 함께 갈아 마셨다. 알팔파도 농원에서 배송 받고, 솔잎도 직접 산에서 따다가 숯가루에 담가 뒀다가 녹즙에 같이 갈아 마셨다. 주일마다 숯가루 목욕도 했다. 몸은 하루하루 체중이 빠져서 64kg에서 53kg이 되었다. 피부에서 윤은 나지만, 남들이 볼 때엔 죽음까지 갈 정도로 보이는 피골이 상접한 얼굴이었다. 애초에 단식은 15일로 계획했지만 30일로 바꾼 것은 생각보다 숙변이 늦게 나왔기 때문이다. 숙변이 빠지면서 가슴에서의 조임이나 아픔이 사라졌다. 얼굴은 해골이고 목주름도 보기 흉했지만 가슴의 상태나 기분은 맑은 가을 하늘과 같았다. 숯가루는 기상과 동시에 한 컵씩 마셨다. 단백질 섭취가 없어서인지 머리숱도 많이 빠졌다. 무엇보다도 염분에 대한 욕구가 강했지만, 녹즙에 유기소금이 풍부하기에 그것도 참았다. 죽염이라도 그것은 엄연히 나트륨이라는 것이 이 회장님 말씀이었고, 단식 시에는 심장에 부담이 된다고 해서 섭취하지 않았다. 단식 후 10일이 지나서 다시 심장 상태를 알아보기 위해 심혈관 센터에 갔다. 검사 후 담당 의사는 의아해하면서 판막이 거의 제 기능을 하고 있고 피도 극히 조금씩만 새고 있다면서 요즘 어떠냐고 물었다. 그래서 단식과 식이요법 얘기를 했더니 펄쩍 뛰면서 심장에 수분이 안 들어가면, 심장이 쪼그라든다며 즉시 중지하라고 했다. 녹즙에는 많은 수분과 영양이 들어 있고 천연치료제가 있다고 누차 얘기해도 편향적 현대 지식에 길들여진 의사는 오히려 나를 이상하게 쳐다보았다. 더구나 피골이 상접해 있었으니 더욱 그럴 수밖에! 집안 식구들도 모두 그만하라고 만류했지만, 이미 효과가 나타나기 시작했는데 그만둘 내가 아니었다. 거의 매일 전화 상담과 신체의 변화에 대해 이문현 회장님께 보고하고 일일지시를 받았으며 그대로 시행했다. 1월 11일 설을 열흘 앞두고 예비단식 4일과 본단식 26일을 마지막으로 30일 단식을 끝냈다. 몸무게 53kg, 빈혈도 심한 편이고 저혈압 상태였지만 해냈다는 성취감에 뿌듯했고, 회사 동료와 지인들은 독종이라 장수할 거라며 비아냥거렸다.

회복식은 현미밥 조금과 생야채를 조금씩 늘려갔다. 생야채는 5가지 이상의 싱싱한 야채에 올리브와 아보카도로 만든 드레싱을 곁들여 샐러드로 먹되 어떤 양념도 넣지 않았다. 소화는 잘 되지 않았다. 물론 녹즙과 과즙도 2,000cc 이상 함께 마셨다. 확실히 위 기능이 작아졌고 본궤도에 오르지 않은 탓에 조금만 과식해도 즉각 반응이 왔다. 처음엔 과식 탓인지 방귀가 10번 이상 나왔다. 위장 속도 생야채가 들어가면 오랜 단식 탓인지 불편했다. 회복식 8일이 끝나고 에너지를 올리는 식사로 들어갔다. 과일을 저녁 대용으로 조금씩 먹고 저녁을 굶고, 아침과 점심엔 현미오곡밥 한 공기, 생야채 샐러드와 과일 및 견과류로 식사했다. 몸도 가벼운 편이어서 10~20km 조깅도 했다. 병원에서 한 번 더 검사를 받았는데, 혈압이 118/80mmHg이고 관리를 잘하므로 여름 끝나고 보자는 식의 애매한 얘기를 하기에 속으로 나왔구나 하는 짐작을 했다. 단식할 때, 점심식사 때 할일이 없어서 목욕탕에서 냉온탕욕을 20분씩 30일 계속했는데, 지금은 각탕기를 사서 하루 한 번씩 하고 있다. 혈액순환에 그만한 것이 없는 듯하다. 2월부터는 갑상선 결절 때문에 자기 전에 숯 패드를 만들어 붙이기 시작했다. 2월 들어서는 녹즙을 1,200cc로 줄이고 과즙과 청국장콩을 만들어 생으로 먹기 시작했다. 오장이 정화된 뒤라서 어떤 음식도 맛있었는데, 때론 과식 때문에 힘들 때도 있었다. 그땐 숯가루를 한 숟가락 먹고 바로 감자즙을 갈아 먹으면 소화도 잘되고 머리도 가벼웠다. 떡이 생각나면 현미떡을 다섯 되 뽑아다가 냉장고에 넣고 주식대용으로 먹으면 맛도 있고 끈기도 있었다. 끼니마다 생야채는 꼭 먹었다. 고기와 가공식품은 먹은 적이 없었다. 심지어는 된장찌개도 먹지 않았다. 운동량을 늘려서인지 체중은 늘지 않았다. 69일째 되는 2월 18일, 가슴을 괴롭히던 모든 통증이 없어졌다. 날아갈 듯 기뻤다. 80일이 되어도 체중이 늘지 않자, 이 회장님은 야과채종합효소즙과 과일탕을 만들어 먹게 했다. 버섯 달인 물에 가끔 순두부도 끓여 먹었다. 씨앗즙과 견과류 비율을 높였지만, 익힌 음식은 현미에 율무, 기장, 팥, 콩 등 오곡밥으로 제한하고 생야채는 꾸준히 먹었다. 과일탕과 야채 효소즙을 3번씩 먹은 후 몸무게가 55kg으로 늘었다. 배는 등가죽에 붙어서인지 늘 배가 고팠고 조금 과식하면 완전히 소화가 되지 않는 듯했다.

100일째 되는 날 녹즙단식과 관장을 4번 했는데, 숙변은 더 이상 없는 듯하여 105일째 되는 날 병원에서 검사를 받았다. 심장판막이 정상이라는 판정을 받았다. 갑상선은 결절이 1.5cm로 줄어있었다. 3개월 사이에 0.5cm가 준 것이다. 회장님이 말씀하신 6개월 보다 3개월을 앞당겨서 심장판막이 완치되었다. 심박동이 78로 약간 빠르지만 정상이라고 했다.

아직도 나는 자연식과 녹즙을 아침과 저녁에 갈아 먹고, 생야채에 현미밥을 먹는다. 또한 아직도 현미밥 점심 도시락을 가지고 출근한다. 과일탕과 효소즙도 계속 먹고 있다. 물론, 완치 소식 이후 세 번 손두부간장무침과 두부전골, 메밀막국수(양념과 계란 빼고), 녹두빈대떡을 먹은 적이 있다. 직원 결혼식에 가서 떡과 샐러드, 과일을 먹은 적도 있지만 아직 갑상선 결절과의 전쟁이 끝나지 않았기에 자연식을 하고 있다.

최근에는 직접 들에 나가 쑥과 냉이 및 민들레를 캐서 생야채와 녹즙을 만들어 먹는다. 숯 패드 대신, 갑상선에 겨자 찜질과 마그밀 찜질을 한다. 시간이 나면 등배, 붕어, 모관 운동도 하고 있다. 풍욕과 경침 및 오동나무 침대 사용은 맞지 않는다 하여 지금은 하지 않고 있다. 오늘로 123일째다. 4개월이 지났다. 6개월이 되는 6월초 이전에 갑상선 결절도 나의 지독한 자연식에 녹아 없어질 것이다.

며칠 전 여의도 벚꽃 구경을 두 아이와 다녀왔다. 하늘이 참 맑아 보였다. 나는 아무래도 자연주의자인가 보다.

여기까지가 제가 병을 알게 된 때부터 완치 판정을 받을 때까지의 기록입니다. 다시 생각해봐도 길고 고통스러웠던 여정이었습니다. 다시 한 번, 이문현 회장님과 김점두리 사장님께 존경을 표하며, 낫지 않는 환우는 있어도 난치병은 없다는 의미를 되새겨봅니다. 그리고 이 시대의 진정한 의사는 누구인지 이 글을 읽는 분들의 판단에 맡기며 다시 한 번 제2의 인생을 주신 두 분께 감사의 인사를 전합니다.

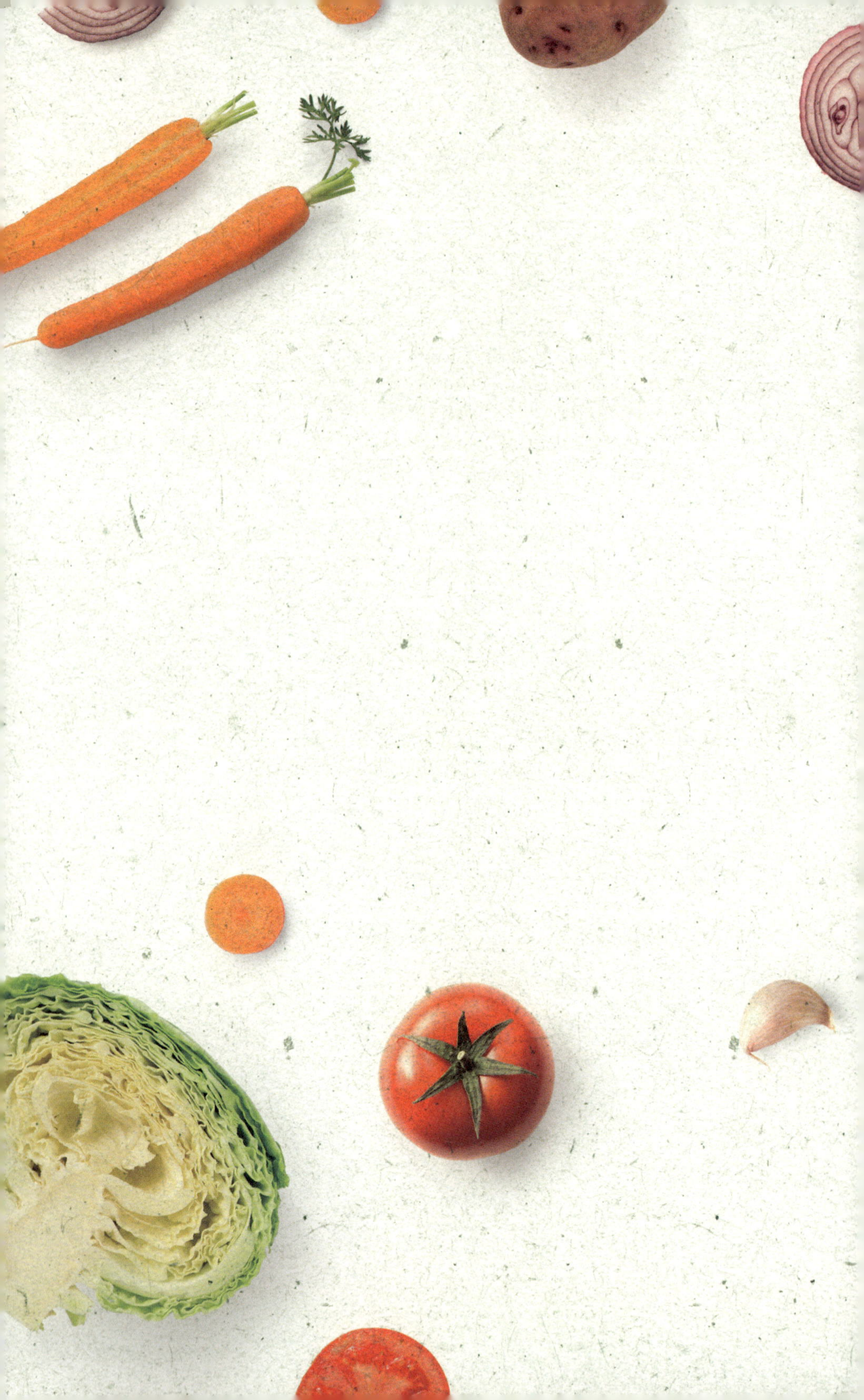

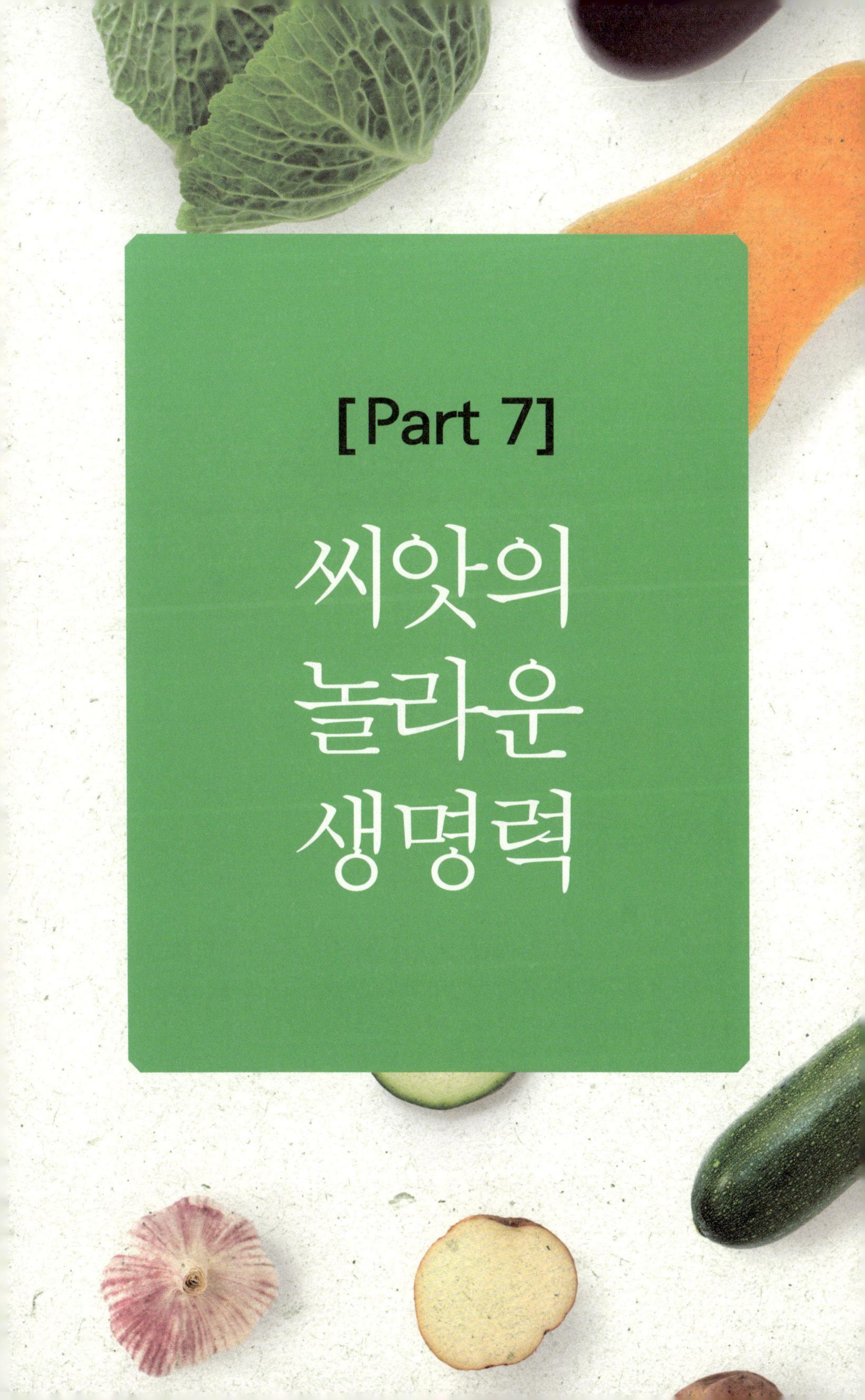

[Part 7]

씨앗의 놀라운 생명력

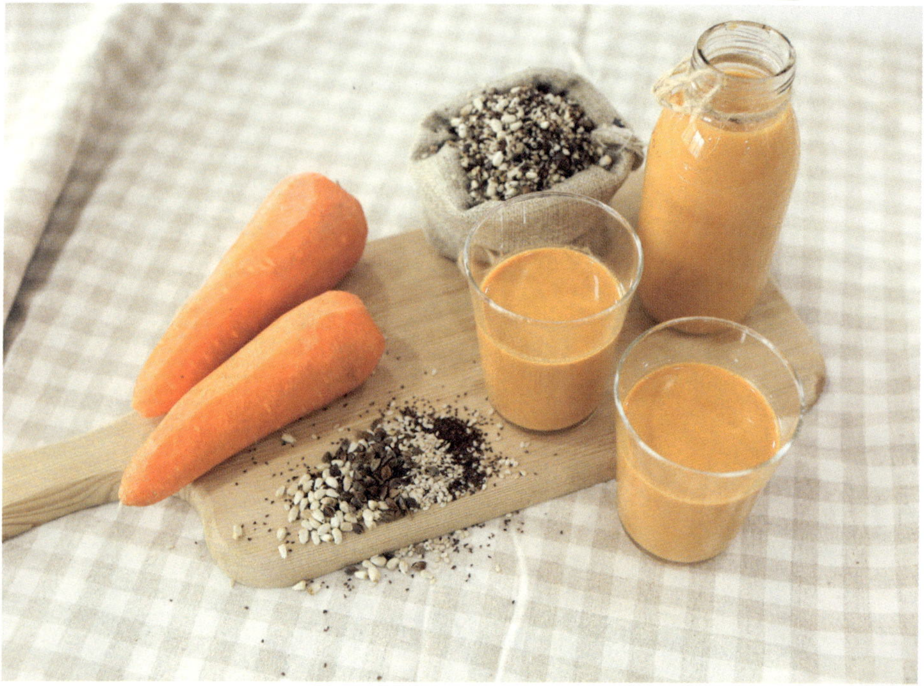

성경의 첫 책인 창세기 1장은 하나님이 사람을 창조하신 후, 그들에게 '씨 맺는 채소'와 '씨 가진 열매'를 식물로 주셨다고 기록한다. 그냥 '채소'와 '과일'이라고 해도 될 것을 굳이 '씨 맺는 채소'와 '씨 가진 열매'라고 한 데에는 씨의 영양이 그만큼 중요하기 때문일 것이다.

씨앗즙의 효능

호주의 전설적인 수영선수이자 1956년 멜버른 올림픽 수영 종목 3관왕 머레이로즈(Murray Rose)의 선수시절 식사는 참깨, 콩, 호두, 아몬드, 캐슈너트 등 씨앗이었다. 1964년 동경올림픽 마라톤 우승자 에티오피아의 아베베 비킬라는 콩국을 마시면서 스태미나와 지구력을 길렀다고 한다.
최근 들어 우리 주변에도 몇 가지 씨앗을 혼합해 만든 씨앗즙으로 식사를 대신하거나 또는 기존 식사에 씨앗즙을 곁들여 영양을 보충하는 분들이 증가하고 있다. 이런 식사를 하는 분들은 모두 예전보다 활력이 넘치는 경험을 하고 있다. 아무리 많은 일을 해도 지치지 않고 성장기의 아이들은 건강하게 키가 훌쩍 자라난다.

❖ 씨앗에는 슈퍼급의 강력한 항산화 능력이 있다

씨앗이 가진 효능을 몇 가지만 꼽는다면 첫째는 뛰어난 항산화능력이다. 동식물의 세포들이 대사하는 과정에서 산소화합물인 활성산소가 발생한다. 활성산소는 적당량이 있으면 세균이나 이물질로부터 몸을 지키지만 너무 많이 발생하면 정상세포까지 무차별 공격, 각종 질병과 노화의 주범이 된다. 노화나 동맥경화, 암 등의 원인과 관계가 있는 것으로 알려지고 있다. '활성산소'는 말 그대로 '활성이 있는 산소', 또는 '유리하여 떠돌아다니는 산소'이므로 어느 곳이든 갈 수 있는데, 이것이 세포벽에 붙어서 전자 한 개를 뺏어오면 세포막에 구멍이 생겨 세포의 노화를 촉진시킨다.

환경오염과 화학물질, 자외선, 혈액순환장애, 스트레스 등으로 과잉 생산된 활성산소는 인체의 정상적인 DNA와 세포, 조직을 공격한다. 활성산소는 DNA의 유전정보를 파괴하고 세포막을 붕괴하며 비정상적인 세포단백질을 형성한다. 핵을 공격하여 돌연변이(암)를 유발한다. 현대병의 90% 이상이 활성산소가 원인이며, 피부에 주름이 생기고 반점이 생기는 이유도 활성산소 때문으로 추정되고 있다.

활성산소가 만들어지는 원인으로는 흡연, 대기오염, 식품첨가물, 의약품, 농약, 재관류, 방사선, 자외선, 과식, 과음, 지방 과다 섭취, 스트레스, 과로, 세균침투 등이 있다. 이중 재관류가 다소 생소할 수 있다. 예를 들면, 오래 앉았다 일어날 때 눌렸던 부위가 따끔거리는 느낌을 경험한 적이 있을 것이다. 그것은 눌려 있던 근육에 다시 피가 돌면서 '재관류' 즉, 혈관들이 다시 합쳐지고 혈류가 다시 흐르면서 생기는 증상인데 이때 엄청난 양의 활성산소가 발생한다. 수술 시에도 재관류 피해가 발생할 수 있다. 건강한 삶을 위해서는 활성산소가 생기는 요소들을 미연에 방지하고 이미 생긴 활성산소는 제거해야 한다.

이렇게 활성산소의 발생을 억제하거나 제거하는 물질을 항산화물질이라고 하는데, 주요 항산화 영양소로는 비타민 A, 베타카로틴, 비타민 C, 비타민 E, 미네랄, 셀레늄, 그 외 몇 가지 아미노산들이 있다. 대부분의 씨앗, 특히 밀이나 벼의 배아에 많이 들어 있는 비타민 E는, 항산화 능력이 높다고 알려진 비타민 C의 항산화력의 70배나 되고, 셀레늄은 비타민 C의 항산화력의 1750배나 되는 강력한 항산화제이다. 따라서 이들 미네랄, 비타민, 효소를 충분히 섭취하는 일은 대단히 중요하다. 우리가 흔히 접하는 다양한 씨앗들에는 위에 열거한 강력한 항산화제들이 다양하게 들어 있다.

씨앗은 추위를 견디고 상하지 않으며 생명력을 유지하여 봄에 강력한 세포재생 능력을 나타낸다. 이것은 인체 내에서도 동일한 작용을 할 수 있도록 돕는다.

❖ 씨앗은 흉선을 강화하고 흉선은 면역력을 높인다

씨앗에 포함된 비타민 B군(群)은 근육에 탄력을 주며 내분비선 중의 하나인 흉선을 강화시킨다. 흉선의 건강이 왜 중요한가? 흉선은 사실 우리 몸에 그런 게 있는지도 모를 만큼 낯선 기관인데, 면역작용에 있어서는 흉선만큼 중요한 기관도 없다. 인간의 몸에 내재된 천연치유력을 높이고 건강한 일생을 보내려면 흉선이 건강해야 한다.

골수에서 생성된 T임파구는 아직 미숙한 상태로 흉선으로 이동한다. 흉선에 머무는 동안 강해진 T임파구는 각 말초 조직으로 퍼져 몸에 들어오는 바이러스나 세균과 싸운다. 노인들의 면역력이 약해지는 이유는 주로 T임파구가 약해지기 때문이다. 흉선의 크기는 출생 시엔 200~250g 정도로 심장이나 폐보다 더 큰데 이렇게 흉선이 큰 이유는 신생아가 질병에 거의 무방비 상태이기 때문이다. 흉선은 청소년기까지 커지다가 그 후 줄어들기 시작해 60세가 되면 겨우 3g 정도 남아 있다가 더 나이가 들면 흔적만 겨우 남을 정도로 없어진다. 그 결과 T임파구의 활동력이 거의 사라지면서 면역체계가 무너지게 된다. 다시 말하면, 자기 몸을 지켜줄 천연치유력이 거의 사라지게 되는 것이다.

환절기 때 특히 고통스러운 알레르기성 비염이나 기관지 천식, 어릴 때부터 쉽게 나타나는 아토피성 피부염 등이 흉선과 관련이 있다고 하면 쉽게 납득이 가지 않을 것이다. 앞서 말한 대로 T임파구가 흉선에서 충분히 성숙 과정을 거쳐야 하는데 흉선이 약하면 T임파구도 약해진다.

❖ 흉선이 건강하면 알레르기 증상도 없다

알레르기 증상이 생기는 원인은 무엇일까? 알레르기는 몸의 면역력이 약한 상태에서 외부 항원이 침투할 때 내 몸이 세우는 비상대책이다. 몸은 저항력이 약해지면 외부 물질에 대해 경계를 강화하기 위해 IgE 항체를 많이 만들어 놓았다가 외부 물질과 접촉하면 즉각 알레르기 반응을 나타내는데, 외부로는 두드러기, 제체기, 가려움, 발적 등이 나타나고 내부로는 장 경련이 나타난다.

그럼 알레르기 증상이 나타날 때 항히스타민제를 써서 억제하는 게 좋을까, 아니면 흉선을 건강하게 만들어서 T임파구가 제 기능을 하게 하는 게 좋을까? 조금만 생각해보아도 선택은 분명해진다. 저항력이 좋아지면 알레르기는 자동으로 사라진다. 히스타민이란 몸에 상처가 났을 때 혈관을 확장시키고 상처 부위로 백혈구들을 불러 모으고 단백질 공급을 촉진시키는 일을 하는데, 콧물이 줄줄 흐르고 재채기가 나고 불편하다고 해서 그것을 인위적으로 억제하는 항히스타민제를 쓰면 원인 치료는 안 되고 또 다른 문제를 불러올 뿐이다. 앞으로 감기나 알레르기 증상이 나타나면 병원이나 약국으로 달려갈 것이 아니라 몸의 천연치유력을 강하게 해주는 방법을 선택하자. 저항력을 좋게 하기 위해서는 흉선을 강화해야하고 피가 산성화되지 않기 위해서는 칼슘과 마그네슘을 충분히 공급해 해독해야 한다.

❖ 흉선과 세포재생능력

현재 흉선의 세포재생능력에 대해서는 연구가 별로 없다. 그러나 흉선이 발달한 영아기에서 유소년기 사이에는 세포재생능력이 크기 때문에 키의 성장 속도가 굉장히 빠르고, 흉선이 작아지는 중년기에는 세포재생능력이 떨어져 상처의 회복도 느리고, 흉선에 문제가 있는 아이들도 성장이 느리다는 사실에서 우리는 흉선이 세포재생과 밀접한 관련이 있다는 것을 충분히 유추할 수 있다.

흉선이 건강할 때 신체가 성장한다는 얘기는 인체의 모든 장기가 발달한다는 얘기와 같다. 흉선이 건강하면 간장이 충분히 발달하고 따라서 일생동안 좋은 소화기능과 좋은 해독력을 갖게 된다. 흉선의 강화와 발달은 건강한 뼈와 골수를 만들고, 그 결과 충분한 좋은 피가 만들어져 인체에 공급되고 건강과 명석한 두뇌활동을 가능하게 한다. 이렇듯 흉선의 발달은 인류의 퇴화를 막고 에덴으로 돌아가게 하는 중요한 방법이 된다.

흉선이 줄어들면 신체의 면역력도 줄어든다. 흉선을 강화시켜 성장기뿐만 아니라 노년기에도 세포재생이 잘 되게 하는 것은 대단히 중요하다.

이것만으로도 흉선이 건강해야 하는 이유는 충분하다. 그런데 흉선이 건강해야할 이유가 또 하나 있다.

❖ 어린 아이가 성조숙증이 되는 원인

흉선의 성장이 사춘기 때 멈춘다는 사실은 앞서 언급한 바 있다. 그 후로 흉선은 줄어들고 신체의 면역력도 줄어든다. 성선이 발달하면 흉선이 약화되고 흉선이 발달하면 성선이 약화된다.

그런데 왜 어떤 아이들은 초등학생 때 벌써 2차 성징이 시작되고, 어떤 아이들은 중학교가 끝날 때에야 나타나는 걸까? 왜 우리 부모 세대에는 성징이 늦게 나타났는데 우리 세대엔 더 빨라진 걸까? 성조숙증이 있는 여아의 경우 2~3세에 이미 유선이 발달하고 8세에 초경을 하는 이유는 무엇일까?

이렇게 사춘기가 빨리 나타나면 성장판도 일찍 닫히는데 어떤 연구에 의하면 초경이 1년 일찍 시작될수록 최종 키는 5㎝ 정도 덜 크게 될 수도 있다고 한다.

학자들은 성조숙증의 원인으로 소아비만과 정크푸드, 환경호르몬과 과도한 TV시청 등을 꼽는다. 그 중 칼로리만 높고 영양은 없는 잘못된 식사가 가장 큰 원인이다. 트랜스지방이 높은 도넛, 튀김류, 패스트푸드, 콜레스테롤이 높은 계란, 해산물, 스테로이드 성분이 들어 있는 약이나 건강기능 식품은 절대 먹지 말아야 할 식품이다.

흉선을 일찍 늙게 만들고 성선을 일찍 발달시키는 이들 식품을 멀리하고 흉선 건강에 도움이 되는 좋은 식품을 충분히 섭취하자.

❖ 흉선과 생식선의 상호작용

성선의 발달이 흉선을 약화시킨다는 말은 이 책 외에는 들어보지 못했을 것이다. 그러나 이 말은 사실이다. 이 사실을 모르는 대부분의 어머니들은 자녀들의 성선을 발달시키는 식품을 자녀들에게 열심히 먹이고 있다. 임신 중에 계란을 많이 먹는다면 아이에게 성조숙증을 유발할 수 있다. 성장기 어린이가 계란을 많이 먹으면 성선이 빠르게 발달하고 흉선은 약화되어 성장판이 빨리 닫힌다. 따라서 젊은 나이에 노화가 시작되고 쉽게 질병에 걸리게 된다.

이 사실은 새의 사육에서 알 수 있다. 새가 알을 낳기 전에 계란 노른자를 먹이면 노른자의 에스트로겐이 새의 성선을 발달시켜 계속해서 알을 낳게 된다. 아이들도 계란을 자주 먹으면 성선이 발달하고 흉선은 퇴화된다. 따라서 성장기에는 성선을 자극하지 말고 흉선을 강화하여 충분히 성장할 수 있게 하는 지혜가 필요하다.

계란 외에도 여성호르몬이 많은 식품을 먹으면 성선이 발달하여 성조숙증이 되고 성장이 일찍 멈추고 빠른 노화가 시작된다. 이들 식품으로는 에스트로겐을 많이 먹인 통닭, 계란, 우유, 유제품 등이다. 이런 식품을 어릴 때부터, 혹은 임신 중에 많이 먹으면 에스트로겐이 빠르게 작용해 성조숙증이 된다.

❖ 흉선에 강화에 좋은 씨앗

흉선의 기능이 약해진 후에라도 일정한 조건만 갖추어진다면 흉선의 기능은 얼마든지 회복될 수 있다. 연령과 상관없이 흉선을 강하게 하는 데 씨앗즙으로 식사를 하고 각종 생채식과 녹즙을 꾸준히 공급하면 기적같은 효과를 볼 수 있다.

어린 아기로부터 노인에 이르기까지 씨앗을 먹고 흉선이 회복된 사례가 많이 있다. 그중에서도 통메밀, 홍화씨, 달맞이꽃씨, 참깨의 조합이 가장 이상적이다. 여기에 생귀리를 첨가하면 더욱 좋은 씨앗즙이 되며, 식사 대용으로도 충분히 좋은 영양을 공급할 수 있다. 생귀리에는 항암제인 페놀화합물, 베타글루칸이 풍부하며 항산화 비타민인 비타민 E 군이 함유되어 있으며, 세포재생에 필요한 비타민 B 군 또한 풍부하다. 귀리는 다양한 아미노산을 함유하고, 더 나아가 치매를 예방할 수 있는 아베난쓰라마이드를 함유하고 있다. 흉선 강화에 필요한 대표적인 영양이 비타민 B군(B1, B2, B3, B5, B6, B7, B8, B12, B17), 비타민 C, 비타민 E, 철, 아연, 셀레늄인데, 비타민 B군은 통메밀에, 비타민 E는 홍화씨에, 철은 참깨에 특히 많이 들어 있고, 비타민 C와 아연과 셀레늄은 대부분의 씨앗에 골고루 들어 있다.

출처: 이유영(국립식량과학원), 노인성 질환 예방을 위한 귀리 활용 항치매 식품소재 개발(2021). 한국식품과학회 국제학술대회, 심포지움 발표자료

씨앗의 영양

씨앗은 우리 몸을 치유하는 영양소가 무궁무진하다. 특히 남성의 전립선 건강과 생식 능력, 여성의 난소세포의 건강, 미용 호르몬(자연 호르몬, 활성 호르몬) 등을 증가시키는 훌륭한 영양 공급원이다.

❖ 생 씨앗은 영양의 보고(寶庫)

식물의 종류는 30만종이나 된다. 식물마다 고유의 씨앗이 있고, 씨앗마다 다양한 영양소를 갖고 있다. 씨앗은 미네랄의 보고다. 씨앗에는 셀레늄, 칼슘, 인, 철, 소듐, 포타슘 등의 미네랄과 리놀산, 리놀렌산, 아라키돈산 등의 불포화지방산, 그리고 비타민 E, 비타민 B군, 사포닌, 레시틴, 콜라겐 등 무수히 많은 영양이 포함되어 있다.

우리가 먹을 수 있는 씨앗은 크게 4가지로 분류할 수 있다.

지방이 많은 씨앗은 '유지종실류'라고 하는데 참깨, 들깨, 호박씨, 해바라기씨 등이 여기에 속한다. 콩, 팥, 녹두 등 단백질이 많은 씨앗은 '콩류'로 분류한다. 특히 콩은 지역과 기후에 따라 그 종류가 다양해 세계인들이 식사로 즐겨 먹는 콩의 종류만 해도 400종이 넘는다. 지방과 단백질이 골고루 많은 씨앗들을 '견과류'라고 하는데 캐슈너트, 땅콩, 호두, 잣, 아몬드, 헤이즐넛, 피스타치오, 마카다미아 등이 있다. 우리 식탁에 올라오는 밥도 씨앗이다. 밥과 같이 탄수화물이 많아 쉽게 에너지원이 되는 씨앗들을 '곡류'로 분류하는데 여기엔 쌀, 귀리, 율무, 밀, 메밀, 보리, 조, 퀴노아, 수수, 기장 등이 포함된다.

각각의 씨앗은 독특한 영양성분을 갖고 있다. 예를 들어, 생콩에 포함된 라이신과 글루타민(아미노산)은 남자의 정자를 만드는 데 좋은 영양으로, 강력한 스태미나식이다. 생해바라기 씨는 시력 향상, 얼굴 색, 손톱 영양 등에 좋은 효과가 있고 고혈압, 신경과민 등에도 효과가 좋아서 '소화기계의 작은 태양등'이라고 불린다. 또한 해바라기씨, 호박씨, 밀순, 아스파라거스 등에는 인체 내에서 인슐린 합성에 사용되는 미네랄인 크롬과 아연이 많이 들어 있다. 이 많은 영양성분 가운데 중요한 몇 가지만 살펴보자.

❖ 씨앗 속의 강력한 항산화제 셀레늄

대부분의 씨앗에는 극소량의 셀레늄이 들어있다. 셀레늄은 인체에 많을 필요도 없지만, 없어서는 안 될 필수 미네랄이다. 1978년 세계보건기구(WHO)는 셀레늄을 인간이 섭취해야 할 필수영양소라고 발표했다. 영국의 일간지 〈인디펜던트〉는 '건강하게 오래 사는 30가지 방법'이란 기사에서 '셀레늄을 섭취하라'고 말했다. 하버드 의대가 발표한 '100세까지 건강하게 사는 법 12가지' 중에는 '산화 방지제를 복용하라'고 조언했다.

셀레늄은 지금까지 알려진 가장 강력한 항산화제이다. 대사과정에서 생기는 노폐물인 과산화수소수, 지질과산화물, 인지질과산화물 등을 제거해 세포가 산화되는 것을 막는다. 대표적인 산화방지제인 비타민 E보다 항산화 능력이 무려 2,740배나 된다는 연구도 있다. 또한 셀레늄은 흉선을 강하게 하고, 인체에 들어온 이물이나 세균을 잡아먹는 일을 하는 마크로파지(백혈구)를 만든다.

셀레늄은 대부분의 씨앗에 소량 들어있는데, 견과와 통밀의 배아에는 다른 씨앗에 비해 특히 더 많이 있다. 인체에 셀레늄이 부족하면 근육 손상, 성장저하, 심근장애 등이 생기고 면역체계와 갑상선 호르몬 조절에 문제가 생길 수 있다. 나이가 들면 얼굴이나 손에 갈색 반점이 생기는데, 이것은 리포푸스신이 침착되기 때문이다. 이것은 피부뿐만 아니라 뇌세포와 심근에도 침착되는데, 이때 비타민 E와 셀레늄을 함께 섭취하면 노화를 방지하는 효과가 크다.

❖ 씨앗 속의 칼슘

씨앗에는 채소의 몇 배에 해당하는 칼슘이 들어 있다. 특히 참깨에는 케일의 20~30배에 달하는 칼슘이 들어있다.

칼슘은 골다공증을 예방하고 피를 만드는 데 있어서 아주 중요한 요소다. 인체의 뼈, 관절, 인대, 신경, 심장판막에 없어서는 안 될 필수 요소이며, 몸의 산성화를 막아주어 저항력을 키우는 데 도움을 준다. 칼슘이 마그네슘과 작용하면 질병 치료의 주역이 되는데 씨앗에는 칼슘과 마그네슘이 모두 들어있다.

우리 몸의 칼슘의 99%가 뼈에 들어있고 나머지 1%가 혈액, 세포외액, 근육 등에 존재한다. 이 둘 사이에 비율이 항상 일정하게 유지되어야 하는

데 만약 혈액 중에 칼슘이 과다할 경우, 근육의 힘이 없어지고 신장에 결석이 생기게 된다. 반대로 혈액 중의 칼슘이 적으면 전신에 경련이 생기고 몸이 짜릿짜릿하게 되고, 더 심해지면 심장이 정지하기도 한다. 반대로 정지된 심장에 칼슘을 가하면 심장이 다시 뛰기도 한다.

면역세포나 신경세포가 정상적인 기능을 하기 위해서는 그 면역세포 속으로 어떤 신호가 들어가야 하는데 이 신호를 일으키는 원리가 바로 세포 안과 밖의 칼슘의 농도 차이다. 또한 혈액응고에 관여하는 단백질인 피브린을 형성하는데 칼슘이온이 필수적이다. 따라서 칼슘이 없이는 신경전달도 혈액응고도 이루어질 수가 없다.

❖ 산과 알칼리의 균형을 잡아주며 저항력을 높이는 씨앗 속의 칼슘

혈액의 적정 pH는 7.4로 약알칼리성이다. 혈액이 약한 알칼리성을 갖는 이유는 혈액이 혈관을 통과하여 순환하는 동안 산성으로 기울어질 조건들이 너무 많기 때문이다. 우리가 먹은 음식이 연소될 때 산이 발생하며 세포들이 배설하는 노폐물도 산성이다. 또한 몸이 활동할 때 유산과 이산화탄소가 발생된다. 단백질 음식에 포함된 인과 유황은 산화되면서 인산과 황산으로 변한다. 탄수화물과 지방이 분해되거나 아미노산, 인슐린, 호르몬, 효소, 항체 등과 같은 물질을 합성하는 과정에서도 산성 노폐물이 생긴다. 따라서 혈액에 계속 증가하는 산을 조정하는 특별한 작용이 필요하다.

음식물의 대사과정에서 생기는 이런 산들은 유독성이므로 빨리 배출하지 않으면 안 된다. 하지만 강한 산성 물질을 신장이나 대장을 통해 단번에 배설하면 그 기관들은 강한 산에 의해 크게 손상을 입기 때문에 혈액은 산을 알칼리로 완충시키고 폐장의 호흡을 항진시키고 산을 가스로 바꾸어 체외로 배출하는 방법을 택한다. 혈액은 산을 소금으로 바꾸어 신장이나 대장으로 배설시킨다. 혈액은 산을 소금으로 바꾸는 화학작용을 이루기 위해 혈액과 세포 외액에 있는 극소량의 무기 물질들(알칼리성) 즉 소듐(나트륨), 포타슘(칼륨), 칼슘, 마그네슘 등을 끌어다 사용한다.

체내에 이렇게 귀중하게 사용되는 칼슘이 부족해지지 않도록 수시로 보충하는 것도 중요하지만 칼슘이 낭비되지 않도록 잘 지키는 것이 더 중요하다. 칼슘이 낭비되는 가장 큰 원인은 혈액의 산독화다. 혈액이 산성화되면 이를 중화시키기 위해 뼈의 칼슘이 동원되는데 이렇게 동원된 칼슘은 다시 뼈로 돌아가지 못하고 소변으로 배설된다. 소변으로 배설되는 칼슘을 줄이려면 무엇을 해야 할까? 우선 혈액을 산성화시키는 식품의 섭취를 줄여야 한다. 배설되는 칼슘을 줄이지 않고 칼슘 섭취량만 늘리는 일은 '밑 빠진 독에 물 붓기'가 된다.

❖ 씨앗 속 칼슘은 pH밸런스 지킴이

그럼 어떤 식품을 먹어야할까? 식품은 산성식품과 알칼리식품으로 나누는데 식품을 태운 재의 산도로 측정한다. 레몬, 파인애플, 식초, 사과, 토마토, 호박, 당근, 콩, 감자, 고구마 등 대부분의 식품은 산성이다. 그런데 재미있는 사실은 '산성인 식품'과 '산성화시키는 식품'은 다르다는 점이다. 과일과 채소는 '산성인 식품'이지만 그 속에 있는 유기산은 몸속에서 산화되어 이산화탄소와 물이 되어 폐와 신장으로 배설된다. 그러나 알칼리성 원소인 미네랄이 남아서 우리 몸의 산을 중화시키고 세포의 각종 기능을 수행하는 원료로 쓰인다. 산성식품을 먹었는데 도리어 몸이 산성화되지 않도록 막는 완충재로 쓰이는 건 창조주의 신비한 섭리다. 따라서 신 맛이 있는 과일일지라도 대부분의 과일과 채소는 알칼리 형성식품에 속한다.

반면, 진짜 몸을 '산성화시키는 식품'은 육류, 기름 종류, 정제된 식품이다. 동물성 단백질에는 황과 인이 들어있다. 황과 인은 소화과정에서 독소를 가진 산을 생산한다. 이 산을 신장을 통해 배설하려면 먼저 알칼리성 물질로 중화시키지 않으면 안 된다. 따라서 동물성 식품은 산을 형성하는 식물로 간주된다.

지방도 과잉 섭취하면 산소가 세포에 도달하는 것을 방해해 몸을 산성화시킨다. 산소 공급이 제대로 안되면 소듐 펌프의 작동이 느려지고 산성물질인 노폐물이 세포 안에 쌓이게 된다. 또한 과잉 지방은 소화관에서 불완전하게 분해되곤 하는데 이렇게 불완전하게 분해된 지방은 초산을 생산한다. 또한 정제 식품, 백설탕, 흰 밀가루, 캔디, 청량음료, 의약품들은 모두 산을 형성하는 식품이다.

이렇게 산을 형성하는 식품을 멀리하고 충분한 활성 칼슘을 보충한다면 평생 건강한 몸을 유지할 수 있을 것이다.

❖ 비타민 B12의 핵심, 씨앗 속의 코발트

씨앗을 먹어야 하는 중요한 이유 중 하나는 코발트 때문이다. 대부분의 씨앗에는 코발트(Cobalt)가 들어있는데, 코발트는 비타민 B12를 구성하는 중심 분자다. 그렇다면 코발트를 섭취할 수만 있다면 체내에서 비타민 B12를 합성하는 일이 가능하지 않을까?

얼마 전까지만 해도 과학계는 인체가 비타민 B12를 합성하지 못한다고 주장했었다. 그래서 사람들은 비타민 B12를 섭취하려고 비타민 B12가 많다고 알려진 소간이나 달걀을 먹곤 했다. 그렇다면 초식 동물인 소는 어떻게 풀만 먹고도 비타민 B12를 만들어낼 수 있었을까? 왜 소는 되고 사람은 안 될까? 그 이유는 소와 사람의 유일한 식습관의 차이인 화식火食에 있을 것이다.

그래서인지 최근의 과학은 사람의 장에서도 비타민 B12가 합성된다며 과거의 주장을 수정했다. 실제로 채식주의자 가운데 살아있는 야채 속의 활성 코발트를 섭취하는 사람에게서는 비타민 B12 결핍이 발견되지 않는다.

❖ 젊음의 미네랄, 씨앗 속의 아연

대부분의 씨앗에는 아연이 있다. 아연은 성 미네랄, 미용 미네랄, 젊음의 미네랄이다. 머리카락을 부드럽고 강하게 만들고 피부를 깨끗하고 윤기 있고 탄력 있게 만든다. 아연은 생체 내 여러 효소의 구성성분이며 주요 대사과정을 조절한다. 또한 아연이 부족하면 생체막이 산화된다. 아연은 특별히 T임파구의 발달과 임파 세포의 분화에 관여한다. 따라서 아연이 부족하면 면역력이 약해진다. 통곡류를 비롯한 씨앗을 즐겨 먹는 사람은 아연결핍이 생기지 않는다. 간, 장, 신장 질환이 있을 때 특히 아연이 부족해지지 않도록 신경을 써야 한다.

다시 정리하면, 아연이 부족하면 성장과 근육발달이 지연되고 생식기 발달도 저하되고 면역기능도 떨어지고 상처회복도 안 되고 미각과 후각도 감각이 떨어진다.

꼭 먹어야 하는 영양 씨앗

다양한 씨앗을 먹고 다양한 영양을 섭취하는 게 중요하지만, 그 중에서도 꼭 필요한 영양을 갖고 있는 씨앗 4개를 선택하라면 단연 참깨, 메밀, 달맞이씨, 홍화씨를 꼽을 수 있다. 특히 이 4가지 씨앗을 당근과 함께 갈아 먹으면 환상적인 조합이 된다.

❖ 참깨

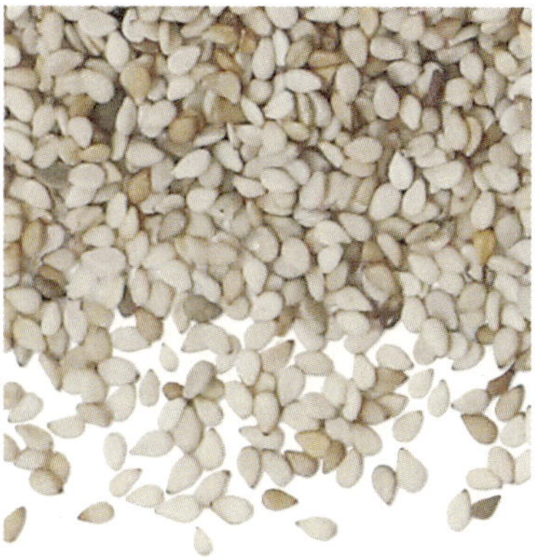

참깨에는 칼슘이 정말 많다. 생참깨 100g에 1,156㎎의 칼슘이 들어 있는데, 이게 어느 정도 양인가 하면 뽀빠이가 좋아하는 시금치의 20배, 초등학교 급식에 빠지지 않는 우유의 10배에 달한다. 이렇게 좋은 칼슘 공급원을 놔두고 아이들에게 항생제로 키운 소에서 짜낸 우유를 먹일 이유가 하나도 없다.

참깨에 있는 좋은 칼슘은 임산부의 건강, 아기의 성장발육, 노인의 뼈와 관절, 피부미용, 노화방지, 불면증, 정신병, 심지어는 항암에도 큰 효과를 나타낸다. 씨앗 속에 산패되지 않은 불포화지방산은 유리기를 죽이는 항산화제가 된다. 또한 참깨에는 파이토에스트로겐(phytoestrogen)인 리그

난이 함유되어 있다. 파이토에스트로겐은 식물성 에스트로겐이라고도 하는데 인체의 에스트로겐 호르몬과 유사한 작용을 한다. 그럼 이렇게 몸에 좋은 참깨의 영양을 건강하게 섭취하는 방법은 무엇일까?

사람들이 참깨의 영양을 섭취하는 방법은 대부분 참기름을 통해서다. 보통 마트에 가면 원료가 중국산인지 아닌지, GMO인지 아닌지 살피고 조금이라도 안심이 되는 것을 선택한다. 하지만 마트에서 파는 참기름을 추출하는 과정에 유화제가 들어가거나 또 다른 첨가물이 들어갈 수 있는 것까지는 생각하지 못한다.

그럼 부모님이 시골에서 정성들여 깨끗하게 농사지어 보낸 참깨는 어떨까? 일단 참깨를 받은 자녀는 그걸 생으로 먹기 보다는 방앗간으로 가져간다. 거기서 250℃ 이상의 높은 온도로 깨가 타기 직전까지 뜨겁게 가열하여 볶아내면 구수한 냄새와 함께 맑은 기름이 흘러나온다. 사람들은 자기 눈으로 보는 가운데 기름을 짜서 깨끗한 병에 담아와 먹으면, 어떤 첨가물도 들어가지 않아 건강에 좋을 거라고 생각한다.

하지만 사람들은 원료가 국산인지 아닌지, GMO인지 아닌지는 꼼꼼하게 따지면서도, 참깨에 열을 가해 먹는 게 건강에 어떤 영향을 미칠지에 대해서는 잘 생각하지 않는다. 동의보감에는 "생 참깨에서 짠 기름은 약으로 쓰고, 볶아서 짠 기름은 식료로 쓰고 약용은 하지 못한다"고 되어있다. 볶아서 짠 기름은 왜 약으로 쓸 수 없을까? 이제 그 이유를 알고 나면 약으로 뿐만 아니라 식료로도 쓸 마음이 사라질 것이다.

생 참깨와 참기름의 일반성분을 비교해 보자. 생 참깨에는 탄수화물, 수분, 단백질, 회분, 지방이 골고루 들어 있지만 열을 가한 참기름에는 100% 지방 밖에 없다. 생 참깨에는 칼슘, 마그네슘, 인, 칼륨, 나트륨, 철, 아연, 구리, 망간, 셀레늄 등 풍부한 미네랄이 들어있지만 참기름에는 단 하나의 미네랄도 남아있지 않다. 또한 생 참깨에 있는 비타민 B1, B2, B3, B5, B6, 비타민 A도 참기름에는 하나도 남이 있지 않다. 생 참깨에 있는 트립토판을 비롯한 18가지 아미노산도 참기름에는 하나도 없다. 더구나 그 중 9가지는 체내합성이 어려운 필수아미노산이다. 필수아미노산인 페닐알라닌(Phenylalanine)은 신체에 해로운 콜레스테롤을 배출시키고 혈액을 정화시켜주는 작용이 있기 때문에 고혈압, 심장병, 동맥경화와 같은 각종 성인병 및 혈관계 질병에 좋을 뿐 아니라 남자의 정자를 만들어주는 중요한 원료이기도하다.

위 점막과 장 점막과 각 세포벽은 불포화지방산에 포함된 인지질로 되어 있는데 인지질은 세포 구성에 필수적인 요소다. 그만큼 불포화지방산은 우리 몸에 중요한데, 이것은 주로 생 씨앗 속에 들어있다. 생 참깨에 들어 있는 불포화지방산은 강력한 항산화제로 염증과 암을 예방하고 세포막을 튼튼하게 한다. 하지만 이렇게 좋은 역할을 하는 불포화지방산도, 열을 가하면 콜레스테롤의 원흉인 포화지방산으로 바뀐다.

거듭 말하지만 이런 풍부한 영양을 지닌 생 참깨를 활성 상태로 충분히 섭취할 때만 건강을 유지하거나 회복하는 데 큰 도움을 받을 수 있다.

❖ 메밀

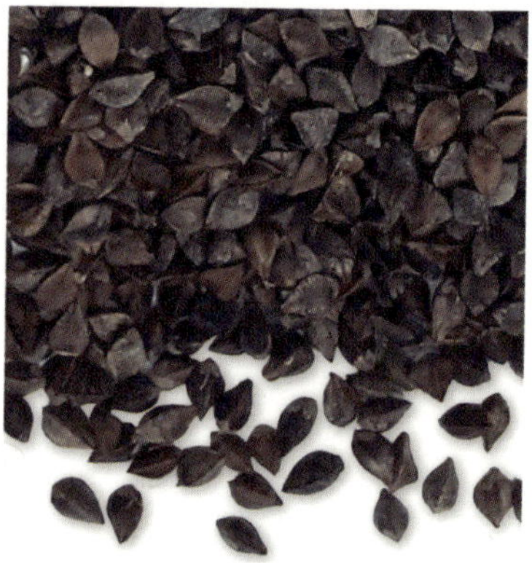

이효석의 '메밀꽃 필 무렵'은 강원도 봉평을 배경으로 전개된다. 메밀은 건조한 땅에서도 싹이 잘 트고 생육기간이 비교적 짧아 어떤 환경에서도 잘 적응하는 곡식이다. 전분과 단백질이 많고 비타민 B1, B2, B3 등이 들어있다.

특히 생 메밀에 많이 들어 있는 루틴 성분은 인체에 퍼져있는 모세혈관의 탄력성을 지켜주며 혈압과 혈당치를 내리고 췌장의 기능을 활성화시킨다. 또한 루틴은 모세혈관의 투과성을 높여서 신장 기능을 강화시킨다. 신장에는 네프론이라는 사구체주머니가 250만개 이상 있는데, 사구체 하나하나는 수많은 모세혈관이 모여있는 모세혈관 덩어리다. 모세혈관의 투과성이 좋아지면 하루에 신장을 통과하는 180ℓ나 되는 혈액의 재흡수가 빨라지고, 노폐물의 배출이 정상적으로 이뤄져 혈뇨, 단백뇨 등의 신부전 증상이 사라진다. 메밀은 단 메밀(개량종)과 쓴 메밀(야생종)이 있는데, 쓴 메밀이 단 메밀보다 루틴의 함량이 70배나 되고 단백질과 라이신의 함량도 더 높다.

루틴은 플라보노이드의 일종으로 강력한 항산화제이다. 메밀의 플라보노이드(루틴)는 비타민 C보다 30~50배 강한 항산화물질로, 손상된 간세포의 재생을 촉진하고 간의 해독기능을 강화한다. 플라보노이드는 대부분의 과일과 야채에도 있는데, 곡물 중에는 메밀에 함유되어 있다. 또한 메밀에 있는 필수 아미노산과 비타민은 비만을 예방하고 피부미용에 탁월한 효과가 있다. 또한 몸의 열을 내리는 성질이 있어 머리에 부스럼이 생기거나 피부에 종기가 생기는 경우에 효과가 있다.

하지만 메밀에 독성이 있다는 얘기도 있는데 사실일까? 그 발단은 메밀의 전래와 관련되어 있다. 가장 널리 퍼진 야설로는, 1636년 병자호란 당시 조선의 항복을 받아낸 청나라 태종이 조선인들을 고사시킬 목적으로, 위를 깎아내는 독성이 있는 메밀을 조선에 소개했다는 것이다. 하지만 메밀로 만든 막국수를 즐겨 먹던 조선인들에게서 아무런 변화가 일어나지 않자, 당황한 청나라 사람들이 조사해보니 조선인들은 메밀의 독을 해독시키는 무와 배추를 막국수에 곁들여 먹고 있더란 얘기다.

실제로 메밀은 껍질에 살리실아민이나 벤질아민이라는 독성 물질을 갖고 있다. 살리실아민은 개량종인 단 메밀에는 거의 없고 야생종인 쓴 메밀에만 있다. 그러나 이 독성은 극히 소량인데다 함께 먹는 채소의 섬유질과 비타민 C가 독성을 중화시킨다.

메밀은 삼각형의 독특한 모습을 갖고 있다. 모서리가 뾰족하고 윤기가 돌며 잘 여문 것이 좋다.

❖ 달맞이꽃씨

'달맞이'라는 이름에서 알 수 있듯이 달맞이꽃은 저녁에 피었다 다음날 낮에 진다. 달맞이꽃은 아메리칸 인디언들이 약초로 활용했던 꽃이다. 꽃부터 뿌리까지 안 쓰이는 부분이 없다. 감기에는 뿌리를 달여 먹고 피부염에는 달맞이꽃잎을 찧어 바르기도 한다. 달맞이꽃 씨앗은 참깨의 1/4에 불과할 정도로 크기가 작다. 그러나 이 작은 달맞이꽃 씨앗 속에는 인체가 스스로 만들어낼 수 없는 지방산인 리놀산과 리놀렌산, 아라키돈산 같은 필수지방산이 풍부하게 들어 있다.

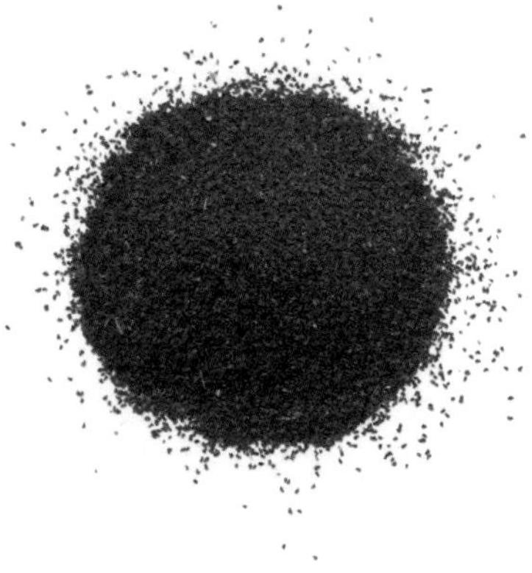

특히 달맞이꽃씨에는 감마리놀렌산이 들어 있는데 감마리놀렌산은 자연계에서는 모유와 달맞이꽃씨에만 있다. 감마리놀렌산은 혈액을 맑게 하여 콜레스테롤 수치를 낮추고 혈압을 떨어뜨려 비만 치료에 효과가 좋다. 비만은 칼로리 소비에 비해 영양 섭취가 많을 때 생긴다. 남는 영양은 중성지질 형태로 몸에 축적되어 비만이 된다. 사람의 뒷머리와 등골의 패인 부분에는 브라운파트라는 기관이 있는데 이 기관이 제 기능을 잃으면 체중 조절이 안 되어 살이 찐다. 이때 꼭 필요한 게 감마리놀렌산이다. 감마리놀렌산은 브라운파트의 기능을 정상화시켜 남는 영양의 소비를 촉진시킨다. 또 여드름이나 무좀 등 피부질환에도 좋고 면역력을 강화시켜 암세포의 성장을 억제하는 효과도 있다.

❖ 홍화

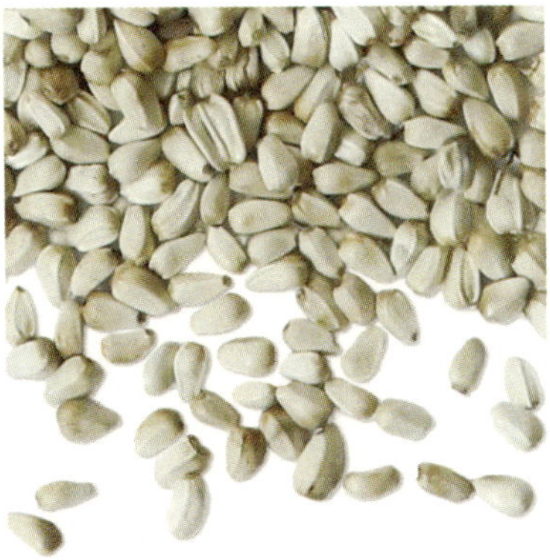

홍화는 '잇꽃'이라고도 하는데 붉은 빛이 도는 노란색 꽃이다. 옛날에는 혼인 때 얼굴에 예쁘게 그려 넣던 연지, 곤지의 재료로, 명주 옷감이나 손수건을 물들이는 염료로 쓰였다.

사실 홍화의 가치는 홍화보다는 홍화의 씨앗에 있다. 홍화씨는 예로부터 개나 닭이 다리가 부러지면 홍화씨를 먹고 스스로 고친다는 얘기가 있을 정도로 관절 질환에 탁월한 효능이 있는 것으로 알려져 있다. 홍화씨의 어떤 성분이 그런 효과를 보이는 것일까?

생 홍화씨 껍질에는 백금이 있다. 백금은 뼈를 치유하는 데 불가사의한 효능이 있어서 부러진 뼈, 관절, 인대를 잘 붙게 하고 강하게 한다. 백금이 그런 역할을 하는 이유는 골절된 부위의 양전기와 음전기의 교류를 활발하게 하고 새로 만들어진 뼈가 강하게 붙는 접착제 역할을 하기 때문이다. 미국의 유명한 정형외과 의사인 로버트 베커 박사는 《생명과 전기》라는 책에서 뼈가 단순한 나무토막 같은 것이 아니라 매우 신비로운 조직이며, 뼈에 많은 전기 에너지가 저장될 수 있는데, 뼈가 단단할수록 더 많은 에너지가 저장되며 건강하고 장수할 수 있다고 기록했다. 또한 백금은 뼈가 손상된 부위에 백혈구를 모아 콜라겐, 인, 지방질 등을 채우도록 하는 역할을 한다고 설명했다.

이것이 얼마나 확실한지는 필자가 사로로 뼈를 심하게 다쳤을 때 직접 경험한 바이다. 심하게 골절된 골반뼈가 20일 만에 완전히 붙어서 활동할 수 있었다.

해발 고도가 4000미터가 넘은 티벳 지방에서 재배된 홍화씨는 다른 지방에서 재배된 홍화씨보다 백금 함량이 훨씬 많다. 재미있는 사실은 그 지역에 사는 사람들의 뼈가 다른 지역의 사람들보다 유난히 단단하다는 점이다. 공기가 희박한 곳에 살다보니 폐 기능이 발달해 대기 중의 백금 미립자를 흡수하는 능력이 보통 사람보다 10배나 높고, 다른 지역보다 더 많은 백금을 함유한 식물과 동물을 늘 섭취하기 때문일 것이다. 심지어 티벳 지역의 암염(巖鹽)도 백금 성분이 많다고 한다.

홍화씨 기름을 영어로는 '샤플라워 오일'이라고 하는데 미국에서는 고혈압과 동맥경화를 치료하고 노화를 막아주는 식품으로 알려져 있다.

또한 인체에서 합성하지 못하기에 반드시 외부에서 섭취해줘야 하는 지방산을 필수 지방산이라 하는데, 홍화씨는 필수지방산 중 하나인 리놀산을 75%나 갖고 있는데 이것은 지방산을 함유한 씨앗들 중 가장 많은 비율이다. 또한 불임을 예방하고 면역 기능을 키워주는 비타민 E(토코페롤)가 들어있고, 칼슘, 구리, 철, 코발트, 아연 등 미네랄도 풍부하다.

이 4가지 씨앗만 자주 섭취해도 어지간한 질병들은 사라질 것이다. 이들 씨앗에 있는 영양과 효능을 다시 한 번 정리하면 다음과 같다.

1. 셀레늄(Se)의 효능(씨앗 속에 많이 함유)

1) 노화 방지

2) 세포 조직과 세포막 보호

3) 유방암 등 암 예방

4) 비듬의 예방과 치료

5) 정력과 스태미나 향상

6) 갱년기 장애 치료

7) 심장병

8) 관절염

9) 내분비선 및 혈류 계통

2. 비타민 E의 효능

비타민 E는 심장, 근육, 고환, 자궁, 혈액, 부신, 뇌하수체에서 많이 필요로 한다.

1) 세포를 젊고 건강하게 하는 강력한 항산화 작용(세포의 파괴 및 노화는 산화작용)

2) 심장, 근육, 관절, 뇌 등의 조직에 산소 공급 → 내구력 향상

3) 대기오염으로부터 폐를 보호

4) 혈관확장제, 항응혈제(혈전 방지)로 뇌경색, 심근경색, 협심증 예방에 효과 탁월

5) 피로 완화

6) 화상에 빠른 치료 효과, 흉터 예방

7) 이뇨제로 작용하여 혈압 낮춤

8) 혈관 세포막 보호, 간 세포막 보호(간경화 예방)

9) 췌장 세포 회복 및 보호

10) 유산 방지

11) 불포화지방산의 자동 산화 방지(인지질=세포막)

12) 과산화지질 생성 방지

13) 면역 글로블린 항체 생성 촉진(간염, 간경화 등 예방)

14) 백혈구의 식균 작용 강화

15) 갱년기 여성

16) 여성의 냉증

17) 무좀 치료

3. 파라아미노안식향산의 효능

1) 백발을 검은 머리로

2) 건강하고 매끈한 피부

3) 주름 방지

4) 태양광선 차단

5) 단백질 대사에 중요한 역할

6) 엽산의 합성 조력

7) 판토텐산의 흡수와 효과 증진

4. 비타민 B군(B1-B17)의 효능

1) 성장 촉진, 식욕 증진

2) 소화 조력

3) 신경 조직, 근육, 심장 기능을 정상으로 유지

4) 비행기, 배 멀미에 효과

5) 세포 재생, 피부, 손톱, 발톱, 머릿결 윤기

6) 시력 증진(눈의 피로 감소)

7) 탄수화물, 지방, 단백질 대사 조력

8) 코르티손, 티록신, 인슐린, 성호르몬 등의 호르몬 합성에 필수

9) 신경계통과 뇌의 건강 유지

10) 피부 탄력

11) 혈액순환 촉진

12) 구강, 입술의 염증 치료, 구취 방지

13) 중추신경계통의 발달

14) 야간의 근육 경련, 다리의 경련, 손 저림, 수족신경염 완화

15) 이뇨 촉진

16) 적혈구 형성·재생, 빈혈 예방

17) 집중력·기억력 증진, 신경 안정

18) 세포 수명 연장

19) 알코올 금단 증상 완화

20) 피로 회복 촉진

21) 혈중 콜레스테롤 농도 저하(고혈압, 동맥경화에 효과)

22) 간경련 방지

23) 협심증과 천식 증상 완화

24) 방사선의 해로운 영향 방지

25) 포화지방산 연소(체중 감소)

26) 갱년기 여성의 갱년기 증세와 체열감 완화

5. 아연(Zn)의 효능

1) 효소기관(내외분비) 세포의 유지를 지휘·감독

2) 근육 활동에 관여

3) 인슐린 형성 보조

4) 혈액의 산도, 안정, 균형에 도움

5) 전립선의 정상 작용

6) 생식기관의 발달과 생식기능 장애 개선

7) 뇌의 기능 향상, 정신분열 치료 도움

8) 몸의 내·외부 상처 회복 향상

9) 성장 촉진

10) 콜레스테롤 축적·감소

11) 두뇌활동 향상

12) 세포 재생, 저항력 향상

아시아인을 살린 씨앗

씨앗 중에 가장 친숙한 씨앗은 볍씨(쌀)다. 그동안 쌀의 기원에 대해서는 기원전 9000년쯤 중국 후난성에서 재배되기 시작했다는 설이 지배적이었으나 최근 영어권에서 인기 있는 고고학 도서인 '현대 고고학의 이해'에서는 쌀의 발생지가 기원전 1만3000년 전 한국이라고 소개하고 있다. 어느 것이 정확한지 알 길은 없지만 그만큼 오랜 세월 우리 민족의 배고픔을 해결해준 식량임에는 틀림없다.

고슬고슬 지어낸 따끈한 흰 쌀밥에 김치 한 조각을 얹어 먹는 모습은 생각만 해도 군침이 절로 돈다. 한국인의 식탁에서 빠질 수 없는 식품이 밥이다. 잡곡밥이나 현미밥보다는 흰쌀밥에 더 손길이 가는 이유는 현미의 쌀겨와 배아 부분이 제거되고 배유만 남아 씹는 동안 단맛이 더 강하게 느껴지기 때문이다.

❖ 벼의 구조

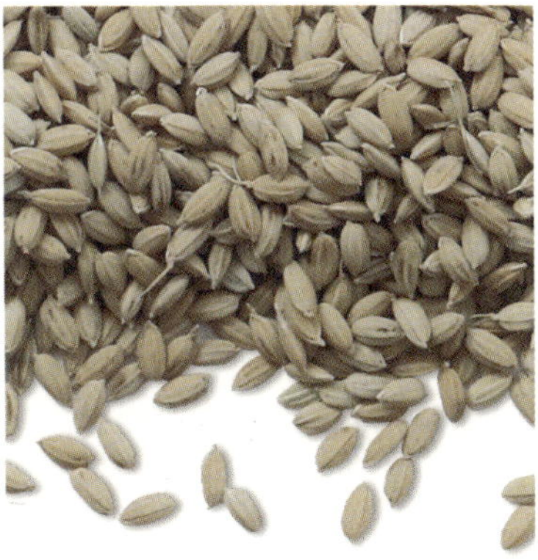

벼는 '껍질'과 '곡과'로 이뤄져 있다. 껍질을 제거한 곡과를 현미라고 한다. 곡과(현미)는 다시 쌀겨, 배유, 배아로 구분한다. 그 중 쌀겨와 배아를 제거하고 남은 배유를 백미라고 한다.

각 부분의 영양 성분을 보면, 씨앗의 겉껍질로 갈수록 비타민, 미네랄, 단백질, 지방 함량이 많고 안으로 들어갈수록 탄수화물이 많다. 억세고 거칠어서 당연한 듯 제거해버리는 껍질(왕겨)에는 식이섬유가 많고 다양한 아미노산과 의외로 다량의 칼슘이 존재한다. 놀랍게도 껍질에 함유된 칼슘은 쌀겨나 배아 부분에 있는 칼슘의 두 배나 된다. 또 모미락톤 B 성분이 있는데 대장암에 특별히 뛰어난 항암효과가 있다고 한다.

현미의 쌀겨(미강)나 배아에는 단백질과 지방이 풍부하고 비타민 B1, B2, B3, 비타민 E가 다량 존재한다. 그리고 칼슘, 인, 피틴P, 철, 아연이 풍부하다. 쌀겨에는 식이섬유, 옥타코사놀, 알파 토코페롤, 알파 토코트리에놀, 감마 토코페롤 등이 있어 높은 항산화·항암 능력을 갖고 있다. 실제로 해외 연구 사례에서 닭의 사료에 곡물의 껍질을 넣어 먹였을 때 닭의 병원균 감염이 줄어든 것으로 나타났다.

한국인들이 가장 선호하는 백미(배유)의 영양은 어떨까? 우리가 먹는 백미는 벼의 상당 부분(껍질, 쌀겨, 배유)을 제거해버리고 남은 적은 부분에 불과하다. 이렇게 도정하는 과정에서 단순히 부피만 줄어드는 게 아니라 대부분의 영양도 제거된다. 백미에는 다량의 탄수화물과 극소량의 비타민만 있을 뿐이다.

❖ 껍질(왕겨)을 먹자

한때는 왕겨가 잘 썩지 않는 성질을 이용해 베개 속을 채우는 데 사용했던 시절도 있었다. 지금도 농산물의 부산물이 아닌 폐기물로 분류되어 관리되고 있는 실정이다. 영양학에서는 껍질의 섬유질은 불용성 섬유라 먹을 수 없다고 말한다. 껍질에 칼슘이 아무리 많다고 해도, 사람이 소처럼 되새김질 하는 것도 아닌데, 껍질을 먹는 게 가능할까? 문제는 왕겨를 먹을 마땅한 방법이 없다는 점이다. 입으로 씹어서 먹는 것만 생각하면 먹을 수 없는 게 맞다. 하지만 기술이 발달한 요즘은 껍질의 섬유질 속 영양을 꺼낼 수 있는 방법이 얼마든지 있다. 바로 혼합씨앗즙을 짤 때 볍씨를 함께 넣는 것이다. 일반 녹즙기로는 이런 씨앗즙을 짜는 게 불가능할 수 있지만 섬유소를 짓이겨 비벼 짜는 원리를 가진 녹즙기로는 얼마든지 가능하다.

다만, 볍씨를 이용해 혼합씨앗즙을 짤 때에는 매우 주의해야 할 사항이 있다. 볍씨의 껍질에는 영양성분이 매우 풍부하지만 국내에서는 이 볍씨의 껍질부위를 식용부위로 분류하고 있지 않다. 그렇기 때문에 시중에 판매되는 볍씨는 식용에 적합하도록 전문적인 관리가 되어 있지 않다. 전문적인 관리를 거치지 못한 볍씨에는 곰팡이균을 비롯한 해로운 성분이 남아 있을 수 있기 때문에 오히려 제대로된 효과를 얻지 못하고 위험할 수 있다. 볍씨의 영양을 제대로 섭취하고자 한다면 전문적인 세척과 건조를 거친 안전한 볍씨를 사용해야 할 것이다.

생명의 상징, 귀리

고대 로마의 전사들에게 가장 중요한 것은 강한 체력과 지구력이었다. 끊임없는 원정과 전투 속에서 그들은 필수적인 에너지원으로 귀리를 선택했다. 귀리죽(Puls Oatmeal)은 북유럽 원정에서 로마 군인들의 중요한 식량이었으며, 이는 강한 체력과 지구력을 유지하는 데 기여했다. 당시에는 과학적 증명이 없었지만, 귀리를 먹은 전사들이 더욱 오래 싸우고 빠르게 회복하는 모습을 통해 그들은 귀리의 가치를 자연스럽게 깨닫게 되었다. 이 외에도 영양가 높은 귀리는 19세기 아일랜드 대기근에서 수많은 사람들의 생명을 구한 식량이었으며 생존의 상징이었다.

❖ 귀리의 구조

귀리 한 알에 담긴 영양학적 가치는 그 구조의 층마다 독특하게 분포되어 있는데, 먼저 귀리의 가장 바깥에 위치한 외피층은 식이섬유의 보고이다. 특히 베타글루칸이라는 수용성 식이섬유가 풍부하게 함유되어 있는데, 이 성분은 현대인의 건강에 매우 중요한 역할을 한다. 베타글루칸은 장내 콜레스테롤 흡수를 저해하여 혈중 콜레스테롤 수치를 낮추는 데 도움을 주며, 혈당의 급격한 상승을 방지하는 기여를 할 수 있다. 귀리에는 이 베타글루칸 함량이 밀이나 쌀보다 2~3배 높다.

귀리에서 가장 중요한 '호분층'은 우리가 흔히 알고 있는 '겨(Bean)'의 마지막 부분으로 영양의 저장고라 할 수 있다. 호분층에는 양질의 단백질과 지방, 다양한 비타민이 집중되어 있는데, 귀리의 단백질은 다른 곡물보다 필수 아미노산 구성이 매우 우수하여 체내 단백질 합성에 효과적이고, 비타민 B군 또한 풍부하여 체내 에너지 대사를 돕고 신경계 건강 유지에도

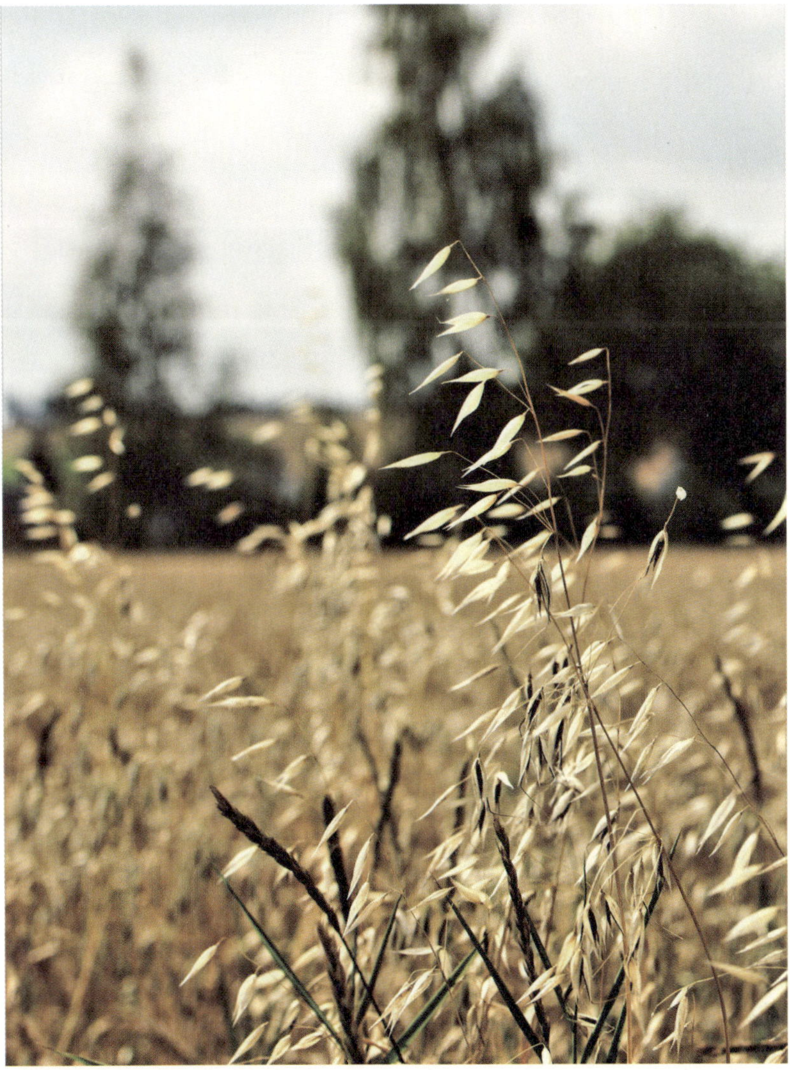

도움을 줄 수 있다. 귀리의 대표성분인 베타글루칸은 이 외피층과 호분층을 포함한 겨층에 약 45~50%, 배유층에 약 50~55%가 함유되어 있다. 그렇기 때문에 귀리의 영양을 제대로 섭취하고자 한다면 도정하지 않은 '겨(Bean)'가 살아있는 귀리를 섭취하는 것이 좋다.

생명력의 원천인 '배아'에는 필수 지방산인 오메가-3와 오메가-6 지방산이 이상적인 비율로 함유되어 있고, 비타민 E가 풍부하여 항산화 작용과 함께 두뇌 건강과 심혈관 질환 예방에 긍정적인 영향을 줄 수 있다.

귀리의 가장 큰 부분을 차지하는 '배유'는 주로 복합 탄수화물과 단백질로 이루어져 있는데 이 배유층의 탄수화물은 천천히 소화되는 특성이 있어 지속적인 에너지 공급원으로서의 역할이 탁월하다. 특히 귀리의 배유에 있는 전분은 소화 속도가 느려 혈당 상승을 완만하게 한다.

❖ 귀리만의 특별한 영양 성분

귀리에는 다른 곡물에서 찾아보기 힘든 귀리만의 고유 성분이 존재한다. 아베난쓰라마이드라는 특이성분은 귀리에서만 발견되는 고유한 폴리페놀 화합물인데, 강력한 항산화·항염증 효과를 가진 성분으로 심혈관 질환 예방에 도움을 줄 수 있다. 아베난쓰라마이드 또한 주로 귀리의 겨층에 분포되어 있는데, 이 특이성분은 동물실험 결과 인지기능 개선과 기억력 향상 효과가 보고되었으며, 연구 결과를 바탕으로 치매 예방 가능성이 제기되고 있다.

❖ 귀리의 영양학적 가치

귀리에 풍부한 베타글루칸은 의학에서 다양한 약의 성분으로 쓰이며, 면역력을 증강해 효과적으로 균과 바이러스의 감염을 예방하고 치유에 도움을 줄 수 있다. 귀리의 베타글루칸은 항암에도 효과적인데 다수의 해외 연구에 따르면 면역 세포에 직접적으로 작용해 면역기능을 향상하며, 또한 대식세포, 호중구, 단핵구를 증식하는 효과가 있어 강력한 항암 효과가 있다고 보고하고 있다.

귀리에는 비타민 B군(B1, B2, B3, B5, B6, B7, B9) 또한 풍부하다. 비타민 B는 세포재생과 연관된 핵심인 영양인데, 인체는 원래의 세포 재생 능력이 있다. 문제는 이 세포 재생 능력이 유지되기 위해선 비타민 B를 포함하여 셀레늄, 비타민 E가 원활하게 세포들에게 공급이 되어야 한다. 만약, 원활하게 제공되지 못할 때 원래의 세포재생 능력이 점점 줄어들게 되는데, 이것을 '노화된다' 또는 '질병화' 된다고 표현한다. 이 원리를 이용하여 세포 재생 능력을 다시 회복시키면 항노화와 항질병이 가능해진다. 즉, 혈액순환을 저하시키는 혈액의 독소를 해독하고, 혈액 공급을 원활하게 해주고, 세포 재생 시 필요한 비타민 B를 충분하게 공급해 주면, 인체의 원래의 세포 재생능력이 복원되고 항노화와 항질병으로 이어지게 될 수 있다.

❖ 귀리 어떻게 먹어야 하는가

귀리의 대표적인 특이성분인 베타글루칸과 아베난쓰라마이드는 주로 겨층에 분포하고 있다. 도정이 된 귀리도 영양학적 가치가 높지만, 귀리의 특징적인 영양성분을 효과적으로 섭취하고자 한다면 도정이 되지 않은 '겨(Bean)'가 살아있는 통귀리를 섭취하는 것이 가장 좋다. 그리고 귀리의 배유에 포함된 전분은 혈당 상승을 완만하게 하는 데 도움이 되지만 가공된 귀리(인스턴트 오트밀)의 경우 소화 속도가 빨라져 혈당 지수가 높아질 수 있으니 주의해야 한다.

귀리의 핵심 영양을 가장 효과적으로 섭취하는 방법은 즙을 내서 씨앗즙으로 먹는 방법이다. 즙을 통해 섭취하는 방법은 열을 가하지 않아 귀리의 중요 영양을 보존하고, 소화기의 부담 없이 흡수율 또한 가장 우수하다.

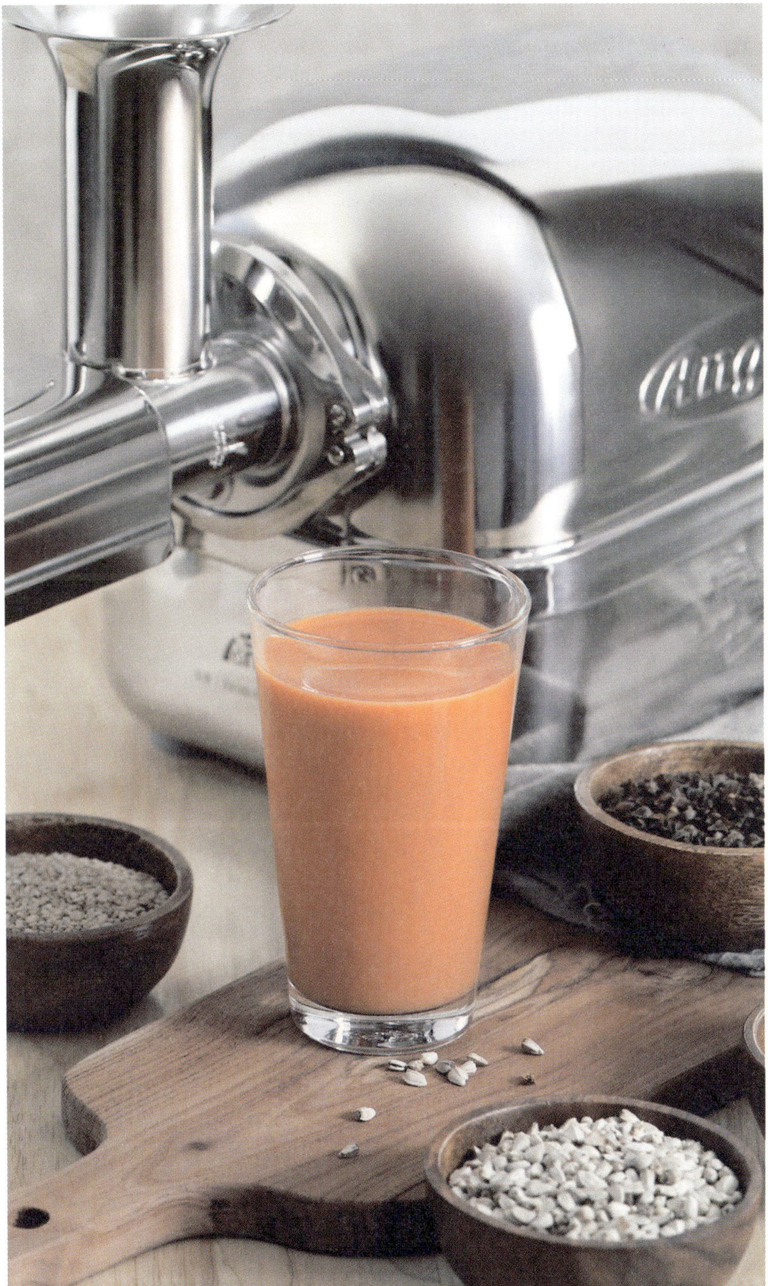

귀리를 포함한 5가지 주요 씨앗이 들어간 씨앗즙과 씨앗이 착즙 가능한 유일한 엔젤녹즙기

어떻게 먹을까?

씨앗에는 영양도 풍부하고 그 종류만큼이나 다양한 모양과 풍미를 갖고 있지만 먹는 방법만큼은 크게 다르지 않다. 딱딱한 씨앗을 먹기 위해 보통은 굽거나 찌거나 튀긴다. 씨앗을 생으로 먹는 경우는 거의 없다. 하지만 씨앗 속 영양의 종류에 따라 먹는 방법을 달리하지 않으면 건강에 도움이 되기는커녕 도리어 해가 될 수도 있다.

❖ 생 씨앗을 먹는 게 중요하다

생 씨앗은 대단한 영양을 갖고 있다. 인체의 세포가 파괴되고 병드는 가장 큰 원인은 잘못된 음식이 만드는 활성산소 때문이다.

대부분의 씨앗 속에는 비타민 E가 있고 셀레늄이란 미네랄이 있다. 비타민 E는 비타민 C의 70배의 항산화 능력이 있고 셀레늄은 비타민 C의 1750배의 항산화 능력이 있는데 이것은 생 씨앗일 때만 그렇다.

생 씨앗의 코발트가 간에 들어가 비타민 B12를 만드는 중심 분자가 된다. 소가 비타민 B12를 잘 만드는 이유는 생 풀, 생 곡식, 생 씨앗을 먹기 때문이다.

❖ 소화효소 활성을 위한 최적의 조합

앞에 언급한 4가지 씨앗(홍화씨, 메밀, 달맞이꽃씨, 참깨) 속에는 마그네슘, 칼슘, 셀레늄, 비타민 E 등 강력한 항산화 물질이 들어 있고 씨앗의 껍질도 뛰어난 생리활성을 갖고 있지만 그것을 먹고 소화시키기에 상당한 어려움이 있다. 씨앗 속 풍부한 영양과 씨앗 껍질의 영양을 낭비하지 않고 효과적으로 섭취할 수 있는 방법이 있다면 얼마나 좋을까?

그 해답은 소화효소활성이 매우 우수한 식품인 당근을 씨앗과 함께 착즙하는 것이다. 학창시절, 아밀라아제는 탄수화물 소화에, 프로테아제는 단백질 소화에 꼭 필요한 효소라고 배운 적이 있을 것이다.

2017년 2월 '한국식품과학회지'에 실린《항산화 활성 및 소화효소 활성이 우수한 혼합씨앗즙 및 그 응용》이란 논문에 의하면, 영양 성분이 뛰어난 씨앗 4종(홍화씨, 달맞이꽃씨, 참깨, 메밀)과 당근을 혼합해 착즙한 혼합씨앗즙이 영양학적, 기능적, 소화적 측면에서 매우 우수한 식품이라고 지적했다.

씨앗에서 다당류를 분해하는 알파 아밀라아제의 활성을 보면, 씨앗 자체의 활성은 0.25~7.12unit/㎖로 매우 낮지만 아밀라아제 활성이 58.98unit/㎖나 되는 당근과 혼합하면 당근과 거의 같은 수준의 아밀라아제 활성을 띄는 것으로 나타났다.

또 단백질을 분해하는 프로테아제 활성도, 혼합씨앗즙의 활성이 각 씨앗의 개별적인 프로테아제 활성보다 더 높은 것으로 나타났다. 그 외에는 강력한 생리활성을 갖는 알파 토코페롤과 감마 토코페롤이 혼합 씨앗즙에서 가장 많이 검출되었다. 이런 결과는 혼합씨앗에 당근을 첨가하면 씨앗에 부족한 성분들을 보충해 생리활성의 상승효과를 가져온다는 것을 분명하게 보여준다.

현대인들은 대부분 고다당류 식품, 고기, 정제식품을 많이 먹는데 이런 식품엔 식품 자체가 갖고 있던 본래의 소화효소가 거의 남아 있지 않다.

따라서 소화효소의 생리활성이 꽉 차 있는 이런 혼합씨앗즙은 매일 먹을 수만 있다면 꼭 먹어야 할 매우 유익한 식품이다.

씨앗즙의 유익 중의 하나가 셀레늄이었는데 이 셀레늄의 재미있는 사실 하나는 비타민 C와 함께 먹으면 셀레늄의 기능이 저하되고, 비타민 A·비타민 E와 함께 먹으면 셀레늄의 항암 기능을 상승시켜준다는 점이다. 다행히 혼합씨앗즙에는 비타민 C가 없고 비타민 A 전구체와 비타민 E는 풍부하다. 당근에 들어있는 다량의 베타카로틴이 체내에서 비타민 A로 바뀌는데, 이 비타민 A는 알레르기의 원흉인 IgE 항체를 대신할 IgA 항체를 강하게 해 인체의 면역력을 높여 준다. 더구나 베타카로틴은 필요한 경우에만 비타민 A로 바뀌므로 비타민 A 과잉증이 생길 염려도 없다.

여러 가지 면에서 이 4가지 씨앗에 생귀리와 당근을 섞은 오트씨앗즙은 최적의 살아있는 영양보충제이다.

❖ 씨앗즙 보존기간

녹즙, 과즙은 물론 씨앗즙도 착즙 즉시 섭취하는 게 가장 좋다. 식물의 영양소는 뿌리가 흙에서 분리되는 순간부터 줄어들기 시작한다. 가급적 착즙 후 바로 먹는 게 가장 좋다. 부득이한 경우에는 하루 정도 냉장 보관도 가능하지만 오래 둘수록 영양은 감소하고 세균은 증식한다는 점을 감안해야 한다.

❖ 씨앗즙 섭취방법

혼합씨앗즙을 착즙한 후에 일반 식사에 곁들여 먹든지 씨앗즙만으로 식사할 수도 있다. 이때는 양을 좀 늘려서 섭취하는데, 가장 중요한 건 소화흡수다. 만약 씨앗즙을 먹은 후 소화가 잘 안된다면 양을 줄이거나 며칠 쉬었다가 다시 시도한다. 소화가 잘 되는 경우는 양을 조금씩 늘려서 어느 정도까지 소화가 가능한지 가늠해본다.

씨앗즙을 먹을 때 가장 부주의하기 쉬운 부분이 입에서 충분히 씹지 않고 후루루 삼키는 일이다. 씨앗이 이미 곱게 분쇄돼 당근즙과 섞여 있다 보니 많은 사람들이 대수롭지 않게 생각하고 꿀꺽 삼켜버린다. 하지만 씨앗즙에는 단백질, 지방, 탄수화물을 비롯한 많은 영양이 들어있다. 이들 성분이 침과 충분히 섞이지 않으면 소화불량이 생길 수 있다. 따라서 이런 문제가 생기지 않으려면 씨앗즙을 한 모금 입 속에 머금고 적어도 30번 이상 씹는 훈련을 해야 한다. 이게 잘 되지 않을 때는 씨앗즙 속에 잘게 썬 당근이나 양파, 또는 고구마 등을 몇 조각 집어 넣고 먹으면 채소 조각들을 씹느라 입 속에 충분히 머물게 된다. 이렇게 하면 소화액과 충분히 섞여 오히려 소화가 잘 된다.

또 하나 중요한 사실은 씨앗즙은 식사라는 점이다. 식사 보충이든, 식사대용이든 엄연한 식사다. 단백질이나 지방이 소화되는데 적어도 3~4시간이 걸린다. 따라서 씨앗즙을 식간에 먹거나 씨앗즙을 먹은 후 미쳐 소화될 시간도 충분히 주지 않고 다른 즙을 마시게 되면 바로 소화불량이 올 수 있다는 점을 꼭 기억해야 한다.

씨앗즙 만드는 방법

당근 씨앗즙 만들기

- **준비** 당근즙 400ml, 참깨 22g, 메밀 22g, 홍화씨 20g, 달맞이꽃씨 12g
- **방법** 1) 당근을 착즙하여 당근즙 400ml를 준비합니다.
  2) 준비된 씨앗과 당근즙, 당근즙 찌꺼기를 혼합합니다.

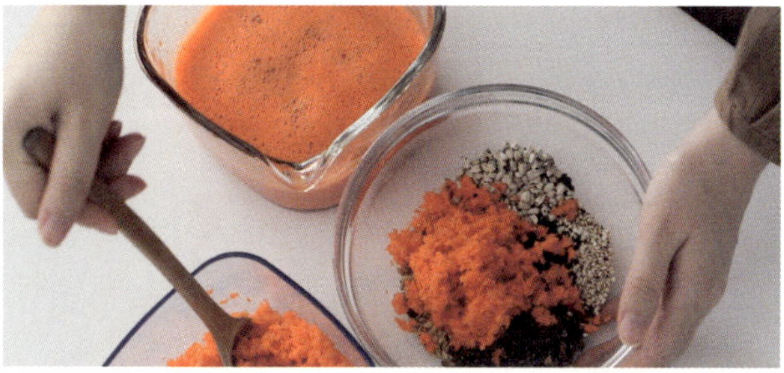

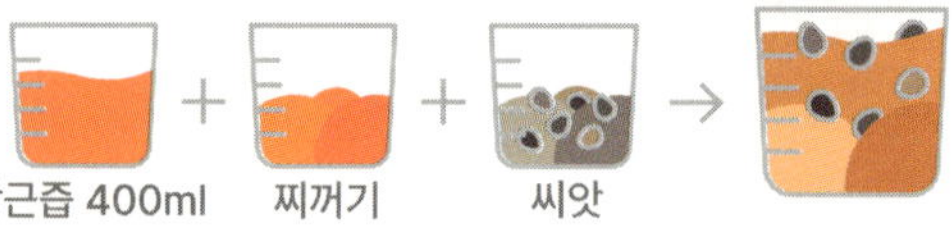

3) 혼합된 재료를 한 번에 반 스푼씩 천천히 넣어 착즙합니다.
*씨앗이 착즙 가능한 착즙기를 사용하시기 바랍니다.
일반 착즙기의 경우 기기 파손 및 손상의 원인이 될 수 있습니다.

4) 혼합하여 착즙된 즙과 찌꺼기를 다시 섞어 한번 더 착즙합니다.

5) 착즙된 즙을 체망에 걸러주시면 목넘김이 좋아집니다.

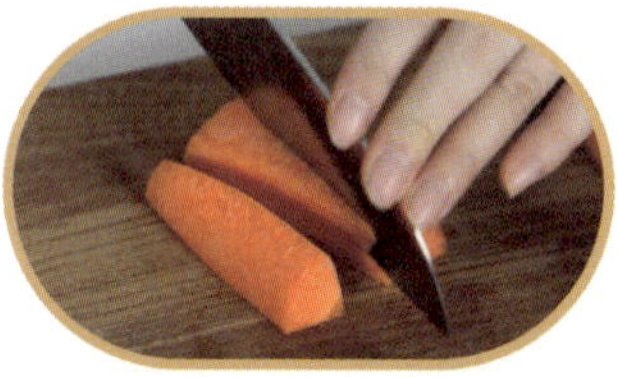

Tip. 당근 손질 방법

당근을 적당한 길이로 자른 후 한쪽 면이 뾰족하도록 손질하여 착즙기 투입구에 넣어주세요.

더 진하고 깊은 영양
오트씨앗즙

오트씨앗즙 만들기

- **준비** 당근즙 500ml, 귀리 57g, 참깨 10g, 메밀 10g, 홍화씨 9g, 달맞이꽃씨 9g
- **방법** 1) 당근을 착즙하여 당근즙 500ml를 준비합니다.
  2) 준비된 씨앗과 당근즙, 당근즙 찌꺼기를 혼합합니다.

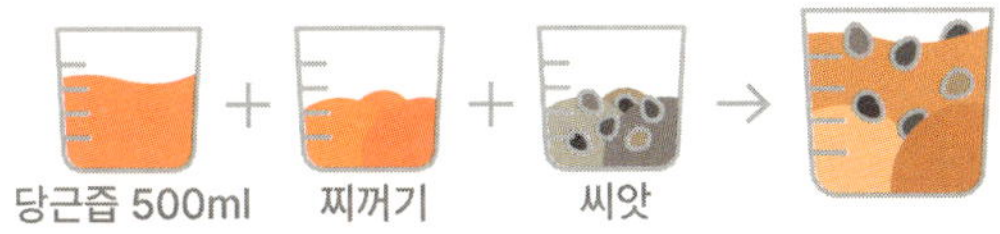

3) 혼합된 재료를 한 번에 반 스푼씩 천천히 넣어 착즙합니다.
*씨앗이 착즙 가능한 착즙기를 사용하시기 바랍니다.
일반 착즙기의 경우 기기 파손 및 손상의 원인이 될 수 있습니다.

4) 혼합하여 착즙된 즙과 찌꺼기를 다시 섞어 한번 더 착즙합니다.

5) 착즙된 즙을 체망에 걸러주시면 목넘김이 좋아집니다.

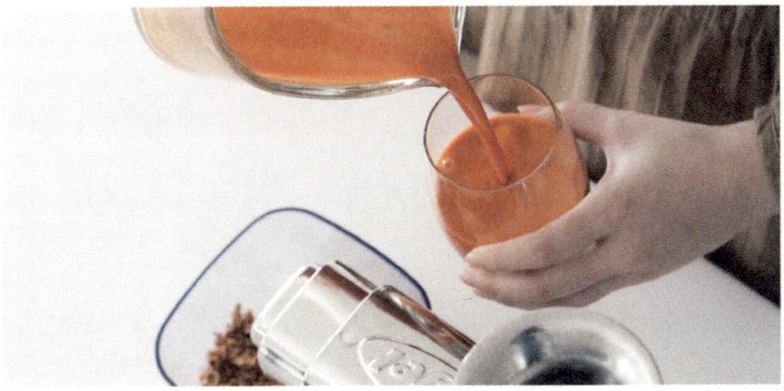

Tip. 더 진하게 만드는 방법

당근즙 500ml에 씨앗 용량을 2배로 넣어 착즙해 주세요.
더 진하고 고소한 오트씨앗즙을 만드실 수 있어요.

(권장 용량을 초과하여 투입 시 기기 고장의 원인이 될 수 있습니다.)

씨앗즙이 반드시 필요한 사람들

흔히 건강을 위해서 곡물이나 콩 등을 생식하는 분들도 있지만 일반인들이 그렇게 먹기란 여간 곤혹스러운 일이 아니다. 하지만 혼합씨앗즙은 영양도 풍부할뿐더러 어린아이든 치아가 약한 노인이든 누구나 먹기 편한 최적의 영양식이 될 수 있다. 위의 조합에 귀리를 더해서 씨앗즙을 만들면 훌륭한 한 끼 식사가 될 수 있다. 혹은 일반적인 식사에 혼합씨앗즙을 한 잔 곁들인다면 가장 훌륭한 보약이 될 것이다.

❖ 결혼을 앞두었거나 신혼 초의 부부

임신을 위해 무엇을 어떻게 준비하는지에 따라서 아기와 산모의 미래가 결정된다. 유비무환이란 말이 있다. 모든 일에 준비가 필요하지만, 임신 준비는 인생 전체를 놓고 보아도 가장 중요한 일이다. 임신 준비가 중요한 이유는 다음과 같다.

첫째, 건강하고 훌륭한 아기는 어머니의 건강에 따라서 결정된다.

둘째, 임신 중의 입덧은 영양(특히 칼슘) 결핍이며 이것은 어머니와 아기에게 중대한 문제를 일으킨다.

셋째, 임신 중 신경이 예민하고 우울증까지 오는 경우는 어머니와 아기에게 정신적 육체적으로 많은 문제를 일으킨다.

넷째, 잘못된 식생활은 어머니의 몸을 병들게 한다.

다섯째, 일반적인 식생활을 하는 대부분의 예비 어머니들은 위의 위험에서 벗어나기가 어렵다.

여섯째, 이때 귀찮고 힘들어도 교육을 통해 식생활 개혁을 하고 불균형한 영양을 바로잡고 마음을 순결하게 준비한다면 오히려 임신 전에 갖고 있던 병적 요소들까지 깨끗하게 치유될 것이며 오히려 더욱 아름다워질 것이다. 이렇게 태어난 아기는 하나님께서 인간에게 주신 최고의 선물이라는 사실을 아기의 육체적 성장과 지적 발달을 보며 경험하게 될 것이다.

일곱째, 이렇게 하기 위해서는 모든 결혼 적령기 여성들은 쾌적하고 아름다운 환경 속에서 모든 것들을 잊고 천연 그대로를 먹고 마시며 노래하고 휴식하며 교육받고 실천하는 특별한 기간을 가질 필요가 있다.(이때 남편과 함께 하는 것이 더욱 좋다.)

여덟째, 신선한 채소와 과일, 씨앗들의 특성과 활용방법에 대한 교육과 실천은 인생을 바꿀 수도 있다.

특히 현대 식생활에서 동물성단백질의 선호와 가열한 요리들과 튀김류는 현대에 만연하는 질병과 인류 퇴화의 원인이다. 이에 반해, 신선한 생채소의 활성 비타민, 미네랄, 효소 그리고 생 씨앗의 기적 같은 발아능력, 세포 재생 능력, 게르마늄, 셀레늄, 아연, 코발트, 백금 등은 건강을 지키는 천연의 약재들이다.

❖ 태아와 신생아

아기 때의 건강은 평생을 좌우한다. 아기의 육체의 건강이 최상이 되면 정신의 건강도 최상이 된다. 아기의 건강에 문제가 생긴다면 이는 아기의 잘못이 아니다. 아기의 건강은 어머니가 만든다. 이 시기의 어머니의 식사는 아기에게 직접적인 영향을 미친다. "인체는 먹은 대로 지어진 건축물"이란 말이 있듯이 무엇을 먹느냐 하는 것은 아기의 신체 세포가 태중에서 생성되어가는 과정에서 매우 중요하다.

무엇을 어떻게 먹는 게 최선일까? 이때 임산부가 동물성단백질이나 지방, 특히 갑각류, 조개류, 문어, 오징어류를 먹는 것은 태중의 아기나 수유중의 아기에게 매우 위험하다. 우유, 멸치, 곰국, 칼슘 정제 등은 임산부와 아기의 혈관을 막는 재료가 될 수 있다.

이러한 먹거리 대신 가장 좋은 먹거리를 선택한다면 아기와 어머니 모두에게 대단한 축복이 될 것이다. 임산부와 아기에게 가장 좋은 영양은 생채소, 생과일, 그리고 씨앗의 영양이다.

그런데 이때 임산부가 소화가 어려운 단백질이나 밥을 많이 먹는 것은 임산부의 간 기능에 부담을 주며, 이때 만들어진 소화불량과 영양의 불균형은 임산부와 태아에게 좋지 않은 영향을 끼친다. 이때 씨앗즙은 단백질, 지방, 미네랄, 비타민 등의 영양 태아와 산모에게 공급하는 최선의 방법이 될 것이다.

❖ 임산부의 건강

생의 주기에서 임신과 출산기의 산모의 건강은 어느 때보다 많은 위협을 받는다. 입덧을 비롯한 소화불량, 어지럼증, 우울증, 피 부 트러블, 임신중 갑상선 중독증, 임신성 고혈압, 산후요통, 혈액 부족으로 인한 빈혈 등 수많은 질병이 임산부를 기다리고 있다. 가장 큰 원인은 잘못된 식생활 습관과 교육이다.

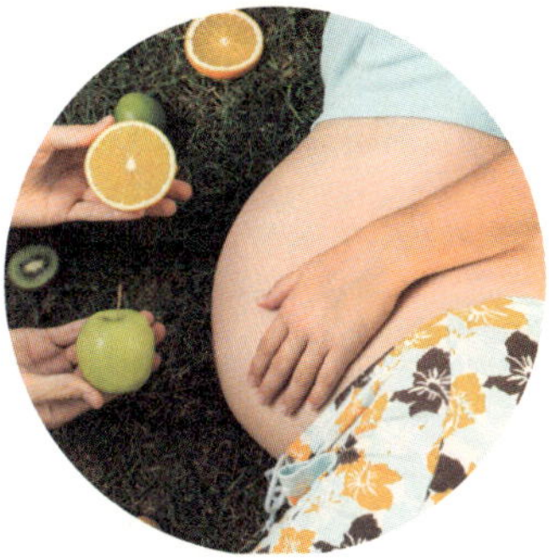

실제로 국민건강보험공단의 임신, 출산, 산후기의 산모 질환 통계에 따르면 산모 질환 환자는 2008년에는 53,000명, 2012년에는 67,000명으로 연평균 7.9%의 증가율을 보였다. 이 자료에는 임산부의 구강 건강이 좋지 않으면 유산이나 미숙아를 낳을 가능성이 7.5배나 증가하는 것으로 나타난다.

이러한 문제를 해결하기 위해서는 식생활 개혁이 반드시 필요하고, 생 씨앗즙은 가장 효율적인 대안이 될 수 있다. 생 씨앗 속에 포함된 각종 미네랄, 비타민, 강력한 항산화제, 그리고 불포화 지방산은 몸을 정상으로 회복시키는 기적 같은 효과를 가져 올 것이다.

특히 씨앗에 가장 많은 활성 칼슘과 활성 규소는 아기의 성장과 두뇌발달 그리고 임산부의 관절, 인대, 신경, 뼈를 강하고 건강하게 만들고 신경도 안정시킨다.

❖ 수유 중인 어머니

산모는 질 좋은 모유를 아기에게 먹이기를 원하지만 모유의 질은 산모가 먹은 음식과 산모의 간 기능에 비례한다. 미역국을 비롯한 온갖 좋다는 것들이 어떤 때는 도움이 되기는커녕 비정상적인 신진대사와 질병을 유발하기도 한다. 그 결과 아기에게는 태열, 알레르기, 아토피, 불안 증세 등 여러 문제가 생기고 성장까지 어렵게 된다.

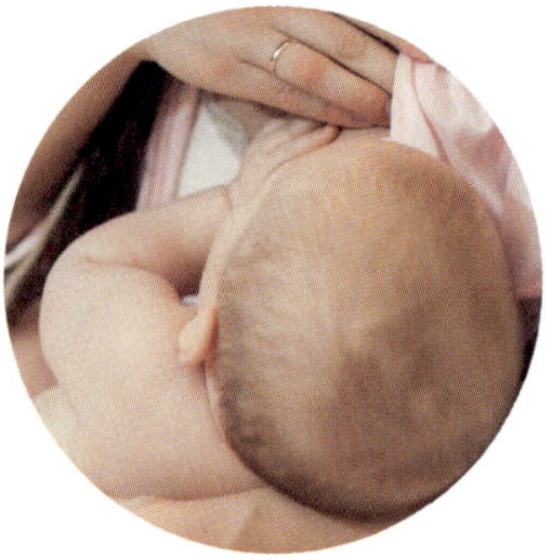

생미역에는 어떤 채소보다도 많은 56가지의 양질의 미네랄이 들어있다. 이것은 아기의 신체 발달(특히 뇌 기능)에 매우 큰 영향을 미친다. 하지만 만약 미역을 국으로 끓여 먹거나, 육류나 어류를 함께 사용한다면 혈액을 오염시키고 혈액순환 장애를 만들어 어머니와 아기의 질병의 원인이 되고 아기의 정상적인 성장에 영향을 미치게 될 것이다.

이때 씨앗즙(홍화씨+달맞이씨+참깨+ 메밀+당근)에 현미를 더하면 수유 중인 산모를 위한 가장 좋은 식사와 영양제가 될 수 있 다. 생현미를 식사할 양만큼을 넣어 즙을 만들면 이것으로 훌륭한 식사가 되고, 여기에 생미역, 생다시마를 사용한다면 영양은 더욱 풍부해질 것이다. 어머니가 먹는 것은 곧 아기에게 전달되는데 생 씨앗의 영양은 아기의 흉선을 강화하고, 각종 세포 재생을 좋게 하여 정상적인 성장을 이루고, 저항력을 강화하여 각종 바이러스 질병이나 피부병에 강하게 만든다. 그 결과 아기는 꾸준히 성장해 건강한 신체와 건강한 정신을 만들고 장차 학업에도 큰 도움이 될 수 있다.

❖ 아기의 이유식

사랑스러운 내 아이에게 최상의 이유식은 무엇일까? 이유식은 재료와 만드는 방법에 따라서 아기의 정상적인 성장 에 직접적인 영향을 미친다. 더구나 유아 기의 건강이 평생의 건강을 좌우한다 는 것을 대부분 잘 알지만 정작 마땅한 이유 식을 찾기는 매우 어렵다.

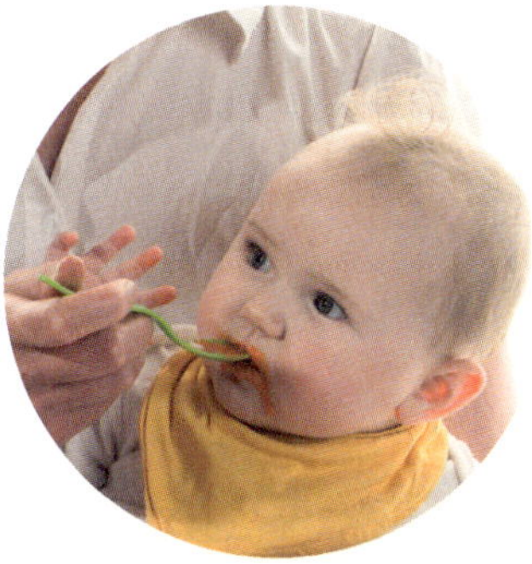

이유기의 유아들이 잘 씹을 수 없기에 우 유, 미음, 갖가지 수프, 열에 익힌 야채와 과일들 을 주곤 한다. 하지만 이런 음식은 성호르몬이 함유되어 있거나 비타민, 효소가 사라진 음식들이다.

또한 사람들이 좋은 이유식이라고 말하는 것들은 대부분 동물성단백 질이다. 그 결과 부모들은 아기의 건강과 성장을 위해 좋은 것만 준다고 생각하지만 얼마 후 아이에게서 성조숙증이 나타난다.

그러나 만일 종합 비타민, 종합 미네랄, 적당한 단백질, 적당한 탄수화 물이 들어 있으면서도 씹지 않아도 되는, 설탕 없이 달콤한 음식이 있다면 얼마나 좋을까? 이런 환상적인 음식은 바로 씨앗들과 당근으로 만들어진 씨앗즙이다.

이러한 씨앗에 특별하게 함유된 강력한 항산화제들과 생체활성화 물 질들과 비타민 B군은 세포의 활발한 재생과 성장에 없어서는 안 될 요긴 한 요소들이다.

아기의 발육에서 가장 관심을 가져야 할 부분은 바로 흉선이다. 아기 의 흉선은 아기의 평생의 건강 상태를 크게 좌우하게 된 다. 이와 같은 육 체적인 건강은 바로 정신건강과 연관된다.

음식물의 합식법에 맞지 않거나, 또는 영양이 산화·파괴되어 활성의 영양이 거의 없거나, 완전히 가열된 것들은 아기의 성장에 많은 지장을 초래한다.

가슴 중간에 있는 흉선이 생의 주기 중 유아기 때 가장 큰 이유는 그 시기의 흉선의 역할이 어느 때보다 중요하기 때문이다. 흉선은 아기의 성장, 저항력, 그리고 정신건강까지 가장 중요한 역할을 한다. 이때 아기의 단백질 공급을 위하여 계란, 우유 등은 고려하는 것은 오히려 아기의 흉선을 죽이고 성선을 강화하는 결과를 가져온다.

이때 아기에게 가장 필요한 것은 대량의 칼슘과 강력한 항산화제(VE, Se 등)와 백금까지 함유한 생 씨앗즙이다. 생 씨앗이 땅에 떨어져서 혹독한 겨울을 무사히 나고 땅을 뚫고 싹을 틔우는 신비한 능력이 아기의 인체에서도 신비한 작용을 할 수 있기 때문이다.

❖ 성장기 어린이

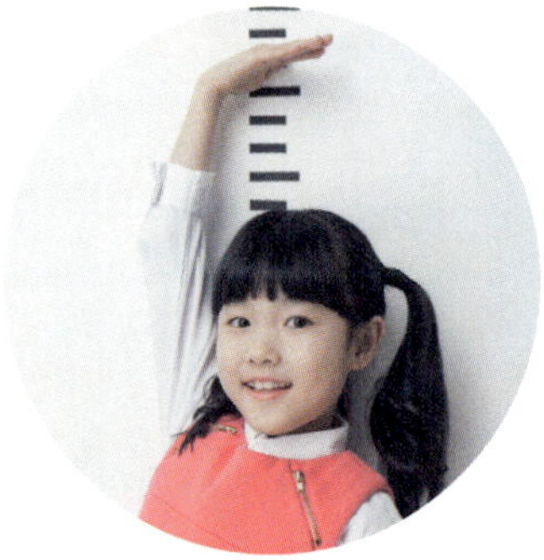

성장기 어린이에게 있어서 칼슘과 마그네슘의 역할은 어느 시기보다도 중요하다. 흉선이 강해지면 뼈와 관절이 정상적으로 성장하고 성장판이 활성화된다. 이렇게 세포재생이 잘 되려면 흉선이 강해져야 한다. 여기에 가장 큰 적은 계란, 우유, 육류 및 튀김류다.

활성 칼슘과 마그네슘이 충분하면 신경이 안정되고 집중력이 생긴다.

활성 칼슘과 마그네슘이 충분하면 저항력이 최대가 되어 모든 바이러스 질병에 강하게 되고 어떤 피부병도 예방할 수 있다. 이 시기는 성장이 대단히 빠른 시기이기 때문에 칼슘과 마그네슘이 충분해야 성장통이 없다. 성장통이 왔다는 건 이미 성장에 피해를 보았다는 의미다.

이 시기에 중요한 또 하나의 요소는 충분한 혈액 생산이다. 혈액 생산과 간 기능 강화에 필요한 것이 비타민 B12이며 비타민 B12의 생산에 필수 요소가 코발트(Co)이다. 이 코발트는 씨앗에 가장 많이 포함되어 중요한 영양소로 작용한다.

생 씨앗은 강력한 항산화제이다. 비타민C의 70배의 항산화 능력을 가진 비타민E와, 비타민C의 1750배의 능력을 가진 셀레늄(Se), 그리고 불포화지방산은 건강한 피와 건강한 몸을 만드는 중요한 요소다.

또 하나 중요한 요소는 활성 백금(Pt)이다. 활성 백금은 관절, 인대, 뼈 등 강력한 골격의 형성과 뼈와 인대의 치료를 빠르고 정확하게 해준다. 이러한 요소들이 부족하면 성장통, 구루병, O형/X형 다리 등의 문제가 발생할 수 있다.

성장기 어린이에 있어서 비타민B군(B1, B2, B3, B5, B7, B9, B12, B17 등)은 근육에 탄력을 주고 흉선을 강화하여 성장을 활성화할 수 있는 좋은 영양소들이다.

❖ 학업 중의 청소년

이 기간은 육체적, 지적으로 가장 발달하는 기간이다. 이 기간은 가장

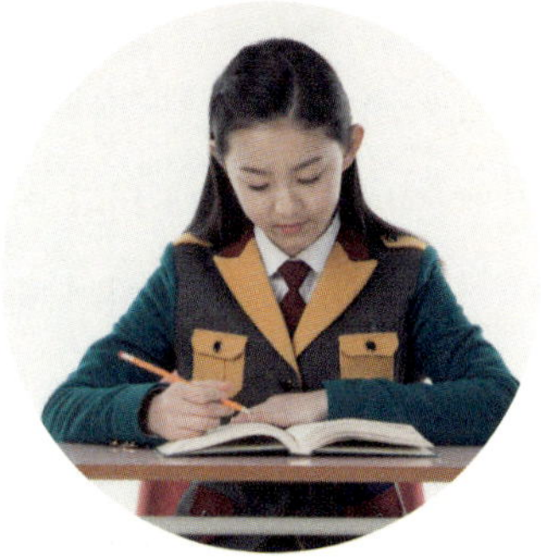

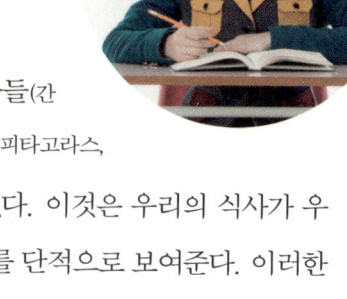

큰 꿈을 꾸고 그 꿈을 얼마든지 이뤄갈 수 있는 기간이다. 이때 청소년 본인과 부모들이 반드시 해야 할 일이 있다면 그것은 바로 건강한 식생활이다.

인류 역사에 위대한 일을 한 많은 인물들(간디, 아인슈타인, 에디슨, 슈바이처, 빈센트 반 고흐, 피타고라스, 헤르만 헤세, 칼 루이스 등)은 훌륭한 채식가였다. 이것은 우리의 식사가 우리의 생활에 얼마나 큰 영향을 미치는지를 단적으로 보여준다. 이러한 채식 중에서 생채식과 씨앗즙은 한 사람의 인생을 얼마든지 바꿀 수 있는 재료가 된다.

❖ 인생의 절정기인 장년

사과나무에서 사과 열매가 중요하듯 인생에서 장년기는 열매가 익는 중요한 시기라고 할 수 있다. 좋은 나무에 좋은 열매가 맺듯 좋은 건강 상태에서 아름다운 장년기의 열매를 맺을 수 있다. 매일 매 순간 인체의 세포들은 새로운 세포로 바뀐다. 이때 건강하고 좋은 세포로 우리 몸의 모든 세포가 바뀐다면 우리 몸은 건강하고 자신에게 닥친 어떤 과제도 충분히 소화해낼 수 있을 것이다.

이런 삶의 뿌리는 바로 건강한 먹거리에서 시작된다. 가장 이상적인 먹거리는 바로 생채식과 생씨앗즙이다. 생채소의 활성 비타민, 미네랄, 효소를 대량으로, 그리고 가장 효율적으로 섭취하는 방법은 씨앗즙이다. 생

씨앗 속의 강력한 항산화 효소, 적당한 단백질과 지방, 그리고 씨앗을 싹 틔우는데 필요한 효소들은 인체 내에서 그 역량을 그대로 발휘하여 기적을 보일 것이다.

❖ 노년을 청년처럼 사는 법

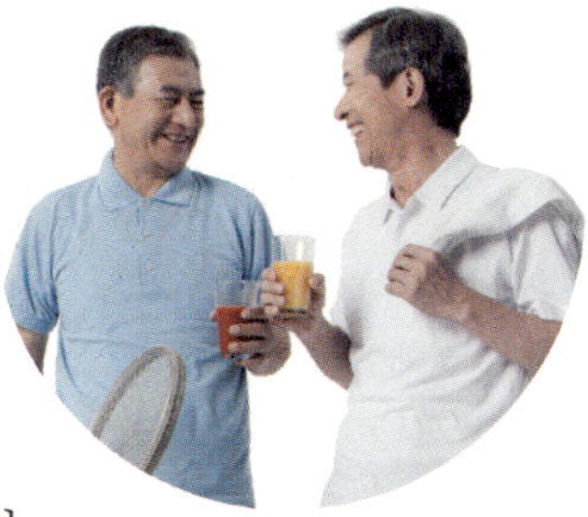

노년에 대한 사람들의 생각은 하얀 머리, 주름진 얼굴, 굽은 허리, 약해진 목소리, 약한 생각 등이다. 이런 것들을 노년의 표준으로 생각한다면 이것은 잘못된 생각이며 개념을 바꿔 다시 정리할 필요가 있다. 창조주는 사람을 그렇게 창조하지 않으셨다. 좋은 식생활(생채식), 좋은 생활 습관으로 살았더라면 위의 현상들은 나타나지 않았을 것이다. 지금이라도 확실하게 식생활을 건강하게 바꾼다면 흰머리 밑에서 검은 머리가 다시 올라오고, 주름이 펴지며, 윤기 없는 얼굴에 윤기가 돌기 시작하고, 굽은 허리가 펴지며, 허벅지와 팔에 다시 근육이 만들어지며, 약한 목소리는 강하고 자신 있는 목소리로, 생각은 다시 진취적으로 바뀔 것이다.

노년기에 든 사람도 자녀에게 의존하지 않고 스스로 얼마든지 삶을 개척하면서 즐겁게 살아갈 수 있다. 이렇게 할 수 있는 가장 좋은 지름길은 바로 생채식과 생씨앗즙이다. 치아가 부실하여 생채소를 씹어 먹기 어렵거나 적은 시간에 효과적으로 영양을 섭취하는 방법이 바로 씨앗즙이다. 이러한 식생활은 노인을 청년으로 바꾸는 기적을 일으킬 것이다.

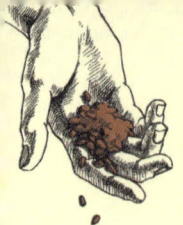

참깨와 참기름의 영양성분 비교 도표

1. 참깨와 참기름의 일반성분 비교

[그림 1] 참깨와 참기름의 일반성분 조성

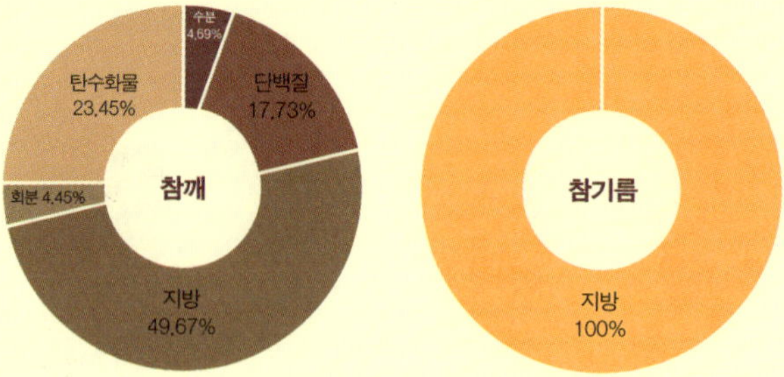

	단위	참깨	참기름
수분	g/100g	4.69	0
단백질	g/100g	17.73	0
지방	g/100g	49.67	100
회분	g/100g	4.45	0
탄수화물	g/100g	23.45	0
섬유질	g/100g	11.8	0
당	g/100g	0.3	0
에너지	kcal/100g	573	884
	k.j/100g	2397	3699

참깨는 식물성 원료중에서도 견과종실류 (유지종실류)에 속하는 1년생 초본의 식용 종자이다. 참깨와 참기름의 일반성분 비교 도표를 그림 1에 나타내었다. 참깨에는 지방이 49.67%로 가장 많이 함유되어있고, 다음으로 탄수화물 (23.45%), 단백질 (17.73%), 수분 (4.69%), 그리고 회분 (4.45%) 순으로 함유되어 있다. 반면 참기름은 100% 지방으로 구성되어 있어 열량도 884 kcal/100g로 참깨보다 1.54배 높은 열량을 나타낸다.

2. 참깨와 참기름의 미네랄 함량 비교

[표 1] 참깨와 참기름의 미네랄 함량

미네랄		단위	참깨	참기름	기능
칼슘	Ca	mg/100g	975	0	뼈 및 치아 형성, 혈액응고 촉진, 근육·신경 및 심장기능 조절
마그네슘	Mg	mg/100g	351	0	효소반응 활성화, 고지혈증 및 고혈압 개선, 근육 긴장 완화, 신경안정, 비타민 B, C, E의 체내 이용 도움
인	P	mg/100g	629	0	뼈의 구성성분, 치아의 에나멜 보호, 비타민B의 활성
칼륨	K	mg/100g	468	0	혈압 조절, 인슐린 분비조절, 염분 및 나트륨 배설 촉진을 통한 요산 수치 조절
나트륨	Na	mg/100g	11	0	신경기능 유지, 체내 수분 평형 유지
철	Fe	mg/100g	14.55	0	혈액 생성, 피로회복, 면역기능 유지, 활성산소 제거
아연	Zn	mg/100g	7.75	0	인슐린 생성에 필요, 상처치유, 면역력 증진, 전립선 장애 및 생리불순 방지
구리	Cu	mg/100g	4.082	0	철의 흡수 및 저장 촉진, 혈액 내 헤모글로빈 합성에 필요, 골격계 및 심혈관계 유지
망간	Mn	mg/100g	2.46	0	뼈의 형성에 관여, 에너지 생성·효소활성 촉매, 유해산소로부터 세포 보호
셀레늄	Se	mg/100g	34.4	0	항암작용, 심근경색 및 고혈압의 예방, 노화방지, 갱년기 장애 개선, 강력한 항산화물질, 글루타티온 과산화 효소의 핵심 성분

참깨에는 다양한 미네랄들이 풍부하게 함유되어 있으며 그 함량을 표 1에 나타내었다. 다량 미네랄에는 칼슘, 마그네슘, 인, 칼륨, 나트륨이 있으며 참깨에는 뼈 및 치아를 형성하고 혈액응고를 촉진시키며 근육, 신경 및 심장 기능의 조

절자 역할을 하는 칼슘이 975 mg/100g으로 가장 많이 함유되어 있다. 다음으로 인 (629 mg/100g), 칼륨 (468 mg/100g), 마그네슘 (351 mg/100g) 그리고 나트륨 (11 mg/100g) 순으로 함유되어 있다. 미량 미네랄에는 철, 아연, 구리, 망간 그리고 셀레늄이 있으며 참깨에는 피의 미네랄이라고 불릴 정도로 혈액의 생성에 많이 작용하며, 피로회복, 면역기능 유지, 활성산소 제거 등의 기능을 하는 철이 14.55mg/100g으로 미량 미네랄 중에서 가장 많이 함유되어 있다. 다음으로 많이 함유되어 있는 미량 미네랄은 아연 (7.75 mg/100g), 구리 (4.08 mg/100g), 망간 (2.46 mg/100g) 그리고 셀레늄 (34.4 μg/100g) 순으로 나타났다. 반면 참기름의 경우 전체 미네랄 함량이 0.0 mg/100g인 것으로 나타났다.

3. 참깨와 참기름의 비타민 함량 비교

[표 2] 참깨와 참기름의 비타민 함량

비타민	단위	참깨	참기름	기능
Vitamin B1	mg/100g	0.791	0	성장 촉진, 심장기능 유지, 탄수화물 및 에너지 대사, 신경전달물질 합성
Vitamin B2	mg/100g	0.247	0	피부건강 유지, 시력건강 도움, 탄수화물, 단백질·지방의 에너지 대사
Vitamin B3	mg/100g	4.515	0	고지혈증 개선, 당뇨병 개선, 콜레스테롤 감소, 혈액순환 촉진, 위장질환 감소
Vitamin B5	mg/100g	0.05	0	면역력 증진, 스트레스 해소작용, 콜레스테롤 산화방지
Vitamin B6	mg/100g	0.79	0	생리전 증후군 치료, 구토 및 입덧 개선, 정신질환 예방, 동맥경화증 예방
β-carotene	mg/100g	5	0	눈 건강, 성장촉진, 알레르기 질환 개선, 잇몸건강 유지
Vitamin A	IU3	9 (2.7μg/100g)	0	정상적인 성장과 발달, 생식, 상피세포의 분화, 세포 분열, 유전자 조절, 정상적인 면역반응

Vitamin E	mg/100g	0.25	1.4	항산화 효과, 피부노화 방지, 심혈관계 질환 예방, 퇴행성 뇌질환 예방 및 치료, 생식기능 도움
Vitamin K (Phylloquinone)	mg/100g	0	13.6	혈액응고, 골 대사에 관련된 단백질 활성화, 칼슘 대사 및 균형 향상, 골밀도 증가

참깨와 참기름에 함유되어 있는 비타민 함량을 표 2에 나타내었다. 참깨에는 지용성 비타민 A, E 뿐만 아니라 수용성 비타민인 B군 또한 다량 함유되어 있으나 참기름에는 지용성 비타민인 비타민E와 K만 함유되어 있다. 참깨에 가장 많이 함유되어 있는 비타민은 콜레스테롤을 감소시키며 당뇨 개선, 위장질환 개선, 혈액순환 촉진 등의 기능을 하는 비타민B3 (Niacin)로, 4.515 mg/100g이 참깨에 함유되어 있다. 또한 비타민 A의 전구체로 알려진 β-carotene 역시 참깨에만 5 μg/100g이 함유되어 있다. β-carotene은 체내에서는 생성되지 않으며 음식을 통해서만 섭취가 가능하다. 일반적으로 녹황색 채소에 풍부하게 존재한다고 알려져 있다. 지용성 비타민인 비타민 E는 참깨에 0.25 mg/100g, 참기름에 1.4mg/100g으로 참깨에 비해 참기름에 5.6배 더 많이 함유되어 있다. 또한 참깨에서는 비타민 K가 불검출 되었지만 참기름에서는 13.6 μg/100g이 함유되어 있다고 나타났다. 활성형 비타민 K의 형태로 필로퀴논 (phylloquinone)과 메나퀴논 (menaquinone)이 있으며, 비타민 K의 주요 급원 형태는 필로퀴논이라고 알려져있다. 필로퀴논은 주로식물에서 합성되고, 메나퀴논은 장내 미생물에 의해 합성된다. 비타민 K는 혈액응고에 관여하고, 칼슘 대사에 관여하여 골밀도를 증가시키며, 칼슘균형 향상에 영향을 준다. 일반적으로 정상적인 식사를 하는 성인의 비타민 K 결핍은 흔하지 않지만 약물 복용, 지방흡수불량, 간질환이 있는 경우에는 결핍증이 나타날 수 있고, 특히 항생제를 장기 복용하는 경우 장내 미생물에 의해 합성되는 메나퀴논의 양이 줄어들 수 있다.

4. 참깨와 참기름의 지방산 함량 비교

[그림 2] 참깨와 참기름의 포화지방산과 불포화지방산 함량비

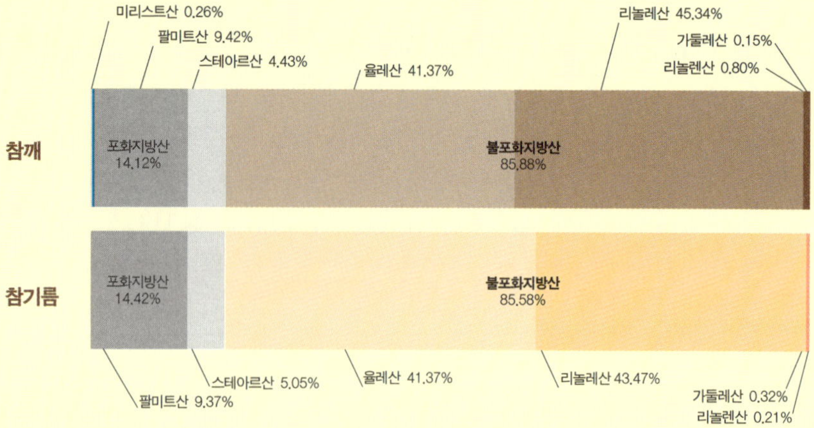

[표 3] 참깨와 참기름의 지방산 함량

구분		단위	참깨	참기름
미리스트산	(C14:0)	g/100g	0.124 (0.26%)	0.0 (0.00%)
팔미트산	(C16:0)	g/100g	4.441 (9.42%)	8.9 (9.37%)
팔미톨레산	(C16:1)	g/100g	0.149 (0.32%)	0.2 (0.21%)
스테아르산	(C18:0)	g/100g	2.09 (4.43%)	4.8 (5.05%)
올레산	(C18:1)	g/100g	18.521 (39.28%)	39.3 (41.37%)
리놀레산	(C18:2)	g/100g	21.375 (45.34%)	41.3 (43.47%)
리놀렌산	(C18:3)	g/100g	0.376 (0.80%)	0.3 (0.32%)
가돌레산	(C20:1)	g/100g	0.07 (0.15%)	0.2 (0.21%)
포화지방산		g/100g	6.655 (14.12%)	13.7 (14.42%)
불포화지방산		g/100g	40.491 (85.88%)	81.3 (85.58%)
총 지방산		g/100g	47.146 (100%)	95.0 (100%)

지질은 중성지방, 스테롤 및 지방산으로 구성되며 인체에 에너지를 제공할 뿐만 아니라 세포막의 구성성분이 되고, 지용성 비타민의 흡수를 도와준다. 참깨와 참기름의 지방산 함량을 그림 2와 표 3에 나타내었다. 참깨에 함유되어 있는 지방산은 포화지방산 14.12%와 불포화지방산 85.88%로 구성되어 있으며, 참기름 또한 포화지방산 14.42%와 불포화지방산 85.58%로 구성되어있다. 하지만 함유되어있는 지방산 총량은 참깨에 47.146 g/100g, 참기름에 95.0 g/100g으로 참기름이 참깨에 비해 2.1배 많은 지방산을 함유하고 있다. 대부분 참기름에 더 많은 양의 지방산이 함유되어 있지만, 미리스트산은 참깨에서만 확인되었으며 불포화지방산인 리놀렌산은 참기름 (0.3 mg/100g)보다 참깨 (0.376 mg/100g)에 더 많이 함유되어 있다. 함유량에는 큰 차이가 없지만, 지방산 조성비로 비교할 때 참깨에서 리놀렌산은 전체 지방산에 0.80%를 차지하는 반면 참기름에는 전체지방산의 0.32%로 2.5배 낮은 조성비를 나타낸다. 필수지방산인 리놀레산과 리놀렌산은 반드시 식품을 통해 섭취되어야 한다. 필수지방산이 결핍되면 피부에 염증이 생기고 피부가 벗겨지며 위장에 문제가 생기고 면역기능이 손상될 수 있으며, 특히 성장기에는 성장지연이 나타난다. 반면 포화지방산의 과잉 섭취는 LDL 콜레스테롤의 증가를 가져와 동맥경화, 심장병, 뇌졸중 등의 혈관질환과 체방의 과잉 축적으로 인한 비만을 유발시킨다.

5. 참깨와 참기름의 아미노산 함량 비교

[표 4] 참깨의 아미노산 함량1

구분		단위	참깨	참기름	구분		단위	참깨	참기름
트립토판	Try	g/100g	0.388	0	발린	Val	g/100g	0.990	0
트레오닌	Try	g/100g	0.736	0	아르기닌	Arg	g/100g	2.630	0
이소류신	Ileu	g/100g	0.763	0	히스티딘	His	g/100g	0.522	0
류신	Leu	g/100g	1.358	0	알라닌	Ala	g/100g	0.927	0
라이신	Lys	g/100g	0.569	0	아스파르트산	Asp	g/100g	1.646	0
메티오닌	Met	g/100g	0.586	0	글루탐산	Glu	g/100g	3.955	0
시스테인	Cysteine CysH	g/100g	0.358	0	글리신	Gly	g/100g	1.215	0
페닐알라닌	Phe	g/100g	0.940	0	프롤린	Pro	g/100g	0.810	0
타이로신	Try	g/100g	0.743	0	세린	Ser	g/100g	0.967	0

아미노산은 단백질의 구성성분으로서 9종의 필수아미노산과 11종의 비필수아미노산으로 분류할 수 있다. 비필수아미노산은 불필수아미노산과 조건적 필수아미노산으로 구분 가능하다. 비필수아미노산은 체내합성이 용이하여 식품을 통한 섭취가 요구되지 않는 5종의 아미노산을 말하며 조건적 필수아미노산은 정상적인 상황에서는 체내 합성으로 충족되더라도 특정 생리 상태일 경우 합성이 제한되는 6종의 아미노산을 말한다. 참깨의 아미노산 함량을 표 4에 나타내었다. 참깨에는 다양한 아미노산들이 함유되어 있으며 글루탐산이

3.955g/100g으로 가장 많이 함유되어 있다. 뿐만 아니라 9종의 필수아미노산인 트립토판 (0.388g/100g), 트레오닌 (0.736g/100g), 이소류신 (0.763g/100g), 류신 (1.358g/100g) 라이신 (0.569g/100g), 메티오닌 0.586g/100g), 페닐알라닌 (0.940g/100g), 발린 (0.990g/100g) 그리고 히스티딘 (0.522g/100g)이 모두 함유되어 있다. 반면 참기름의 전체 아미노산 함량은 0.0mg/100g으로 참기름은 아미노산을 함유하고 있지 않다. 아미노산은 단백질이 풍부한 식사를 통해 섭취할 수 있으나 식품의 종류에 따라 단백질을 구성하고 있는 아미노산 종류와 함량이 다른 것으로 알려져 있다.

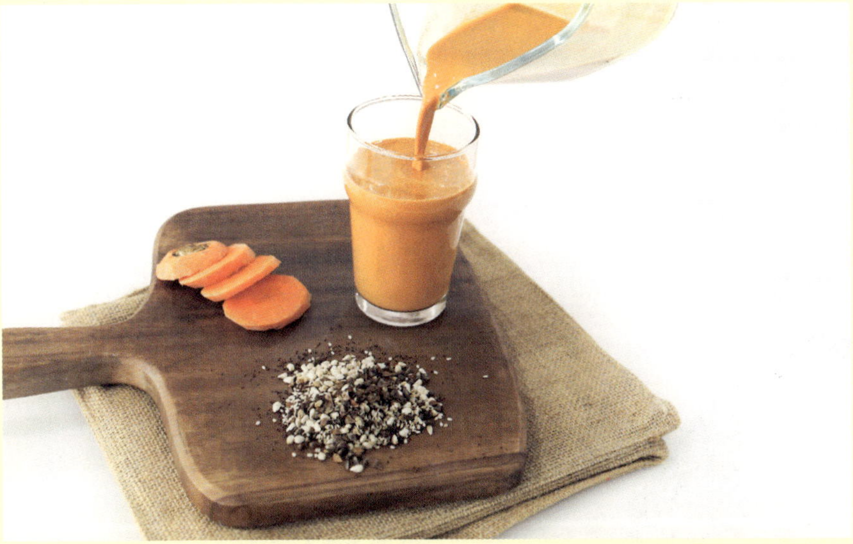

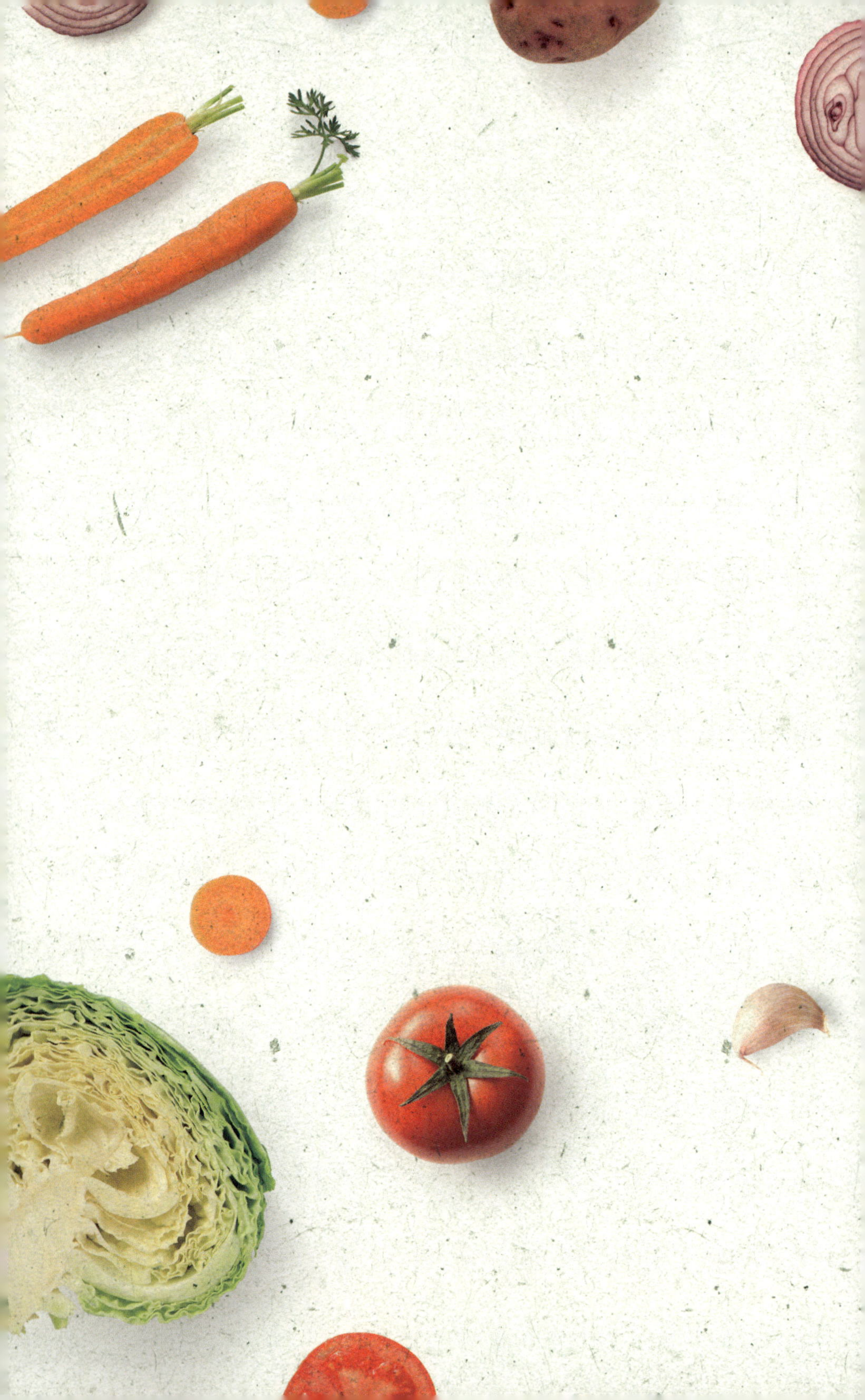

[Part 8]

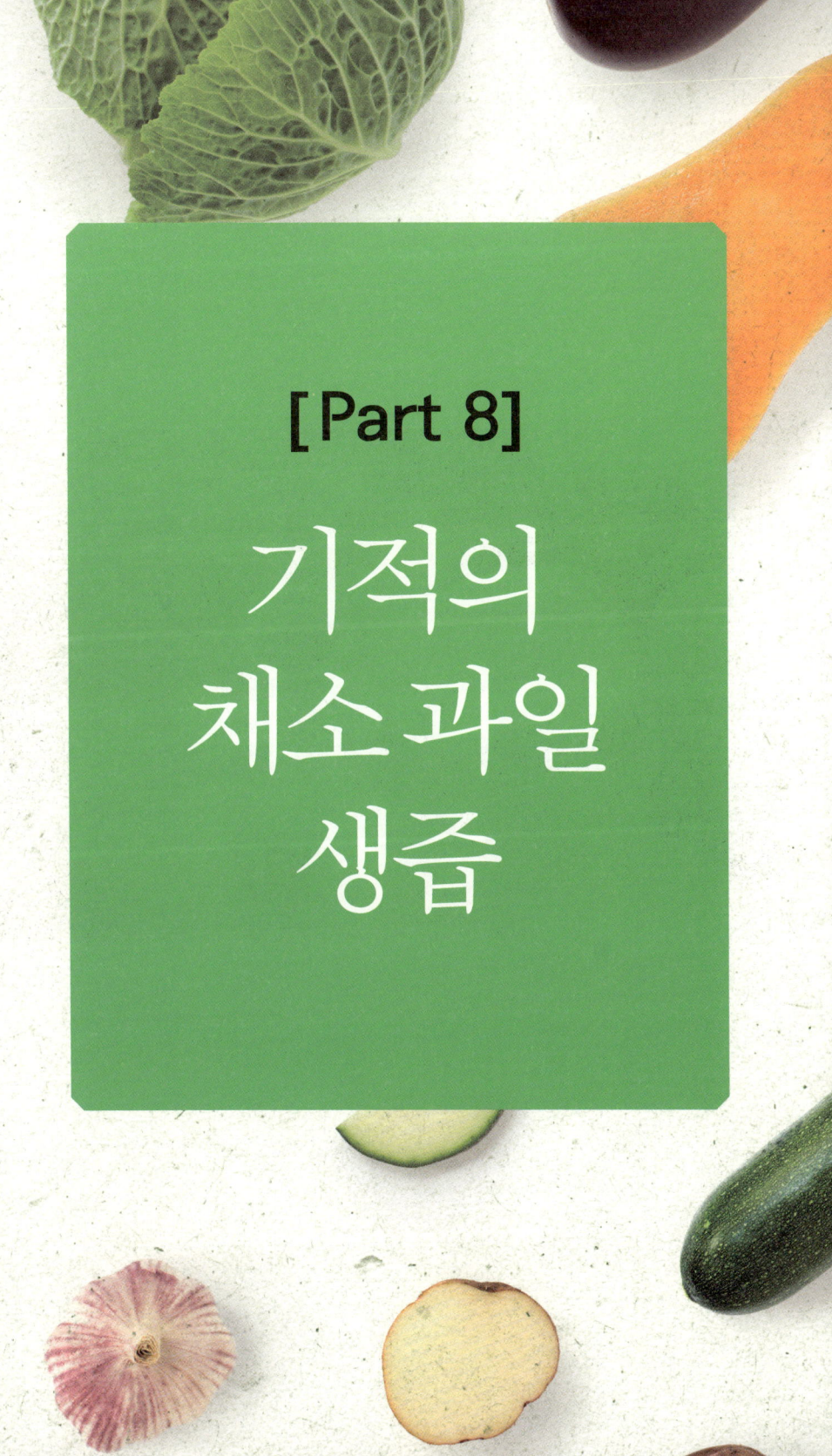

기적의 채소과일 생즙

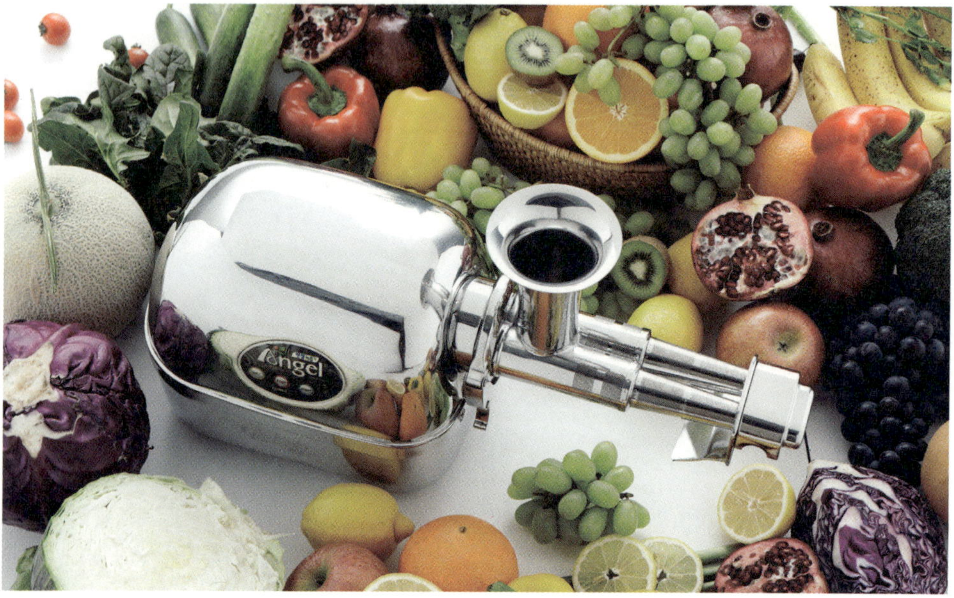
angel

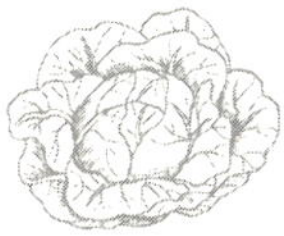

신비한 식물의 힘

사람과 가축을 비롯한 동물들은 먹을거리를 생으로 섭취하여 영양분을 얻는다. 살아 있는 유기체를 먹고 이것을 더 복잡한 살아 있는 유기체로 바꾼다. 그러나 식물들은 공기와 물, 흙 등의 무기 원소를 이용해서 그것이 무엇이든 살아 있는 유기 원소로 바꾼다. 즉, 공기로부터 질소와 탄소를 얻고, 흙으로부터는 질소와 광물질과 광물염을 얻으며 물에서 산소와 수소를 얻어 성장한다. 식물은 생명이 없는 물질을 살아 있는 세포와 조직으로 변화시켜서 생명을 불어넣어 주는 참으로 신비로운 힘을 가졌다. 이러한 변환 과정에서 촉매역할을 하는 요소가 바로 효소酵素이며 햇빛은 생명의 푸른 엽록소葉綠素를 만든다. 엽록소의 분자는 마그네슘 원자 주위를 탄소, 수소, 질소, 산소가 둘러싸서 그물 구조를 이루는데 이 엽록소의 구조와 적혈구의 혈색소인 헤모글로빈을 비교하여 살펴보는 것은 매우 흥미롭다. 헤모글로빈은 엽록소의 마그네슘 원자가 있는 자리에 철 원자가 들어 있는 비슷한 그물 구조를 갖고 있기 때문이다.

우리는 이 같은 엽록소와 헤모글로빈의 유사성을 통해서 인체와 식물 사이에 존재하는 비밀스러운 사실 한 가지를 발견할 수 있다. 엽록소가 풍부한 푸른 잎의 채소와 과일을 많이 먹는 채식주의자들은 일반적인 식습관을 가진 사람보다 더 오래 살고 변성질환에 걸리는 일이 적다. 이 주장은 상당한 이론적 근거를 바탕으로 하는데, 엽록소는 혈액과 심장 등의 혈관 계통 질환과 호흡기 계통, 특히 부비강과 폐장 질환에 매우 뛰어난 효과를 나타내며 체내 점액질을 분해·배출시켜서 우리 몸을 건강하게 만들어 준다. 육식을 하면 몸속에 다량의 요산이 생기는데 이것이 신장을 통해 배설되지 않으면 신장에 결정적인 부담을 주고, 인체 각 기관에도 많은 악영향을 주게 된다. 채소와 과일즙은 육식으로 병든 몸을 정화하는 데 중요한 역할을 한다. 우리 몸의 세포와 조직은 살아 있는 유기성 물질들을 영양소로 공급받아야 한다. 따라서 가급적이면 불에 가열하거나 가공된 식품과 같은, 영양소가 파괴된 음식물은 섭취하지 않는 것이 좋다. 또한 채소와 과일즙을 마실 때는 육류와 흰 쌀밥, 밀가루와 같은 진한 전분 식품과 설탕은 되도록 먹지 말아야 한다.

채소와 과일 생즙은 인간이 얻을 수 있는 음식물 가운데 가장 영양분이 뛰어난 식품이다. 이러한 생즙을 날마다 꾸준히 마실 수만 있다면 훨씬 더 건강한 삶을 영위할 수 있을 것이다.

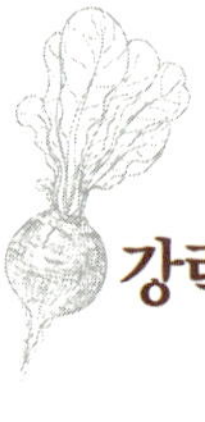

강력한 항산화제, 피토케미컬(Phytochemical)

근래에 채소와 과일 섭취의 중요성이 더욱 강조되고 있는 이유는 식물 속에 들어 있는 화학물질인 피토케미컬(Phytochemical)의 새로운 발견 때문이다. 버드나무에서 아스피린이, 키나라는 나무에서 키니네가 발견되었듯이 무수히 많은 종류의 식물 속에는 우리가 아직도 찾지 못한 수많은 약리성분들이 존재한다. 그 대표적인 약리성분이 바로 피토케미컬이다. 피토케미컬은 수만 가지가 있으며 단 하나의 식물에도 25,000~30,000가지의 성분이 들어 있기 때문에 미국, 캐나다, 일본 등의 선진국들을 중심으로 활발한 연구가 진행되고 있다.

피토케미컬은 식물의 뿌리나 잎에서 만들어지는 모든 화학물질을 통틀어 일컫는 개념으로, 식물 내에서는 자신과 경쟁하는 식물의 성장을 방해하거나, 각종 미생물과 해충으로부터 자신의 몸을 보호하는 역할을 하는데 이 화학물질이 사람의 몸에 들어가면 항산화 작용이나 세포 손상을 억제하는 작용을 해서 건강을 유지하는 데 도움을 준다.

주로 노란색과 분홍색을 띠는 채소와 과일 속에 들어 있는 지용성 색소인 카로티노이드(Carotinoid)는 피토케미컬 중에서도 가장 널리 알려진 물질이다. 연구에 따르면 이 카로티노이드와 인간의 수명은 매우 밀접한 관련이 있으며 카로티노이드 농도가 높을수록 잠재 최대 수명이 높은 것으로 나타났다.

이를테면 당근이나 시금치, 브로콜리, 토마토, 수박, 붉은 고추, 망고, 파파야, 옥수수, 미역, 녹미채 등에 들어 있는 카로티노이드는 항산화 작용이 뛰어나며 항암효과가 크고, 딸기와 붉은 포도, 감귤류, 양파, 사과, 자몽 등에는 채소나 과일의 색과 향香을 결정하는 수용성 식물 화학 성분인 플라보노이드(Flavonoid)가 많이 들어 있다. 이밖에도 콩, 녹차, 메밀, 생강, 카레, 커피, 양파, 마늘, 양배추, 무, 순무, 브로콜리 등에도 피토케미컬이 들어 있다. 이처럼 많은 종류의 채소와 과일에 들어있는 피토케미컬을 효과적으로 섭취하기 위해서는 생즙의 형태가 가장 이상적이다. 채소와 과일의 생즙이야말로 피토케미컬의 저장 창고이며, 항암인자가 가득한 칵테

일이다. 피토케미컬은 강력한 항산화제 역할을 함으로써 암이 성장하는 모든 단계에서 암세포의 증식을 억제하고 혈관의 손상을 막으며 면역계를 강화하고 호르몬 대사를 조절하는 등의 기능을 한다.

현대에 와서는 식물의 재배환경이 극도로 황폐해지고, 화학비료나 농약을 많이 사용함에 따라 독성 케미컬이 늘어나고 있는 실정이다. 사람이나 동물도 마찬가지지만 환경이 열악해지면 식물들도 살아남기 위해서 몸 안에 독소를 많이 만들어 낸다. 한마디로 살아남기 위해 독해지는 것이다. 그래서 독성 케미컬이 많은 독초毒草들이 생겨나는 것이다.

시대를 앞서 간 생즙의 선각자, 노먼 워커 박사

채소와 과일의 생즙은 단순한 식품을 넘어서 질병의 예방과 건강, 나아가 질병을 치료하는 약리작용 식품이라고 할 수 있다. 특히 생즙은 식물이 태양에너지를 받아서 광합성 작용을 통해 만들어내는 것으로 태양에너지를 마시는 것과 같다.

젊은 시절 과로와 스트레스로 인해 중병에 걸렸지만 자신의 인생을 죽음에게 내어줄 수 없다는 생각에 생식과 야채즙을 먹으며 자신의 병을 치유했던 사람이 있다. 그가 바로 미국의 노먼 워커(Norman Walker) 박사다.

현대의 생식주의자로 알려진 노먼 워커 박사는 1984년에 109세의 나이로 세상을 떠날 때까지 오랜 세월의 연구와 경험을 통해 건강과 장수는 병행하며 인간에게 가장 좋은 영양소와 천연치유물질이 채소와 과일의 생즙이라는 것을 증명했다. 신선한 생즙의 천연치유력을 발견한 것은 그가 이룬 위대한 공헌이자 인류 공동의 유산이다. 또한 생식과 생즙에 대한 워커 박사의 가르침은 전 세계의 수많은 생식, 채식주의자들과 단체들의 활동을 통해 현대 영양학자와 의학자들에게 알려졌으며 수백, 수천만의 사람들이 노먼 워커 박사의 생즙 요법을 통해 질병으로부터 회복되었다. 생식과 생즙에 관해 그가 쓴 저서들은 오늘날까지 불후의 고전古典이자 시대를 초월한 생즙의 지침서가 되고 있다. 특히 노먼 워커 박사는 1930년대에 이미 압착식 녹즙기를 직접 개발했으며 원심분리 방식의 녹즙기는 모터의 과열로 인해 영양소가 파괴되기 때문에 생즙은 반드시 미세하게 짓이겨서 압착해 짜야 한다고 주장했다. 박사는 녹즙기의 개발에 있어서도 시대를 앞서간 선구자였다. 오늘날 우리가 생즙의 중요성에 대해 알게 되고, 생즙을 통해서 잃었던 건강을 되찾고 있는 것도 그의 헌신과 노력이 있었기 때문이다. 따라서 '제8장 기적의 채소 과일 생즙'에서는 노먼 워커 박사의 책에서 발췌한 그대로 생즙의 재료와 성분, 효능 등을 독자 여러분에게 소개하고자 한다.

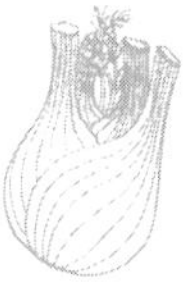

자주개자리(알팔파Alfalfa)즙

사람이 먹을 수 있는 식물 가운데 엽록소를 가장 많이 함유하고 있는 식품 중의 하나가 자주개자리다.

자주개자리는 콩과의 유용한 식물로써 우리 몸에 필요한 칼슘과 마그네슘, 인, 염소, 나트륨, 칼륨 및 규소 등의 광물질과 화학적 원소를 많이 포함하고 있을 뿐만 아니라 균형이 잘 잡혀 있고, 땅속 깊이 뿌리를 내리며 자라기 때문에 이곳에서 얻을 수 있는 미량 원소까지도 섭취할 수 있다.

이 자주개자리는 주로 가축의 사료용으로 많이 사용되고 있지만 신선한 잎만을 따서 즙으로 마시면 우리 몸에 매우 유용하다. 또 자주개자리 잎을 얻기가 어려울 때는 씨를 뿌리고 나서 돋아나는 싹을 먹어도 된다.

자주개자리는 사람이나 가축 모두 건강하고 활력 있게 만들고 저항력을 강화시켜 생명력을 높여주지만 생즙으로 만들어 마실 경우 너무 강하기 때문에 당근즙과 함께 마시는 것이 좋다. 이렇게 하면 두 가지 식물의 장점이 서로 보강되어 보다 효과가 높아진다.

자주개자리즙은 동맥의 장애와 심장의 기능부전 개선에 탁월한 효과가 있다.

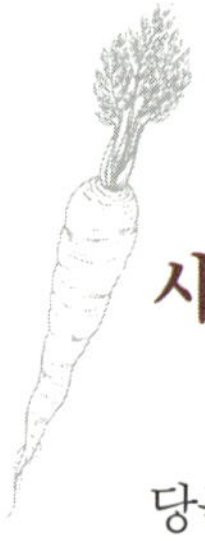

시력을 보호하고 야맹증을 막아주는 당근즙

당근즙은 우리 몸속으로 들어가자마자 곧 체내에 흡수, 동화되는 비타민 A가 풍부한 자원으로 비타민 B, C, D, E, G, K도 많이 들어 있다. 이 때문에 당근즙은 우리 몸 전신에 나타난 이상 증상을 정상화시켜 주는 효과를 지니고 있으며 식욕 증진과 소화 촉진을 돕고 이를 튼튼하게 한다.

당근즙은 사람에 따라 다르지만 약 0.5L에서 최고 4L까지 많은 양을 마셔도 좋다. 특히 젖이 잘 나오지 않는 산모가 많이 마시면 아기의 영양 공급에 좋고 임신을 해서도 당근즙을 충분히 마셔주면 분만할 때 산욕열에 걸리지 않는다.

이 당근즙을 날마다 0.5L씩만 마시면 값비싼 칼슘 정제를 먹는 것보다 우리 몸을 더 튼튼하게 만든다. 당근즙은 각종 궤양과 암의 상태를 자연스럽게 해소해 주며 세균의 감염에 대한 저항력을 길러주고 눈과 편도선, 부비강, 호흡기 등의 감염을 방지해 준다. 또한 신경계를 보호하거나 체력과 활력을 증진시키는 데 있어서 이보다 더 좋은 것이 없다.

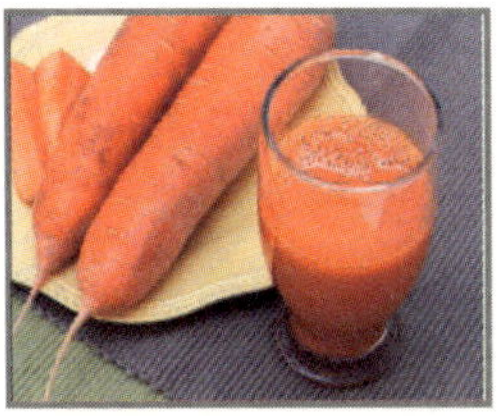

우리 몸의 장과 간장에 생기는 병은 이 당근즙에 포함된 어떤 특정 종류의 원소가 결핍되어 있을 때 나타날 수가 있다. 이때 당근즙을 마시면 간장 안에 들어 있던 노폐물이 녹아내리면서 내부가 깨끗하게 정화되어 치유된다. 그리고 이 노폐물이 많이 녹아내릴 때 장관과 요로가 다 처리를 하지 못해 때로는 림프계의 피부 구멍을 통해서 몸 밖으로 배설시키기도 한다.

이 노폐물은 오렌지색이나 누런색의 색소를 갖고 있어서 몸 밖으로 배설되는 도중 피부를 착색시킬 수 있다. 만일 당근즙이나 다른 생즙을 마신 후에 피부 색깔이 오렌지색이나 누런색으로 변하게 되면 간장이 현재 필요한 정화작용을 하고 있다는 증거이니 걱정할 필요가 없다. 이런 피부의 착색은 결국 사라진다.

이때 피부를 통해 나오는 물질은 당근즙도 아니고 당근 속에 들어 있는 카로틴도 아니다. 예를 들어 생즙의 색소가 완전히 제거되도록 걸러준 후에 마셔도 똑같은 착색이 생기는 것을 볼 수 있다. 따라서 비트의 붉은 색소가 우리 몸을 붉게 변색시킨다든지, 푸른 야채의 엽록소가 우리 피부를 내부로부터 푸르게 염색시키지 못하는 것처럼 당근의 색소 그 자체가 피부를 통해 밖으로 나온다는 것은 실제로 있을 수가 없다.

얼굴색이 창백하거나 검은 것보다 약간 당근 빛깔을 띠는 것이 더 건강하고 윤기 나게 보여 좋지 않을까? 생즙을 마시고부터 피부의 색이 변한다 해도 당황하기보다 문제가 있었던 간장의 기능이 생즙을 마신 후부터 좋아지고 있다는 사실에 감사해야 할 것이다.

신선한 생당근으로 만든 당근즙에는 유기성 알칼리 원소인 칼륨과 나트륨 그리고 칼슘과 마그네슘, 철도 풍부하게 포함되어 있다. 또한 살아 있는 유기성 원소인 인, 황, 규소, 염소 등이 이들 금속원소와 균형을 유지하며 우리 몸의 작용과 반작용을 지지한다.

우리 몸의 내분비선도 당근즙 속에 들어 있는 각종 원소를 필요로 한다. 그리고 불임증도 생당근즙을 마심으로써 고칠 수가 있다. 불임의 원인으로는 조리나 살균 등으로, 살아 있는 원자가 파괴된 음식물을 계속하여 사용하기 때문인 것으로 나타났다. 건조한 피부와 피부염 그 밖의 피부 반점도 이 당근즙에 포함된 어떤 원소가 몸에 부족한 까닭이다. 이것은 또한 안염과 결막염 등 눈의 장애를 가져오는 원인이 되기도 한다.

특히 당근즙은 궤양과 암의 보조 치료제로 매우 탁월한 물질이라는 것이 증명되었다. 그러나 이때 당근즙은 설탕과 밀가루를 포함한 진한 전분식품 등을 먹지 않고 단식을 하는 상태에서 먹는 것이 좋다.

아울러 우리 몸이 피로하거나 통증, 어떤 병이 생길 때는 무엇보다도 대장에 큰 책임이 있다는 것을 알아야 한다. 불로 조리한 음식물과 가공식품을 먹으며 생활하게 되면 대장은 정상적인 기능을 발휘할 수 없다. 이 때문에 건강하고 완전한 대장을 가지고 있는 사람은 극히 소수에 지나지 않는다고 할 수 있다. 따라서 이 장애의 원인을 제거하기 위해서는 관장 등으로 장 청소를 해주는 것이 좋다. 이런 상태에서 신선한 생즙은 장 속의 세포 재생을 적극 돕는다. 대장에 가장 좋은 음식물은 당근과 시금치의 혼합즙이다.

셀러리즙

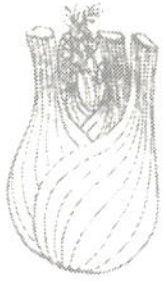

생셀러리의 가장 좋은 점은 활성이 있는 유기성 나트륨을 아주 많이 포함하고 있다는 것이다. 나트륨이 지닌 화학적 성질의 하나는 칼슘을 용약 상태로 유지할 수 있다는 것인데 이것은 우리 몸에서 매우 중요한 구실을 한다.

생셀러리는 살아 있는 유기 나트륨을 칼슘보다 4배 이상이나 포함하고 있다. 따라서 설탕과 진한 전분 식품을 계속 섭취하고 있는 사람들에게 이 셀러리즙만큼 좋은 것이 없다.

잘 알다시피 칼슘이란 원소는 우리가 섭취하는 영양소 중에서 가장 필요한 원소의 하나로 이 칼슘은 반드시 살아 있는 '유기적 칼슘'이라야 한다. 칼슘을 아무리 많이 포함한 음식물이라고 할지라도 앞서 말한 것처럼 불로 조리하거나 가공을 하면 칼슘은 즉시 무기적 원자로 변하고 만다. 무기적 칼슘원자는 물에 녹지 않으며 우리 몸의 세포가 재생을 위해 필요로 하는 영양소로 사용되지 못한다. 또한 섭씨 55도 이상으로 가열을 하게 되면 효소를 비롯한 모든 원자들도 죽게 된다. 이럴 경우 이들 원자는 혈관이나 조직을 굳게 만들어 관절염과 당뇨병, 관상동맥 장애, 정맥류, 치질, 담석, 신장 결석 등을 일으킨다.

이런 무기성 칼슘이 몸속에 쌓이면 생명이 없는 원소가 축적되어 이것을 제거하지 않으면 병을 가져오게 된다. 하지만 이때 생즙을 통해 활성이 있는 유기성 나트륨을 공급해주면 죽은 원소와 무기성 칼슘을 녹이고 축적된 장소로부터 분리시켜 마침내 몸 밖으로 배설시킨다. 이처럼 나트륨은 우리 몸의 대사 과정에서 매우 중요한 역할을 하는데 특히 혈액과 림프액이 끈적끈적해지지 않도록 유동성을 유지하게 만든다. 그런데 이 같은 중요한 가치를 가진 나트륨은 신선한 야채와 약간의 과일 속에서 얻을 수 있는 활성이 살아 있는 유기성 나트륨뿐이다. 그럼 여기서 셀러리에 들어 있는 유기성 나트륨, 즉 소금에 대해 알아보자.

우리 식탁 위에 올라오는 소금도 나트륨이지만 이것은 무기성의 녹지 않는 원소이다. 이런 종류의 정제염은 정맥류나 동맥 경화의 원인이 되기도 한다.

소금은 우리가 살아가는 데에 있어서 없어서는 안 될 필수불가결한 물질이다. 우리 몸의 모든 세포는 항상 소금물에 적셔져 있어야 하며 만일 이렇게 되지 않으면 곧 탈수현상이 일어나 생명을 잃을 수도 있다. 또한 소금은 우리가 먹는 음식물의 맛을 더 좋게 만드는 최고의 조미료이자 우리 몸의 소화액 분비와 작용에도 꼭 필요한 물질이다. 소금 없이 소화는 이뤄지지 않는다. 그러나 이때 우리 몸에 필요한 소금은 물에 잘 녹는 가용성이라야 한다.

시중에서 파는 식용 소금에는 바닷물을 가둬 수분을 증발시켜 만든 천일염, 바닷물이 오랜 세월 땅속에 갇혀 만들어진 암염 그리고 바닷물에서 화학적 공법으로 나트륨 성분만을 뽑아내 만든 정제염이 있다. 이 중에서 미네랄이 풍부한 소금이 천일염이다. 그러나 그 어떤 소금이라도 식물을 통해 섭취하는 살아 있는 유기성 나트륨의 성분이나 효과와는 비교할 수 없다.

특히 셀러리즙에는 이 유기성 나트륨이 가장 풍부한데 여름 더운 날, 셀러리즙을 오전에 큰 컵으로 한 컵, 오후에 또 한 컵을 마시면 우리 몸이 더없이 시원하고 상쾌해진다. 또한 나트륨은 우리 몸속의 일산화탄소를 밖으로 배설시키는 데에 있어서도 매우 중요한 역할을 하는 원소의 하나이다. 살아 있는 유기성 나트륨이 부족하면 일산화탄소를 배출하지 못해 기관지와 폐가 장해를 받는다.

셀러리와 다른 채소, 과일과의 혼합즙은 셀러리즙으로 부족한 몸의 여러 영양 결핍증이나 병의 증상을 해소시키는 데 도움이 된다. 한 가지 생즙을 다른 생즙과 혼합하면 원래 생즙 속에 포함된 각 원소의 비율은 다른 생즙 속에 있는 각 원소의 총계에 따라 늘어난다. 따라서 몇 가지의 생즙을 혼합해서 마시면 한 가지 생즙에 비해 전혀 다른 처방 효과를 얻을 수 있다.

셀러리는 마그네슘과 철을 아주 많이 가지고 있는데 이 조합은 혈구의 영양에 대단히 좋다. 신경계통과 혈액계통 질병의 대부분은 생명이 없는 무기적 광물 원소와 광염류를 먹기 때문에 생긴다.

우리가 먹는 음식 가운데 황과 철, 칼슘 등이 부족하든지 또는 충분하더라도 그것이 생명을 잃은 무기 형태의 것이면 천식이나 류마티스, 치질 등의 다른 장애가 일어나게 된다. 또 음식물 중의 황과 인의 함유량이 균형을 이루지 않으면 신경과민이나 신경쇠약 또는 정신이상 상태까지도 생긴다. 뿐만 아니라 지금까지 몸 안에 요산 과잉으로 인해 생긴다고 생각했던 많은 병도 실제는 인산이 너무 많거나 황이 부족한 식품을 섭취한 까닭에 생기기도 한다.

당근과 셀러리의 혼합즙은 이런 원소의 조합이 아주 잘 되어 있기 때문에 그 균형을 매우 잘 유지시켜 준다. 따라서 셀러리와 당근의 혼합즙은 이와 같은 병에 걸리기 쉬운 상태를 극복해 주며 또 병에 걸려 있을 때는 우리 몸을 다시 정상 상태로 되돌려 주기에 충분하다.

아스파라거스즙

아스파라거스에는 아스파라긴이라는 알칼로이드가 비교적 많이 포함되어 있다. 이 알칼로이드란 살아 있는 식물에 존재하는 활동적인 생명 요소로서 이 알칼로이드가 없으면 식물은 자랄 수도 없고 살 수도 없다.

아스파라거스는 탄소, 수소, 질소, 산소 등으로 이뤄져 있다. 그러므로 아스파라거스를 가열하든지 가공해서 통조림으로 만들면 수소와 산소가 날아가고 알칼로이드가 다른 원소와 결합해 생긴 자연 염류도 사실상 없어져 그 가치가 파괴된다.

아스파라거스를 생즙으로 만들어서 마시면 이것만으로는 우리 신장이 불쾌할 정도로 강한 반응을 보이기 때문에 당근즙과 혼합해서 마시면 이뇨제로 매우 뛰어난 효과를 발휘한다. 따라서 신장 기능에 이상이 있거나 불완전할 때, 갑상선, 림프선 등 각종 선線 장애가 있을 때면 이 아스파라거스즙이 큰 도움이 된다. 그리고 당뇨병과 빈혈증에는 아스파라거스와 이것에 특효가 있는 생즙을 혼합해서 마시면 좋다.

아스파라거스즙은 신장이나 근육계의 옥살산蓚酸의 결정을 파괴하기 때문에 류마티스 관절염이나 신경통 등에 효과가 크다. 류마티스는 우리 몸속에서 고기류 등이 다량의 과잉 요소尿素를 만들기 때문에 생기는 병이다. 우리 몸은 고기류와 같은 고단백질을 완전히 소화·흡수·동화시킬 수 없다. 따라서 이런 고단백질의 고기류를 먹고 생성되는 요산의 대부분이 근육 중에 흡수되어 나타나는 것이 류마티스이다.

그럼에도 불구하고 고단백질인 고기류를 계속 먹으면 신장이나 다른 배설기관에 큰 부담을 줘서 요산의 배설이 더욱더 감소되고 대신 근육으로 흡수되는 요산량이 많아진다. 그 결과 류마티스는 더 심해지는데 이는 전립선 장애의 근본 원인이 되기도 한다. 이처럼 류마티스가 심한 사람은 당근과 비트, 오이의 생즙에 아스파라거스즙을 합친 혼합즙을 마시면 매우 효과가 좋다.

비트즙

비트즙은 적혈구를 만들고 우리 혈액의 성분을 조절해 주는 가장 좋은 야채즙 중의 하나이다. 특히 부인들은 당근과 비트의 혼합즙을 날마다 적어도 0.5L 정도 마시는 것이 좋다. 이때는 비트의 뿌리와 잎을 모두 즙으로 만들어 당근즙과 혼합해 마신다.

비트즙은 양주 컵으로 한 잔만 마셔도 약간 어지럽고 메스꺼울 수가 있다. 이것은 간장을 깨끗하게 씻어주는 정화작용 때문인데 사람에 따라서는 약간의 불쾌감을 느낄 수도 있다. 그러면 익숙해질 때까지 비트즙의 양을 적게 하고 당근즙을 많이 혼합해 마시되 점차 비트즙의 양을 늘려나가면 된다.

비트즙은 여성들의 월경 장애에도 매우 효과가 있다. 월경이 시작되면 한 번에 양주 컵으로 한 잔 정도를 하루 2~3번 마시는 것이 좋다. 또한 폐경기에도 이 비트즙을 마시면 약이나 합성호르몬제보다 훨씬 항구적인 효과가 있다. 사실 약이나 무기성의 화학제품은 일시적인 효과밖에 없다. 이런 것이 몸속으로 들어오면 우리 몸이 그것을 몸 밖으로 배설하려고 하기 때문에 결국 몸이 고통스럽고 병까지 얻을 수 있다.

붉은 비트에 포함되어 있는 철 함량은 실제로는 그렇게 많지 않지만 적혈구에 아주 좋은 영양을 공급한다. 비트 속에 포함된 화학 원소의 특징은 나트륨이 50% 이상이고 칼슘은 불과 5%에 지나지 않는다. 하지만 이 비율은 오히려 칼슘의 용해성을 높여주기 때문에 가열한 음식이나 가공식품을 먹었을 때 무기성 칼슘이 몸에 축적되지 않도록 도와준다. 만일 무기성 칼슘이 몸에 계속 축적되면 정맥류나 동맥경화 때와 같이 혈관 벽이 경화되고 때로는 혈액을 농축시켜 심장병과 고혈압 등 다른 심혈관계 병을 일으킬 수 있다. 또한 비트에 포함된 20%의 칼륨은 우리 몸의 모든 생리적 기능에 영양을 공급해 준다. 그리고 8% 포함된 염소는 간장과 신장, 담낭의 유기적 정화제로 훌륭하게 작용하며 몸 전체의 림프 활동을 도와준다.

당근과 비트의 혼합즙은 적당한 비율의 인과 황을 공급해 주는 한편 칼륨과 다른 알칼리 원소를 공급해 주며 특히 비타민 A가 많이 함유되어 있어서 적혈구를 형성하는 데 최고의 식품이다.

당근, 비트, 야자씨 혼합즙

이것은 당근과 비트 그리고 야자씨로부터 채취한 야자 밀크를 섞어 만든 혼합즙이다. 이 혼합즙은 신장과 담낭의 정화제로 우리 체질을 더 강하게 만드는 성질이 있다.

이 혼합즙은 알칼리 원소인 칼륨, 나트륨, 칼슘, 마그네슘, 철을 풍부히 포함하고 있으며 인, 황, 규소, 염소 등도 충분한 데다 그 비율도 알맞아 우리 몸에 아주 좋다.

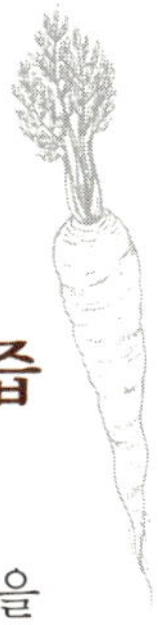

당근, 비트, 오이 혼합즙

담낭이나 신장에 돌이 생기는 결석증은 설탕이나 진한 전분질 음식을 많이 먹어 몸 안에 무기성 칼슘이 가득 축적되었지만 이것을 배설하는 기능이 불완전한 데서 생긴다.

담낭은 담낭관을 통해 간장과 혈류에 직결되어 있다. 우리가 먹은 음식물은 모두 소화기관에서 일단 소화가 된 후 그중에 포함되었던 원소는 혈액에 의해 인체의 화학공장인 간장으로 운반되어 여기서 다시 화학적인 변화를 받게 된다.

음식물 속에 포함된 원소는 반드시 간장을 통과하지 않으면 안 되는데 이들 원소 중에는 칼슘이 들어 있다. 활력이 있는 유기성 칼슘은 우리 온몸에 필요하지만 이런 칼슘은 단지 물에 녹는 성질의 칼슘에만 해당된다. 하지만 진한 전분류 식품과 가공식품 등은 가열을 해서 그 활력을 죽여 버렸기 때문에 우리 몸의 세포와 조직 재건에는 제대로 이용되지 못한다. 즉 가열한 전분 분자는 활력도 없고 물에 녹지 않기 때문이다. 유기성 칼슘은 단지 채소나 과일 또는 그 즙에서만 얻을 수가 있다. 이 유기성 칼슘이 간장을 통해서 임파선, 갑상선, 전립선 등 각종 선線의 활동과 세포 조직의 형성 과정에서 세포 속에 완전히 동화된다.

이에 비해 무기성 칼슘은 우리 몸에 들어와도 마치 손님과 같아서 몸에 동화되지 않고 혈액이나 림프액에 의해 몸 밖으로 배출되어 버린다. 이때 배출되는 가장 좋은 장소가 바로 담관으로 담관은 이 무기칼슘을 담낭으로 운반해 간다. 그 다음으로 무기성 칼슘이 배출되는 장소가 혈관의 끝부분인 맹단盲端으로 이것이 복부에서는 종양을 일으키는 한편 항문에서는 치질을 일으킨다. 그런데 이처럼 무기성 칼슘 원자가 복부나 항문을 통과하게 되면 보통은 신장에 걸리기 마련이다. 물론 무기성 칼슘원자가 담낭이나 신장 내에 약간만 있을 때는 그렇게 해를 끼치지 않지만 밀가루 식품이나 과자 등 가공식품을 먹게 되면 칼슘의 축적이 많아져 마침내 이들 관 속에 돌을 만들게 된다.

이럴 때는 큰 한 컵의 더운물에 한 개의 레몬 주스즙을 섞어 하루 몇 번 마시면서 당근과 비트, 오이의 혼합즙을 큰 컵으로 한 컵씩 하루에 서너 차례 마신다. 이렇게 하면 담낭과 간장 속의 돌이나 모래는 며칠 혹은 몇 주일 안에 사라진다. 이처럼 당근과 비트, 오이의 혼합즙은 담낭과 간장, 신장, 전립선과 다른 선線에 아주 좋은 정화작용을 하고 병을 치료하는 효과가 있다.

양배추즙

십이지장궤양 환자는 양배추즙을 마시면 증상이 빠르고 쉽게 좋아진다. 한 가지 결점이라면 가끔 가스가 많이 나온다는 것이다. 당근즙만 마셔도 양배추즙과 같은 효과가 나타나는 사람이 있다.

이 양배추즙은 우리 몸의 정화작용과 환원작용에 놀랄만한 장점이 있다. 즙을 마시고 나면 배에 가스가 생기기 때문에 다소 불쾌한 느낌이 있지만 이것은 장내에 고여 있던 찌꺼기의 부패산물이 양배추즙에 의해 분해되는 화학 반응 때문에 생긴다. 즉 양배추즙에 포함되었던 정화작용의 원소가 부패물에 반응함으로써 황화수소라는 나쁜 악취를 가진 가스를 발생시킨다. 이때 관장 등 장 청소를 해주면 가스는 물론 그 원인이 되는 부패물을 모두 제거해 주는 효과가 있다.

양배추의 가장 중요한 성질로는 황과 염소를 많이 함유하고 있으며 요오드 역시 상당량을 함유하고 있다는 점이다. 황과 염소의 조합은 위장의 점막을 정화시키는 힘을 갖는데 만일 소금을 넣으면 이런 작용이 없어지니 주의해야 한다. 아무튼 양배추즙만을 마시든지 또는 다른 생즙을 섞어 마시든지 간에 장내에 가스가 많이 생겼다거나 고통감이 느껴질 때는 장관이 이상 상태에 있다는 것을 의미한다.

이럴 때는 양배추즙을 많이 마시기 전에 당근즙이나 당근과 시금치의 혼합즙을 2~3주 동안 날마다 마시고 관장을 해서 장을 청소해주는 것이 좋다. 양배추즙이 우리 몸속에 동화되면 궤양과 변비를 치료하는 탁월한 효과를 발휘한다.

변비는 피부에 각종 트러블을 일으키는 원인으로 양배추즙을 적당히 마시면 이런 것이 모두 없어지고 깨끗하게 된다. 또한 양배추즙은 비만증의 해소에도 매우 좋은 것으로 알려져 있다.

양배추나 그 즙에 소금이나 식초를 치는 것은 그 가치를 파괴시킬 뿐만 아니라 도리어 해가 될 수 있으니 그대로 먹는 것이 좋다. 특히 소금에 절인 양배추는 양배추를 잘게 썰어서 진한 소금물에 넣고 발효시킨 것으로 이 식품은 무기염의 용액이 많아 소화관과 점막에 대단히 유해하며 피부를 거칠게 만들기 때문에 피부 조직에도 해롭다.

당뇨에 좋은 방울 양배추즙

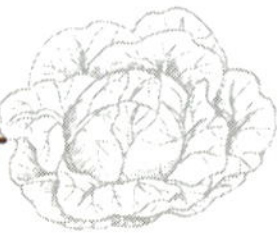

방울 양배추즙에 당근과 깍지 완두콩, 상추 등의 야채즙을 혼합해서 마시면 췌장의 인슐린 성질을 강화하고 재생하는 원소류의 조합을 우리 몸에 공급해 준다. 따라서 이 혼합즙은 당뇨병에 매우 뛰어난 효과가 있지만 이때도 역시 당분이나 진한 전분 식품을 먹지 말아야 하며 관장 등으로 장을 청소해 주는 것이 좋다.

혈관 건강에 좋은 케일즙

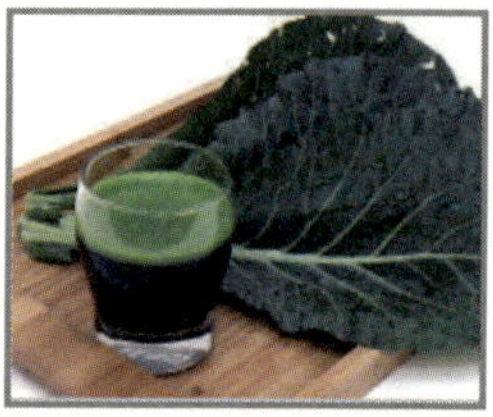

케일은 양배추와 화학 성분이 대체로 같으며 케일즙이 쓰이는 용도도 거의 같기 때문에 양배추즙을 참고하기 바란다.

최상의 이뇨제 오이즙

오이는 오줌의 분비를 촉진시켜 주는 자연 이뇨제로 잘 알려진 식품이다. 이 이뇨작용의 효과뿐만 아니라 오이는 규소와 황을 많이 포함하고 있기 때문에 당근이나 상추, 시금치즙과 혼합했을 때에는 발모를 촉진시키는 것을 포함해 중요한 특성을 발휘한다.

오이에는 칼륨이 40% 이상, 나트륨 10%, 칼슘 75%, 인 20%, 염소 7% 정도 포함되어 있는데 이처럼 많은 칼륨을 포함하고 있기 때문에 오이즙은 고혈압이나 저혈압증 등에도 효과가 매우 크다. 또한 치아와 잇몸병에도 좋다.

우리 몸의 손톱이나 털 등은 오이즙이 함유하고 있는 각종 원소의 조합을 특히 필요로 하고 있다. 그래서 오이즙을 마시면 손톱이 갈라진다든지 털이 빠지는 것 등이 방지되는 것이다.

오이즙에 당근과 상추즙을 혼합해 마시면 각종 피부 발진에 효과가 있으며 여기에 자주개자리즙을 섞으면 그 효과가 더 빨라진다. 또한 오이와 당근의 혼합즙은 몸 안에서 요산의 과잉 축적 때문에 생긴 모든 류마티스성 질환에도 효과가 뛰어나며 이 조합에 약간의 비트즙을 더하면 몸 전체 세포의 재생을 빠르게 진행시킨다.

민들레즙

민들레즙은 가장 값진 강장제 중의 하나다. 민들레즙은 위산과다증을 치료하고 체액의 알칼리 과잉증도 중화시켜 준다. 칼륨, 칼슘, 나트륨을 많이 함유하고 있으며 마그네슘과 철도 상당량 포함되어 있다. 이 중 마그네슘은 우리 몸의 골격을 튼튼하게 만들어 뼈의 연화증을 방지하는 데 없어서는 안 될 원소이다. 특히 임신 중에 활성이 있는 유기성 마그네슘과 칼슘이 많이 들어 있는 음식을 먹으면 출산 후에 이가 약해진다든지 하는 일이 없고 아기의 뼈도 튼튼하게 만든다.

칼슘, 철, 황과 적당히 조합된 활성이 있는 유기성 마그네슘은 우리 몸의 혈액 성분을 만드는 데에도 매우 필요하고 중요하다. 이 같은 마그네슘은 우리 몸의 세포, 특히 폐와 신경계통의 조직을 만들어 주는 성분이기도 하다.

활성이 있는 유기성 마그네슘 역시 살아 있는 신선한 식물에서만 얻을 수 있으며 합성 마그네슘제제 의약품과 비교할 수가 없다. 이런 무기성 광물질 제제는 우리 몸의 건강 기능을 도리어 해치기 때문이다.

모든 화학적인 마그네슘 제제는 그것이 가루이든 소위 젖과 같은 유제乳劑로 되었든 간에 우리 몸속에 무기성 산물의 축적을 가져오기 마련이다. 이런 제품은 일시적인 효과가 있을지 모르지만 장기적으로는 우리 몸을 황폐하게 만들어 병을 부르게 된다. 따라서 생즙에서 얻을 수 있는 이런 활성이 있는 유기성 마그네슘처럼 우리 몸에 좋고 가치 있는 영양 원소는 없다.

민들레의 뿌리와 잎으로 만든 생즙을 당근이나 순무잎의 야채즙과 혼합해 마시면 척추를 비롯해 뼈에 생긴 병의 치료에 아주 좋다. 또 이를 튼튼히 해주며 치조농루증과 충치를 예방해 준다.

발모촉진제 상추, 당근 혼합즙

상추즙은 우리 몸에 없어서는 안 될 철과 마그네슘 등 필수영양 성분을 많이 함유하고 있다. 철은 우리 몸의 내부에서 가장 활성이 강한 원소로 어떤 다른 원소보다 항상 많이 보충해 주어야 한다. 간장과 비장은 철의 저장소로써 우리가 섭취한 철은 이곳에 저축된다.

만약 사고나 수술로 피를 흘려 혈액을 많이 잃게 되면 우리 몸은 적혈구를 신속하게 만들어 내라는 불의의 요구에 응해야 한다. 특히 많은 출혈로 철의 감소가 갑자기 급속히 일어날 경우, 간장에 비축된 철은 우리 몸 어느 부분에도 곧바로 철의 광물성 화합물을 보급할 수 있게 되어 있다. 또 우리가 섭취한 음식물에 활성이 살아 있는 유기성 형태의 철이 부족할 때에도 간장은 즉시 비축 중인 철을 내보내 이것을 보충하도록 조절하는 것이다. 그리고 비장에 저장된 철은 마치 축전지와 같이 혈액이 적절한 기능을 수행할 수 있도록 필요한 양을 내보내 돕는다.

상추에 포함된 마그네슘은 뇌와 신경계, 근육 조직을 활성화시킨다. 활성이 살아 있는 마그네슘 유기염은 특히 신경계와 폐 조직의 세포를 만들며 혈액의 유동성을 유지해 몸의 대사작용 등 중요한 기능을 유지하게 한다. 이 마그네슘 유기염이 제대로 작용하기 위해서는 꼭 필요한 것이 칼슘인데 상추 속에 든 마그네슘은 칼슘과 이미 잘 조합되어 있기 때문에 이 점에 있어서도 상추는 매우 가치가 높은 식품이다.

상추즙에 비타민 A가 많이 든 당근즙을 혼합해 마시면 효과가 더 좋으며 상추 속에 든 칼슘은 당근 속의 나트륨에 의해 보강되어 효과가 한층 더 크게 된다.

주요 구성 성분을 보다 구체적으로 살펴보면 상추는 칼륨 38%, 칼슘 5%, 철 9% 이상을 각각 함유하고 있고 산화제로 작용하는 황도 많이 들어 있다.

사람들에게 나타나는 신경 장애의 대부분은 황과 인, 이 두 가지의 원소를 음식물로부터 무기성의 형태로 섭취하는 데에 그 원인이 있다. 따라서 우리가 식사를 할 때 상추를 항상 많이 곁들여 먹는 것은 우리 인체의 건강을 위해 극히 바람직한 식습관이라고 할 수 있다. 또한 상추는 규소를 8% 이상 함유하고 있는데 이 규소는 황, 인과 더불어 우리 피부와 눈썹 머리털의 발육과 유지에 필요한 원소이다. 현대인들에게 탈모가 늘고 있는 것은 불로 조리하거나 가공한 식품 등 생명을 잃은 식사로 무기성의 황이나 인을 오히려 과잉 섭취했기 때문이다. 따라서 당근과 상추, 시금치의 혼합즙을 날마다 많이 마시면 신경과 모근에 좋은 영양과 자극을 주어 발모가 촉진된다. 그리고 모발의 성장을 돕고 자연적으로 윤이 나게 하는데 또 다른 좋은 조합은 당근과 상추, 자주개자리의 혼합즙이다.

이 상추즙은 결핵환자나 위장병 환자에게 큰 도움을 주며 이뇨제로도 효과가 크다. 또 상추즙은 철을 비롯해 귀중한 활성 원소가 많이 포함되어 있기 때문에 당근즙과 혼합즙을 만들어 아기들에게 먹여도 매우 좋다.

아드레날린 호르몬 분비 촉진
양상추, 켈프 혼합즙

양상추는 분류상 상추의 일종이지만 상추와는 그 화학적 성분이 전혀 다르다. 양상추의 원산지는 그리스 군도의 코스섬으로 이 원산지의 이름을 따서 코스 상추라고 부르기도 한다.

이 양상추는 칼륨보다 나트륨을 60%나 더 많이 포함하고 있는 것이 특징인데 이처럼 나트륨이 월등히 많은 특수성 때문에 경우에 따라서 이 양상추즙은 매우 유용하게 사용된다. 예를 들어 부신이 손상을 받아 애디슨병에 걸렸을 때는 칼륨의 양을 비교적 적게 투입하고 활성이 있는 유기성 나트륨을 최대한으로 늘려 부신 호르몬의 부족을 보충해 줘야 한다. 따라서 양상추즙을 날마다 마시면 매우 큰 효과를 얻을 수 있다. 또한 이 양상추즙에 해초 분말인 켈프를 조금 혼합해 마시면 부신의 기능을 돕고 아드레날린이라는 호르몬의 분비가 활발해져서 몸의 균형이 잘 잡힌다.

시력향상에는 쓴 상추(치커리)즙

쓴 상추는 상추와 비슷하지만 꼬불꼬불하게 생긴 채소인데 치커리라고도 부른다. 쓴 상추라는 말의 뜻은 겨울에 자라는 윗트롭이나 부릇셀 치커리 종류에만 사용되는 것으로 크림색의 질기고 뻣뻣한 잎을 가진 채소들을 일컫는다.

이 쓴 상추는 화학적 성분이 민들레와 비슷하지만 꽃 상추의 푸른 잎보다는 영양이 좋지 않다. 이런 종류의 치커리는 엽록소가 많지 않은 데다 다른 완전 채소들이 갖고 있는 필수 광물영양소도 그렇게 많지 않다. 그러나 이 쓴 상추에는 무엇보다 우리 몸의 시력계 신경이 필요로 하는 성분이 많이 들어 있다. 쓴 상추즙에 당근, 셀러리, 파슬리 등의 생즙을 혼합해 마시면 시신경과 눈의 근육계에 좋은 영양분을 공급하며 시력장애에도 놀랄 만한 효과가 있다. 이 쓴 상추즙을 하루 0.5L에서 1L 정도 마시면 안질병이 없어지고 잃었던 시력도 회복되어 안경이 필요 없게 된다. 또 쓴 상추와 당근, 셀러리 혼합즙은 천식과 고초열에 대해 뛰어난 효과가 있다. 그러나 이때에도 일상생활의 식사를 조심해야 하는 것은 더 말할 나위도 없다. 우유나 설탕, 진한 전분식품 등을 먹어서는 안된다.

쓴 상추와 셀러리나 파슬리를 조합한 생즙은 빈혈과 심장의 장애, 비장장애에 대단히 좋다. 또한 조혈제로서도 효과가 크고 어떤 녹즙과 조합해도 담즙의 분비를 촉진시키기 때문에 간장이나 담낭의 기능장애 개선에 매우 좋다.

마늘즙

마늘즙을 마시면 그 냄새 때문에 남들에게 호감을 주지 못한다. 그러나 마늘즙은 우리 몸에 대단히 유익한 식품이며 우리 몸을 청소하는 뛰어난 물질이다.

마늘은 특히 겨자유를 많이 포함하고 있는데 이 겨자유는 마늘이 갖고 있는 정화작용의 원소와 함께 식욕을 촉진해 위액의 분비를 자극시키고 장의 운동과 이뇨 작용을 촉진시키는 등 온몸에 매우 탁월한 효과를 발휘한다.

마늘즙의 자극적인 냄새는 매우 강력한 데다 삼투력이 강해서 부비강과 기관지, 폐에 고여 있는 점액을 녹인다. 또한 몸속의 독소와 노폐물이 피부 구멍을 통해 몸 밖으로 나가는 것을 도와주기 때문에 냄새가 독한 것만 좀 참는다면 더없이 유익한 식품이다. 그런데 녹즙기로 마늘즙을 한 번 만들면 마늘 냄새가 좀처럼 빠지지 않고 다른 생즙을 만들면 그 냄새가 따라다니는 결점이 있다.

부추즙

부추즙은 양파나 마늘즙보다는 훨씬 연하다. 마늘즙에서 설명한 것은 대체로 부추즙에 적용된다.

양파즙

양파즙은 마늘보다는 조금 약하지만 자극적인 냄새를 갖고 있기 때문에 우리 몸을 건강하게 만들어 줌에도 불구하고 사람들이 싫어하는 단점이 있다. 그러나 양파 역시 마늘과 같이 우리 몸속에서 유용한 역할을 하고 효과가 높다.

뚱딴지즙

뚱딴지는 알칼리성 광물질과 특히 칼륨을 많이 함유하고 있는데 칼륨의 양은 다른 광물성 원소 전체 양의 약 50% 이상을 함유하고 있을 만큼 높다.

뚱딴지는 원래 이탈리아에서 자라는 해바라기의 일종으로 생즙을 만들 때는 그 뿌리를 사용한다.

뚱딴지즙에는 이눌리나아제(Inulinase)라는 효소와 다량의 이눌린이 포함되어 있는데 이눌린은 일종의 전분으로 이눌리나아제 효소를 통해 과당으로 변한다. 따라서 당뇨병 환자도 이 뚱딴지즙은 안심하고 먹을 수 있다. 뚱딴지 즙은 그대로 마셔도 좋고 당근즙을 혼합해 마셔도 우리 몸에 매우 유익하다.

켈프(해초 분말)

켈프(Kelp)는 큰 잎사귀의 해초를 말린 후 빻아서 가루나 입자로 만들어 먹는 해초 분말을 말한다. 바다에서 자라는 해초는 어떤 모양, 어떤 종류든지 우리가 요오드를 얻을 수 있는 가장 귀중한 자원이다.

이 해초에는 우리가 일상적으로 먹고 있는 채소로부터 쉽게 얻을 수 없는 광물성 원소나 미량 원소가 많이 함유되어 있다.

지구가 생겨난 이후 수많은 세월이 흐르는 동안 육지의 흙이 비에 씻기고 산의 언덕이 깎여 강물을 따라 흘러나가 모두 바다 밑에 쌓여 있다. 따라서 바다 밑바닥이야말로 이 지구상에서 가장 비옥한 땅인 것이다. 이런 바다에서 자란 해초는 야채로서도 가장 영양가가 풍부한 식품 중의 하나다. 특히 깊은 바다 밑에서 자라는 해초는 햇볕과 바다의 영양분과 효소의 작용으로 자신의 잎과 결절을 만든다.

해초의 잎은 바다의 상추나 붉은색을 띠는 식용 해초인 덜스(Dulse)로 알려져 있는데 이 덜스는 아이슬란드와 스코틀랜드 지방에서는 매우 중요한 보조 식료품으로 사용되고 있다. 또한 미국과 캐나다에서는 식이요법의 건강식으로 많이 사용하고 있다.

바닷물에는 지상의 자연에 있는 59종 이상의 원소들이 녹아 있다. 이 사실 하나만 보더라도 바다에서 나는 식품이 우리 몸의 영양에 얼마나 좋은가를 알 수 있다. 따라서 우리가 건강하고 행복하게 살기 위해서는 야채나 과일에서 얻을 수 없는 미량 원소를 켈프나 덜스를 통해 보충해야 하며 식탁 위에 해초 분말인 켈프를 항상 비치해 놓고 편리하게 샐러드나 주스에 넣어 먹는 것이 좋다. 또 칼륨의 조합식품이라고 할 수 있는 당근과 셀러리, 파슬리, 시금치의 혼합즙에 켈프를 섞어서 마시면 우리 몸의 내분비계, 특히 갑상선에 아주 좋다.

위궤양, 위장장애에 파파야즙

파파야는 우리 인체에 매우 훌륭한 영양제이자 치료제이기 때문에 특별히 잘 알아둘 필요가 있다.

이 파파야는 채소가 아닌 열대 과일로, 멜론이나 호박과 비슷한데 최근까지 국내에서는 볼 수가 없었지만 이제는 기후의 이상 변화로 국내에서도 재배가 가능하고 구하기도 쉽다.

파파야에서 가장 중요한 것이 이 즙 속에 들어 있는 파파인(Papain)이라는 물질이다. 파파인은 우리 몸의 소화과정에서 작용하는 효소인 펩신과 거의 같은 소화력을 가진 효소이다. 또 파파인은 피브린(Fibrin)을 함유하고 있는데 이 피브린은 사람이나 동물 이외의 것에서는 좀처럼 발견되지 않는 물질로 위액과 췌장액에 쉽게 동화되고 혈액의 응고 예방에 특히 뛰어난 효과가 있다. 그리고 덜 익은 녹색의 파파야는 다 익은 파파야보다 훨씬 많은 파파인 효소를 함유하고 있는데 파파인 효소의 활성도는 익어가는 과정에서 점차 사라진다. 그러므로 덜 익은 녹색 파파야가 좋으며 이 녹색의 파파야즙은 아무리 심한 궤양과 위장 장애라도 믿지 못할 만큼 빠른 시간에 완쾌되는 효과가 있다.

녹색 파파야의 껍질을 뺀 펄프를 상처가 난 피부에 습포제로 붙여 두면 그 이튿날 상처가 흔적도 없이 없어지는 것을 볼 수 있다. 또 손가락을 기계 같은 것에 찧어도 이것을 습포제로 발라두면 2~3일 내에 그 손가락을 자유롭게 쓸 수 있다.

녹색 파파야는 물론이고 잘 익은 파파야 역시 즙을 만들어 마시면 우리 몸에서 발생하는 거의 모든 장애를 고칠 수가 있다. 파파야는 우리 몸에 병이나 외상이 발생하면 가장 손쉽게 치료하고 응급조치를 하라고 천연이 우리에게 준 뛰어난 선물이다.

파슬리즙

파슬리즙은 생즙 중에서 성분이 가장 강력한 생즙으로 엄격히 말하면 파슬리는 하나의 약초에 속한다. 따라서 당근, 셀러리, 상추, 시금치 등의 다른 생즙을 충분히 혼합해 마시지 않고 이 즙만 한 번에 약 0.5L 이상 마셔서는 안 된다. 또한 다른 생즙과 혼합해서 마시더라도 다른 생즙보다 그 비율을 적게 해야 한다.

파슬리즙은 부신과 갑상선의 활동에 효과적이며 산소의 인체 내 대사 활동에 매우 중요한 성분을 지니고 있다. 그리고 파슬리가 함유하고 있는 각종 원소류는 아주 적절한 비율로 균형을 유지하고 있어서 혈관, 특히 모세혈관과 동맥을 건강한 상태로 유지시켜 준다. 또한 비뇨기계와 생식기계통에도 효과가 있으며 신장결석과 방광결석, 단백뇨, 신장염, 그 밖의 신장 장애의 개선은 물론 또한 부종에도 효과가 뛰어난 생즙이다. 그리고 파슬리는 눈과 시신경에 대한 각종 병에 좋다. 즉 시력 약화나 각막궤양, 백내장, 결막염, 각종 안질 등에 파슬리즙과 당근, 셀러리, 쓴 상추즙의 혼합즙을 사용하면 효과가 아주 좋다.

이 외에도 파슬리즙은 비트나 당근, 오이의 혼합즙과 섞어 마시면 월경을 원활하게 하며 설탕이나 진한 전분 식품을 먹지 않고 규칙적으로 마시면 월경 불순에서 오는 통증과 경련을 해소하는 특효가 있다. 하지만 이 파슬리즙을 너무 진하게 해서 많이 마시면 신경계의 부조화를 일으킬 염려가 있기 때문에 반드시 다른 생즙과 적당히 혼합해서 마시는 것을 잊지 말자.

감자즙

감자즙은 우리 몸속에서 독소와 노폐물을 중화시키거나 배출하는 정화제의 역할을 하며 특히 피부의 정화에 효과가 크다. 이런 정화력은 감자

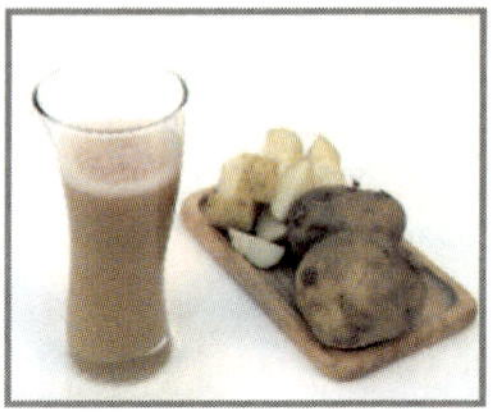

가 칼륨과 황, 인, 염소 등의 원소를 많이 함유하고 있기 때문인데 이들 원소는 감자가 생감자로서 활성 있는 유기성 원소 상태를 유지할 때에만 가치가 있다. 하지만 이 감자도 삶으면 유기성 원소가 무기성으로 변하기 때문에 의미가 없어진다. 대신 감자는 삶으면 곧 전분으로 변해 우리 몸속에서 쉽게 소화되는 자연 당분을 함유한다. 그래서 당뇨병 환자 등에게 좋지만 이 삶은 감자와 삶은 고기를 함께 먹으면 감자 속에 들어 있는 독인 솔라닌(Solanine)을 더 강하게 만든다.

솔라닌은 녹색 빛깔을 띠는 감자에 더 많이 들어 있으며 육식 때문에 생기는 요산의 결정처럼 성기를 관장하는 신경에 과도한 자극을 주기 때문에 성병환자나 생식기 계통의 질환자에게는 좋지 않다.

감자즙은 당근즙과 조합해서 마시면 더 효과가 있다. 당근과 셀러리를 혼합해서 마시면 위나 신경통과 통풍, 좌골 신경통과 같은 근육의 장애 개선에 뛰어난 효과가 있다. 또 이 혼합즙에 비트와 오이를 섞어 매일 마시면 위에 열거한 병에 아주 빠른 효과를 볼 수 있다. 단 이때는 고기와 생선 등은 절대로 먹지 않아야 한다. 대체로 이 감자즙과 당근, 파슬리를 조합한 혼합즙을 계속 마시면 웬만한 고통은 사라진다. 고구마는 식물학적으로는 감자와는 아무 관계도 없다. 고구마는 감자보다 자연 당분인 함수탄소를 3분의 1정도 더 많이 함유하고 있으며 칼슘은 3배, 나트륨은 2배, 규소는 2배 이상, 염소는 4배 이상 함유하고 있다. 따라서 고구마즙은 감자즙보다 일반적으로 효과가 더 크다고 할 수 있다. 그런데 고구마는 흠이나 상한 곳이 있으면 금방 썩기 쉽고 또 곧 전부가 썩게 되므로 주의해야 한다. 이에 비해 감자는 쉽게 상하지 않는 장점이 있다.

무즙

무즙은 뿌리와 잎을 함께 사용해서 만든다. 잎이나 뿌리 중 한 가지만 즙으로 만들면 반응이 너무 강하기 때문에 두 가지를 함께 사용해야 한다.

무에 함유된 광물질 원소는 약 3분의 1이 칼륨이며 나머지의 3분의 1이상이 나트륨이다. 철과 마그네슘도 많이 포함되어 있는데 무즙이 우리 몸 속의 점막을 정상적으로 잘 유지되도록 작용하는 것도 바로 이 성분 때문이다. 또한 무즙은 당근즙과 혼합즙을 만들어 마시면 두 즙 속에 함유된 원소들이 몸 점막의 상태를 보다 정상적으로 만들어 주기 때문에 더욱 효과적이다. 그리고 겨자유를 섭취하고 나서 한 시간쯤 있다가 무즙을 마시면 좋다. 그 이유는 겨자유가 점막을 녹여 깨끗이 청소를 한 후 뒤이어 들어온 무즙이 점막을 진정시키고 치유시켜 정상적인 상태로 만들어 주기 때문이다.

만약 부비강 장애가 있다면 그 점액을 제거하기 위해 외과적인 수술을 받을 필요가 없다. 수술을 하면 점액을 다소 없애 주기는 하지만 그 후로는 오히려 상태를 악화시키는 결과를 가져오기 때문이다. 이에 비해 겨자유와 무즙은 영속적인 치유 효과를 가져다준다.

겨자무 소스

겨자무는 즙으로 만들어 먹지 않는 것이 좋다. 왜냐하면 겨자무즙은 성분이 너무 강력하기 때문이다. 대신 잘 빻은 겨자무는 찻숟가락으로 반만 섭취해도 부비강의 점막을 녹일 수 있는 힘을 갖고 있다. 따라서 잘 빻은 펄프 상태로 사용하는 것이 좋다. 이렇게 해서 새로 빻은 펄프 상태의 겨자무 레몬즙을 넣고 소스로 만들어서 하루 두 번씩 찻숟가락 절반씩을 식간에 섭취하면 점막을 손상하지 않고 부비강이나 몸속 다른 부분의 점액을 녹이는 탁월한 효과를 발휘한다.

이때 겨자무 성분은 우리 몸속에 비정상적으로 존재하는 점액을 녹여 깨끗이 씻어 주는 세척제의 역할을 한다. 이처럼 겨자무는 레몬즙 단 한 가지만 섞어도 신장과 방광, 소화기관의 점막을 자극하지 않는 효과가 있다.

겨자무 소스를 만들 때의 비율은 잘 빻은 펄프 상태의 겨자무 1.2L에 두세 개의 레몬을 짜서 그 즙을 혼합해 만드는 것이 가장 바람직하다.

겨자무 소스는 가급적 만든 즉시 먹는 것이 좋고 만든 지 일주일 이상 된 것은 먹지 않아야 한다. 만든 소스는 작은 병에 넣어 냉장고에 보관하고 실온 정도로 데워 먹는 것이 효과적이다. 또 소스가 굳어지면 레몬즙을 타서 묽게 만들되 단지 레몬즙만 타야 하며 다른 생즙을 넣어 묽게 만들면 안 된다.

이 소스는 오전 중에 찻숟가락으로 절반, 오후에 또 절반 비율로 날마다 먹는데 부비강의 상태나 몸의 다른 부분에 고여 있는 점액의 양에 따라 늘려 먹도록 한다. 그리고 이 겨자무 소스는 처음 먹을 때 눈물이 많이 나지만 계속 먹다 보면 자극에 점차 익숙해져 아무렇지도 않게 된다. 하지만 이 정도가 되면 실제로 몸속의 점액이 완전 녹아 제거된 상태라고 할 수 있다. 겨자무 성분은 점액을 녹이는 것 외에 이뇨제로도 뛰어난 역할을 하며 특히 부종에 매우 좋고 어떤 축농증이든 그 원인을 제거하는 데 큰 효과가 있다.

겨자잎즙

겨자잎은 샐러드에 넣어 함께 먹는 것이 좋다. 그러나 겨자잎은 겨자유를 많이 함유하고 있기 때문에 즙으로 만들어 먹으면 소화관이나 신장을 자극해서 해롭다. 또 수산인 옥살산이 많아 삶아 먹으면 안 된다.

겨자잎즙은 이 한 가지만 먹으면 해로운 점이 많지만 당근과 시금치, 양배추즙을 혼합해 먹으면 치질 치료에 매우 효과가 있다. 이 겨자잎즙은 미나리처럼 황과 인을 많이 함유하고 있으며 우리 인체에 미치는 영향도 미나리즙과 비슷하다. 미나리즙을 참고하기 바란다.

대황즙

대황大黃은 쌍떡잎식물로 우리가 먹는 식물 가운데 대황처럼 옥살산을 많이 함유하고 있는 식물은 없다. 이 옥살산은 열을 가해 삶으면 무기질로 변하며 우리 몸속에 들어가면 옥살산 결정을 형성해 류마티스 관절염 등의 원인이 된다.

실제로 삶은 대황을 많이 먹은 사람에게는 류마티스나 류마티스 열이 많이 생기는데 이것을 특히 아이들이 먹을 경우 몸속에 축적되어 신장의 장애를 일으키는 원인이 된다. 그러나 이 대황즙도 당근과 셀러리 또는 과일즙과 섞어서 조금씩 복용하면 좋다. 대황은 장을 자극해 연동작용을 활발하게 만든다. 그리고 대황즙을 달게 해서 먹으려고 할 때는 설탕을 쓰지 말고 반드시 꿀을 써야 한다.

쓴바귀즙

'쉬이바'라고도 하는 쓴바귀즙은 힘이 없고 느려진 장을 다시 정상적인 기능으로 회복시켜 주는 데에 효과가 있다. 물론 이때에도 관장 등으로 장 청소를 해서 장을 깨끗하게 만들어주는 것이 필요하다.

쓴바귀즙은 옥살산 칼륨을 많이 함유하고 있는데 이 또한 활성이 살아 있는 유기성이라야 효과가 있다. 절대로 가열해서 먹지 않아야 한다.

쓴바귀에는 혈액을 만드는 데 필요한 철과 마그네슘이 특히 많이 들어 있고 또 머리에서 발끝까지 우리 몸의 어떤 곳에서나 필요로 하는 인과 황, 규소와 같은 정화 원소를 많이 함유하고 있다. 거기다 이 풍부한 원소류는 균형이 있게 잘 조합되어 있기 때문에 림프선 등 우리 몸속의 모든 선腺을 건강하게 만드는 중요한 식품이다.

변비에 좋은 시금치즙

시금치는 위와 십이지장, 소장과 같은 소화기 부분과 대장, 결장을 포함한 소화기관 전체에 대해 가장 활력을 줄 수 있는 식품으로 잘 알려져 있다.

이 시금치로 인해 우리 인간은 소화기관의 청소와 재건, 재생에 필요한 매우 좋은 유기성 재료를 자연으로부터 공급받고 있는 것이다. 시금치즙을 적절히 잘 만들어서 날마다 0.5L씩 마시면 오래된 중증의 변비도 불과 며칠, 때로는 몇 주일 내로 완쾌된다.

우리 몸이 건강하기 위해서는 정상적인 상태에서도 하루 두세 차례의 운동이 필요하고 땀을 흘리는 운동을 통해 몸을 정화해야 한다. 이에 비해 장은 하루 24시간 잠시도 쉬지 않고 일하는 기관이기 때문에 가끔 관장 등으로 청소를 해 줄 필요가 있다. 그런데 이와 더불어 시금치즙을 날마다 마시면 장은 더 활력을 갖고 활동하게 된다. 시금치즙의 큰 장점 중의 하나가 이와 잇몸에 작용해 치조농루를 방지해 주는 효과가 크다는 점이다.

치조농루는 괴혈병의 가벼운 증상으로 당근과 시금치의 혼합즙에 있는 원소가 몸에 부족하기 때문에 생기는 병이다. 사람들의 잇몸에 출혈이 생기는 것도 생명을 잃은 곡식류와 설탕, 이밖에 원소가 결핍된 음식을 항상 먹고 있기 때문이다. 이는 결국 비타민 C의 결핍에서 오는 것이다. 따라서 이 같은 질병을 완전하게 치료하기 위해서는 당근즙과 시금치즙을 충분히 마시는 것이 좋다.

십이지장궤양과 악성빈혈, 경련, 각종 신경변성, 부신과 갑상선의 기능장애, 신경염, 관절염, 농양, 부스럼, 성기의 통증, 사지의 부종, 출혈, 체력상실, 류마티스나 기타 통증, 심장의 기능장애, 저혈압이나 고혈압, 눈의 장애, 편두통을 포함한 두통과 같은 신체의 장애는 장 속에 숙변 등의 노폐물이 축적되어 있고 당근과 시금치에 함유된 원소의 부족이 그 중요한 원인이다. 그리고 시금치를 많이 먹으면 돌이 생긴다는 말이 있는데 이는 시금치에 옥살산이 많이 들어 있기 때문이다. 그러므로 시금치는 삶아 먹어서는 안 된다. 시금치를 삶아 먹거나 통조림으로 만들어 먹을 경우, 신장에 무기성 옥살산 결정이 축적되어 통증과 장애를 일으키게 된다.

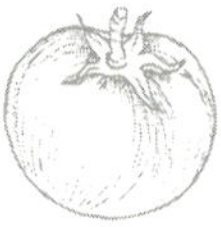

젊음을 유지시켜 주는 토마토즙

토마토즙은 아마 우리가 일상생활 속에서 가장 흔하게 많이 먹는 생즙일 것이다.

생으로 갈아 만든 신선한 토마토즙은 우리 몸속으로 들어가 소화가 되면 알칼리성으로 반응한다. 따라서 매우 유익한 생즙이지만 설탕이나 진한 전분 식품과 함께 먹으면 확실히 산성 반응을 하게 되니 생즙 자체만 마시는 것이 좋다.

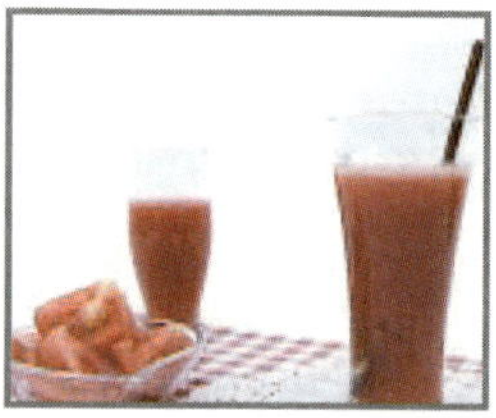

토마토는 많은 양의 구연산과 사과산 그리고 약간의 옥살산을 함유하고 있다. 그런데 이 산은 살아 있는 유기성일 때는 우리 인체의 모든 신진대사 과정에 필요하고 유익하지만 이 토마토를 삶든지 통조림으로 만들면 이들 산은 모두 무기성으로 변하여 몸에 해롭다. 이 무기성의 해로움은 즉시 나타나지는 않고 차츰차츰 진행되어 신장결석이나 방광결석이 되기도 한다. 또 토마토에는 나트륨과 칼슘, 칼륨, 마그네슘 등의 영양소가 풍부하다.

토마토에는 여러 가지 종류가 있는데 신선하고 생것이면 어떤 토마토나 모두 즙으로 만들어 마실 수 있다.

당뇨병에 제비콩, 당근, 상추 혼합즙

제비콩즙은 당뇨병 환자에게 매우 효과가 있다. 당뇨병은 설탕과 진한 전분 식품을 많이 섭취한 까닭에 생기는 식이성 병으로 고기를 먹으면 한층 더 나빠진다.

당뇨병을 치료하기 위해 인슐린을 주사해도 그렇게 큰 효과가 없다는 것은 누구나 잘 알고 있다. 당뇨병은 유전적 질병은 아니지만 진한 함수탄소를 많이 섭취하는 것과 같은 유전적 습관으로 인해 일어난다.

어린아이들에게 설탕과 조리한 밀가루 음식, 가열한 우유 등을 많이 먹여 키우면 어른이 된 다음 당뇨병에 걸리기가 쉽다.

인슐린은 정제당이 아닌 음식물 속의 천연 당을 우리 몸이 적절하게 이용하게 만드는 췌장의 분비액이며 이 천연 당은 우리 몸이 활동하는 데 필요한 에너지의 연료라고 할 수 있다. 따라서 우리 몸이 건강하고 활력에 넘치기 위해서는 채소와 과일 등에 풍부하게 들어 있고 천연의 활성이 살아 있는 유기성 당류를 많이 먹어야 하며 생즙이 최고의 방법이다.

이에 비해 정제당과 전분 식품 등은 몸속에 들어가도 그대로 이용되지 않고 이것을 일단 단당류로 변환시키지 않으면 안 된다. 하지만 설탕이나 전분은 무기성이기 때문에 몸속에서 변환이 된다 해도 역시 무기성이다.

이 무기성의 원소는 생명도 활성도 없다. 따라서 췌장은 이 재변환 과정에 시간과 노력을 기울이지만 몸에는 조금도 도움이 되지 않는 생명력이 없는 원자만을 받게 된다. 이 결과가 당뇨병이다.

당뇨병 환자들의 몸은 여분의 지방 조직을 축적하고 있는 것을 볼 수 있는데, 이것은 잘못된 무기 인슐린이 만들어낸 결과로 지방을 태워 에너지로 사용하지 못하고 오히려 그 축적을 도와준 결과이다.

제비콩즙에는 소화 작용을 돕는 췌장 기능에 천연의 인슐린 성분을 공급하는 원소가 함유되어 있다. 당뇨병 환자는 설탕과 진한 전분 식품은 어떤 종류이든 피하고 당근과 상추, 제비콩즙의 혼합즙을 약 1L, 여기에 당근과 시금치 생즙 0.5L를 섞어서 날마다 마시면 대단히 좋은 결과를 얻을 수 있다. 물론 이때도 관장 등 장 세척을 규칙적으로 해주는 것이 좋다.

순무잎즙

순무잎의 즙은 채소 가운데 가장 많은 칼슘을 함유하고 있다. 따라서 순무잎즙은 자라나는 아기들의 성장과 뼈가 약한 뼈 연화증에 가장 좋은 식품이다.

이 순무잎즙에 당근과 민들레즙을 혼합해 마시면 온몸의 골격 계통을 강화시켜 주고 이도 강하게 만든다. 마그네슘의 함유량이 가장 많은 민들레즙과 순무잎, 당근의 칼슘이 모두 합쳐 뼈의 구조에 강한 굳기와 힘을 주기 때문이다.

순무잎은 또한 칼륨의 함유량도 매우 많다. 따라서 순무잎즙에 당근과 셀러리 생즙을 혼합하면 강한 알칼리성 식품이 되어 위산과다증에 매우 뛰어난 식품이 된다. 그리고 순무잎은 철과 나트륨도 많이 함유하고 있다.

우리가 즐겨 마시는 우유는 우리 몸속에서 칼슘의 부족을 가져온다. 또한 설탕과 밀가루 등 진한 전분 식품을 많이 먹어도 칼슘의 결핍이 생긴다. 이런 식품 속에 든 칼슘은 모두 무기성으로 시멘트를 만드는 석회와 같다고 할 수 있다.

이런 종류의 무기성 칼슘 원자는 우리 몸속에서 세포와 조직의 활동과 재생에 아무런 도움이 되지 않는다. 그래서 혈액은 세포와 조직이 이들로부터 기능과 활동을 방해받지 않도록 하기 위해 부지런히 이 무기성 칼슘 원자를 제거하기 위해 노력한다.

결국 혈액은 이런 무기성 원자를 혈관의 말단인 직장으로 쓸어 내버린다. 그러면 직장의 혈관은 어쩔 수 없이 이 노폐물을 받아들여 축적하는데 이것이 불쾌할 정도로 확장되면서 생기는 것이 치질이다.

미나리즙

미나리즙은 황을 매우 많이 함유하고 있으며 이 황은 다른 광물원소와 염류를 합친 양의 3분의 1을 차지한다. 이 미나리즙이 함유하고 있는 원소의 45%는 황과 인, 염소를 포함해 산을 만든다. 이 산은 매우 강력한 장의 청소제가 되기 때문에 미나리즙은 단독으로는 마시지 말고 항상 다른 생즙, 이를테면 당근이나 셀러리즙과 섞어 마시는 것이 좋다.

미나리의 성분 가운데 알칼리성 원소는 칼륨이 약 20%, 칼슘 약 18%, 나트륨 8%, 마그네슘 5%, 철 0.25%로 구성되어 있다.

미나리즙에 상추와 순무잎, 당근, 시금치즙을 섞은 혼합즙은 혈액의 정상적인 재생에 효력이 있으며, 특히 혈액의 산소 운반력을 증가시키는 데 필요한 성분이 들어 있다. 그리고 빈혈이나 저혈압, 저체중에 대해서 이렇게 만든 혼합즙은 매우 뛰어난 효과가 있다. 또한 미나리즙에 당근과 시금치, 순무잎즙을 섞은 혼합즙은 치핵이나 다른 여러 종류의 종양이 응고한 혈액의 섬유소를 녹여 없앤다. 이 혼합즙을 날마다 1L 정도 마시면 1개월에서 6개월 이내에 자연적인 방법으로 이런 증상을 고칠 수가 있다.

이밖에도 미나리즙은 당근과 파슬리, 감자즙과 혼합해서 마시면 기종 환자에게 매우 좋다. 이 혼합즙은 많은 양의 인과 염소를 포함하고 있어 효과가 크기 때문이다.

회향즙

미나리과의 풀인 회향에는 두 가지 종류가 있다. 그 하나는 보통 밭에서 자라는 단맛을 가진 회향이며 일반적으로 약으로 많이 사용한다. 그리고 또 하나는 플로렌스 회향으로 이탈리아나 그 밖의 라틴아메리카 여러 나라에서 널리 쓰이고 있다.

전자前者인 약으로 쓰이는 회향은 생즙으로 만들어 마시기에는 부적당하다. 그러나 플로렌스 회향은 셀러리과에 속하는 식물로서 생즙으로 만들어 마셔 보면 셀러리즙보다 좀 더 달고 향내가 좋다.

회향즙은 매우 귀중한 조혈제로 월경에 문제가 있을 경우 마시면 그 효과가 대단하다. 이때는 단독으로 마셔도 좋고 여기에 당근과 비트즙을 섞어 혼합즙으로 마셔도 좋다.

파스닙즙

파스닙즙은 칼슘과 나트륨의 함유량은 적지만 대신 칼륨과 인, 황, 규소, 염소를 매우 많이 함유하고 있다. 사실 칼슘과 나트륨의 함유량이 적기 때문에 크게 보면 다른 뿌리 식품보다는 가치가 없다. 그러나 잎과 뿌리의 즙은 치료 가치가 높아 우리 몸에 유익하며 특히 규소와 황이 많이 들어 있어서 손톱에 특히 좋다. 그리고 인과 염소의 조합은 폐와 기관지 계통에 특히 좋으며 결핵과 폐렴 환자에게 매우 유용한 식품이다.

또 칼륨을 많이 함유하고 있다는 것은 뇌에 좋은 것을 의미하며 실제로 정신 장애에도 효과를 나타낸다. 그런데 들에서 야생하는 자연초는 독성이 있으므로 즙으로 만들어 마시면 안 되며 반드시 재배한 것이라야 한다.

피망(녹색)즙

피망즙은 손톱과 털에 필요한 원소인 규소를 많이 함유하고 있다. 우리 몸의 눈물선이나 땀선에도 이 즙은 대단히 좋다. 피망즙 4분의 1, 혹은 2분의 1에 당근즙 1을 혼합한 혼합즙은 피부를 건강하게 만든다. 이때는 특히 몸의 관장 등을 통해 장 청소를 규칙적으로 해서 대장 속의 노폐물을 제거해 주면 그 효과가 한층 더 높아진다.

소화관 내에 가스가 찬다든지, 방귀가 잘 나오지 않고 헛배가 부르다든지, 복통 등으로 고생하는 사람은 이 즙에 당근과 시금치즙을 섞어서 적어도 하루에 0.5L 정도 마시면 그 효과가 대단히 좋다. 이 혼합즙은 한꺼번에 마실 필요는 없고 큰 컵 한 잔으로 1시간 이상 3시간의 간격을 두고 식사하기 전과 중간에 마시는 것이 바람직하다.

칼륨 수프

칼륨을 많이 함유하고 있는 식품은 채소 중에서도 당근과 셀러리, 파슬리, 시금치 등에 가장 많다. 그런데 이 칼륨 원소의 가치를 완전히 섭취하기 위해서는 생즙을 묽게 만들지 말고 생으로 마셔서 우리 몸속에 자연스럽게 완전 흡수되고 동화되게 하는 것이 좋다. 이런 조합으로 만든 생칼륨 수프는 유기성 광물질과 염분을 포함하고 있으며 이는 우리 몸이 실제로 필요로 하는 범위 내의 칼륨에 해당한다.

특히 칼륨 수프는 위산 과다에 현저한 효과가 있다. 우리 몸의 모든 기관에 이보다 더 완전한 식사는 거의 없을 것이다. 또 환자의 몸이 다른 식품을 받아들여 동화시킬 수 없을 때는 이 칼륨 수프가 회복에 필요한 영양을 공급해 줄 수 있다.

칼륨 수프는 맛이 좀 떨어지지만 우리 몸의 조직이나 세포가 재생하기 위해서는 이런 활성이 살아 있는 원자를 필요로 하며 이때는 맛으로 생즙을 선호해서는 안 된다.

이미 여러 번 강조했듯이 약전에 나와 있는 그 어떤 약제도 활성이 살아 있는 유기성 원자나 비타민, 호르몬을 주지 못한다. 그러나 이것은 모두 병에 의해 소모되거나 손상된 세포와 조직을 재생시키는 데 절대적으로 필요하며 신선한 생즙을 마실 때에만 손쉽게 얻을 수가 있다.

우리 몸의 세포와 조직을 만들고 있는 원자는 광물성과 화학적 원소로써 선線이나 기관 등 몸의 모든 부분은 다 이 원소들의 일정한 조합으로 구성되어 있다. 따라서 생즙에 포함된 활성과 살아 있는 원소의 일정한 조합이 곧 우리 몸의 각 부분에 양분을 주는 것이라고 확실히 말할 수 있다.

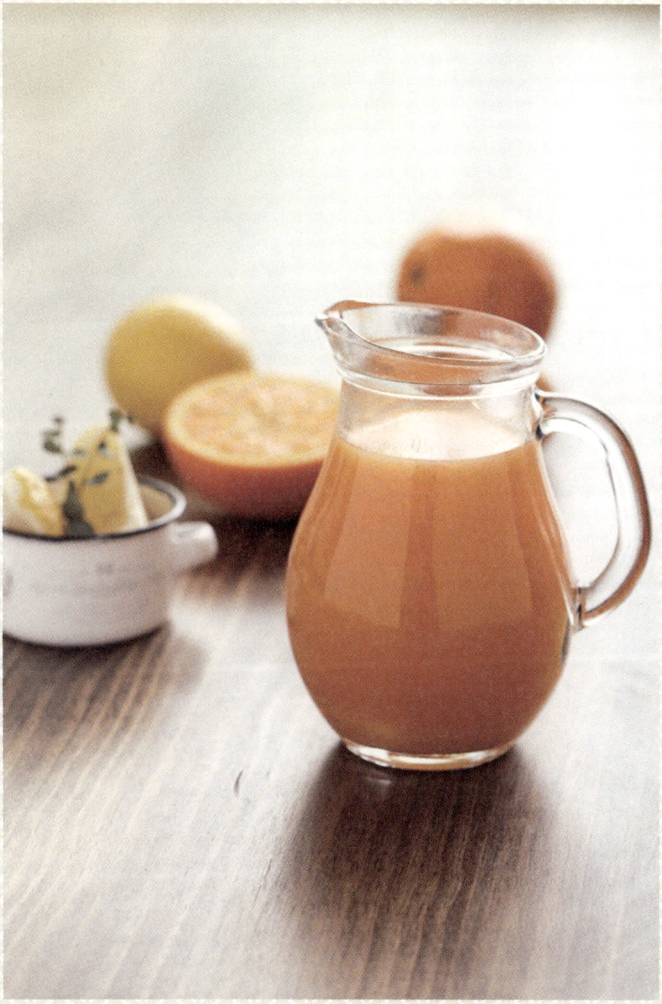

건강을 되찾은 사람들

수기29

일주일 만에 경험한 놀라운 해독의 힘 /

고혈압, 불면증, 만성두통, 만성피로 치료 후기

김은자

인천에 살고 있는 57세 주부 김은자입니다. 28세 되던 해에 결혼을 하고 한 살 터울의 남매 아이들이 자라 대학을 모두 마치고 큰 걱정을 좀 내려놓았다 싶은 52세가 되던 해에 저는 폐경이 되었습니다. 폐경이 되면서 심하게 걷거나 산에 오르기라도 하면 심장이 터질 듯이 뻐근함을 느꼈습니다. 아이들은 장성하여 집밖에서 활동하는 시간이 늘어나고, 남편도 일이 바빠 귀가가 늦어지면서 늘 혼자 집에 있는 시간이 많았고, 피로감이 잦아 가만히 누워있는 시간이 많았는데 그때마다 호흡 곤란과 같은 증상이 생겼습니다.

평소 잠이 무척 많았던 제가 이러한 알 수 없는 증상 때문에 불면증이 생겼고, 어쩌다가 잠이 들어도 심한 악몽에 시달리기 일쑤였고 두통까지 생겼습니다. 그러던 중, 군대에 간 아들이 속이 많이 쓰리다며 검사를 받기 위해 휴가를 얻어와 같이 병원에 갔습니다. 아들이 내시경 검사를 받는 모습을 보고 있자니 숨을 못 쉴 정도로 열이 오르고 심장이 빠르게 요동치기 시작했습니다. 그러더니 갑자기 눈앞이 흐려지고 곧 쓰러질 것처럼 어지러워서 아들의 검사가 끝나자마자 혈압을 재보았습니다. 아니나 다를까 혈압이 180mmHg까지 올라가 있었습니다.

의사는 최근에 무슨 큰 충격을 받은 일이 있었느냐는 말과 함께 폐경이 되면서 급격하게 생긴 호르몬 변화로 인해 갱년기 장애가 온 것 같다고 말해주었습니다. 그러면서 "요즘은 약이 잘 개발되어있기 때문에 복용하면 곧 정상 혈압을 회복할 것"이라며 혈압약을 일주일치 처방해주었습니다.

다음날부터 아침에 일어나 눈을 뜨자마자 혈압약을 복용하기 시작하여 15개월 동안 계속해서 혈압약을 먹었습니다. 처음에는 어떤 약이 맞을지 몰라 일주일마다 내원하여 문진을 하면서 시험적으로 약을 바꾸어가며 복용했고, 평소에 음식을 많이 먹거나 탐식하는 습관이 없던 터라 소화제 없이 혈압약만 처방받아 복용했습니다. 그렇게 혈압약을 복용하다보니 혈압은 어느 정도 조절이 되었지만 속이 말할 수 없이 쓰렸습니다. 나중에는 자극이 전혀 없는 음식을 먹어도 소화가 안 되고 속쓰림 증상이 계속 되었습니다. 게다가 속이 불편하니 잠은 전보다 더 설치게 되어 결국은 수면제까지 처방받아 복용하기에 이르렀습니다. 혈압이 올라가 있을 때면 꼭 방광염을 앓을 때의 고통이 찾아왔고 어느 날인가는 그 증상이 좀 심각하게 느껴져서 병원에 찾아갔더니 혈압약을 잊어버리고 먹지 않으면 신장에 무리가 가기 때문에 빠뜨리지 말고 꼭 먹으라고 했습니다. 그 말을 듣고 생각해보니 며칠은 혈압약을 잊어버리고 복용하지 않은 것이 생각나 또 다음날부터 열심히 약을 챙겨 먹었습니다.

워낙 마르고 허약 체질이었지만 젊어서부터 아파도 약을 잘 안 먹는 편이어서 약을 먹고 속이 쓰려 아프나 그냥 아프나 매한가지라는 생각에 열심히 운동하고 나름대로 무염식, 저염식, 현미밥 등 식이요법을 병행하며 혈압약을 먹었을 때와 같은 혈압을 유지하기 위해 노력했습니다. 그렇게 약 없이 혈압을 근근이 조절해 가던 중, 2013년 5월 4일에 이문현 회장님의 생즙 천연 디톡스 프로그램이 있다는 소식을 전해 듣고 등록을 했습니다.

처음에는 생즙과 단식, 관장만으로 병을 고친다는 것이 믿기지 않았지만 강의를 실제로 들어보니 굉장한 놀라움 그 자체였습니다. 디톡스 일주일 만에 혈압이 정상으로 조절된 것입니다. 또한 프로그램 중간 중간에 개인 상담을 통해서 내 몸속의 모세혈관들이 막혀있고 독소가 가득하며 많은 숙변들이 쌓여 심한 두통과 변비, 피곤해서 누우면 끝이 없는 낭떠러지로 떨어지는 듯한 만성피로에 시달려 왔다는 것을 알게 되었습니다.

공식적인 일정을 끝마치고도 집에 돌아와 프로그램 일정표를 냉장고에 붙여두고 혼자서 열심히 디톡스를 실천했습니다. 외출할 때에도 꼭 마실 생즙을 챙겨서 다니고 아침저녁으로 레몬 관장을 하면 점액질과 콜레스테롤, 카키색의 동글동글한 것, 하얗고 가느다란 실 같은 것들이 섞여 나왔습니다.

즙 단식 20일째 아침, 여느 때와 같이 관장을 하는데 평소와 달리 배가 너무 아파서 채 10분을 참지 못하고 급히 변을 봤는데 무언가가 마구 쏟아졌습니다. 드디어 쑥수제비 같이 생긴 숙변이 잔뜩 배출된 것입니다.

먹고 싶은 것이 있어도 먹지 못하고 주위 사람들의 염려와 비아냥거림에 불편했던 날이 많았지만, 그 순간만큼은 몸이 날아갈 듯 가볍고 상쾌했습니다. 얼른 체중계를 찾아 몸무게를 재어 보니 49kg이었던 체중이 42.5kg으로 감량되어 있었습니다. 그 뒤로 6일을 더 즙 단식과 관장을 실시했고, 27일째부터 프로그램대로 보식을 시작했습니다.

보식은 생식을 하다가 우리가 일반적으로 먹는 익힌 음식을 갑자기 섭취할 경우에 생길 수 있는 위의 거부반응을 줄이기 위해서 아주 부드러운 음식물부터 아주 적은 양으로 시작하여 점진적으로 양을 늘려 섭취해가는 것인데, 디톡스를 일주일간 시행했다면 보(호)식을 일주일간 똑같은 기간으로 해주는 것이 일반적입니다. 이렇게 디톡스와 보식 기간을 합쳐 장장 52일에 걸친 대장정을 마치니 뭔가 새로운 세상이 열린 것 같은 기운과 기분이 느껴졌습니다.

디톡스를 하기 전에 늘 저를 괴롭히던 고혈압과 두통이 사라졌고, 피곤에 지쳐서 자주 누워 있곤 했는데 지금은 밤에 자는 시간 외에는 눕는 일이 거의 없어졌습니다. 게다가 지난 5월에는 지리산의 최고봉인 천왕봉을 종주하기도 했습니다. 그 전에는 동네 산에도 오르기 힘들었는데 제게는 기적과도 같은 일이었습니다.

고혈압이 해결되니 잠도 잘 자고, 식사량도 자연스럽게 조절이 되어 몸무게도 항상 비슷하게 유지가 되며 가슴이 빠근하고 심장이 막 뛰는 증상도 없어졌습니다. 몸 전체가 건강한 상태로 회복되니 소화불량과 변비도 없어졌고, 예전에는 얼굴색이 맑지 않아서 사람들이 언제나 어디 아프냐며 걱정하는 눈빛으로 바라볼 때가 많았는데 이제는 저를 보는 사람들마다 피부색이 아주 맑고 좋아졌다며 칭찬을 아끼지 않습니다.

생즙의 효과는 그냥 우리가 흔히 말하는 '기적'이나 '놀라움' 정도로 단순하게 이야기할 것이 아니라는 생각이 듭니다. 우리 인간이 가장 처음 만났던 자연의 식사로 돌아가는 길인 것 같습니다. 지금 생각해보면 제 몸에서 정말 많은 것들이 치유되었지만 고혈압 못지않게 심했던 온몸의 통증이 없어진 것이 정말 신기할 정도입니다. 비가 오는 날이면 그 통증이 더욱 심해졌는데 내 몸이 아픈 정도로 강수량을 예측할 수 있을 만큼 심각하고 무서운 고통이었습니다.

디톡스로 여러 효과를 톡톡히 경험한 저는 그해 8월에 수목원에서 진행된 디톡스 프로그램에 딸을 데리고 참여했습 니다. 딸은 고등학교와 대학을 필리핀에서 다녔기 때문에 한국에 있는 가족과 떨어져 있는 시간이 길었습니다. 그래서 자취를 하다 보니 아무래도 영양 면에서 부족한 것이 많은 편이었습니다. 특별히 질병이 있는 것은 아니었지만 항상 만성피로에 지쳐있었습니다. 이제는 결혼하여 아이도 낳아 기르고 있으니 제대로 음식을 먹는 법과 제대로 살아가는 방법을 배우는 기회를 만들어주고 싶어서 등록을 해주었습니다. 딸도 현재는 일반적으로만 피로를 느낄 뿐 옛날처럼 무기력해질 정도로 피로감이 들지는 않는다고 좋아합니다.

두 살 터울인 여동생도 저와 같이 혈압약을 먹지 않으면 활동을 못할 정도로 고혈압으로 인한 고생이 심했는데 배웠던 자료를 들고 가서 지난 1월에 날을 잡아 집에서 디톡스를 할 수 있도록 도와주었더니 고혈압이 정상으로 조절된 것은 물론이고, 허리와 팔다리 통증이 많이 줄어서 걸을 때마다 무거웠던 몸이 날아갈 것처럼 가벼워졌다고 합니다. 또한 두통에 날마다 시달렸는데 머리도 맑아졌다며 매우 기뻐했습니다.

디톡스를 하면서 사람의 몸은 무엇을 먹느냐에 따라 그날그날 만들어짐을 깨달았습니다. 현대 기술들을 등에 업고 새로이 만들어지는 상품화된 음식들에 대해 저항 없이, 의심 없이 받아들이는 것을 경계하지 않는다면 우리의 몸은 각종 희귀한 질병들로부터 벗어날 수가 없습니다. 재료와 음식에 대한 영양, 내가 섭취했을 때 그것들이 내 몸 안에서 어떤 작용을 하게 되는지 책을 비롯하여 여러 매체를 통해 정보를 습득하셔서 더 많은 분들이 자신을 살펴보는 계기를 만드셨으면 합니다.

음식을 먹는 데에도 순서와 시간이 있다는 것을 아시나요? 이러한 것들을 배울 수 있는 기회를 꼭 가지셔서 우리가 하고 있는 식사와 음식에 대한 상식을 바꾸셔야 비로소 자연 그대로의 내 모습을 되찾으실 수가 있을 것입니다.

심지어 저명하다고 하는 영양학자나 방송에 얼굴을 내비치는 많은 요리 연구가들이 하는 말 속에도 오류가 많다는 사실을 깨달아야 할 필요가 있습니다. 음식에 대해 위기감을 갖지 않고 의심하지 않는 습관이 수많은 질병을 키우기 때문입니다. 또한 식자재를 구입하는 데 있어서도 요즘 같은 시대에 건강한 재료를 만나기는 어려우니 그러한 재료들을 건강하게 바꾸어 먹는 방법을 터득해야 할 필요성도 커졌다고 생각합니다. 한마디로 우리의 식탁에 그야말로 커다란 개혁이 필요하다는 것을 강조하고 싶습니다.

지금도 저는 작년에 만났던 천연치유 프로그램을 생각하면 감사에 감사를 더할 뿐입니다. 현재 대한민국에는 수많은 디톡스 프로그램이 유행처럼 번져가고 있지만 이문현 생즙 디톡스 프로그램은 전혀 다른 차원의 치료 프로그램임을 몸소 경험하고 이 같은 수기를 적는 바이니, 저와 같은 병으로 곤란을 겪고 계신 분들께 매우 복된 소식이 되지 않을까 생각합니다. 아무쪼록 놀라운 체험을 하게 해주신 하나님께 감사드리며 이렇게 좋은 프로그램으로 전국 방방곡곡 다니시며 많은 이들에게 희망을 주시는 이문현 회장님께도 다시 한 번 감사의 말씀을 전합니다.

천연 디톡스, 저렴한 비용으로 최대의 효과를 얻는 최고의 치료법 /

두통, 만성피로 치료 후기

정경임

1994년, 예기치 못한 교통사고로 다리 골절과 비장을 떼어 내는 등 신체적으로 많은 피해를 입으면서 두통이 찾아왔습니다. 운동 삼아 산에 올라도 머리가 지끈거리고, 조금만 피로해도 머리가 아파왔습니다. 게다가 고혈압 판정을 받은 건 아니었지만 항상 고혈압 판정을 받기 직전의 단계까지 혈압이 올라가 있는 상태였습니다.

그러던 어느 날 심한 두통과 피로감으로 병원을 찾았을 때 의사로부터 뜻밖의 이야기를 전해 들었습니다. 콩팥 하나가 선천적으로 기형이어서 잘 움직이지 않고 제 구실을 못한다는 것이었습니다. 보통 사람들은 두 개의 콩팥이 움직이며 제 역할을 하는 반면에 저는 하나의 콩팥이 두 몫을 하고 있기 때문에 많이 비대해져 있다고 했습니다. 그래서 몸이 쉽게 피로하고 몸이 자주 부었던 것이라고도 말해 주었습니다. 또한 왼쪽 어깨와 팔이 많이 아파서 유방암 검사까지 받았지만 별다른 이상이 없었고, 두통의 원인이나 치료법 등 뚜렷한 대답을 듣지 못한 채 병원을 나왔습니다.

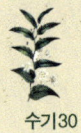

집안 형제들 9명 중에 오빠가 위암, 동생은 유방암, 언니가 자궁암으로 유명을 달리한 탓에 항상 암에 대한 공포가 잠재되어 있었고, 또 다른 언니는 원인을 알 수 없는 희귀 질환으로 2년간 투병생활을 해왔기 때문에 건강에 대한 염려증 또한 극에 달해 있었습니다. 게다가 이것저것 신경도 쓰고 스트레스도 많이 받아서 우

울증 약까지 복용하기 시작했습니다.

그렇게 작년 4월 말에 병원에 다녀온 후, 심적으로나 신체적으로 힘든 상황을 겪고 있을 때 새로 부임해 오신 목사님께서 인천중앙교회에서 디톡스 강좌가 있는데 한번 가보는 게 어떠냐며 권유를 하셨습니다.

5월이 되어 기다리던 디톡스 프로그램에 참여하게 되었고, 진행되는 대로 열심히 따랐습니다. 아침에 일어나면 항상 베갯잇을 적실 정도로 땀을 흘렸었는데 강의를 들어보니 몸속의 독소를 배출하기 위해 몸에서 땀을 내보내는 것이었습니다. 이문현 회장님의 강의를 들으니 그때야 비로소 내 몸속에 독이 가득하다는 것을 알았고, 그 독들로 인해서 장이 제 기능을 하지 못하고 영양분을 흡수하지 못해서 각종 질병을 유발할 수밖에 없었다는 것을 알게 되었습니다. 그렇게 첫 디톡스 프로그램을 마치고 몸이 가뿐해진 것을 느끼자 다음에는 남편과 함께 8월에 열리는 디톡스 프로그램에 참여했습니다.

남편은 평소 역류성 식도염과 관절염으로 고생을 하고 있었는데 디톡스 프로그램에 참여하고 나서 이 같은 질병이 모두 사라졌습니다. 항상 귀가가 늦다보니 자기 전에 꼭 무언가를 먹고 자는 습관이 있어서인지 목이 따갑고 아플 정도로 역류성 식도염이 심한 상태였습니다. 가끔은 목이 아파서 말을 못하기도 했었는데 디톡스 후에 이런 증상이 사라졌을 뿐만아니라 피부도 좋아져서 아주 만족스러워하고 있습니다.

현재까지 디톡스 프로그램에 5회 정도 참여하면서 만성두통에서 벗어난 것은 물론 혈압도 정상적으로 돌아왔습니다. 잘 체하고 소화가 안 될 때가 많아 항상 손 따는 기구를 가지고 다녔는데 이제는 더 이상 필요가 없어졌습니다. '암'이라는 가족력 때문에 어딘가 조금만 아프면 암이 아닐까 신경이 쓰이고 스트레스를 받았던 두려움에서도 벗어났습니다. 혈관이 청소되고 제대로 순환이 이루어지니 몸이 가볍고 붓는 증상도 사라졌으며 체중도 적당히 줄어들었습니다.

디톡스를 하며 평소 개의치 않았던 사소한 질병들까지도 깨끗하게 치유되고, 몸 전체가 좋아지는 것을 경험하고 나니 나만 이렇게 좋아질 것이 아니라 더 많은 사람들이 나와 같은 행복함을 느끼게 된다면 더욱 보람 있는 삶을 살 수 있겠다는 생각에 건강 카운슬러로 활동하기 시작했고, 현재도 질병을 앓고 있지만 디톡스에 참가하기 어려운 분들을 도우며 건강 카운슬러로서 활발히 활동하고 있습니다.

아직도 천연 디톡스에 대해 전혀 알지 못하는 분들이나 또는 의구심에 선뜻 참여하지 못하시는 환자들이 많을 것이라 생각합니다. 저의 주변에도 많은 사람들이 병원에 다니면서도 각종 질병들로 고통스러워하곤 합니다. 병원에 가면 증상은 나아진 것처럼 보이지만 사실 근본적으로 병이 나았다고 보기는 힘들며 오히려 병세가 더욱 악화되는 경우가 많다는 것을 주변 사람들을 통해 봐왔습니다.

한 예로 지인 중에 직업이 약사이신 분이 있습니다. 늘 여기저기 아프지만 특히 갑상선 기능 저하증이 있어 오랫동안 약을 복용하고 있는 분입니다. 그러나 이 분도 디톡스를 실천하고 있습니다. 자신이 의·약학에 대한 지식이 충분함에도 불구하고 본인이 가진 질병을 약으로도 치료할 수 없음을 알기 때문에 디톡스를 하는 것입니다. 약은 겉으로 나타나는 증상만 없애줄 뿐 근본적으로 병을 고칠 수는 없다는 것을 알기 때문이지요.

또한 약은 해당 증세에 영향을 주면서 다른 장기에도 무리를 줄 위험이 있고, 처음에는 한 알로 시작하지만 시간이 지날수록 알약의 개수가 많아지는 것은 고혈압이나 당뇨 등으로 오랫동안 양약을 복용해온 분들이라면 누구나 공감할 것입니다.

천연 디톡스는 누구나 할 수 있고, 저렴한 비용으로 최대의 효과를 얻는 최고의 치료법이라고 생각합니다. 언제든 재료를 쉽게 구할 수 있고 많이 마셔도 우리 몸에 전혀 무리를 주지 않는 자연의 치유법입니다.

가끔 제게 '어떻게 하면 제가 가진 병이 나을 수 있을까요?'라고 묻는 분들에게 '천연 디톡스를 하면 200% 나을 수 있어요!'라고 자신 있게 말할 수 있을 정도로 믿음이 있고, 저를 비롯하여 많은 사람들의 치유 사례가 있습니다.

TV만 틀면 나오는 건강 상식들 중에 야채와 과일에 항산화제가 많으니 많이 섭취하면 좋다는 말은 누구나 들어보셨을 것입니다. 그러나 머리로는 알지만 실천하기가 쉽지 않은 것이 사실입니다. 천연 디톡스는 이것을 실천할 수 있게 해주는 유일한 방법입니다.

물론 병이 낫는 것도 중요하지만 생활과 식습관을 개혁하는 것이 더욱 중요합니다. 디톡스로 질병을 치료했다 하더라도 다시 원래의 습관으로 돌아간다면 병은 다시 찾아옵니다. 따라서 디톡스를 실천한다는 것은 과거 무절제한 생활을 버리고 새 삶을 사는 것과 같습니다. 저 또한 완전히 생활습관을 바꾸고 나서 크고 작은 질병들이 모두 사라졌습니다.

제가 변하고 또 우리 가족이 변하고 나아가 지역 사회가 변하는 긍정적인 변화가 나에게서부터 시작됨을 많은 분들이 알게 되시기를 바랍니다.

몸과 마음이 치유되는 놀라운 경험 / B형 간염, 만성피로 치료 후기

이유림

저는 고등학생 때부터 B형 간염 보균자였습니다. 간이 굉장히 안 좋아서 늘 만성피로에 시달리며 쉽게 몸이 피곤해지는 편이었습니다. 반면에 성격은 굉장히 활동적인데 피곤함을 쉽게 느끼니 생활이 매우 힘들었습니다. 짜증도 많이 나고 가정생활이나 사회생활을 유지하는 데 어려움이 상당히 많았습니다.

학창시절에는 공부하는 것을 좋아하여 책상 앞에 장시간 앉아서 열심히 공부하느라 운동량이 줄어들었고 더불어 장 기능도 안 좋아졌습니다. 장이 그렇게 굳어가다 보니 뭘 먹어도 소화가 안 되고 영양분이 몸에 흡수도 안 돼서 간이 더욱 안 좋아지는 악순환이 계속 이어졌습니다. 부모님은 병원이나 양약 치료 대신에 한약을 지어서 복용하도록 해주셨는데, 중학생 때부터 기숙사 생활을 했던 터라 부모님과 떨어져 지내면서 한약을 꾸준히 챙겨먹기보다는 아주 심할 때만 어쩔 수 없이 먹고, 상태가 나아지면 약 없이 버티는 생활을 성인이 되어서까지 해왔습니다. 직장에 다니면서는 어쩌다 새벽까지 일을 하고나면 너무 몸이 힘들어서 오랫동안 잠을 자야 그나마 회복이 되고 늘 그렇게 만성피로에 찌들어갔습니다.

그러다 결혼을 하고 아이를 임신하고서도 체력이 달려서 힘들었고, 엄마가 간이 안 좋다보니 아이도 태어나서 황달로 고생을 많이 했습니다. 출산 후에는 오로지 아이를 위해 18개월까지 100% 모유수유만을 했고, 육아에 매달리느라 끼니도 잘 못 챙겨먹으니 몸은 더욱 힘들어져서 급기야는 우울증 증세까지 나타나기 시작했습니다.

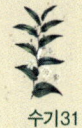

첫 디톡스 프로그램은 친정 엄마가 같이 해보자고 권유하여 참여하게 되었습니다. 워낙 여기저기서 과일과 야채를 많이 먹으면 건강해진다는 말을 많이 들었기 때문에 처음에는 '몸에 좋은 야채와 과일만 먹는다니까 효과는 있겠지'라는 막연한 생각이었습니다. 게다가 단식을 해야 한다는 말에 '내가 왜 굶어야 하는지, 힘들게 먹을 것 참아가며 굶고 즙을 마시면 내 몸이 어떻게 변화되는지'가 무척 궁금했는데 이문현 회장님의 강의를 들으니 '아, 이래서 야채와 과일을 이렇게 먹어야 하는구나, 이것을 먹으면 내 몸이 이렇게 변하는구나'를 이해하게 되었습니다. 그리고 실제 체험을 통해서도 내 몸이 변화하는 것을 느낄 수 있었습니다. 프로그램 중간에 회장님과의 1:1 상담을 통해서 좋지 않은 간의 상태, 장 기능과 소화 기능의 저하, 출산 후에 생긴 우울증까지 그 원인에 대한 자세한 설명을 들을 수가 있었습니다. 칼슘즙과 해독즙을 많이 마시라는 처방도 해주셨고 그 당시에 녹즙을 15잔 이상 마셔야 할 뿐만 아니라 체력도 많이 떨어져 있기 때문에 과즙 또한 비등하게 먹어줘야 한다고 말씀하시며 "제가 말씀드린 대로만 하시면 분명히 좋아지실 겁니다"라고 이야기하셨는데 정말 조언해주신 대로 해보니 모든 면에서 좋은 효과를 봤습니다.

처음에는 보식의 중요성을 전혀 깨닫지 못해서 일주일간 프로그램에 따라 단식을 하고 나서 집에 돌아와 그동안 먹고 싶었던 것들을 아무 생각 없이 마구 먹었습니다. 그러고는 만 하루 동안 거의 죽었다가 살아났다고 이야기할 수 있을 정도로 열이 나고, 기운도 떨어지고, 바로 옆에서 드릴로 벽을 뚫는 것과 같은 큰 소리에도 깨어날 수 없을 만큼 깊은 잠에 빠졌다가 깨어났습니다. 저는 이 경험으로 디톡스 후에 보식이 얼마나 중요한지를 깨닫게 되었습니다. 보식은 아기들이 처음 밥을 먹게 되는 이유식 과정과 비슷하다고 생각합니다. 단식과 관장을 통해 아기와 같이 깨끗한 몸을 만들었는데 아기들처럼 천천히 단계를 거치지 않고 갑자기 소화하기 어려운 음식이나 많은 양의 음식을 섭취하면 매우 위험한 상황이 될 수가 있는 것입니다.

첫 디톡스를 반성과 깨달음으로 끝낸 후, 두 달 뒤에 두 번째 디톡스 프로그램에 참여했습니다. 두 번째에는 공식적인 일정을 더해 30일 가량 단식, 관장을 진행했는데 이때 몸이 급속도로 좋아졌습니다.

처음 디톡스를 시작했을 때부터 지금까지 약 1년 정도의 시간 동안 6번 정도 디톡스를 실시했는데 그때마다 느끼지만 3일째가 가장 고비의 시간인 것 같습니다. 그러나 4일째부터는 확실히 몸이 회복됨을 느낄 수가 있었습니다. 두 번째 디톡스를 시작한지 4일째가 되니 만성피로 때문에 언제나 아침에 일어나는 것이 고역이었던 사람이 5시에 알람도 없이 눈이 번쩍 뜨이는 체험을 했습니다. 그래서 '아, 이거 정말 효과가 있는 것 같다'는 믿음이 생기게 되었고, 그 다음날이 되자 점차 몸에 기운이 생겨나기 시작하고, 체력이 나아지니 자연스럽게 짜증도 줄어들었습니다. 예전에는 아이를 보는 것 자체가 매우 버거웠는데 아이에게도 온전히 사랑을 줄 수 있게 되었으며 항상 밑바닥이던 체력으로 아이 돌보랴 집안일 하랴 남편 챙기랴 너무나 힘들었는데 이제는 그런 일들이 감당이 될 정도로 신체가 회복되었습니다. 게다가 두 번째 디톡스를 하며 얻었던 가장 큰 성과는 혈관 속에 기생하는 선충을 굉장히 많이 잡아냈다는 것입니다. 처음에 한 마리가 등장했을 때는 의아했는데 지인을 통해 장마사지를 받고난 3일 후 국수 가닥처럼 하얗게 뜬 것들이 한데 뭉쳐 몸 밖으로 쑥 빠져나왔습니다. 처음에는 점액질에 둘러싸인 머리카락 같은 한 마리였는데 며칠 후 국수가닥 한 뭉치가 훅 빠지면서 항상 명치끝에 무언가가 꾹 누르고 있는 듯한 느낌이 사라졌습니다. 몸속에 선충이 있을 때는 내가 먹은 음식물의 영양분을 모두 빼앗아가 아무리 먹어도 금방 허기가 졌었는데 선충이 몸 밖으로 나간 후부터는 많이 먹지 않아도 배가 부르게 되고 넉넉하게 되었습니다.

작년 여름부터 현재까지 두 달에 한 번 꼴로 디톡스 일정을 잡아 혼자 진행하고 있고, 현재도 일주일 정도 단식, 관장 중인데 이번에는 굳어 있는 장을 더욱 부드럽게 해주기 위해 레몬을 더욱 집중적으로 먹으니 장이 더욱 말랑해지고 선충도 많이 잡아내서 몸이 더욱 가볍고 좋아지는 느낌입니다. 체중은 자연스럽게 빠지고, 뱃살은 쏙 들어갔으며 간이 좋지 않아서 늘 거무튀튀하고 화이트헤드, 블랙헤드 등의 잡티가 많았는데 피부색이 맑아지고 잡티는 모두 사라졌습니다. 미용적인 부분은 말할 것도 없고 무수히 빠지던 머리털도 빠지는 양이 확실히 줄어들었으며 손발톱이 갈라지던 증상도 없어졌습니다. 생리통도 매우 심해서 생리기간에는 약 없이 버티기가 힘들었는데 이 통증도 완전히 사라졌습니다. 거기다 좋지 않았던 시력도 회복이 되었고, 비염도 없어졌습니다. 겨우내 달고 살던 감기도 한 번을 걸리지 않고 지나갔습니다. 출산 후유증으로 손마디가 간지럽고, 아리며 아프던 것도 사라졌으며 손과 손끝을 맞잡을 수도 없을 만큼 힘이 없었는데 지금은 손끝에도 힘이 딱딱 들어가서 아이가 무언가 만들기를 원할 때 언제든지 도와줄 수 있게 되었습니다. 그리고 디톡스를 하면서도 운동을 게을리하지 않는 것이 무엇보다 중요하다는 것을 깨닫고, 요즘은 운동도 열심히 하여 근력이 많이 늘었습니다. 덕분에 예전보다 아이를 더 많이 안아줄 수 있어서 매우 행복합니다. 어찌보면 디톡스는 사람으로서의 구실을 할 수 없던 제가 엄마로서의 자신감을 되찾고, 여자로서의 아름다움과 건강을 되찾아 나 자신으로서의 인생도 찾게 된 소중한 계기였던 것 같습니다.

항상 만성피로에 찌들었다가 기운을 되찾아 밝아지고 활동적으로 변한 제 모습에 남편도 마음이 열려서 전에는 마시지 않던 녹즙, 레몬즙, 씨앗즙을 이제는 맛있게 먹어줍니다. 또한 6살이 된 딸아이도 신 레몬즙을 한 컵씩 짜주면 꿀떡꿀떡 잘 마시고, 씨앗즙, 칼슘즙 등 주는 대로 가리지 않고 잘 받아먹습니다. 어린이집을 다니기 때문에 자주 감기에 걸렸었는데 지난겨울에는 단 한 번도 감기를 앓지 않을 정도로 면역력이 좋아졌습니다. 아직은 또래 아이들보다 몸집이 작은 편이지만 생즙을 열심히 마시고 있으니 앞으로 짱짱하고 맑고 건강하게 커갈 것이라고 믿습니다.

디톡스를 만나고나서 건강해진 것도 중요하고, 예뻐진 것도 중요하지만 잃어버렸던 내 삶을 찾고 내 자신이 진심으로 행복해졌다는 게 가장 좋습니다. 그전에는 살아가는 것 자체가 버겁고 아침에 눈을 떠서 하루를 시작하는 게 고역이었는데, 지금은 5시만 되면 저절로 눈이 반짝 떠져서 남편의 아침밥도 맛있게 차려주고 즙도 짜서 온가족이 마시면서 오늘은 또 어떤 하루가 될지 기대가 되는 삶으로 바뀌었습니다. 완벽주의적인 성격 탓에 매사에 신경을 많이 쓰고 스트레스를 받았던 제가 마음에 여유가 생기고, 인간관계에서도 너그러움이 생기게 되어서 주변과 이웃관계가 더없이 좋아졌습니다.

피자와 치킨과 같은 야식을 즐기고 야채를 먹어도 이걸 무슨 맛으로 먹는지 이해를 할 수 없었는데 식습관이 완전히 변화하여 이제는 상추만 먹더라도 너무나 향기롭고 맛있다는 걸 알게 되었습니다.

현대의 질병은 오히려 너무나 먹을 것이 풍요로워서 생기는 병이 아닌가 생각합니다. 디톡스는 입에 의해 지배받지 않고 좋은 음식과 몸에 도움이 되지 않는 음식을 구별하여 섭취할 수 있는 조절 능력을 키우는 일이라고 생각합니다.

요즘 저는 주변에 온갖 질병으로 인해 아파하시는 분들을 보면 예전 제 모습을 보는 것만 같아 진심으로 안타까운 마음이 듭니다. 그분들이 더 이상 혼자 아파하지 않으시면 좋겠습니다. 약한 모습 그대로, 아프고 힘든 모습 그대로를 감추지 말고 나누어서 다함께 행복해지면 좋겠습니다. 한 번이라도 시도해 보십시오. 하면 진짜로 됩니다. 일단 모든 의심을 내려놓고 시키는 대로 한번 해보십시오. 그러면 건강한 삶을 되찾을 수 있고, 우리 모두 행복해질 수 있습니다.

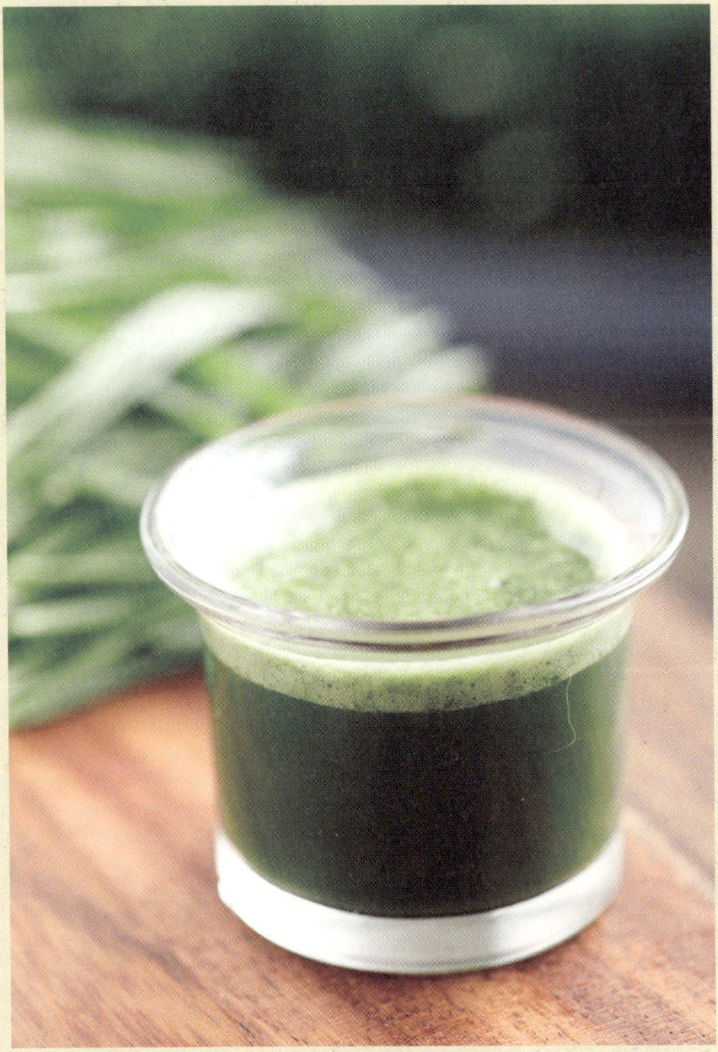

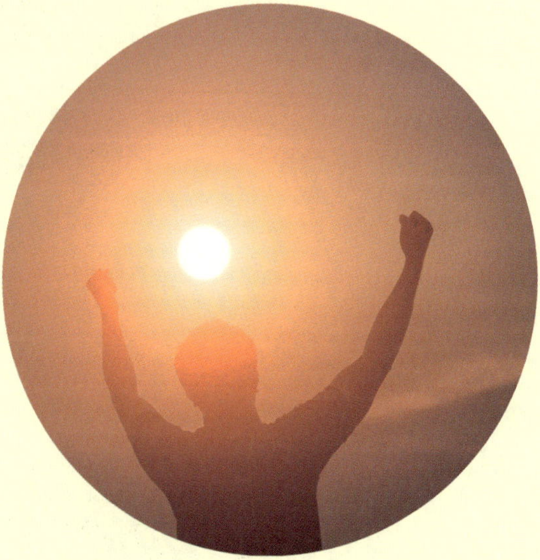

암 치료해주던 내가 암이라니

이문현

2006년 어느 날 트럭 위에 짐을 싣고 뛰어내렸는데 서해부에 따끔한 것이 느껴졌다. 그런 뒤에 무엇인가가 서해부 아래로 밀고 내려오는 것이 보여 사람들에게 물어보니 탈장이라고 했다. 처음엔 그것을 밀어 넣으면 들어가곤 했다. '만약 복막이 터진 거라면 언젠가는 저절로 아물겠지'하고 생각하며 수년을 그대로 견디었다. 그러나 시간이 어느 정도 지나자 이제는 밀어 넣어도 더 이상 들어가지 않았다.

2012년 5월, 하는 수 없이 병원을 찾아가 CT를 찍었더니 큰 병원에 가야 한다는 것이었다. '탈장도 오래 되면 큰 병원에서라야 수술이 되는가보다'라고 생각하면서 부산의 큰 병원에 가서 다시 진찰한 결과 문제가 심각하단 걸 알게 됐다.

"이 수술은 보통 수술이 아닙니다. 아기 머리만큼 큰 암 한 개가 하복부 복막에 있고 그보다 좀 작은 것이 하복부 중요 부위에 붙어 있기 때문에 수술하려면 세 번 해야 합니다. 첫 번째 수술은 암의 상태를 확인하고 수술 계획을 잡기 위한 것이고, 두 번째는 큰 것을 떼어내는 수술, 그리고 마지막은 중요 부위의 수술인데 그것이 문제입니다."

하복부 중요 부분 일부를 들어낼 것인지 아니면 전부 들어내고 평생을 불구로 어렵게 살 것인지를 결정해야 했다. 그래서 나는 의사선생님께 "죽고 사는 것은 제가 결정할 것이니 크고 시급한 것, 걸음을 걷기에 불편하게 하는 것만 떼어내시고 나머지는 그대로 두십시오"라고 말했다. 그래서 큰 암 덩어리를 제거하기 위한 수술만 진행됐고 그때 생긴 긴 흉터가 아직도 배에 그대로 남아 있다.

수술을 마치고 1주일 만에 퇴원하여 회사에 출근하며 집에서 치료를 시작했다. 그러면서 만감이 교차했다. '나는 그동안 건강 강의를 하며 남을 도와왔고 나 자신도 제법 건강을 실천했다고 생각했는데…… 채식을 했다면 당연히 건강해야 하는데…… 그것도 암이라니! 암도 대단히 큰 암 두 개가 그것도 하필이면 해결 불가능한 중요 부위에…….'

나는 살아온 삶을 가만히 되돌아봤다. 가끔씩 고기도 입에 넣었고 삶은 채소도 곧잘 먹으면서 나는 그것이 채식이라고 생각했었다. 바로 그게 문제였다. 생각이 거기에 미치자 나는 즉시 식생활 개혁을 시작했다.

나는 늘 사람들에게 암 같은 것은 얼마든지 해결할 수 있다고 강의했었다. 왜 암에 걸리는지, 왜 고혈압, 당뇨, 심장병, 관절염, 녹내장 등에 걸리는지를 누구보다 잘 알고 있었기에 곧바로 실천에 옮겼다.

우선 나에게 녹즙만 전적으로 짜 줄 사람을 한 사람 고용했다. 그리고 매일 18컵 이상의 녹즙을 낮이든 밤이든 마셨다. 심지어는 밤에 자다가 소변을 보러 일어나서도 몇 컵을 더 마셨다. 그리고 숯가루 찜질을 했다. 그렇게 한 지 3개월이 채 지나기 전에 암이 점점 줄어들기 시작해 지금은 암이 완전히 자취를 감추었다.

암을 천연치유로 접근하는 것은 암을 근본 원인부터 치료하는 것이기에 얼마든지 치료할 수 있다는 것을 알고는 있었지만 내 몸에 생긴 암에 직접 적용해보니 그동안 내가 강의했던 내용이 옳았다는 것을 체험하는 기회가 되었고 그 후 나는 건강강의를 더 힘 있게 할 수 있게 되었다.

나는 하나님께서 나를 확실하게 교육하시려는 목적을 갖고 계셨다고 생각한다. 심각한 심장병과 간 기능 저하로 인한 죽음에서 체험적으로 살아나게 하시고 다시 암에서도 살아나게 하셨으니 혈관성 질병, 대사성 질병, 바이러스성 질병 어느 하나도 불가능은 없다는 생각을 하지 않을 수 없게 된 것이다.

사단은 이러한 것으로 나의 생명을 끊으려고 몇 번씩 시도했지만 하나님께서는 그때마다 나를 구해 주셨고 오히려 모든 해결방법까지 알려주시니 이런 일을 경험할수록 하나님이 나에게 맡겨주신 사명에 대해 더욱 확신이 들 수밖에 없다.

이 땅에 너무나 많은 사람들이 질병으로 고통 받고 있지만 얼마든지 고통에서 벗어나 생명을 되찾을 수 있다는 확신이 나에게 더욱 힘을 준다.

산산조각 난 뼈가 녹즙으로 더 단단해지다

2014년 9월 21일 새벽 5시 30분. 잠에서 깨어 천연치유교육센터 리모델링 진행사항을 머릿속으로 점검하고 있었다. 논산 벌곡의 중학교 건물을 인수하여 천연치유교육센터로 바꾸기 위한 리모델링이 한창이었다. 머릿속에서 한 가지 고민이 떠나질 않았다. 뒤쪽의 사택을 수리하는 과정에 콘크리트로 된 높은 굴뚝을 하나 부숴야했는데 며칠이 지나도록 일꾼들은 부술 생각을 않고 있었다.

나는 곧 일어나서 큰 해머를 찾아서 들고 건물 뒤로 돌아갔다. 부수는 방법을 계산하고는 벽에서 좀 떨어져 있는 밑동을 한쪽부터 깨 들어가기 시작했다. 이제 거의 다 깨고 마지막 일격만 가하면 굴뚝이 넘어질 상황이었다. 넘어질 방향을 계산하고 때리고 도망갈 방향과 바닥을 점검했다. 바닥에 블록 깨진 것들이 있어서 좀 위험하겠다고 생각은 했지만 크게 개의치 않고 마지막 일격을 가했다. 그리고 해머를 버리고 돌아서 뛰었다. 그런데 그만 바닥의 깨어진 블록에 발이 걸려서 그 자리에서 넘어졌고 그 즉시 수백 Kg은 족히 될만한 거대한 굴뚝이, 넘어진 내 몸뚱이 위에 인정사정없이 떨어져 덮치고 말았다.

그리고 아무런 기억이 없어졌다. 얼마를 그렇게 있었는지 알 수가 없었다. 겨우 정신이 돌아왔지만 몸을 움직일 수가 없었다. 내 등을 커다란 굴뚝이 누르고 있어서 빠져 나오려고 아무리 애를 써도 꼼짝할 수가 없었다. 주변을 둘러보니 아무도 없었다. 그 이른 새벽 시간에 누군가 있을 리가 만무했다.

나는 있는 힘을 다해 소리를 질렀지만 우리 일행이 잠자던 숙소와 거리가 너무 멀었다. 이렇게 죽는구나 하는 생각이 들었다. 또 다시 있는 힘을 다해 소리를 쳤다. 무거운 굴뚝에 눌려 있는 상태로는 큰소리도 나오지 않았다. 그러나 계속해서 있는 힘을 다해 소리 지르는 것 외에는 달리 할 수 있는 것도 없었다.

얼마가 지났을까. 마침 아내가 학교건물 안을 거닐다가 내 목소리를 들었는지 나에게 달려왔다. 굴뚝을 들어보려고 했지만 굴뚝은 꿈쩍도 하지 않았다. 아내는 다시 숙소로 달려가 사람들을 깨웠다. 사람들이 달려들어 굴뚝을 간신히 옆으로 굴려냈다. 그리고 나를 부축해 일으켜 세우는데 어찌된 일인지 두 다리가 조금도 움직여지지 않았다. 숨도 잘 쉴 수가 없었다. 나는 나를 때리고 넘어져 있는 굴뚝을 바라보았다. 그런데 굴뚝 끝부분에 두자 정도만큼이 부러져서 튕겨져 있는 게 아닌가. 내 뒤통수를 때리고 주먹만한 혹을 만들어 놓은 굴뚝이었다. 그래도 어떻게 내 머리가 깨어지지 않았을까. 굴뚝이 때린 쪽 머리를 아래로 향해 눕자 하늘이 빙빙 돌아갔다. 뇌 속을 다친 것 같았다. 할 수 없이 다른 사람들의 부축을 받아 선 자세로 구급차를 불렀다.

한참을 기다린 후에 도착한 구급차를 타고 대전 종합병원으로 향했다. X레이실에서 사진을 15번이나 찍었다. 네댓 명의 젊은 사람들이 내 몸을 이리저리 돌리면서 사진을 찍을 때마다 얼마나 아팠던지 마치 죽을 것만 같았다. 판독 결과 왼쪽 갈비뼈 두 개가 부러졌고 왼쪽 엉덩이 골반 뼈에 구멍이 나고 그 외에도 많은 뼈에 금이 가 있었다. 이상하게도 왼쪽 골반 뼈가 깨졌는데 오른쪽 발가락까지 움직일 수 없었다. 하반신 전체를 미동도 할 수 없었고 숨도 쉴 수가 없었다. 기침도 할 수 없었고 가래를 올려 낼 수도 없었다.

다음날 간호사가 CT를 찍어야 하니 준비하라고 했다. 나는 단호히 거부했다. CT가 얼마나 위험한 것인지 잘 알았기 때문이다. CT를 찍으면 회복 속도도 느려질 뿐 아니라 다른 심각한 문제를 일으키는 독소가 들어온다는 것을 익히 알고 있었다. 조금 후에 의사 선생님이 두 분이나 번갈아 오시더니 수술을 하려면 반드시 CT를 찍어야 한다고 나를 설득했다. 그러나 나는 다시 한 번 단호하게 거부했다. 나중엔 아내와 직원들까지 나를 설득하기 시작했다. 그러나 나는 끝까지 거부했다. 병원에서 주는 진통제와 항생제, 심지어는 병원식사도 하지 않았다. 그리고 엔젤 녹즙기를 가져다 녹즙과 과즙을 만들어 마시기 시작했다. 결국 병원 측에서는 퇴원 후 죽어도 좋다는 서명을 받고 나를 퇴원시켰다.

나는 집에 돌아오자마자 본격적인 천연치료에 들어갔다. 우선 숨쉬기 힘들고 가래를 올릴 수 없고 기침도 할 수 없는 문제를 해결하는 게 시급했다. 또한 하체를 바닥에 붙인 채로 조금도 움직일 수 없었기에 대소변을 모두 받아내는데 큰 어려움이 있었다. 대변 한번 보는데 한 시간은 족히 걸렸다. 그것은 아내가 아니면 누구도 할 수 없는 일이었다. 게다가 엉덩이를 바닥에 붙인 채로 조금도 움직이지를 못하니 엉덩이는 마치 불이 붙은 것처럼 뜨거웠다. 이러다가는 욕창에 걸리겠다는 생각이 들었다. 양손을 엉덩이 밑에 천천히 밀어 넣고 조금 위로 들고 있으면 다른 사람이 부채를 부쳐 열을 식히곤 했다.

집에 돌아온 첫날부터 나는 모든 식사는 끊고 즙을 마시기 시작했다. 과일즙과 녹즙을 3일간 누운 채로 빨대로 마시고 그 다음날부터 아침 점심으로 씨앗 즙을 먹었다. 그런데 5일째 되던 날 첫 번째 기적이 나타났다. 숨쉬기가 편해지고 기침도 얼마든지 할 수 있게 되었고 가래를 심하게 올려도 부러진 갈비뼈 부위에서 느껴지던 통증이 느껴지지 않았다. 도저히 이해가 되지 않아서 아내에게 왼쪽 갈비뼈 부러진 부분에 손을 밀어 넣어 눌러 보라고 있다. 그래도 통증이 전혀 없었다.

그렇다면 5일 만에 부러진 갈비뼈 2개가 다 붙었다는 말이 아닌가? 이해가 되지 않았지만 그게 현실이었다.

나에겐 또 다른 문제가 있었다. 사고가 나기 전에 이천에 있는 한 교회의 디톡스 프로그램에서 강의를 하기로 약속한 것이 있었는데 불과 21일을 앞두고 사고가 나고 말았다. 그 교회는 내 사고 소식을 알리가 없으니 모든 준비가 여전히 진행 중이었다. 아내와 두 아들들은 빨리 취소하라고 성화였다. 그도 그럴 것이 골반 뼈를 다치면 젊은 사람도 6개월은 꼼짝없이 누워서 치료를 받아야 하는데 더구나 내 나잇대에는 적어도 8개월은 누워 있어야 한다는 게 병원측 얘기였기 때문이다.

그러나 나는 할 수 있다고 고집을 부렸다. 내가 이렇게 고집을 피우니 가족들도 결국은 포기하고 말았다. 나는 매일 과즙과 녹즙을 18컵 마시고 아침과 점심에는 씨앗 즙을 마셨다. 야간에도 6컵의 녹즙과 과즙을 마셨다. 사고 초기엔 소변이 검붉은 색의 혈뇨였다. 그런데 이렇게 즙을 마시기 시작하여 1주일이 지나자 소변 색이 정상으로 바뀌었다. 그것은 좋은 신호였다.

그러나 하루 종일 꼼짝 않고 누워 있는 건 정말 고문 중의 고문이었다. 소리라도 마음껏 지르고 싶었지만 할 수 없었다. 그렇게 밤낮없이 전쟁을 치루면서 어느덧 19일이 지나갔다. 이제 불과 이틀 후면 디톡스 강의를 해야 했다. 그러나 나는 여전히 움직일 수가 없었다. 나는 그날 밤 잠들기 전에 기도했다. "하나님, 이제 며칠 후면 강의를 하러 가야합니다. 도와주십시오. 그곳에서는 모든 준비를 해놓았을 텐데 제가 못 가면 얼마나 큰 낭패입니까. 하나님 도와주십시오." 그리고 잠이 들었다.

새벽 몇 시쯤 되었을까. 나는 잠결에 일어나 화장실에 가서 소변을 보고 돌아왔다. 그런데 돌아와서 가만 생각해보니 내가 스스로 일어나 걸은 게 아닌가! 이건 두 번째 기적이었다. 나는 급히 아내를 불렀다. "여보, 내가 지금 화장실을 다녀왔어." 아내가 놀라서 쫓아왔다. 나는 하나님을 향해 외쳤다. "하나님 감사합니다.

이제 되었습니다. 갈 수 있습니다." 나는 즉시 아들에게 전화를 걸어 차를 준비시켰다. 아들의 차에 이불을 깔고 누운 상태로 논산에 있는 천연치유교육센터로 출발했다.

거기서 하루를 쉬고 다음날 이천에 가서 목발 두 개를 짚고 강의장에 들어갔다. 목발 짚은 건강 강사라니! 그런데 그곳에서 또 다른 기적이 일어났다. 첫날은 양 팔에 목발 두개를 짚고 서서 2시간 30분 강의를 겨우 마쳤다. 다음날엔 목발 한 개를 짚고 강의했고, 4일째는 목발을 모두 내려놓고 강의했다. 디톡스 프로그램에 참석했던 많은 이들은 자신들의 눈앞에서 벌어지는 기적을 목격했다.

그렇게 많이 부러지고 깨진 뼈들이 불과 한 달도 되기 전에 회복된 것을 현대의학으로는 도무지 설명할 길이 없다. 이렇게 녹즙과 씨앗즙을 다량으로 섭취한 것이 70대 노인인 내 뼈에 그런 큰 효과가 있었다면 성장기 어린이나 임산부처럼 뼈 건강에 특별한 영양이 필요한 사람들에게 얼마나 큰 도움이 될까?

하나님께서 사람들을 위해서 마련해주신 단순한 치료제인 채소와 과일 그리고 씨앗을 적절히 활용해 더 많은 사람들이 질병의 고통에서 하루라도 더 일찍 벗어나게 되기를 간절히 소망한다.

에필로그 2

결혼 후 아내와 내가 함께 걸어온 길은 고난의 연속이었다. 어려운 생활 속에서 중병에 걸려 모진 투병생활을 했고, 녹즙기를 개발하면서도 온갖 어려움을 겼었을 뿐만 아니라 뜻하지 않은 불행으로 미국까지 날아가서 2년 동안 고생도 많이 했다. 아내에게 가장 미안하고 또 가장 고맙다.

이 책에 쓰인 모든 것은 우리 부부가 직접 경험하고 체험한 사실이기에 난치병과 불치병으로 고통 받고 있는 분들에게 더욱 자신 있게, 그러면서도 겸허하게 말씀드릴 수가 있다.

잘못된 식습관과 생활, 오염된 환경 등으로 인해 난치병과 불치병을 앓는 환자들의 수는 갈수록 늘어나고, 환자의 가족들까지 육체적, 정신적, 경제적 고통을 겪고 있다. 그럼에도 우리는 아무리 무섭고 견디기 어려운 질병도 우주와 자연의 법칙에 따른 천연치유 건강법만 실천하면 모두 다 극복할 수 있다고 믿는다. 아내와 내가 지금까지 수많은 난치병, 불치병 환자들의 치유를 도운 경험이 있기에 감히 자신있게 말씀드릴 수가 있다. 천연치유법으로 환자가 회복되면 가정이 살아나고, 가정이 살아나면 우리 사회가 건강해진다. 그러나 많은 환자들과 가족들이 이 방법을 몰라서 쉽게 좌절하고 무너진다. 이제는 환자와 보호자가 달라져야 하며 천연치유법에 눈을 떠야 한다. 천연치유 건강법은 누구나 약간의 필요한 지식을 배우고 교육을 받으면 쉽게 실천할 수 있다. 돈이 많이 드는 것도 아니고 시간이 많이 필요한 것도 아니다.

우리 부부는 종종 환자들에게 천연치유 건강법을 실천하도록 돕고, 실제로 새 삶을 찾은 사람들을 보면서 크나큰 보람을 느꼈다. 그리고 이 일이 하나님께서 우리 부부에게 주신 소명임을 깨달았다. 그런 의미에서 생각하면 지금까지 우리 부부가 걸어온 고난의 길은 더없이 큰 축복이었다. 우리는 이것이 하느님의 뜻이라고 생각하며 매일 감사의 기도를 드린다.

아무쪼록 이 책이 난치병과 불치병으로 고통 받는 사람들과 보다 건강한 삶을 살고 싶은 모든 분들에게 기쁨으로 다가갈 수 있기를 바란다. 그리고 천연치유 건강법을 더 많은 사람들이 알게 되어 병으로부터 고통 받는 이들이 희망을 얻길 바라며 그들과 함께 건강한 세상을 만들어 가고 싶다. 아울러 병든 사람들이 천연치유의 혜택을 더 많이 받을 수 있도록 자체 수련시설을 만들고, 영양이 풍부하고 오염되지 않은 채소와 과일을 재배해 국민들에게 보급하는 것이 나의 꿈이다.

끝으로 그 숱한 어려움 속에서도 웃음을 잃지 않고 내게 용기와 격려를 아끼지 않았던 아내와 일일이 거명할 수 없지만 지금까지 주위에서 물심양면으로 도와주신 많은 지인들에게 진심으로 감사드린다.

✔ Healthy News

한창 자라는 청소년, 칼슘 섭취량 40% 부족

한국은 칼슘 부족 상태

질병관리본부 권상희 보건연구원은 "우리 국민의 2/3 정도는 권장량보다 칼슘을 적게 섭취하는 것으로 조사됐다"고 말했다.

특히, 한창 자라는 12~18세 청소년(권장량 59%)과 65세 이상 노인(권장량 56%)의 칼슘 섭취 부족이 심각했다.

우리나라 성인의 일일 칼슘 권장량은 평균 700mg이지만 식생활로 얻는 칼슘 섭취는 하루 평균 521mg이다. 식생활만으로 필요한 칼슘 섭취가 어렵다.

2013.11.15 A12면 조선일보

출산 후 극심한 허리 통증, 원인은 골다공증

세브란스병원 내분비내과 이유미 교수는 "임신을 했을 때는 태아의 골격 형성 때문에, 출산 후에는 수유 등으로 인해 칼슘 요구량이 증가하는 데, 충분한 칼슘 섭취를 하지 않거나 우리 몸의 칼슘 농도를 조절하는 호르몬(부갑상선 호르몬) 균형이 깨지면 골다공증이 나타난다"고 말했다.

출산 후 골다공증은 예방하는 게 최선이다. 임신 중기 이후부터 칼슘이 풍부한 식품을 먹고 실외 활동을 통해 비타민 D 합성을 늘려야 한다.

2014.08.13 A24면 조선일보

동경대학 약학부 연구 자료

녹즙이 암세포를 파괴하는 백혈구의 작용을 높인다는 사실은 1992년 동경대학 약학부의 동물실험 결과 확인되었다. 쥐에게 야채즙의 추출액을 주사했더니 그 효과는 인터페론 등의 항암제와 거의 같은 정도였다.

비타민이나 베타카로틴을 함유하는 야채는 암을 예방하는 효과가 있다는 것은 알려져 있지만 백혈구의 생체 방어 기구를 증강하는 작용이 있다는 것을 구명한 것은 세계 최초의 일이다.

실험에 사용한 것은 생녹즙이다. 양배추, 시금치, 양파 등을 녹즙기에 갈아서 맑은 즙의 pH(수소이온농도) 등을 조정하는 특수한 처리를 하여 쥐의 정맥에 주사로 주입했다.

그리고 백혈구가 만드는 TNF(Tumor Necrosis Factor)라는 암을 파괴하는 단백이 쥐의 혈액 중 얼마나 증가했는가를 조사했다.

그 결과 야채즙 2μℓ로 인터페론 등의 항암제와 같은 정도의 효과가 있는 것을 알게 되었다. 사람에게 응용한다면 섭취량은 6mℓ의 소량으로도 효과가 나타나는 것으로 조사되었다.

2006.11월호 월간 암

만성질환 없애려면? 생채식 먹고, 소식하고…

외과 전문의이자 조선대 의대 교수를 역임한 전홍준 박사는 신간 '보디 리셋'에서 체내 환경을 근본적으로 개선하는 것이 만성질환 치료에 중요하다고 주장한다.

저자는 "어떤 병이라도 근원을 찾아 따라가다 보면 결국 세포가 고장나 있다"며 "세포 안에 있어선 안 되는 독성물질과 노폐물, 불순물을 없애고 필요한 영양소와 산소, 체온을 보태는 게 병 치료의 핵심"이라고 밝혔다.

그는 세포를 건강하게 하는 방법으로 '음식, 운동, 호흡, 마음 치유' 등 4가지 전략을 소개한다.

우선 생채식과 소식이 중요하다. 생채식은 생채소나 생과일, 생 곡식, 씨앗과 견과류, 베리류 등을 불로 조리하지도, 가공하지도 않은 채 날것 그대로 먹는 걸 말한다.

그렇게 먹은 후 햇볕을 쬐며 땅을 맨발로 걸으면 도움이 된다.

맨발로 걸으면 몸 안에 있는 '노화의 주범' 활성산소와 독성물질이 발바닥을 통해 빠져나가고, 땅속에 있는 생명 에너지인 자유전자를 얻을 수 있다. 저자는 "햇볕과 땅으로부터 좋은 생명 에너지가 몸에 들어온다"고 강조한다.

2024.09.03 헤럴드경제

✔ Healthy News

런던대 연구진 "하루에 과일, 채소 최소 7접시 먹어라." WHO 권장량 2배로 늘려야…

세계보건기구(WHO)가 1990년부터 권장하고 있는 하루 야채 및 과일 섭취량은 5접시(접시당 80g)이다. 이를 두 배로 늘려야 한다는 연구 결과가 나왔다. 과일보다 야채가 4배나 건강에 더 좋다는 점도 확인됐다.

영국 런던대(UCL) 연구진은 영국인 6만 5,000명을 대상으로 2001년부터 12년 동안 조사한 결과를 발표했다고 텔레그래프가 1일 보도했다.

연구 결과 야채나 과일을 최소 하루 7접시 먹는 사람은 1접시 이하를 먹는 사람에 비해 조기 사망률이 42% 줄었다. 또 5~7접시를 먹는 사람의 조기 사망률은 36%, 3~5접시는 29%, 1~3접시는 14% 감소했다. 최소 7접시를 먹는 사람은 암 사망률 25%, 심장병 사망률은 31%나 감소하는 것으로 조사됐다. 전문가들은 "야채와 과일을 많이 먹으면 먹을수록 예방 효과가 증가하고 있다."면서 "하루 7접시도 충분하지 않은 양이고, 10접시가 최적의 숫자"라고 주장했다. 하루 5접시의 WHO 권장량을 최소 2배 늘려야 한다는 얘기다.

연구를 이끈 오이놀라 예보데 박사는 "지금 아무리 많은 양의 야채와 과일을 섭취하더라도 더 먹어야 한다"고 조언했다. 과일과 야채의 섭취량을 늘리기 위한 정부 차원의 지원이 필요하다는 점도 지적됐다.

글래스고 대학의 나비스사타르 박사는 "하루 7접시 이상 먹는다는 것은 무척 힘은 목표"라며 "야채와 과일에 보조금을 지급해 비용을 낮추고 당분이 많은 음식에 대해서는 과세하는 등의 정부의 정책 전환이 필요하다." 고 말했다.

이번 연구에서는 야채가 과일보다 훨씬 건강에 좋다는 흥미로운 결과도 나왔다. 야채의 경우 접시당 16%씩 사망률을 감소시키지만, 과일은 접시당 4%에 불과했다. 통조림에 들어간 냉동 과일은 사망률을 오히려 17%나 증가시켰다. 당분 때문이다. 과일 주스는 건강에 별다른 영향을 미치지 못했다. 연구진은 호주의 '2 플러스 5' 정책에 지지를 보냈다. 호주는 하루 과일 2접시와 야채 5접시를 권장하고 있다. 이번 연구는 '전염병과 공공보건 저널' 실렸다.

맹경환 기자 khmaeng@kmib.co.kr

과일 야채 하루 200g 뇌졸중 발생 '뚝'

과일과 야채에는 섬유질, 비타민C, 엽산과 같은 미량 영양소, 카로티노이드 등이 들어 있는데, 이는 뇌졸중의 위험을 낮출 수 있는 것으로 알려져 있다.

야채와 과일은 혈압을 낮추는 효과가 있고 항산화 효과, 고지혈증 조절에도 도움이 되어 뇌졸중 위험을 줄일 수 있다. 하루에 200g 정도의 야채와 과일을 섭취하게 된다면 뇌졸중 발생을 16% 정도 줄일 수 있기 때문에 다양한 야채와 과일을 골고루 매일 섭취하는 것이 추천된다.

또한, 지중해 식사에서 많이 섭취하게 되는 올리브 오일의 경우 하루에 25g 정도를 섭취하는 경우 뇌졸중 위험을 24% 정도 감소시킬 수 있는 것으로 알려져 있어 이러한 식물성 지방을 섭취하는 것은 뇌졸중 예방을 위한 식생활 습관이 될 수 있다.

2024.06.22 이데일리

생채소·생과일보다 착즙주스가 흡수율이 더 높다

채소와 과일에 포함한 주요 기능성분인 베타카로틴이나 비타민 C를 착즙 주스 형태로 섭취할 때 체내 흡수율이 더 효과적일 수 있다는 연구 결과가 나왔다. 베타카로틴은 2.1배, 비타민C는 1.7배 더 높았다.

박은주 경남대 식품영양학과 교수가 지난 24일 '한국식품영양과학회 국제심포지엄'에서 2건의 연구를 통해 이런 결과를 도출했다고 발표했다.

생당근과 당근 착즙 주스를 섭취하고 1시간 30분 뒤 혈액 내 베타카로틴 농도는 최고치를 나타냈는데, 착즙 주스로 섭취했을 때 혈중 베타카로틴 최대 농도는 2.3배, 흡수율은 2.1배 높았다.

박 교수는 충분한 양의 채소와 과일을 생으로 섭취하기 어렵다면 생과채만을 착즙한 음료 형태로도 기능성분을 효과적으로 섭취할 수 있다고 봤다.

2024.10.28 건강한겨레

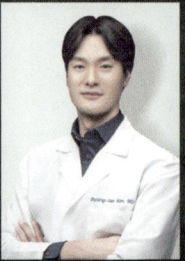

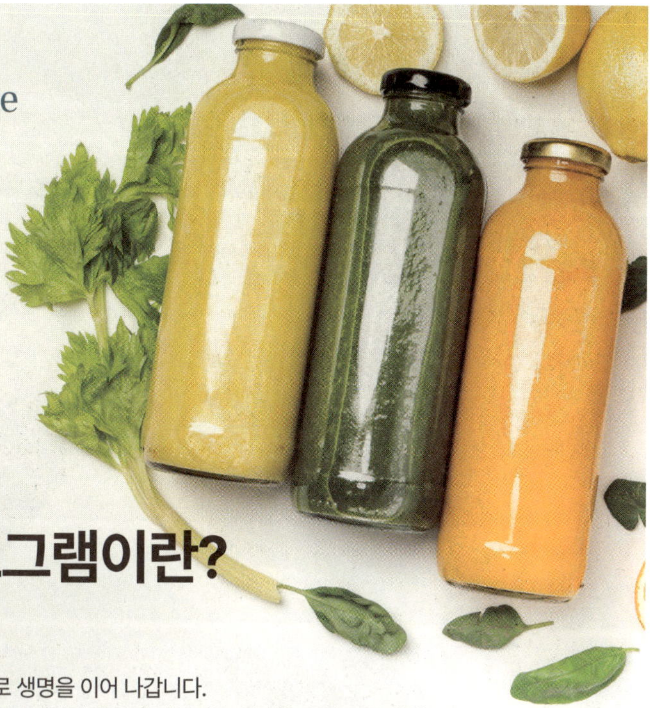

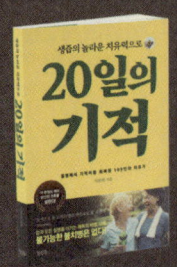

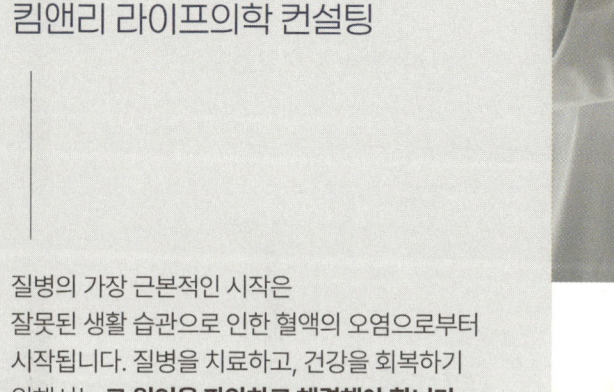

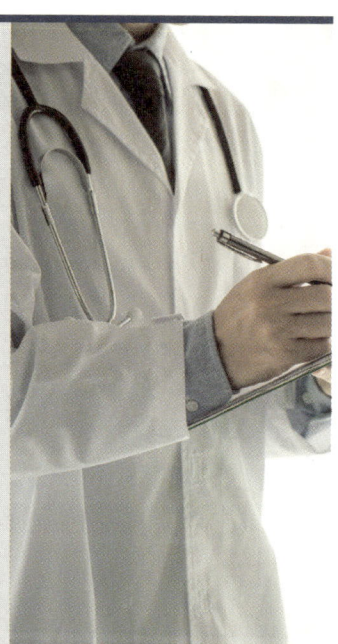

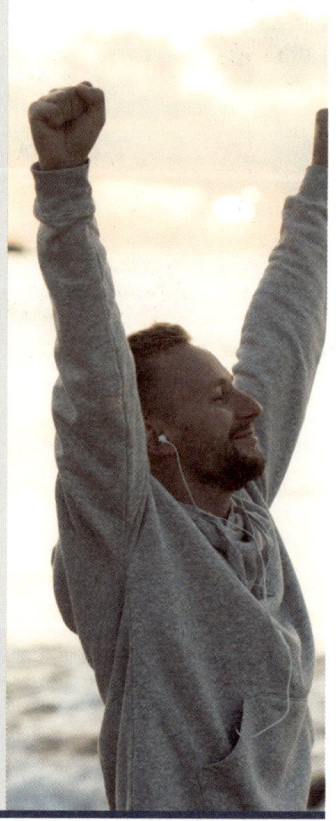

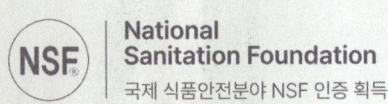

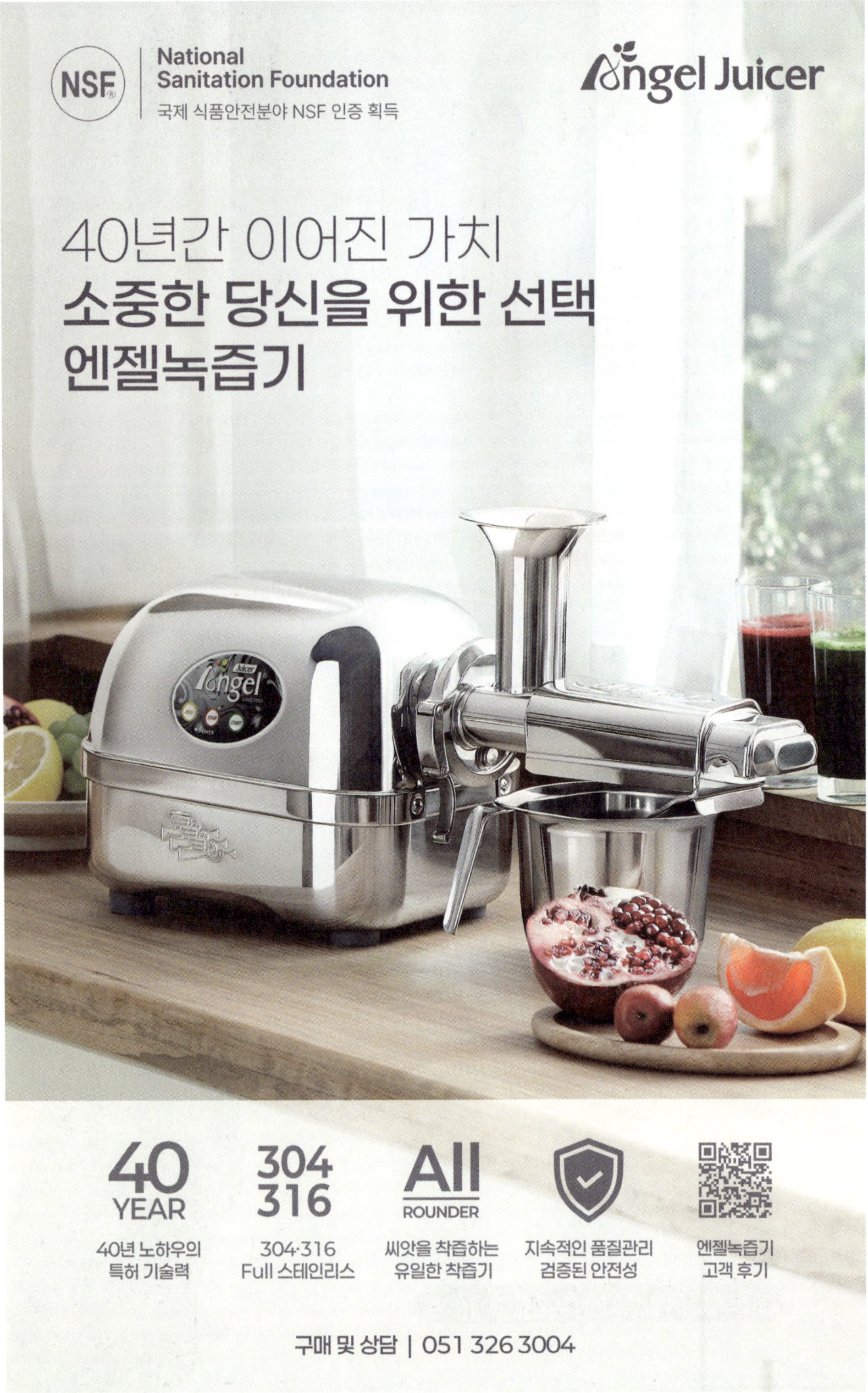
NSF
National
Sanitation Foundation
국제 식품안전분야 NSF 인증 획득
Angel Juicer
40년간 이어진 가치
소중한 당신을 위한 선택
엔젤녹즙기
40 YEAR
40년 노하우의 특허 기술력
304 316
304·316 Full 스테인리스
All ROUNDER
씨앗을 착즙하는 유일한 착즙기
지속적인 품질관리 검증된 안전성
엔젤녹즙기 고객 후기
구매 및 상담 | 051 326 3004

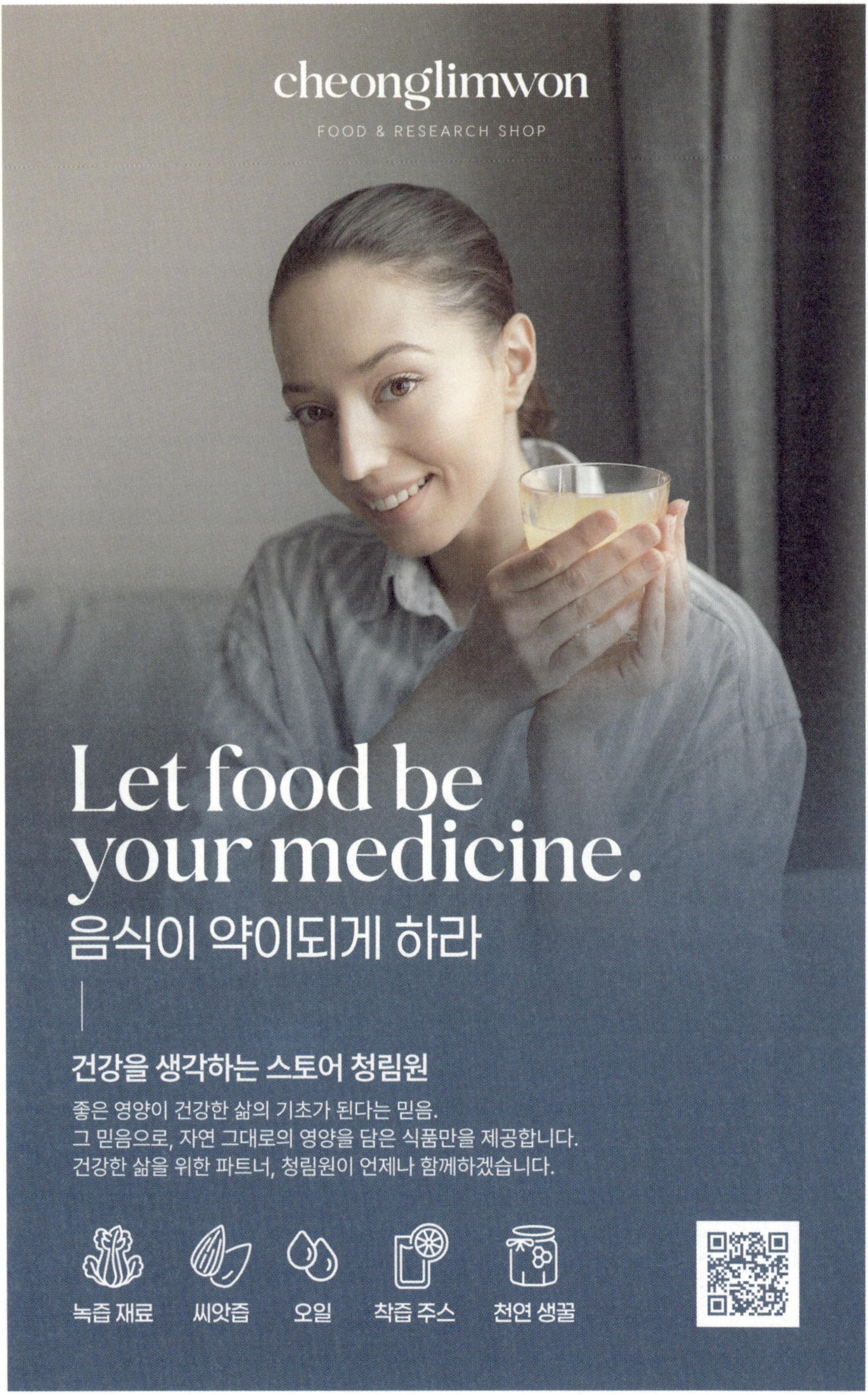
cheonglimwon
FOOD & RESEARCH SHOP
Let food be your medicine.
음식이 약이되게 하라
건강을 생각하는 스토어 청림원
좋은 영양이 건강한 삶의 기초가 된다는 믿음.
그 믿음으로, 자연 그대로의 영양을 담은 식품만을 제공합니다.
건강한 삶을 위한 파트너, 청림원이 언제나 함께하겠습니다.
녹즙 재료
씨앗즙
오일
착즙 주스
천연 생꿀

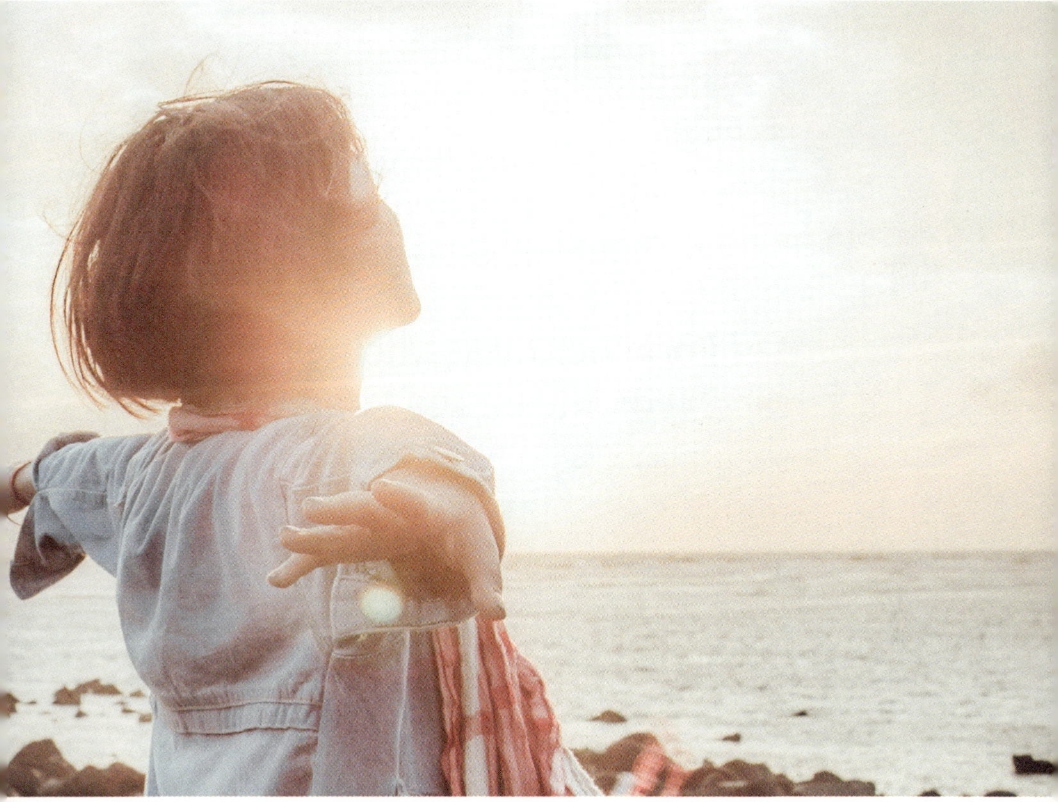

건강한 삶을 되찾으시길
간절히 바라는 마음으로

Let Food be thy Medicine and
Medicine be thy Food.

음식이 곧 약이고, 약은 곧 음식이다.

Hippocrates of Cos

난치병 혁명

개정판 1쇄 인쇄 | 2025년 04월 20일
개정판 1쇄 발행 | 2025년 04월 30일

지은이 | 이문현
펴낸곳 | 청림뜰
기획·편집 | 김현철
디자인 | 페이퍼마임, 엔젤녹즙기

등록번호 | 제 2014-000004호
주소 | 부산광역시 사상구 새벽시장로 70
전화 | 02-2677-3004, 070-8884-3004
홈페이지 | www.medicinaturecenter.com

ISBN 979-11-963112-5-4 03510

• 본 도서는『난치병 혁명 생즙』개정증보판입니다.